中国科学院教材建设专家委员会规划教材

全国高等医药院校规划教材

案例版™

供临床、预防、基础、口腔、麻醉、影像、药学、检验、护理、法医等专业使用

医学免疫学

第 2 版

主　　编　谭锦泉　刘　仿

副 主 编　李　芳　栾希英　邹　强

编　　者　（以姓氏笔画为序）

丁剑冰（新疆医科大学）	邹　强（成都医学院）
王华民（海南医学院）	汪晓莺（南通大学）
王迎伟（南京医科大学）	张秋萍（武汉大学）
韦星呈（沈阳医学院）	陈代雄（广州医学院）
邓维秀（湖北医药学院）	陈育民（河北工程大学）
左　丽（贵阳医学院）	官　杰（齐齐哈尔医学院）
石艳春（内蒙古医学院）	孟繁平（延边大学）
卢小玲（广西医科大学）	姚旌旗（湖北科技学院）
刘　仿（广东医学院）	栾希英（滨州医学院）
刘杰麟（贵阳医学院）	韩　梅（宁夏医科大学）
安云庆（首都医科大学）	鲍依稀（重庆医科大学）
许礼发（安徽理工大学）	廖纪元（湖北科技学院）
李会强（天津医科大学）	谭锦泉（武汉大学）
李　芳（大连医科大学）	樊晓晖（广西医科大学）
李晋涛（第三军医大学）	戴亚蕾（同济大学）
吴学敏（辽宁医学院）	魏　林（河北医科大学）

科学出版社

北　京

郑 重 声 明

　　为顺应教育部教学改革潮流和改进现有的教学模式,适应目前高等医学院校的教育现状,提高医学教学质量,培养具有创新精神和创新能力的医学人才,科学出版社在充分调研的基础上,引进国外先进的教学模式,独创案例与教学内容相结合的编写形式,组织编写了国内首套引领医学教育发展趋势的案例版教材。案例教学在医学教育中,是培养高素质、创新型和实用型医学人才的有效途径。

　　案例版教材版权所有,其内容和引用案例的编写模式受法律保护,一切抄袭、模仿和盗版等侵权行为及不正当竞争行为,将被追究法律责任。

图书在版编目 (CIP) 数据

医学免疫学:案例版／谭锦泉,刘仿主编. —2 版. —北京:科学出版社,2011.6

中国科学院教材建设专家委员会规划教材·全国高等医药院校规划教材

ISBN 978-7-03-031124-5

Ⅰ.医… Ⅱ.①谭… ②刘… Ⅲ.医药学:免疫学-医学院校-教材

Ⅳ.R392

中国版本图书馆 CIP 数据核字(2011)第 091502 号

责任编辑:邹梦娜　秦致中／责任校对:林青梅
责任印制:赵　博／封面设计:范璧合

科 学 出 版 社　出版

北京东黄城根北街 16 号

邮政编码:100717

http://www.sciencep.com

北京天时彩色印刷有限公司　印刷

科学出版社发行　各地新华书店经销

*

2007 年 1 月第 一 版　　开本:850×1168　1/16
2012 年 12 月第 二 版　　印张:16 1/4
2016 年 1 月第九次印刷　　字数:547 000

定价:64.80 元

(如有印装质量问题,我社负责调换)

前　言

医学免疫学是一门与其他学科存在广泛交叉的学科，近年来发展极为迅速。为跟上其发展步伐、与时俱进，医学免疫学教材必须不断发展更新，才能使我国医学免疫学教育与世界接轨，走在时代发展的前列。为此来自全国各省高等院校的专家、教授经过 6 个多月的共同努力，《医学免疫学》案例版第 2 版规划教材终于与广大师生见面了。

《医学免疫学》案例版第 2 版规划教材的特点是：继续秉承第 1 版的特点，同时也增添了许多新元素，在全书各个章节中都有相应配套的动画制作，便于学生更好地理解枯燥的理论知识。另外，本教材图文并茂，全书图、表多达两百多幅，以上这些动画、彩色插图都是为了用形象的表现形式将复杂抽象的免疫学理论阐释清楚，便于教师的教学和学生对主要知识的归纳、理解和掌握。

全书内容包括基础免疫学、临床免疫学和免疫学应用三个部分内容，共 25 章。第一篇为基础免疫学，分 15 章，系统、扼要地介绍经典免疫学基础知识，重点反映免疫学的新理论、新进展；第二篇为临床免疫学，分 6 章，这一部分侧重介绍免疫学相关疾病的发生机制；第三篇为免疫学应用。为便于配合双语教学的需要，附录内有中英文对照索引；CD 分子的主要特征表也列于附录中，便于读者学习查找和临床、研究工作者参考，使本教材具有较强的实用性。

本教材在编写的过程中得到了各院校同行们的大力支持，在此由衷感谢各编委为《医学免疫学》案例版第 2 版教材编写所付出的努力和贡献！感谢首都医科大学的安云庆教授对教材编写提出的许多宝贵建议，以及对部分章节进行了审校。广东医学院的刘仿教授对全书进行了审校，湖北科技学院姚旌旗教授、廖纪元老师为本教材的动画制作付出了巨大劳动，滨州医学院的栾希英教授为本教材的光盘案例及动画进行了审校，大连医科大学的李芳教授为本教材编写会议提供了场地，在此一并表示感谢！

本教材编写虽经多方努力，但由于我们水平有限，本教材在内容、文字、编排、图表等方面可能存在疏忽和不当之处，恳切希望读者和同道们提出宝贵意见，便于在今后的教材修订中日臻完善。

谭锦泉

2010 年秋

目　录

第一章 医学免疫学绪论
Chapter 1 Introduction of Medical Immunology

案例1-1：
外伤感染并发右侧腹股沟淋巴结炎

患者李某,男,11岁3个月,因高热、头痛,右侧腹股沟疼痛,行走不便而入院,病史自述可靠。

患儿于6天前参加学校组织到郊外的夏令营活动,不慎右足底被刺伤,因伤口小,不以为然,未做任何处理。3天后伤口有轻度肿痛,第5天半夜开始发高热,无抽搐,右侧腹股沟疼痛,行走明显感不便,未进行任何治疗,第6天早就诊入院。

体格检查:T39.7℃,P143次/分,R41次/分,发育正常,营养中等,神志清,咽部稍红,扁桃体不大,右足底伤口及右侧腹股沟皮肤红肿、触之微热,腹股沟淋巴结肿大、边缘不清,触痛明显,其余浅表淋巴结无肿大;生理反射存在,病理反射未引出。血象:WBC12×10⁹/L,血细胞分类:中性分叶杆状核粒细胞76%、淋巴细胞10%、单核细胞2%。临床诊断:右足底外伤感染并发右侧腹股沟淋巴结炎及菌血症。

问题:

从免疫的角度来考虑,患儿右足底被刺伤后,局部感染,为什么右侧腹股沟淋巴结会出现肿大、疼痛,并出现高热?

在我们生活的环境中存在着不计其数肉眼看不见、必须借助光学或电子显微镜放大数百数千、乃至数万倍才能看得见的微生物,包括细菌、病毒、真菌、支原体、衣原体、立克次体等,有些微生物可以寄生于宿主达到共生状态(commensalism),例如肠道的肠杆菌就是人体内的常驻寄生菌,但是,有的微生物入侵到人体后会引起病害,严重者可危及生命,这些具有致病性的微生物称为病原微生物(pathogenic microorganism)。那么,是什么让人类在这样的环境中得以生存下来了呢?在长期的进化过程中,哺乳动物特别是人类体内对病原微生物的侵害形成了特殊的生理性防御机制,通过识别"自己"和"非己"成分从而破坏和排斥进入人体的异物,这种抵御疾病的机制就称为**免疫**(immunity),相应的防御系统就是**免疫系统**(immune system),而研究免疫系统组成和功能的学科称之为**免疫学**(immunology)。在此基础上,**医学免疫学**(medical immunology)是一门研究人体免疫系统结构与功能、免疫相关疾病及其发病机理、免疫学诊断及防治的生物学科。医学免疫学起始于医学微生物学,最初是以研究抗感染免疫为主,近年来随着其他学科的发展与完善,免疫学出现了突飞猛进的发展。如今免疫学早已打破传统抗感染免疫的范畴,深入到肿瘤免疫、移植免疫、自身免疫、免疫耐受等诸多方面,并渗透到临床及基础的各个领域,使免疫学成为当今生命科学的前沿科学和现代医学的支撑学科之一。

第一节 免疫学简介

免疫的英文单词immunity最早来源于拉丁文immunitas,原意为免除赋税,在医学上引申为免除瘟疫,即机体抗感染的抵抗力。随着免疫学的飞速发展,人们对免疫的概念有了深层次的了解与认识。现代"免疫"的含义是指机体免疫系统能够识别"自己"与"非己",对自身成分则产生天然免疫耐受,对非己异物则通过免疫应答产生排除作用的一种生理功能。正常情况下,这种生理功能可维持机体内环境稳定,从而形成对机体的保护;但在免疫超常或低下时也会产生对机体有害的结果,如引发超敏反应、自身免疫性疾病等。

一、免疫系统的组成与功能

(一)免疫系统的组成

免疫系统是机体执行免疫应答和行使免疫功能的物质基础,由免疫器官、免疫细胞、免疫分子三部分组成(表1-1)。

表 1-1　免疫系统的组成

免疫器官		免疫细胞		免疫分子	
中枢	外周	固有免疫细胞	适应性免疫细胞	膜型分子	分泌型分子
胸腺	脾脏	吞噬细胞	T 淋巴细胞	TCR	免疫球蛋白
骨髓	淋巴结	树突状细胞	B 淋巴细胞	BCR	补体
法氏囊(禽类)	黏膜相关淋巴组织	NK 细胞		CD 分子	细胞因子
	皮肤相关淋巴组织	NKT 细胞		黏附分子	
		其他(嗜酸粒细胞、嗜		MHC 分子	
		碱粒细胞等)		细胞因子受体	

1. 免疫器官　根据其发生和功能,免疫器官可分为中枢免疫器官(central immune organ)和外周免疫器官(peripheral immune organ),前者又称为初级淋巴器官(primary lymphoid organ),后者又称为次级淋巴器官(secondary lymphoid organ)(图 1-1)。人和哺乳动物的中枢免疫器官是免疫细胞分化、发育及成熟的场所,包括骨髓和胸腺。骨髓是造血器官,也是 B 淋巴细胞发育成熟的场所;胸腺是 T 淋巴细胞发育及成熟的场所。外周免疫器官是免疫细胞定居、增殖和产生免疫应答的场所,包括脾脏、淋巴结和黏膜免疫系统。

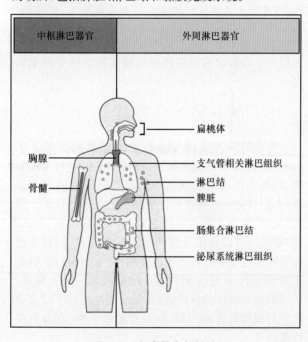

图 1-1　免疫器官与组织

中枢淋巴器官　外周淋巴器官

扁桃体
支气管相关淋巴组织
淋巴结
脾脏
肠集合淋巴结
泌尿系统淋巴组织
胸腺
骨髓

2. 免疫细胞　根据功能,免疫细胞可分为固有免疫细胞和适应性免疫细胞。前者执行非特异性免疫应答,后者执行特异性免疫应答。固有免疫细胞主要包括单核/巨噬细胞、树突状细胞、自然杀伤细胞、NKT 细胞、γδT 细胞、B1 细胞、肥大细胞和粒细胞等;适应性免疫细胞包括 T 淋巴细胞和 B 淋巴细胞。绝大多数免疫细胞由多能造血干细胞(multi potent hematopoietic stem cells,HSC)分化而来,不同免疫谱系的发育和分化取决于细胞间的相互作用和细胞因子,每种细胞类型表达特定的生物标志分子,形成其独特的表型。

3. 免疫分子　由免疫细胞或其他细胞产生或分泌的,参与机体免疫应答的各种相关分子。机体内各种免疫活动都离不开免疫分子,其包括许多种类:抗体(免疫球蛋白)、补体、细胞因子、黏附分子、MHC 分子、CD 分子、抗原识别受体(TCR、BCR)、膜式识别受体(pattern recognition receptors,PRR)等。

(二) 免疫系统的功能

大多数情况下,免疫系统所执行的免疫功能可维持机体内环境的平衡与稳定,是有利的免疫保护性反应,对机体有利;但在一定条件下,对机体也会产生病理性的免疫损害作用。概括起来,免疫系统有以下三大功能(表 1-2)。

表 1-2　免疫系统的功能

功能	生理性反应(有利)	病理性反应(有害)
免疫防御	清除病原体和其他有害物质	超敏反应 免疫缺陷病
免疫监视	清除突变或畸变的恶性细胞	恶性肿瘤 持续性病毒感染
免疫自稳	清除损伤及衰老的细胞	自身免疫性疾病

1. 免疫防御(immunologic defense)　是机体防御病原体入侵及清除已入侵的病原体和其他有害物质(图 1-2),简单来说,就是发挥抗感染免疫作用。可是当免疫防御反应异常增高的情况下,则在清除病原体的同时也会导致机体组织损伤或功能异常而引发超敏反应;防御反应低下或缺陷时,可发生免疫缺陷病。

2. 免疫监视(immunologic surveillance)　是机体免疫系统及时识别、清除体内突变细胞(包括肿瘤细胞)和病毒感染细胞的一种生理性保护作用。若此功能发生障碍,可引发肿瘤或持续性病毒感染。

3. 免疫自稳(immunologic homeostasis)　通过自身免疫耐受和免疫调节两种机制来达到免疫系统内环境稳定的一种生理功能。正常情况下,免疫系统及时清除体内衰老、损伤或凋亡细胞,并对自身组织成分不产生免疫应答,处于免疫耐受状态。若此功能失调,可引发自身免疫性疾病和超敏反应性疾病。

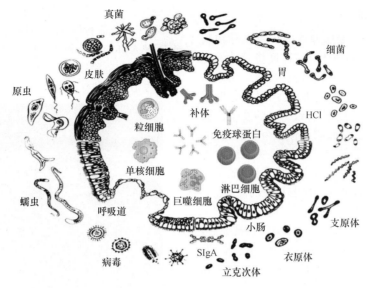

图 1-2 机体防御系统及其所面临外环境中的致病病原体

二、免疫应答的类型及特点

免疫应答（immune response）是指机体免疫系统在识别"自己"和"非己"的基础上对入侵的病原体或其他抗原性异物进行有效清除的整个过程。根据免疫应答识别的特点、获得形式以及效应机制，可分为**固有免疫**（innate immunity）和**适应性免疫**（adaptive immunity）两大类（表 1-3）。固有免疫又称为天然免疫（natural immunity）或非特异性免疫（nonspecific immunity），适应性免疫又称为获得性免疫（acquired immunity）或特异性免疫（specific immunity）。

表 1-3 固有免疫和适应免疫的比较

	固有免疫	适应性免疫
获得形式	固有性（或先天性）无需抗原激发	获得性免疫需接触抗原
发挥作用时相	早期、快速（数分钟～4 天）	4～5 天后发挥效应
免疫原识别受体	模式识别受体	特异性抗原识别受体
免疫细胞	吞噬细胞、NK 细胞、NKT 细胞	T 淋巴细胞 B 淋巴细胞
免疫分子	PRR、补体、黏附分子等	抗体、TCR、BCR 等
免疫记忆	无	有，产生记忆细胞

▎（一）固有免疫

固有免疫是机体在长期种系发育和进化中逐渐形成的一种天然防御功能，是机体防御病原体侵害的第一道防线。经遗传获得，与生俱来，对各种入侵的病原体或其他抗原性异物可迅速应答，产生非特异性免疫效应，同时在特异性免疫应答的各阶段也发挥重要作用。

固有免疫的屏障主要有皮肤、口腔、消化道与呼吸道中的黏膜及其分泌物等。人体的皮肤能阻止大多数细菌和病毒进入体内，皮肤腺体分泌的脂类物质和汗液中的酸性物质也能抑制多种微生物的生长。另外，汗液、唾液、泪液中都具有破坏细菌细胞壁的蛋白酶。与外部相通的消化道和呼吸道也各自具有对入侵病原体的防御机制。固有免疫细胞主要包括巨噬细胞、树突状细胞、自然杀伤细胞和 γδT 细胞等（图 1-3）。当外来的侵害物一旦越过了外表的物理化学屏障进入机体后，这些细胞便担起破坏及清除外来物的作用。这些细胞除了能直接吞噬抗原外，还可以通过其表面受体识别表达于多种病原体上的一些分子即病原体相关分子模式（pathogen-associated molecular patterns，PAMP），这些受体称为模式识别受体（PRR）。该受体是机体识别"自己"与"非己"的关键分子，这不仅能增强细胞的吞噬杀伤能力，同时也是启动适应性免疫的基础。

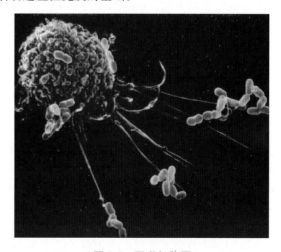

图 1-3 巨噬细胞图

（二）适应性免疫

适应性免疫是机体接受病原体等抗原性异物刺激后产生的,对某一特定病原体具有高度特异性的免疫反应,并将其清除体外的防御功能。当同一病原体再次进入机体之后,能够产生快速、更强烈的免疫应答,从而能有效地预防该病原体所致疾病的发生。适应性免疫具有特异性、记忆性、多样性三个主要特征。多样性是产生特异性的基础,参与适应性免疫应答的淋巴细胞抗原受体在结构上显示高度异质性,赋予机体具有识别极大数量的抗原并与之起反应的能力。

执行适应性免疫的细胞是表面具有特异性抗原识别受体的 T/B 淋巴细胞(图 1-4)。该细胞识别抗原后,在协同刺激分子(co-stimulatory molecule)的参与下,发生细胞的活化、扩增、分化,产生效应细胞、效应分子和记忆细胞,最后由效应细胞和效应分子清除抗原。

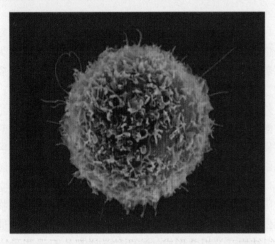

图 1-4　淋巴细胞

第二节　免疫学发展简史

对免疫学的认识是在人类与传染病的长期斗争过程中逐渐发展起来的。免疫学的发展大致可分为以下三个阶段,分别是经验免疫学时期、科学免疫学时期和现代免疫学时期。

一、经验免疫学时期
（公元 16～18 世纪后叶）

天花又名痘疮,曾是世界上传染性最强的疾病之一,因感染痘病毒而引起的,无药可治,死亡率极高,严重威胁人类的生存。18 世纪,欧洲蔓延天花,死亡人数曾高达 1 亿 5 千万人以上(图 1-5)。据考证,我国早在宋朝(公元 11 世纪)已有吸入天花痂粉预防天花的传说(图 1-6)。到明朝隆庆年间(公元 16 世纪)已有接种"人痘"预防天花的正式记载。将天花患者康复后的皮肤痂皮磨碎成粉,吹入未患病儿童的鼻腔可预防天花。这种种痘的方法不仅在当时国内盛行,

还传到了朝鲜、日本、俄国、东南亚及欧洲等国家。据记载,在天花流行时期,种过痘的人群中死亡率只有不接种人群的 1/5 到 1/10。虽然种痘预防天花也存在着一定的危险性,但为后来 Edward Jenner(图 1-7)发明牛痘苗提供了宝贵的经验。

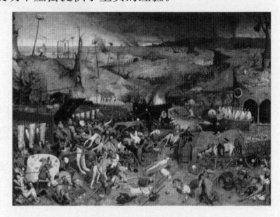

图 1-5　瘟疫大爆发

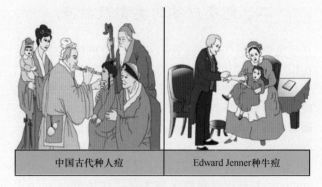

| 中国古代种人痘 | Edward Jenner种牛痘 |

图 1-6　种痘图

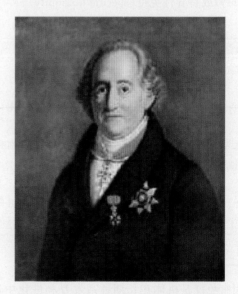

图 1-7　Edward Jenner

公元 18 世纪后叶英国乡村医生 Edward Jenner(1749～1823)观察到挤牛奶女工因接触患有牛痘的牛后,手臂部长出类似牛痘的疱疹,这些得过牛痘的女工却不会得天花。他开始意识到人工接种牛痘可

能会预防天花,并将牛痘接种于男孩手臂(图1-6),两个月后,再接种从天花患者来源的痘液,结果只致局部手臂疱疹,未引起全身天花。这一实验确认了用牛痘可预防天花,且较人痘更为安全、可靠。1798 年Edward Jenner 发表了"vaccination"的论文(vacca 在拉丁语中是牛的意思,意为接种牛痘),开创了人工自动免疫的先河。1979 年 10 月 26 日联合国世界卫生组织(WHO)在肯尼亚首都内罗毕宣布,全世界已经消灭了天花病,该事件具有划时代的伟大意义。

二、科学免疫学时期
(19 世纪~20 世纪中叶)

(一) 人工主动免疫和被动免疫的开创

19 世纪中叶,人们开始认识到瘟疫实质是由病原微生物感染人体所造成的传染病。随着显微镜的问世,使得医学研究工作者可以观察到细菌的存在,许多病原菌相继被分离成功。1850 年,首先在病羊的血液中发现了炭疽杆菌。其后,法国微生物学家Pasteur 证明实验室内培养的炭疽杆菌能使动物感染致病,并发明了液体培养基以培养细菌。而德国细菌学家 Robert Koch 发明了固体培养基,成功培养分离出结核杆菌,并提出病原菌致病的概念。在此基础上,人们进一步认识到感染病原体恢复健康的患者可以获得抵御同样病原体再次感染的抵抗力。Pasteur采用理化和生物学方法,成功制备了灭活及减毒疫苗,如炭疽杆菌减毒疫苗和狂犬减毒疫苗,将其进行预防接种,并有效地预防了人类的多种传染病,开创了人工主动免疫的方法,极大地促进了疫苗的发展和应用。1888 年,Emile Roux 和 Alexandre Yersin 发现了白喉杆菌产生的白喉外毒素能够导致白喉疾病的发生。1890 年,Behring 和 Kitasato 用白喉外毒素免疫动物,在动物血清中发现能中和白喉外毒素的物质,称为抗毒素;并在 1891 年正式用白喉抗毒素成功治愈首例白喉病人。稍后,他们用甲醛处理将白喉及破伤风外毒素减毒成类毒素,进行预防接种,开创了人工被动免疫的先河。为此 1901 年 Behring 获得了诺贝尔生理学及医学奖。

(二) 免疫应答机制的研究

19 世纪后叶,对人体免疫应答机制的认识,出现了两种不同的学术学说,即体液免疫学说和细胞免疫学说。前者是以 Ehrlich 为首的学者们提出的,认为体液中产生了针对各种病原微生物的相应抗体,而这些抗体是抗感染免疫的重要因素;后者是俄国动物学家 Metchnikoff 在研究中发现,吞噬细胞具有清除微生物或其他异物的免疫功能,而白细胞在机体的炎症过程中有防御作用,于 1883 年提出细胞免疫假说——吞噬细胞理论。Metchnikoff 强调细胞的吞噬功

能在机体的免疫机制中起主导作用。体液免疫学派与细胞免疫学派之间的持久激烈的争论极大地推动了免疫学发展。在当时为了缓解两大学派间的争论,采取了两项措施:其一,1908 年瑞典科学院将诺贝尔医学奖同时授予细胞免疫学派的创始人 Metchnikoff 和体液免疫学说的代表 Ehrlich;其二,英国 Almroth Wrighte 爵士和 Douglas 观察到相应抗体能够增强吞噬细胞对相应细菌的吞噬作用,这种抗体被称之为调理素(opsonin),这一现象称为调理作用(opsonization)。他们试图通过相关调理的研究来解决两种学说的分歧,并声称体液免疫和细胞免疫是同等重要和相互依赖的。即便如此,在 19 世纪末 20 世纪初,体液免疫学说仍然压倒细胞免疫学说,占据着免疫学的统治地位。

(三) 抗体生成理论的提出

1897 年,Ehrlich 提出了抗体生成的侧链学说(side chain theory),认为抗体分子是细胞表面的一种受体,抗原进入机体与之发生互补性的特异性结合反应,刺激细胞产生更多的抗体,当受体大量产生并脱落到血液中便成为循环抗体。因此 Ehrlich 被认为是受体学说的创始人。Tiselius 和 Kabat 于 1937 年创建了血清蛋白电泳技术,并研究发现血清中的抗体主要是 γ 球蛋白。在相当一段时间内,抗体被称之为 γ 球蛋白。事实上,后来发现 α 和 β 球蛋白也有抗体活性。20 世纪 30 年代,Breinl 和 Haurowitz 提出模板(template)学说,认为抗原分子是模板,抗体是直接按抗原分子的特点形成的。1940 年,Pauling 提出可变折叠(variable folding)学说,即抗体是 γ 球蛋白多肽,按抗原分子特点进行结构互补折叠形成。这两种学说都片面强调了抗原对机体的免疫反应作用,认为抗原决定了抗体的特异结构,忽视了机体免疫系统的识别功能。直到克隆选择学说提出后才使免疫学有了新的进展。

(四) 免疫病理概念的形成

早在 20 世纪初,Richet 和 Portier 用海葵触角的甘油提取液给狗注射实验中,观察到提取液对狗有毒性,而引起狗的死亡,但也有因种种原因存活的狗,经 3~4 周后,再注射同一提取液时,这些狗却出现反常现象,即使注射剂量很小,也会立即死亡,他们称此现象为无保护作用(anaphylaxis,现称为超敏反应)。后来 Pirguet 证明用结核菌素皮肤划痕法可致结核患者局部产生以单核细胞浸润为主的病理改变,并说明这是由免疫应答所致的变态反应(allergy)现象。后来证明免疫应答的效应是双重的,一种是生理性的保护作用,另一种对机体是有损伤,形成免疫病理现象,即表现为各型超敏反应和各种免疫性疾病。从而开始了对免疫病理的认识过程。

(五) 免疫耐受的发现

1945 年,Ray Owen 发现胚胎期共用同一胎盘的

异卵双生的小牛体内存在两种不同血型的红细胞，但互不排斥，这种现象被称为免疫耐受（immunological tolerance）。这一发现证明了天然耐受的存在，同时提示免疫耐受是在胚胎期诱导形成的。1953年，英国学者Medawar通过动物实验发现了对抗原特异性不应答的免疫耐受，并指出动物在胚胎期或新生期接触抗原后，可对之发生免疫耐受，使其到成年期，对该抗原不发生免疫应答。然而，当机体在出生后受到胚胎期未曾接触的抗原刺激时，则发生针对该抗原的特异性免疫应答。因此，免疫耐受是指机体对抗原的特异性无应答状态，机体对自身组织成分具有天然免疫耐受性。

（六）克隆选择学说

1957年，澳大利亚免疫学家 Frank Macfarlane Burnet（图1-8）提出了著名的抗体生成的克隆选择学说（clonal selection theory）。他以免疫细胞为核心，提出抗体作为天然产物存在于免疫细胞表面，是抗原特异性受体，与抗原选择性地反应结合。他认为，①机体存在有能识别多种抗原的细胞克隆，每一克隆的细胞表面有识别不同抗原的特异性受体；②当抗原进入机体后，细胞表面受体可特异性识别并结合抗原，使细胞活化、增殖，最后成为免疫效应细胞，产生免疫应答；③某一克隆在胚胎时期接触了相应的抗原（包括自身成分或外来抗原），该克隆就可被破坏、清除或抑制而成为禁忌克隆（forbidden clone），从而产生对自身的免疫耐受性；④禁忌克隆一旦失禁，则可对自身抗原产生免疫应答，导致自身免疫损伤，引起自身免疫病。该学说发展了 Erhlich 的侧链学说，修正了 Jerner 的自然选择理论，是免疫学发展中最为重要的理论，不仅说明了抗体产生机制，而且解释了不少免疫生物学现象，如对抗原的识别、免疫记忆、免疫耐受和自身免疫等，对免疫学的全面发展起了很大的推动作用，奠定了近代免疫生物学研究的理论基础。为此，Burnet 获得了 1960 年诺贝尔生理学和医学奖。

（七）抗体结构的阐明

1959年至1965年，美国生物化学家 Gerald Maurice Edelman 和英国生物化学家 Rodney Robert Porter 先后证明了抗体的四肽链结构，即含有两个轻重链对，轻链与重链之间及两条重链之间都有二硫键连接，但是轻链与轻链不相连接。他们进一步研究发现，每条轻链都有两个区，从 N 端（氨基端）开始的是可变区，另一半是恒定区，整个轻链有 214 个氨基酸残基，其中可变区占 108 个。接下来发现重链也有可变区和恒定区，每条重链含有 446 个氨基酸残基，其中可变区占 115 个。Edelman 认为肽链的构型与抗体结合能力密切相关，而肽链的氨基酸顺序是抗体特异性的根源，抗体的可变区决定识别抗原的特异性，而恒定区不能结合抗原但与抗体的重要生物学功能

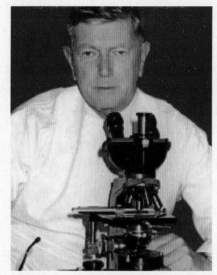

图 1-8　Frank Macfarlane Burnet

有关，如激活补体、调理作用等。鉴于 Edelman 和 Porter 在阐明抗体分子结构中的巨大贡献，1972 年他们二人共同获得诺贝尔生理学及医学奖。

（八）主要组织相容性复合体的发现

美国遗传学家 George Davis Snell 是创建移植免疫和免疫遗传学的主要奠基人。1935 年，他领导一个小组研究小鼠器官组织移植中的免疫学和遗传学现象。当时伦敦的科学家已发现影响小鼠器官移植存活的基因中的一个位点，并将该基因命名为"组织相容性基因"。随后，Snell 在纯品系小鼠的染色体上找到了 11 个位点与组织相容性相关联，其中一个位点为组织相容性 H-2。Snell 进一步研究发现 H-2 不是一个单纯的位点，而是由 3 个密切相连的多形位点所组成，是一个复合体。这种复合体并不为小鼠所特有，在其他动物，包括人及哺乳动物的染色体中都有这种复合体。法国免疫学家、医学家 Jean Dausset 是世界上第一个研究组织相容性抗原与疾病关系的科学家。1954 年，Dausset 对白细胞抗原深入研究发现约有 10 种不同的抗原，称之为 Hu-Ⅰ系统，后改称为 HLA 系统，即人类白细胞抗原系统。1963 年，美国免疫学家 Baruj Benacerraf 发现染色体内含有免疫应答（Ir）基因，并发现 Ir 基因与 MHC 紧密连锁。为此，Snell、Dausset 和 Benacerraf 分享了 1980 年的诺贝尔生理学及医学奖。

三、现代免疫学时期
（20世纪60年代初至今）

1971 年召开第一次国际免疫学会议，将免疫学与微生物学分开，从此免疫学作为一门独立学科得到了长足发展。20 世纪 70 年代后期，分子生物学的迅速兴起，极大地推动了免疫学的发展，不仅大量的免疫分子的基因被克隆，新的免疫分子被表达，而且使

人们对免疫应答的研究深入到基因水平和分子水平，并取得了一系列重要成就。

（一）免疫系统的建立

20世纪下半叶，人们对免疫系统开始有了全面的认识。1961年Miller和Good发现胸腺是骨髓未成熟淋巴细胞发育成熟的免疫器官，并将胸腺中发育成熟的淋巴细胞称为T淋巴细胞（源于thymus第一个字母）。1962年Warner和Szenberg发现鸡腔上囊是骨髓未成熟淋巴细胞发育成熟的免疫器官，将腔上囊中发育成熟的淋巴细胞称为B淋巴细胞（源于bursa第一个字母）。对于人和哺乳动物而言，B淋巴细胞是在骨髓（bone marrow）中发育成熟。1968年Claman和Mitchell等发现了辅助性T细胞（Th）并证实抗体产生需要T/B细胞协同作用。随后，Mitchison等证明T/B细胞必须协作是因为T、B细胞识别同一抗原分子上的不同表位，T细胞可向B细胞提供活化信号，刺激B细胞活化，使B细胞分化为浆细胞产生特异性抗体，而Feldman等用半抗原载体效应证明了T细胞和B细胞在抗体产生中的协同作用。

（二）单克隆抗体技术的研究

1975年，德国免疫学家Kohler和美国著名生物化学家Cesar Milstein共同研究开发了一套制备单克隆抗体（monoclonal antibody，mAb）的新技术。该技术是在体外将小鼠骨髓瘤细胞与经抗原免疫后的纯系小鼠脾细胞进行融合，获取能分泌与免疫原起反应的抗体的杂交瘤细胞，该细胞株不仅能分泌大量单克隆抗体分子，而且能在组织中培养无限增殖。单克隆技术具有理化性状高度均一、生物活性单一、与抗原结合的特异性强等诸多特点，广泛应用于生物学和医学研究的各个领域。单克隆抗体技术的应用大大提高了疾病及各类病原体诊断的精确性；可鉴定各种免疫细胞表面的特征性分子，用于区分细胞亚群和细胞的分化阶段。如检测CD系列标志，有利于了解细胞的分化和T细胞亚群的数量和质量变化，这对多种疾病诊断具有参考意义；由于单克隆抗体能专一地与靶细胞（如某种癌细胞）牢牢结合，故可将化疗药物、细菌毒素、植物毒素或放射性同位素等细胞毒剂与抗肿瘤抗原的单克隆抗体直接交联，利用其导向作用，使细胞毒剂定位于肿瘤细胞将它直接杀伤。为表彰Kohler和Milstein所做的杰出贡献，他们分享了1984年的诺贝尔生理学及医学奖。

（三）独特型网络学说

丹麦免疫学家Niels K. Jerne（图1-9）被誉为现代免疫学之父。1974年，他提出独特型网络学说。该学说认为抗体分子不仅是一种可以与抗原特异性结合的受体，同时也是一种抗原，该抗原的抗原表位（epitope）是独特型抗原表位。即抗原刺激机体产生抗体Ab1，抗体上的独特型抗原表位又能引起抗独特型抗体Ab2的产生，而抗独特型抗体又相继引起抗抗独特型抗体Ab3的产生。如此下去，免疫相同的各个组成部分（抗体和淋巴细胞），通过独特型和抗独特型相互识别和相互作用而连接成网络。网络的主要作用是抑制抗体的产生，维持机体的免疫自稳状态。否则，抗体无休止地产生，会使机体患自身免疫性疾病。该学说开创了现代的细胞免疫学，因而获得1984年诺贝尔生理学及医学奖。

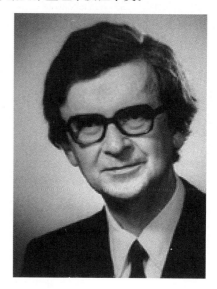

图1-9　Niels K. Jerne

（四）抗原识别受体的多样性产生机制

1978年，日本分子生物学家利根川进（Susumu Tonegawa）克隆出编码免疫球蛋白（immunoglobulin，Ig）的可变区（variable region，V区）和恒定区（constant region，C区）的基因，同时发现免疫球蛋白编码基因C、V、J、D的重排可致抗体的多样性，抗体的膜结合形式即为B淋巴细胞的抗原识别受体（B cell receptor，BCR）。Tonegawa因此获得1987年的诺贝尔奖。1984年，Davis和Mak发现了T淋巴细胞抗原识别受体（TCR）的基因重排现象。这一系列的研究成果的重要意义在于：为数不多的抗原识别受体基因，经重排后可产生数量巨大且各具特异性的抗原识别受体，从而保证了机体免疫系统对抗原的识别。

（五）主要组织相容性复合体限制性的发现

1974年，Zinkernagel和Doherty首次报道主要组织相容性复合体（MHC）限制性。他们在研究小鼠淋巴细胞脉络丛脑膜炎病毒（LCMV）感染时发现，LCMV感染的小鼠T细胞只杀伤具有相同等位基因MHC的靶细胞。可是，如果病毒感染特异性的细胞毒T细胞与病毒感染的靶细胞的MHC型别不同时，即它们来自不同品系的小鼠时，则靶细胞通常不能被有效杀伤。因此，Zinkernagel和Doherty得出结论，细胞毒 T 细胞发挥作用的前提是必须识别病毒感染细胞上两种标志:一种来自病毒,另一种来自细胞表面正常表达的 MHC 分子,即"双识别"。这就是著名的 T 细胞双重识别和 MHC 限制性学说。该发现获得了 1996 年诺贝尔生理学和医学奖。

(六) 信号传导途径的研究

免疫细胞通过其膜表面的免疫受体(TCR、BCR、NK 受体等)、细胞因子受体、模式识别受体、黏附分子等,感应来自胞内或胞外的各种刺激。参与这些刺激或是调节免疫应答都必须发生在与上述受体结合之后,通过受体介导的信号途径,调节特定基因的表达。免疫细胞的信号转导途径十分复杂,不同免疫膜分子介导的信号途径都不尽相同。而且不同信号转导之间存在着"串流"(cross-talking),在信号转导水平上形成网络。免疫细胞信号转导途径的下游是通过活化特定的转录因子,使其进入胞核,调控基因的表达。不同的信号途径可以激活相同的转录因子,生物体的奇妙之处就在于巧妙地利用有限的基因与分子,完成极其复杂和精细的生物学功能。

第三节　免疫学的应用

免疫学基础理论主要是在研究免疫系统识别"自己"和"非己"及免疫应答的基础上,阐明肿瘤、感染性疾病、移植反应、自身免疫性疾病、超敏反应等疾病的作用机制。免疫学发展的早期阶段,其应用主要侧重于传染病的特异性预防、诊断及治疗。现代免疫学早已不局限于传染病的应用,而是扩展至上述疾病中的预防、诊断和治疗。随着免疫学发展,取得的研究成果也都载入史册(表 1-4)。

表 1-4　获诺贝尔生理学和医学奖的免疫学家及其成就

年代	学者姓名	国家	获奖成就
1901	E. A. Behring	德国	发现抗毒素,开创免疫血清疗法
1905	R. Koch	德国	发现结核杆菌,发明诊断结核病的结核菌素
1908	P. Ehrlich	德国	提出体液免疫理论和抗体侧链形成学说
	E. Mechnikov	俄国	发现细胞吞噬作用,提出并证明了细胞免疫理论
1913	C. Richet	法国	发现过敏现象
1919	J. Bordet	比利时	发现补体,建立补体结合实验
1930	K. Landsteiner	奥地利	发现人血型抗原,并发现四种主要血型
1951	M. Theler	南非	发现黄热病疫苗
1957	D. Bove t	意大利	发现抗组胺药物可治疗超敏反应
1960	F. M. Burnet P. B.	澳大利亚	提出抗体生成的克隆选择学说
	Medawar	英国	发现获得性移植免疫耐受
1972	G. M. Edelman	美国	阐明抗体的本质
	R. R. Porter	英国	阐明抗体的化学结构
1977	R. S. Yalow	美国	创立放射免疫测定法
1980	J. Dausset	法国	发现人白细胞抗原
	G. D. Snell	美国	发现小鼠 H-2 系统
	B. Benaceraf	美国	发现免疫应答的遗传控制
1984	N. K. Jerne	丹麦	提出天然抗体选择学说和独特型网络学说
	G. Kohler	德国	建立杂交瘤技术,制备单克隆抗体
	C. Milstein	阿根廷	单克隆抗体技术及免疫球蛋白基因表达的遗传控制
1987	Tonegawa	日本	阐明抗体多样性的遗传机制
1990	J. Murray E. Thomas	美国	首创人类肾移植术
		美国	首创人类骨髓移植术
1996	P. Doherty	奥地利	提出 MHC 限制性,即 T 细胞双识别模式
	R. Zinkernagel	美国	
2002	Sydney Brenner/H. Robert Horvitz/John E. Sulston	英国/美国/英国	对器官发育和程序性细胞死亡过程中的基因调节作用做出重大贡献
2008	Harald zur Hausen Francoise Barre-Sinoussi/ Luc Montagnier	德国 法国	发现人乳头瘤病毒可诱发宫颈癌 发现艾滋病是由人类免疫缺陷病毒感染所致

（一）免疫预防

免疫预防是指将减毒的活病原体或保留抗原特性的经杀死的病原体接种到人体内，使人体内产生抗体并形成记忆细胞以预防传染病的方法。其主要措施是接种疫苗（vaccine），目前用于人工主动免疫（artificial active immunization）的疫苗主要包括灭活疫苗和减毒活疫苗。灭活疫苗（inactivated vaccine）是用经理化方法灭活的病原体制成的疫苗。伤寒、百日咳、霍乱、钩端螺旋体病、流感、狂犬病、乙型脑炎的病原体均已被制成了灭活疫苗；减毒活疫苗（live-attenuated vaccine）是将病原体在培养基或是动物细胞中反复传代，使其丧失毒力或毒力明显降低后制成的疫苗。该疫苗的免疫效果良好、持久，但也有减毒活疫苗恢复毒力，在接种后引发相应疾病的报道，故免疫缺陷者和孕妇一般不宜接种该疫苗。卡介苗、麻疹病毒、脊髓灰质炎病毒活疫苗是常用的减毒活疫苗。此外，还包括类毒素疫苗，如破伤风类毒素和白喉类毒素等；亚单位疫苗，如脑膜炎球菌、肺炎球菌、b型流感杆菌的多糖疫苗；基因工程疫苗，如乙型肝炎和莱姆病疫苗。

（二）免疫诊断

免疫诊断是利用抗原抗体之间的高度特异性结合反应，检测抗原或抗体。免疫学诊断方法主要包括凝集反应和沉淀反应等血清学实验、免疫标记、免疫细胞及免疫分子等检测技术。这些检测方法具有高度特异、灵敏度高、简便、快速等优点，对临床疾病的诊断、治疗均具有重大的作用，已广泛应用于传染病、感染性疾病、超敏反应、免疫缺陷和肿瘤等免疫相关疾病的诊断、病情监测与疗效评估等。

（三）免疫治疗

免疫治疗是指采用生物制剂或药物调节免疫功能，来增强或抑制机体的免疫应答，从而达到治疗疾病的目的。目前用于免疫治疗的生物制剂主要包括抗体、细胞因子、体外扩增的免疫细胞、治疗性抗原疫苗等。目前DNA疫苗、基因工程制备重组细胞因子、人源化抗体、小分子功能性抗体片段、免疫细胞治疗等现代免疫类生物技术制剂的研发和应用，给临床对疾病的研究、治疗或控制，开拓提供了更广阔、更高水平的治疗效果，免疫类生物技术制剂的研发必将对各种疾病的防治发挥其更重要的作用。

案例 1-1 分析讨论：

淋巴结是外周免疫器官，作为免疫应答发生场所，局部淋巴结对经过的细菌进行抗原的识别、细胞活化、扩增，产生大量相应淋巴细胞。因此出现淋巴结肿大，疼痛。发热为机体抗感染的固有免疫反应，由致热源引起。

（谭锦泉）

第一篇　基础免疫学

第二章　免疫器官
Chapter 2　Immune Organ

案例2-1:

    患儿,女,7个月。1个月前受凉后出现咳嗽,逐渐加重,5天前无明显诱因头面部、躯干出现许多鲜红色丘疹,皮疹很快波及全身,并形成水疱,当地卫生所输注抗生素(不详)无效,病情进行性加重,遂入院诊治。体格检查:T36.5℃,P120次/分,R32次/分;全身皮肤可见大小不等、散在及成簇丘疱疹,疱液透亮,疹间皮肤正常,部分水疱破溃及结痂。双肺可闻及小水泡音,余未见明显异常。实验室检查:血常规:红细胞$4.32×10^{12}$/L[正常值$(3.5～5.0)×10^9$/L],血红蛋白102g/L(正常值110～150g/L),白细胞$2.5×10^9$/L[正常值$(11.0～12.0)×10^9$/L];白细胞分类:中性粒细胞79%(正常值50%～70%),淋巴细胞10%(正常值20%～40%);免疫球蛋白IgG、IgA、IgM均正常。尿、大便常规未见异常。胸片示支气管肺炎;肺部CT示双肺斑片状阴影,胸腺缺如。诊断为先天性胸腺发育不良(DiGeorge综合征)。入院后给予头孢类抗生素、干扰素等药物治疗,同时给予胸腺肽、丙种球蛋白等增强免疫力及对症支持治疗,患儿病情稍有所好转。入院第7天继发败血症及中毒性脑病,第10天死于多器官功能衰竭。

问题:

    1. 该患儿应如何诊断? 本病的病因是什么?

    2. 试述胸腺在免疫器官中的地位和作用。

    免疫系统(immune system)是机体执行免疫功能的组织系统,是机体对抗原刺激产生应答、发挥免疫效应的物质基础。免疫系统由免疫器官(和组织)、免疫细胞及免疫分子(及相关的编码基因)组成。本章重点介绍免疫器官的结构与功能,免疫细胞及免疫分子将在后续的章节中分别介绍。

    免疫器官按其发生和功能不同可分为中枢免疫器官(central immune organs)和外周免疫器官(peripheral immune organs),二者通过血液循环和淋巴循环相互联系。

第一节　中枢免疫器官

    中枢免疫器官(central immune organ)也称为初级淋巴器官(primary lymphoid organ),是免疫细胞分化、发育、成熟的场所,并对外周免疫器官的发育起主导作用。人和其他哺乳动物的中枢免疫器官包括胸腺和骨髓,腔上囊是禽类特有的中枢免疫器官。

一、骨　　髓

    骨髓(bone marrow)是绝大多数血细胞和免疫细胞发生、分化和成熟的场所,是机体重要的中枢免疫器官。在胚胎发育过程中,所有血细胞的发生称为造血(hematopoiesis)。从胚胎后期至出生后及终身,骨髓是主要的造血器官,主要产生红细胞系、粒细胞系、单核细胞系、巨核细胞系和淋巴系的血细胞;同时骨髓也是B细胞发育成熟的场所。

(一) 骨髓的结构

    骨髓位于骨髓腔中,约占体重的4%～6%,分为红骨髓和黄骨髓。红骨髓由造血组织(包括基质细胞和造血细胞)和血窦组成,具有活跃的造血功能。胎儿和婴幼儿时期的骨髓都是红骨髓,大约从5岁开始,长骨干的骨髓腔出现脂肪组织,并随年龄的增长而增多,即为黄骨髓。成人的红骨髓和黄骨髓各占一半。红骨髓主要分布在扁骨、不规则骨和长骨骺端的松质骨中,造血功能活跃。黄骨髓内仅有少量幼稚血细胞,故仍保持造血潜能,当机体需要时可转变为红骨髓。

(二) 骨髓造血微环境

    骨髓造血微环境(hemopoietic inductive microenvironment,HIM)由骨髓基质细胞(包括网状细胞、成

纤维细胞、血管内皮细胞及巨噬细胞等）及其分泌的细胞因子（包括 IL-3、IL-4、IL-6、IL-7、GM-CSF 等）和细胞外基质（extracellular matrix，ECM）组成。HIM 的作用主要是通过细胞因子调节造血细胞的增殖与分化，通过细胞表面黏附分子使造血细胞与基质细胞相互接触，有利于造血细胞的定位和成熟细胞的迁出。

（三）骨髓的功能

1. 各类血细胞和免疫细胞发生的部位 血细胞的发生是多能造血干细胞（multipotent hematopoietic stem cell，HSC）经过增殖、分化直至成为各种成熟血细胞的过程。造血干细胞是生成各种血细胞的原始细胞，又称多能干细胞（multipotential stem cell）。骨髓造血干细胞的主要表面标志为 CD34 和 c-kit（CD117），不表达谱系（lineage）特异性标志。这些标志物用于鉴定造血干细胞。多能干细胞在骨髓微环境中，首先分化为髓样祖细胞（myeloid progenitor）和淋巴样祖细胞（lymphoid progenitor）。髓样祖细胞进一步分化成熟为粒细胞、单核细胞、树突状细胞、红细胞和血小板；淋巴样祖细胞则分化为各种淋巴细胞包括 T 细胞、B 细胞和 NK 细胞（图 2-1）。

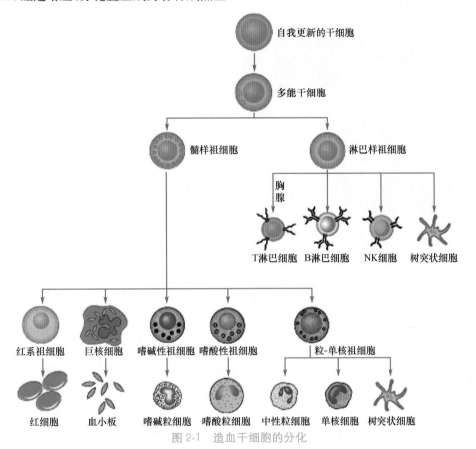

图 2-1 造血干细胞的分化

2. B 淋巴细胞分化成熟的场所 骨髓中产生的淋巴样祖细胞经不同的途径分化发育，一部分经血液迁入胸腺，发育成熟为 T 细胞；另一部分则在骨髓内继续分化为成熟 B 细胞。B 细胞在骨髓中发育与 T 细胞在胸腺中的发育过程类似，B 细胞在骨髓中也经历选择性发育，并发生表型改变（如 B 细胞受体等表面标志的改变）。分化成熟的 B 细胞随血液循环迁移并定居于外周免疫器官。有关 B 细胞在骨髓中分化、发育的具体过程详见第 11 章。

3. 再次免疫应答产生抗体的主要部位 成人骨髓不仅是 B 细胞分化成熟的场所，也是再次体液免疫产生抗体的主要部位。初次应答中产生的记忆性 B 细胞定居于外周免疫器官，当再次被相同抗原刺激后活化，经淋巴循环和血液循环进入骨髓，分化成熟为浆细胞，并产生大量抗体（主要为 IgG 类抗体）释放至血液循环。最近研究发现，外周免疫器官产生的浆细胞中，有些在合成分泌抗体后凋亡；有些则迁移至骨髓，并在较长时间内持续产生抗体。从这个意义上，骨髓既是中枢免疫器官，又是外周免疫器官。

二、胸　腺

胸腺（thymus）是 T 细胞分化、发育和成熟的场所，是发生最早的免疫器官。出现于胚胎第 9 周，至第 20 周发育成熟，具有正常胸腺结构。出生时胸腺重量约为 10～20g，青春期达顶峰，约 30～40g；青春期后胸腺开始缓慢退化，进入老年，胸腺组织大部分被脂肪组织所取代，但仍残留一定的功能。

（一）胸腺的结构

胸腺位于纵隔前、胸骨后，分左右两叶。其表面覆盖结缔组织被膜，被膜伸入胸腺实质形成小叶间隔，将胸腺分成若干不完全分隔的胸腺小叶，胸腺小叶是胸腺的基本结构单位，由外层的皮质（cortex）和内层的髓质（medulla）组成（图 2-2）。

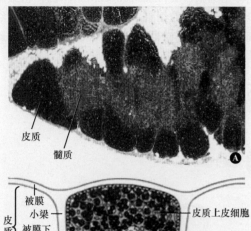

图 2-2 胸腺的结构
A. 光镜下胸腺结构；B. 胸腺组织结构模式图

1. 皮质 皮质分为深皮质区和浅皮质区。皮质区的细胞主要为未成熟的胸腺细胞，即未成熟的 T 细胞（占胸腺皮质细胞的 85%～90%），还有胸腺上皮细胞、巨噬细胞和树突状细胞等。胸腺浅皮质区包绕胸腺细胞的上皮细胞称为抚育细胞（nurse cell），它们在胸腺细胞的分化、发育中发挥重要作用。深皮质区主要为大量体积较小的皮质胸腺细胞。

2. 髓质 髓质中含大量上皮细胞和散在分布的较成熟的胸腺细胞、巨噬细胞和树突状细胞。髓质内还可见多层扁平上皮细胞呈同心圆状排列成的直径约 25～50μm 的 Hassall 小体（Hassall's corpuscle），又称胸腺小体（thymic corpuscle）。胸腺小体功能尚不清楚，当患胸腺炎或肿瘤时，可以消失，故常将其作为判断胸腺是否正常的一种标志。

（二）胸腺微环境

胸腺实质主要由胸腺细胞和胸腺基质细胞构成。胸腺细胞绝大多数为处于不同分化阶段的未成熟 T 细胞。胸腺基质细胞包括胸腺上皮细胞、巨噬细胞、胸腺树突状细胞（thymic dendritic cell）和成纤维细胞等。胸腺微环境（thymic microenvironment）由胸腺基质细胞、细胞外基质和多种活性物质组成。胸腺基质

细胞通常以两种方式影响胸腺内 T 细胞的分化。

1. 细胞间相互作用 胸腺基质细胞通过表面自身抗原肽-MHC 分子复合物与胸腺细胞表面 T 细胞受体（T cell receptor，TCR）相互作用，可使 T 细胞获得 MHC 限制性和区分"自己"与"非己"的功能。胸腺基质细胞上表达的许多黏附分子（如 LFA-3、ICAM-1）与胸腺细胞表面相应配体（如 LFA-2、LFA-1）相互作用，在促进胸腺细胞（T 细胞）的分化发育中也起重要作用。细胞外基质也是胸腺微环境的一个重要组成部分，由多种胶原蛋白、网状纤维、葡萄糖胺聚糖等组成。这些细胞外基质成分围绕在胸腺细胞和胸腺基质细胞周围，可介导两种细胞间的相互接触和促进胸腺细胞（T 细胞）在胸腺分化成熟过程中的移行。

2. 分泌细胞因子和胸腺激素 胸腺基质细胞可分泌多种细胞因子如 IL-1、IL-2、IL-3、IL-6、IL-7、GM-CSF 等和胸腺激素如胸腺素（thymosin）、胸腺生成素（thymopoietin，TP）、胸腺体液因子（thymic humoral factor，THF）等，这些可溶性物质是构成胸腺微环境的主要因素，对胸腺细胞（T 细胞）的分化发育起着重要的调节作用。

（三）胸腺的功能

20 世纪 60 年代初，Miller 和 Good 分别用切除新生小鼠和家兔胸腺的方法证明了胸腺的免疫功能。

1. T 细胞分化、发育和成熟的场所 胸腺是 T 细胞（特别是 αβT 细胞）发育的主要场所。来源于骨髓的前 T 细胞进入胸腺后成为胸腺细胞。胸腺细胞从皮质区逐渐向髓质区迁移，在迁移的过程中受胸腺微环境的影响，经历了复杂的阳性选择与阴性选择过程，由 CD4$^-$CD8$^-$ 双阴性（double negative，DN）细胞分化为 CD4$^+$CD8$^+$ 双阳性（double positive，DP）细胞，并发生 TCR 基因重排。其中 95% 的胸腺细胞以凋亡（apoptosis）方式被淘汰，只有少数胸腺细胞继续迁移至髓质，分化发育成为具有免疫功能的成熟的功能性 CD4$^+$T 细胞或 CD8$^+$T 细胞，并获得 MHC 限制性识别抗原能力和自身免疫耐受性。发育成熟的 T 细胞迁出胸腺，进入血液循环，定居于外周免疫器官。有关 T 细胞在胸腺中分化、发育的具体过程详见第 10 章。

2. 免疫调节功能 胸腺基质细胞分泌多种肽类激素和细胞因子，不仅促进 T 细胞的分化成熟，对外周免疫器官和免疫细胞也具有调节作用。胸腺激素主要包括胸腺素、促胸腺生成素和胸腺体液因子等。细胞因子主要包括 IL-1、IL-6、IL-7、IL-12、G-CSF 和 GM-CSF 等。胸腺激素的作用没有种属的特异性，目前从动物胸腺中提取的胸腺素已在临床中应用。

3. 屏障作用 胸腺皮质的毛细血管内皮细胞连接紧密，具有屏障作用，可阻止血液中大分子抗原物质进入胸腺，此为血-胸腺屏障（blood-thymus barrier）。

第二节 外周免疫器官

外周免疫器官又叫次级淋巴器官(secondary lymphoid organ),是成熟 T 细胞和 B 细胞定居和增殖的场所,也是发生免疫应答的部位。外周免疫器官包括淋巴结、脾脏、皮肤免疫系统(cutaneous immune system)和黏膜免疫系统(mucosal immune system)等。

一、淋 巴 结

人体全身约有 500～600 个淋巴结(lymph node),广泛分布于全身各处非黏膜部位的淋巴通道上,如颈部、腋下和腹股沟等处。

(一)淋巴结的结构

淋巴结外包有结缔组织被膜,被膜结缔组织深入实质,形成小梁(trabecula)。被膜外侧有数条输入淋巴管(afferent lymphatic vessel)穿越被膜通入被膜下淋巴窦。在淋巴结的门部,有较多的结缔组织深入,血管、神经及输出淋巴管(efferent lymphatic vessel)由此进出。淋巴结的实质分为皮质和髓质两个部分(图 2-3)。

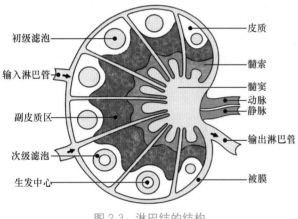

图 2-3 淋巴结的结构

1.皮质 皮质位于被膜下方,由浅皮质区(peripheral cortex)、副皮质区(paracortical zone)和皮质淋巴窦等构成。浅皮质区含有淋巴小结,也称初级淋巴滤泡(primary follicle),主要由 B 细胞聚集而成,又称非胸腺依赖区(thymus independent area)或 B 细胞区(B cell zone)。接受抗原刺激后,淋巴小结内 B 细胞增殖分化形成生发中心(germinal center),称为次级淋巴滤泡(secondary follicle)。其内含有大量增殖分化的 B 淋巴母细胞,此细胞向内迁移到髓质分化为浆细胞并产生抗体。此外,生发中心还有淋巴滤泡树突状细胞(follicular dendritic cell,FDC),彼此相互交错形成网络状结构,负责吸附浓缩抗原供 B 细胞识别,继而参与特异性免疫应答的激活过程和发挥诱导、维持免疫记忆的作用。

位于皮质深层与滤泡之间的副皮质区是 T 细胞(80％为 CD4[+]T 细胞)定居的场所,又称为胸腺依赖区(thymus dependent area)或 T 细胞区(T cell zone)。此区内还有大量树突状细胞,具有处理和提呈抗原的作用。副皮质区有许多由内皮细胞构成的毛细血管后微静脉,来自血液的淋巴细胞可穿过这种高内皮微静脉(high endothelial venule,HEV)进入淋巴结实质,再回到淋巴液中,实现淋巴细胞再循环。

2.髓质 由髓索和髓窦组成,髓索内含有 B 细胞、浆细胞、部分 T 细胞和巨噬细胞。髓窦中富含巨噬细胞,有较强的过滤作用。

(二)淋巴结的功能

1.T 细胞和 B 细胞定居的场所 在胸腺和骨髓中发育成熟的 T 细胞和 B 细胞均定居于淋巴结。其中,T 细胞占淋巴结内淋巴细胞总数的 75％,主要分布于副皮质区;B 细胞占 25％,主要分布于浅皮质区。

2.免疫应答发生的场所 树突状细胞等抗原提呈细胞在周围组织摄取抗原后可迁移到淋巴结,并将加工、处理的抗原肽提呈给 T 细胞,使其活化增殖、分化为效应 T 细胞。B 细胞可识别和结合游离的或被滤泡树突状细胞捕获的抗原,并在 T 细胞的辅助下增殖分化为浆细胞,合成并分泌特异性抗体。效应 T 细胞、浆细胞及其分泌的抗体可经输出淋巴管,随血液分布到全身,发挥免疫应答效应。

3.参与淋巴细胞再循环 淋巴细胞穿过副皮质区的 HEV,离开血循环进入淋巴结,向髓质移动,最终通过输出淋巴管引流到胸导管或右淋巴管,从而再回到血循环(详见后文)。完成这一循环约需 24～48 小时。

4.过滤作用 病原微生物及其毒素或其他有害物质从组织经毛细淋巴管进入淋巴管,再随淋巴循环进入淋巴结的过程中,可被淋巴窦中的巨噬细胞、树突状细胞吞噬或通过其他机制被清除。

二、脾 脏

脾脏(spleen)是人体最大的外周免疫器官,是血源性抗原最主要的免疫应答场所,亦是胚胎时期的造血器官。

(一)脾脏的结构

脾脏无输入淋巴管,也无淋巴窦,但有大量血窦。脾脏外有结缔组织被膜,被膜向内伸展形成若干小梁。脾脏分白髓(white pulp)、红髓(red pulp)以及二者交界处的边缘区(marginal zone)(图 2-4)。

1.白髓 白髓由密集的淋巴细胞构成,分为小动脉周围淋巴鞘(periarteriolar lymphoid sheath,PALS)和淋巴滤泡两部分。入脾动脉穿过被膜,逐级分为小的分支,贯穿白髓部的小梁,称为中央小动脉。包绕在中央小动脉周围的厚层淋巴组织称为小动脉周围淋巴鞘,主要由 T 细胞构成,也含有少量的树突状细胞及巨噬细胞,为脾脏的胸腺依赖区。位于小动

图注（图2-3 淋巴结结构内标注）：
初级滤泡
输入淋巴管
副皮质区
次级滤泡
生发中心
皮质
髓索
髓窦
动脉
静脉
输出淋巴管
被膜

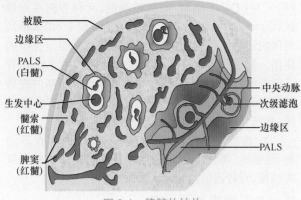

图 2-4　脾脏的结构

脉周围淋巴鞘内的淋巴滤泡含大量 B 细胞和少量巨噬细胞,为脾脏的胸腺非依赖。初级淋巴滤泡受抗原刺激后形成次级淋巴滤泡,次级淋巴滤泡内有生发中心。当被血液来源的抗原刺激后,T、B 淋巴细胞经克隆扩增,数量明显增加,导致脾脏的胸腺依赖区和胸腺非依赖区扩大,脾脏体积亦相应地扩大。

2. 红髓　分布在白髓的周围,由脾索和脾血窦组成。脾索主要是 B 细胞聚集区,也含有树突状细胞和巨噬细胞等。脾索之间为脾窦(血窦),窦内为循环的血液。侵入血中的病原体等异物可被密布在脾索和脾血窦中的巨噬细胞和树突状细胞捕捉、吞噬和清除。

3. 边缘区　位于红髓和白髓交界处,含有 T、B 细胞及巨噬细胞。边缘区为血液和淋巴细胞进出的重要通道。

(二) 脾脏的功能

1. T 细胞和 B 细胞定居的场所　脾脏是各种成熟淋巴细胞定居的场所。其中,B 细胞约占脾淋巴细胞总数的 60%,T 细胞约占 40%。

2. 免疫应答发生的场所　血源性抗原进入脾脏,可刺激 T、B 细胞活化、增殖、分化,产生效应 T 细胞和浆细胞,并分泌抗体,发挥免疫效应。脾脏是机体对血源性抗原产生应答的主要场所。

3. 滤过作用　脾脏中的巨噬细胞和树突状细胞对血液中的病原微生物、衰老死亡的自身细胞、其他抗原颗粒及免疫复合物具有吞噬清除作用。从而发挥过滤作用,使血液得到净化。

4. 生物合成作用　脾脏能合成某些重要的生物活性物质,如补体、干扰素等。

三、皮肤免疫系统

皮肤被覆于全身外表面,由表皮和真皮组成,其内有淋巴细胞和抗原提呈细胞(antigen presenting cell,APC)组成的特异性皮肤免疫系统(cutaneous immune system)(图 2-5)。皮肤是机体重要的防御病原微生物和外界环境不利因素的物理屏障。皮肤免疫系统不仅是机体针对经皮肤入侵抗原的免疫应答

激发部位,也是免疫效应的发生部位,如细胞免疫介导的迟发型超敏反应常发生在皮肤组织中。

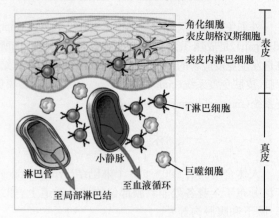

图 2-5　皮肤免疫系统

表皮中存在角化细胞(keratinocyte)、朗格汉斯细胞和表皮内淋巴细胞(intraepidermal lymphocyte)等。其中角化细胞可分泌一些细胞因子,对非特异性免疫应答和皮肤炎症反应起到一定作用;朗格汉斯细胞是皮肤免疫系统中的非成熟树突状细胞,能够有效地摄取侵入皮肤的外源性抗原,然后迁移至真皮,继而经淋巴管归巢至淋巴结分化为成熟的树突状细胞,后者提呈抗原启动免疫应答。真皮中包括 CD4$^+$ T 细胞、CD8$^+$ T 细胞和散在的巨噬细胞。其中 T 细胞通常表达活化 T 细胞和记忆 T 细胞的特异性表型。但这些细胞是永久定居在真皮还是从血液和毛细淋巴管移行而来还不清楚。许多表皮 T 细胞还表达称为皮肤淋巴细胞抗原-1(cutaneous lymphocyte antigen-1)的糖类表位,此种表位可能在皮肤淋巴细胞归巢中起一定作用。

四、黏膜免疫系统

黏膜免疫系统(mucosal immune system,MIS)也称黏膜相关淋巴组织(mucosal associated lymphoid tissue,MALT),主要指呼吸道、消化道及泌尿生殖道黏膜固有层和上皮细胞下散在的无被膜淋巴组织和某些带有生发中心的器官化淋巴组织,如扁桃体、小肠的派氏集合淋巴结、阑尾等。它们与皮肤、黏膜上皮一样,也是位于机体内外环境间的屏障结构,其内定居着淋巴细胞和抗原提呈细胞,可以对侵入的抗原产生免疫应答,在局部免疫应答中发挥重要作用。人体黏膜表面积约为 400m²,机体近 50% 的淋巴组织分布于黏膜系统,故 MALT 又被视为执行局部特异性免疫功能的主要部位。

(一) MALT 的组成

MALT 主要包括肠相关淋巴组织、鼻相关淋巴组织、支气管相关淋巴组织等。

1. 肠相关淋巴组织(gut associated lymphoid tissue,GALT)　包括派氏集合淋巴结、淋巴小结、上皮

内淋巴细胞和固有层弥散的淋巴细胞等,是抵御肠道微生物入侵的主要屏障。

(1) M细胞:肠道黏膜上皮间散在分布着一种扁平的上皮细胞,即M细胞,又称特化的抗原转运细胞。M细胞胞核位于基底部,顶部胞质较薄,基底部凹陷形成穹隆状的凹腔。凹腔中含有B细胞、T细胞、树突状细胞、巨噬细胞等。M细胞可通过胞吞、胞饮和吸附等方式摄入抗原,并以囊泡形式将抗原转运至凹腔中的巨噬细胞或树突状细胞,再由他们将抗原提呈给淋巴细胞。淋巴细胞进入黏膜淋巴小结和肠系膜淋巴结,其中B细胞在Th细胞辅助下分化为幼浆细胞,经淋巴细胞再循环途径,大部分返回至肠黏膜固有层并转变为浆细胞,分泌产生IgA,并经胞吐转运过程分泌至小肠黏膜表面,形成大量分泌性IgA(secretory IgA,SIgA),介导局部黏膜免疫应答(图2-6)。

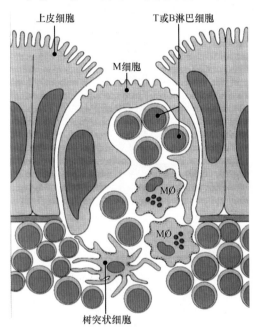

上皮细胞　　　　　T或B淋巴细胞

M细胞

MØ

MØ

树突状细胞

图2-6　M细胞功能示意图

(2) 上皮内淋巴细胞:上皮内淋巴细胞(intraepithelial lymphocyte,IEL)是存在于小肠黏膜上皮内的一类独特的细胞群,其中约40%的IEL为αβ⁺ T细胞;约有60%的IEL为γδ⁺ T细胞组成。γδ⁺ T细胞属固有免疫细胞,具有较强的细胞毒作用,并能分泌多种细胞因子。IEL在免疫监视和细胞介导的黏膜免疫中具有重要意义。

2. 鼻相关淋巴组织(nasal associated lymphoid tissue,NALT) 包括咽扁桃体、腭扁桃体、舌扁桃体及鼻咽部其他淋巴组织,其主要功能是抵御经空气传播的病原微生物的感染。

3. 支气管相关淋巴组织(bronchial associated lymphoid tissue,BALT) 主要分布于各肺叶间的支气管上皮下,与派氏集合淋巴小结具有相似的结构,滤泡中的淋巴细胞受抗原刺激后,增殖形成生发中心,其中主要为B细胞。

(二) MALT的功能

1. 参与局部免疫应答 分布于肠道、呼吸道及泌尿生殖道黏膜的MALT,构成了一道免疫屏障,是产生局部免疫应答的主要场所,在消化道、呼吸道及泌尿生殖道局部黏膜免疫防御中发挥重要作用。

2. 产生SIgA 定居于集合淋巴结或迁移至固有层的浆细胞可分泌大量SIgA,经黏膜上皮细胞分泌至黏膜表面,在抵御消化道和呼吸道病原体侵袭中发挥关键作用。肠腔黏膜表面积大,故可产生大量SIgA,从而介导黏膜局部免疫应答。SIgA在抵御病原微生物入侵消化道、呼吸道及生殖道中发挥重要作用。

3. 参与口服抗原介导免疫耐受 口服抗原刺激黏膜免疫系统后,常导致免疫耐受,其机制尚不清楚。某些资料表明,口服抗原可导致T细胞克隆无能、调节性T细胞的产生及抑制性细胞因子(如TGF-β)释放等,上述原因均可诱导免疫耐受的产生。这种免疫耐受的生理学意义在于阻止机体对肠道正常菌群产生免疫应答,除此之外,口服抗原诱导免疫耐受具有重要临床应用价值,可为自身免疫病的治疗提供新途径。

第三节　淋巴细胞归巢和再循环

成熟淋巴细胞离开中枢免疫器官后,经血液循环趋向性迁移并定居于外周免疫器官或组织特定区域的现象,称为淋巴细胞归巢(lymphocyte homing)。淋巴细胞在血液、淋巴液、淋巴器官和组织间周而复始循环的过程称为淋巴细胞再循环(lymphocyte recirculation)。

一、淋巴细胞归巢

淋巴细胞归巢现象是通过淋巴细胞与血管内皮细胞表达的黏附分子之间相互作用的结果。介导淋巴细胞归巢的黏附分子称为淋巴细胞归巢受体(lymphocyte homing receptor,LHR),其相应配体(ligand)为血管地址素,主要表达于血管内皮细胞表面(特别是HEV)。随血液循环运行到外周淋巴结的淋巴细胞,通过其表面归巢受体与血管内皮细胞表面相应配体结合,使淋巴细胞黏附于血管内皮细胞表面,从而迁移至淋巴结的相应特定区域定居。如T细胞定居于淋巴结的副皮质区,B细胞则定居于浅皮质区。

二、淋巴细胞再循环

(一) 淋巴细胞再循环的途径

淋巴细胞再循环有多条途径。淋巴细胞经副皮质区的高内皮小静脉进入淋巴结,经输出淋巴管、胸导管进入左锁骨下静脉;淋巴细胞在血流中运行到脾脏,在此处它们经边缘区进入动脉周围淋巴鞘,经红髓再进入血流;淋巴细胞在毛细血管后小静脉处,穿过高壁内皮细胞进入黏膜组织,经过引流淋巴管返回淋巴结,从而使淋巴循环和血液循环互相沟通,淋巴细胞得以畅流全身(图 2-7)。

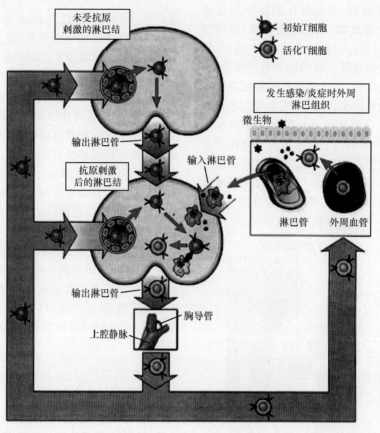

图 2-7　淋巴细胞再循环示意图

(二) 淋巴细胞再循环的机制

表达于淋巴细胞表面的归巢受体(homing receptor)、血管内皮细胞上的黏附分子——血管地址素(vascular addressin)以及内皮细胞和组织中产生的趋化因子(chemokine)是参与淋巴细胞再循环的重要分子。其机制为:循环至外周免疫器官或组织中的淋巴细胞,通过其归巢受体与 HEV 表面相应的血管地址素相互作用,促使淋巴细胞黏附于 HEV,进而迁移至血管外(参见第 7 章内容)。

(三) 淋巴细胞再循环的意义

淋巴细胞再循环有利于抗原特异性淋巴细胞与抗原和抗原提呈细胞的接触引发特异性免疫应答;使淋巴细胞在淋巴组织和淋巴器官中分布更为合理;有利于动员效应淋巴细胞迁移至炎症或肿瘤靶细胞所在部位发挥免疫作用;可使淋巴组织和器官从包括记忆淋巴细胞在内的循环"淋巴细胞库"中不断补充新的淋巴细胞,增强机体的免疫功能。因此,淋巴细胞再循环是维持机体正常免疫应答并发挥免疫功能的必要前提。

案例 2-1 分析讨论:

DiGeorge 综合征是一种先天性胸腺不发育或发育不良而造成的 T 细胞缺陷性疾病。该综合征起因于 22 号染色体某区域缺失,致使 6~8 周胎儿的第Ⅲ和第Ⅳ对咽囊管的分化发育障碍,致使胸腺、甲状旁腺、主动脉弓、唇和耳等发育不良。由于胸腺是 T 细胞分化发育的主要场所,从骨髓来源的未成熟的 T 细胞在胸腺微环境的作用下,经过复杂的选择性发育过程,成为具有免疫功能的 CD4+ 或 CD8+ 的成熟 T 细胞。如果胸腺发育不全或缺失,则导致机体功能性 T 细胞缺乏和细胞免疫功能缺陷。本例患者胸部 CT 检查结果显示胸腺缺如,缺乏 T 细胞。因此对传染性疾病有较强的易感性,感染后极易发生败血症,导致多器官功能衰竭死亡。

(栾希英)

第三章 抗 原
Chapter 3 Antigen

案例 3-1:

　　患者,女,11 岁,因化脓性胸膜炎入院。经用苯唑西林 1g 静注每 8h 1 次,静滴林可霉素每日 1g 及胸穿抽液,10 天后体温降至 37～37.5℃。入院后第 15 天体温升至 38℃,面部出现斑疹,3 天后全身遍布麻疹样皮疹,痒甚。第 16 天体温达 39℃ 以上,呈弛张热,发热同时颌下、腋下、腹股沟淋巴结肿大,质软、活动、有压痛。第 17 天出现剧烈腹痛,持续 20min 缓解,每于注射苯唑西林后发作。出现上述症状及体征后,右侧胸 B 超检查未发现积液,肝脏 B 超未见异常。肝功能、脑脊液、肥达—外裴氏反应均正常。血沉 40mm/h(正常值 0～20mm/h),尿蛋白(+),嗜酸粒细胞计数 $0.4×10^9/L$[正常值 $(0.05～0.3)×10^9/L$]。从治疗经过及实验室检查结果可除外原发病加重及继发其他感染。根据发热、皮疹、淋巴结肿大、腹痛、尿改变、血沉加快、嗜酸粒细胞增高,符合血清病型反应临床表现。即停用苯唑西林,当天体温降至 37℃,未再出现腹痛,经用抗组胺药 3 天皮疹渐退,5 天后淋巴结渐小,压痛消失。本例血清病反应系苯唑西林所致。摘自《中华现代儿科学杂志》2005 年 9 月 2 卷 9 期,选入时略作修改。

问题:

　　1. 苯唑西林具有免疫原性和免疫反应性吗?

　　2. 该名患者体内是否产生了抗苯唑西林的抗体?

　　3. 为何每次病情发作均在注射苯唑西林之后?

　　抗原(antigen,Ag)是指能够与 B 淋巴细胞表面 BCR 直接结合,或经加工处理后与 MHC 分子形成复合物,与 T 淋巴细胞表面 TCR 相结合,从而被 B 淋巴细胞或 T 淋巴细胞特异性识别的物质。若抗原进入机体,能够刺激 T、B 淋巴细胞活化、增殖、分化,启动细胞免疫或体液免疫,则该抗原具有免疫原性(immunogenicity)。若抗原能与相应的抗体或效应淋巴细胞特异性结合,称该物质具有抗原性(antigenicity)或免疫反应性(immunoreactivity)。同时具有免疫原性和免疫反应性的抗原称为完全抗原(complete antigen)。大多数蛋白质抗原属完全抗原。某些小分子化合物、多糖、类脂等抗原虽能与相应抗体结合而具有免疫反应性,但单独作为免疫原免疫动物时,并不能诱导免疫应答,即无免疫原性,称为半抗原(hapten)。

第一节　决定抗原免疫原性的因素

　　抗原的免疫原性既取决于抗原固有的特性,也取决于宿主的免疫系统。

一、抗原方面的原因

（一）异物性

　　正常情况下,机体免疫系统对自身抗原(self an-tigen)不发生免疫应答,这种免疫耐受的能力源自胚胎期免疫细胞发育过程中与自身抗原成分的特异性接触(详见第 9 章,第 16 章)。与宿主自身成分相异和未与宿主胚胎期淋巴细胞接触过的自身物质具有异物性(foreignness),可诱导免疫应答。抗原与宿主之间亲缘关系越远,组织成分和结构差异越大,免疫原性越强。例如鸡卵蛋白对鸭是弱抗原,而对哺乳动物家兔则是强抗原;各种病原微生物对人是强抗原。精子和眼晶体蛋白是自身正常成分,因其未与相应 T、B 淋巴细胞接触过,所以在外伤和感染情况下一旦释放,也可诱导机体产生免疫应答。

（二）分子量

　　具有免疫原性的物质一般分子量在 10kD 以上,分子量越大,免疫原性越强;而分子量小于 4kD 的物质一般无免疫原性。一般认为,分子量越大,其表面的化学基团(表位)种类和数量越多,从而可有效刺激 T/B 淋巴细胞活化;另外,大分子的胶体物质化学结构复杂、相对稳定,在体内停留时间长,有利于持续刺激机体免疫系统产生免疫应答。

（三）化学组成和复杂性

　　大分子物质并非一定具有良好的免疫原性。除分子量必须足够大以外,抗原分子的化学组成也影响其免疫原性。例如明胶蛋白,分子量虽高达 100kD,但由于其主要成分为直链氨基酸,在体内容易被降解,故免疫原性很弱;若在明胶分子中加入少量酪氨酸(2%),就可明显增强其免疫原性。通常含有大量的芳香族氨基酸(尤其是酪氨酸)的蛋白质,免疫原性较强。多糖和脂类的分子量很大,但结构简单,通常免疫原性很低。

(四)易接近性

易接近性(accessibility)是指抗原表面某些特殊化学基团与淋巴细胞表面抗原受体相互接触的容易程度。如图 3-1 所示,抗原分子因决定抗原特异性的氨基酸所处侧链位置或侧链间距的差异,而表现出不同的免疫原性。

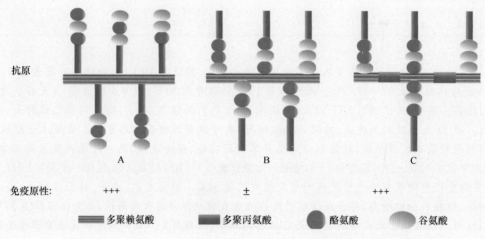

图 3-1　氨基酸残基在合成多肽骨架侧链中的位置和侧链间距与免疫原性的关系

二、影响免疫原性的宿主方面因素

免疫原性本质上是抗原与宿主免疫系统的相互作用。某种物质对于特定个体是否具有免疫原性,除取决于抗原方面的因素,也必然受到宿主方面,包括遗传、年龄、性别、生理状态等诸多因素的影响。其中最重要的因素是不同个体之间的 MHC 分子不同(详见第 8 章)。此外,抗原进入机体的方式和途径也影响其免疫原性的强弱。抗原经非消化道途径进入机体,通常具有较强的免疫原性;若进入消化道,大部分被消化酶水解成氨基酸等小分子物质,会失去免疫原性。

第二节　抗原特异性与交叉反应

一、抗原特异性

抗原特异性(specificity)是指抗原诱导机体产生免疫应答及其与免疫应答产物相互作用的高度专一性。表现在免疫原性上,即抗原只能激活具有相应受体的淋巴细胞,使之发生免疫应答,产生特异性抗体和效应淋巴细胞;表现在免疫反应上,指抗原只能与相应的抗体和效应淋巴细胞特异性结合而发生免疫反应。

决定抗原特异性的分子结构基础在于抗原的化学组成与空间结构。组成抗原的化学基团在组成和空间结构上的细微改变,均会导致免疫系统将其识别为不同的抗原。苯胺、对氨苯甲酸、对氨苯磺酸和对氨苯砷酸 4 种半抗原分子间仅存在一个有机酸基团的

差异(图 3-2),它们分别与载体偶联成为完全抗原后,可诱导机体产生 4 种相应抗体,但均只能与对应的半抗原结合。即使组成抗原的化学基团相同,仅仅是磺酸基与氨基的相对空间位置不同,机体免疫系统也会将其识别为不同的抗原(图 3-3)。T、B 淋巴细胞如此精细识别不同抗原的能力赋予了免疫应答的高度特异性。

二、淋巴细胞识别的抗原表位

(一)表位

T、B 淋巴细胞通过 TCR 和 BCR 识别抗原时,或抗体与抗原相结合时,并非识别整个抗原分子,而只识别抗原分子的局部结构(图 3-4)。表位(epitope)或抗原决定基(antigenic determinant)是指抗原分子上能够被 T、B 淋巴细胞抗原受体(TCR、BCR)或抗体特异性识别的特殊化学基团,通常由 5～17 个氨基酸残基或者 5～7 个多糖残基(或核苷酸)组成,其化学结构、性质、数量和空间构象决定着抗原的特异性。抗原通过表位与 T、B 淋巴细胞表面相应受体结合,可使之活化产生免疫应答;抗原也可通过表位与相应抗体特异性结合产生免疫反应。表位是 T、B 淋巴细胞识别结合的最小单位。T、B 淋巴细胞对抗原的特异性识别,实际上是指对抗原分子中相应抗原表位的特异性识别。

(二)构象性表位与线性表位

根据抗原表位的结构特点,可将其分为顺序表位和构象表位(图 3-5)。顺序表位(sequential epitope)

	苯胺	对氨基苯甲酸	对氨基苯磺酸	对氨基苯砷酸
半抗原 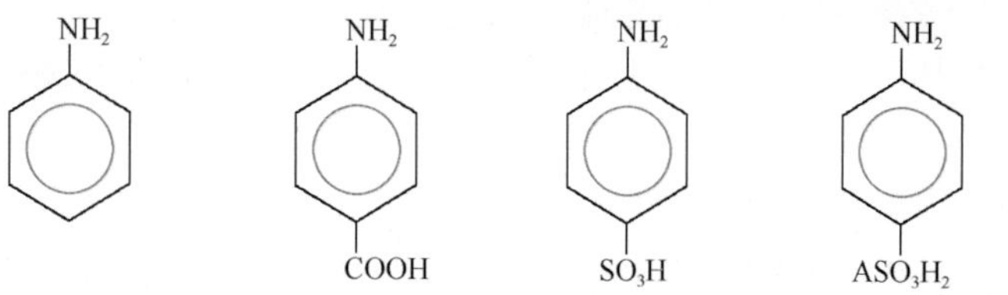	NH$_2$	NH$_2$ COOH	NH$_2$ SO$_3$H	NH$_2$ ASO$_3$H$_2$
免疫血清(抗体) 苯胺抗体	++++	-	-	-
对氨基苯甲酸抗体	-	++++	-	-
对氨基苯磺酸抗体	-	-	++++	-
对氨基苯砷酸抗体	-	-	-	++++

图 3-2 不同化学基团对抗原特异性的影响

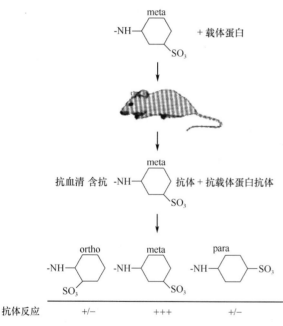

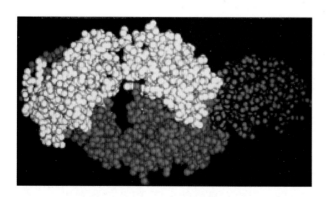

抗体反应 +/- +++ +/-

图 3-3 抗原表位的特异性决定于化学基团的空间构象

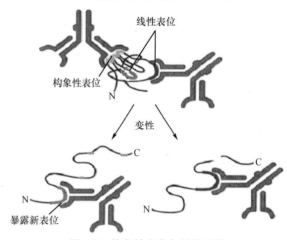

图 3-4 鸡卵清溶菌酶(HEL)与抗 HEL 抗体相互结合的三维结构图

绿色为 HEL,蓝色为抗体重链,黄色为抗体轻链,HEL 的谷氨酰胺残基以红色表示

是由蛋白质一级结构中数个连续的氨基酸组成,又称线性表位(linear epitope)。构象表位(conformational epitope)是由蛋白质一级结构中数个不连续、甚至相隔很远的氨基酸或多糖残基,经肽链折叠而形成的具有特定空间构象的表位。构象性表位依赖于蛋白质肽链的正确折叠,一旦蛋白质变性,其原有构象表位可随之消失或暴露新的抗原表位(图 3-5)。

图 3-5 构象性表位与线性表位

(三) B 细胞表位与 T 细胞表位

B 细胞表位是指能够被 B 细胞表面抗原受体(BCR)或抗体识别的表位,包括构象表位和暴露于分子表面的线性表位。T 细胞表位是指能够被 T 细胞抗原受体(TCR)识别的线性表位。B 细胞和 T 细胞识别抗原的方式完全不同,前者可直接识别天然抗原分子的构象和线性表位,后者只能识别经抗原提呈细胞(antigen presenting cell, APC)加工处理后,由 MHC 分子提呈的抗原裂解片段即线性抗原肽(antigenic peptide)。在同一蛋白质抗原分子中,T 细胞表位和 B 细胞表位通常位于不同的部位。例如用人胰高血糖素(29 肽)免疫小鼠后产生的抗体,能与上述肽链氨基末端(B 细胞表位)结合,而 T 细胞识别的表位则位于上述肽链的羧基末端。T 细胞表位与 B 细胞表位主要异同点如表 3-1。

表 3-1　T 细胞表位与 B 细胞表位异同点

	B 细胞表位	T 细胞表位
表位识别受体	BCR	TCR
与 MHC 分子结合	无需	必需
由 APC 加工处理	无需	必需
表位大小	5～15 个氨基酸、5～7 个单糖或 5～7 个核苷酸	8～12 个氨基酸(CD8[+] T 细胞识别) 12～17 个氨基酸(CD4[+] T 细胞识别)
表位类型	构象表位或线性表位	线性表位
表位位置	抗原分子表面	抗原分子表面或内部

（四）抗原结合价

抗原分子所具有的表位数量称为抗原结合价(antigenic valence)。大多数天然抗原，如蛋白质，由几十至几百个氨基酸残基组成，分子结构复杂，可含有多个表位，称为多价抗原。而半抗原只有一个表位，为单价抗原。

三、交叉反应和交叉抗原

天然抗原通常为多价抗原，其中有些抗原不仅可与其诱导产生的抗体或效应淋巴细胞结合，还能与其他抗原诱生的抗体或效应淋巴细胞发生反应，此种现象称为交叉反应(cross reaction)(图 3-6)。研究证实不同抗原之间含有相同或相似的抗原表位，是发生交叉反应的原因所在。免疫学上将含有相同或相似抗原表位的性质截然不同的抗原称为交叉抗原(cross antigen)，又称共同抗原。血清学检测时发生交叉反应可能出现假阳性结果造成误诊，但根据交叉反应原理也可简化临床某些疾病的诊断(详见本章第 4 节异嗜性抗原)。

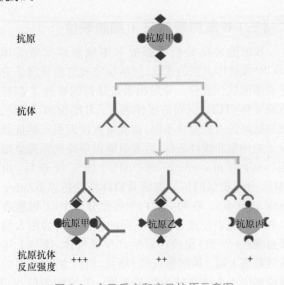

图 3-6　交叉反应和交叉抗原示意图

第三节　抗原的分类及其医学意义

（一）根据抗原与机体的亲缘关系分类

1. 异种抗原(xenoantigen)　是指来自另一物种的抗原性物质。对人类而言，病原微生物及其代谢产物、植物蛋白、用于预防和治疗目的的动物抗血清及异种器官移植物等均为重要的异种抗原。微生物虽然结构简单，却含有多种抗原表位。例如细菌就具有表面抗原、菌体抗原、鞭毛抗原、菌毛抗原等多种抗原表位。细菌代谢产物也是良好的抗原，如细菌外毒素(exotoxin)具有很强的免疫原性，但对机体某些特定组织细胞有极强的细胞毒作用，因此不能直接用外毒素制备抗毒素。类毒素(toxoid)是外毒素经 0.3%～0.4%甲醛溶液处理后丧失毒性而保留原有免疫原性的生物制剂。临床常用的类毒素有破伤风类毒素和白喉类毒素等。用类毒素给人接种，可预防由相应外毒素引起的疾病；免疫动物可获得相应抗体即抗毒素。抗毒素(antitoxin)源于动物免疫血清，作为抗体能与相应外毒素特异性结合，具有防治疾病的作用；作为异种抗原有可能诱导机体产生超敏反应。因此，临床应用此类生物制剂前，必须做皮肤过敏试验。

2. 同种异型抗原(alloantigen)　是指在同一种属不同个体之间所具有的不同抗原。例如人类的血型抗原、主要组织相容性抗原等均是典型的同种异型抗原，介导同种异体移植排斥反应。此外，同一物种不同个体间由于遗传学差异，其免疫球蛋白分子在免疫原性上也有差异(详见第 4 章免疫球蛋白同种异型抗原)。

3. 自身抗原(autoantigen)　是指在机体发育过程中与免疫系统相对隔绝，未能与 T、B 淋巴细胞接触或结构改变的自身物质。上述自身物质一旦释放或形成就可刺激机体免疫细胞产生免疫应答，引发自身免疫病。

4. 异嗜性抗原(heterophilic antigen)　是一类与种属特异性无关，存在于不同种属生物间的共同抗原。异嗜性抗原首先由 Forssman 发现，又称 Forssman 抗原。例如甲族乙型溶血性链球菌的细胞膜成分与人的心肌、心瓣膜及肾小球基底膜之间存在异嗜性抗原。人体感染溶血性链球菌产生的抗体可与含有异嗜性抗原的上述组织结合，从而造成机体的组织损伤，临床表现为心肌炎、风湿热或肾小球肾炎。某些异嗜性抗原在临床上可以协助疾病的诊断。例如人肺炎支原体与链球菌 MG 株之间、EB 病毒与绵羊红细胞之间均有异嗜性抗原，因此可分别用链球菌 MG 株或绵羊红细胞，通过异嗜性抗原的交叉免疫凝集反应来诊断支原体肺炎或传染性单核细胞增多症。

（二）根据抗原诱生抗体过程中是否需要 T 细胞的协助分类

1. 胸腺依赖性抗原(thymus dependent antigen,

TD-Ag）　系指刺激 B 细胞产生抗体需要 Th 细胞协助的抗原，又称 T 细胞依赖性抗原，简称 TD 抗原。绝大多数天然抗原都是 TD 抗原，此类抗原既有 T 细胞表位又有 B 细胞表位，如各种病原体、异种或同种异体细胞和血清蛋白等。

2. 胸腺非依赖性抗原（thymus independent antigen，TI-Ag）　系指刺激 B 细胞产生抗体无需 Th 细胞协助的抗原，又称 T 细胞非依赖性抗原，简称 TI 抗原。此类抗原具有单一重复 B 细胞表位而无 T 细胞表位，可分为以下两类：①TI-1 抗原，如细菌脂多糖（LPS）为 B 细胞丝裂原，可多克隆激活成熟或未成熟 B 细胞产生免疫应答。②TI-2 抗原，如细菌荚膜多糖和聚合鞭毛素等，主要激活 B1 细胞产生免疫应答。婴儿和新生动物 B1 细胞发育不完善，故对 TI-2 抗原不应答或低应答，成年后 B1 细胞发育成熟可对此类抗原产生应答。

（三）其他分类方法

根据抗原的化学组成不同，可分为蛋白质抗原、多肽抗原和多糖抗原等。根据抗原的性质，可分为完全抗原和半抗原。根据抗原获得方式，可分为天然抗原（natural antigen）、人工抗原（artificial antigen）和合成抗原（synthetic antigen）等。

第四节　非特异性免疫刺激剂和免疫佐剂

一、超　抗　原

超抗原（superantigen，SAg）是一类只需极低浓度（1～10ng/ml）即可非特异激活多克隆 T 细胞（约占 T 细胞总数的 2%～20%），使之产生大量细胞因子，引发强烈免疫反应的大分子蛋白物质。如热休克蛋白（heat shock protein，HSP）、金黄色葡萄球菌蛋白 A（staphylococcusprotein A，SPA）、人类免疫缺陷病毒（human immunodeficiency virus，HIV）表面糖蛋白 gp120 等。近年还发现了作用于 B 细胞的超抗原。

与普通抗原比较（表 3-2），超抗原有独特的淋巴细胞激活机制。其作用特点如下：①无须抗原加工与递呈，直接与抗原提呈细胞（antigen presenting cell，APC）表面的 MHC Ⅱ类分子肽结合槽外侧的一些保守氨基酸结合，再与 T 细胞表面 TCRVβ 链外侧结合，多克隆激活 T 细胞（图 3-7）。这种激活作用需要 MHC 分子协助，但不受 MHC 分子限制。②一种 T 细胞超抗原能与 TCRβ 链可变区 25 个亚型中的某一特定型别选择性结合，使具有相应 TCRVβ 亚型的 T 细胞多克隆激活；③超抗原诱导 T 细胞应答，并非清除超抗原自身，而是通过分泌大量细胞因子参与某些病理生理过程的发生与发展。

表 3-2　超抗原与普通抗原的比较

特点	普通抗原	超抗原
物质属性	蛋白质、多糖	细菌外毒素、逆转录病毒蛋白
抗原提呈	由 APC 处理后被 T 细胞识别	直接刺激 T 细胞
与 TCR 结合部位	α、β 链组成的抗原结合槽内	β 链的外侧
与 MHC 分子结合部位	多态区肽结合槽	非多态区
MHC 限制性	受 MHC 限制	无 MHC 限制
T 细胞反应频率	$1/10^6$～$1/10^4$	1/20～1/5

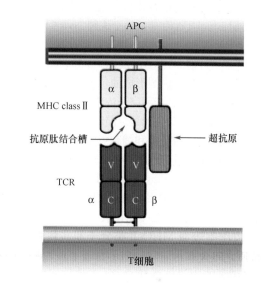

图 3-7　超抗原与 MHC 分子和 TCR 作用模式图

超抗原的生物学作用及医学意义在于：①激活多克隆 T 细胞，释放大量细胞因子，引起强烈的免疫效应。如某些细菌感染后，产生大量超抗原，刺激多克隆 T 细胞活化，释放大量的 IL-2、IFN-γ、TNF-β 等细胞因子，引起发热、多器官衰竭、休克甚至死亡。②可使多克隆 T 细胞过度活化，导致 T 细胞凋亡，数量减少；③可激活体内自身反应性 T 细胞导致自身免疫病。

二、免　疫　佐　剂

免疫佐剂又称佐剂（adjuvant），是一种非特异性免疫增强剂，与抗原混合或与抗原同时注入机体，能增强机体对该抗原的免疫应答或改变免疫应答的类型。活菌苗、减毒活疫苗和重组载体疫苗可模拟病原体的体内复制和增殖具有较强的免疫原性。灭活疫苗、纯化的亚单位疫苗和 DNA 疫苗，不具备上述特性，免疫原性弱，须用佐剂才能有效激发免疫应答，发挥保护作用。

（一）佐剂的作用机制

佐剂增强免疫应答作用机制主要包括：①改变抗

原的物理性状，延长抗原体内存留时间，使其缓慢释放，从而持续刺激机体免疫系统；②提供和增强共刺激信号；③增强单核-吞噬细胞系统对抗原的吞噬、处理和提呈能力；④促进淋巴细胞的增殖、分化和活化；⑤刺激局部炎症的产生。

（二）常用佐剂及其作用机制

1. 铝佐剂 氢氧化铝和磷酸铝是目前临床常用的疫苗佐剂，如基因工程乙肝疫苗制剂中就含有铝佐剂。铝佐剂吸附抗原后可使抗原在体内停留的时间延长至数周。此外，铝佐剂与抗原形成胶体颗粒，有利于吞噬细胞的吞噬和抗原提呈。铝佐剂能较好地诱导体液免疫，但不能激发强烈的细胞免疫。

2. 弗氏佐剂 分为弗氏不完全佐剂（incomplete Freund's adjuvant，IFA）和弗氏完全佐剂（complete Freund's adjuvant，CFA）两种。前者是由液状石蜡（或花生油）和乳化剂（羊毛脂或吐温 80）混合而成，使用时加入水溶性抗原并充分乳化，使抗原与佐剂形成油包水乳剂，可显著延长抗原的体内存留时间。在不完全佐剂中加入卡介苗就成为弗氏完全佐剂。弗氏佐剂是目前动物实验最常用的佐剂，可激发强烈的体液免疫和细胞免疫，但其易在注射部位形成肉芽肿和持续性溃疡，不能用于人体。

3. CpG 基序（CpG motif） 是以非甲基化胞嘧啶-鸟嘌呤二核苷酸为核心的核酸片段，其典型序列为嘌呤-嘌呤-CpG-嘧啶-嘧啶六核苷酸。CpG 基序可通过促进免疫细胞表面 MHC-II 类分子和共刺激分子的表达，对树突状细胞、B 细胞、T 细胞、NK 细胞和单核-巨噬细胞产生强烈活化作用，在动物实验中可强烈诱导细胞免疫，有望成为一种新的分子佐剂。

目前在动物实验中有效的新型佐剂很多，如多聚肌苷酸:胞苷酸（polyI:C）、源于分枝杆菌的胞壁酰二肽、革兰阴性菌的内毒素（脂多糖）、补体 C3d 和细胞因子等，但批准用于人体的只有铝佐剂，仍需进一步研制高效且能安全用于人体的免疫佐剂。

三、丝 裂 原

丝裂原（mitogen）亦称有丝分裂原，是一类可使 T、B 淋巴细胞发生非特异性多克隆活化、增殖的物质。淋巴细胞表面具有多种有丝分裂原的受体，在有丝分裂原的刺激下，静息状态的淋巴细胞体积增大、胞浆增多、DNA 合成增加，出现淋巴母细胞化即淋巴细胞转化（lymphocyte transformation）和有丝分裂。据此建立的淋巴细胞转化试验，已广泛用于机体免疫功能的检测。普通蛋白质或多糖抗原仅特异性激活表达相应抗原受体的淋巴细胞，而丝裂原可激活某一类淋巴细胞的全部克隆，属非特异性多克隆激活剂。常用的丝裂原及其作用特点见表 3-3。

表 3-3　作用于人和小鼠 T、B 淋巴细胞的重要丝裂原

	人 T 细胞	人 B 细胞	小鼠 T 细胞	小鼠 B 细胞
刀豆蛋白 A（ConA）	+	−	+	−
植物血凝素（PHA）	+	−	+	−
美洲商陆（PWM）	+	+	+	+
脂多糖（LPS）	−	−	−	+

案例 3-1 分析讨论：

19 世纪末，德国科学家 Emil von Behring 以白喉毒素免疫动物，待动物体内产生针对白喉的抗体后，再将动物免疫血清被动转移至人体，用于白喉紧急预防和治疗，由此发明血清疗法，并荣获 1901 年第 1 届诺贝尔医学奖。

免疫血清中的抗体可以中和病原菌和毒素，在许多疾病得到成功应用，但动物免疫血清对于人体属于异种抗原，具有很强的免疫原性，可刺激人体产生抗动物血清的抗体，导致免疫复合物的形成与沉积（详见第 17 章 III 型超敏反应），继而产生各种症状和体征，称为血清病（serum disease）。

随着抗生素的发明，抗血清的临床应用已大为减少。仅破伤风、狂犬病、毒蛇咬伤等疾病需应用血清制剂。但药物引起的血清病却时有报道，如本病例中的苯唑西林等。

化学药物通常为小分子，本身不具有免疫原性，属半抗原。仅在进入体内与血清蛋白结合，形成完全抗原后，才可刺激机体产生相应的抗体。广义的血清病泛指异种血清、蛋白质或药物半抗原等进入机体后，由免疫复合物沉积引起的免疫性疾病。也有学者将药物引起的疾病称为血清病样反应。

注射动物血清时，医生通常会主动意识到发生血清病的危险，一旦患者出现血清病早期表现，容易发现。药物引发的血清病，多为医源性，出现症状不易联想到血清病，因而容易漏诊，应引起高度重视。

（邹　强）

第四章 免疫球蛋白
Chapter 4 Immunoglobulin

案例 4-1：   X-连锁低丙种球蛋白血症

患儿，男，5 岁，因"左膝关节肿痛半年"，近日加重入院；主诉由其母亲代述。

患儿为足月顺产出生，3 岁以前很少患病，近 1 年反复发生中耳炎、扁桃体炎、肺炎等疾病，近日左膝关节肿痛加重，活动明显不便，入院。

体格检查：T37℃、R24 次/分、P100 次/分，体重 21kg；发育正常，营养中等，跛行，颈部、腋窝、腹股沟等浅表淋巴结无肿大，咽部充血，扁桃体无肿大，心、肺、腹无阳性体征。左膝关节肿胀，皮肤温度正常，有触痛。经检查：左膝关节 X 线片可见关节面毛糙，关节软组织肿胀；血常规、骨髓检查正常，血清蛋白电泳：Alb 正常，α1、α2 和 β 球蛋白正常，γ 球蛋白 5.8%（参考值 11.9%～23.0%）；IgG 0.999g/L（参考值 5.53～13.07g/L），IgA<0.034g/L（参考值 0.33～1.08g/L），IgM<0.254g/L（参考值 0.56～2.18g/L），IgE 未测出。血中 B 淋巴细胞（CD19）测定值为 0，T 淋巴细胞及亚群（CD3、CD4、CD8）正常。

根据患儿男性，且同胞兄弟中有一位因化脓感染死亡。此患儿 4 岁起病，有反复感染史，主要表现为大关节炎，检测各种 Ig 均低，血中 B 淋巴细胞未测出，故 X-连锁低丙种球蛋白血症诊断。经给予丙种球蛋白静脉注射（每周 1 次）400mg/(kg·月)治疗，1 个月后减为 200mg/(kg·月)，以后再根据患儿情况逐渐减量，寻找最小有效量维持，长期随访，终生治疗。

问题：

1. 本病例为什么会常患各种感染性疾病，并说明抗体(Ig)对维持机体生存的重要意义。

2. 查阅相关资料，总结低丙种球蛋白血症免疫学特征。

19 世纪后期，von Behring 和 Kitasato 在研究病原菌的过程中，发现动物经白喉类毒素免疫后，血清中可含有能中和外毒素毒性的物质，称之为抗毒素（antitoxin），后来引入抗体这一概念。抗体（antibody, Ab）是 B 淋巴细胞接受抗原刺激后，活化、增殖、分化为浆细胞所合成、分泌的，具有与相应抗原发生特异性结合的球蛋白。抗体主要存在于血清等体液中，是介导体液免疫应答的效应分子。20 世纪 30 年代，Tiselius 和 Kabat 用血清电泳方法证明，具有抗体活性的物质主要存在于 γ 球蛋白区。故在以后相当长的时间内，抗体也被称作 γ 球蛋白或丙种球蛋白。20 世纪 50 年代，美国学者 Edelman 发现，多发性骨髓瘤患者血清中含有大量均一的、结构与抗体相似的球蛋白，但未证实其抗体活性。在 1968 年和 1972 年世界卫生组织和国际免疫学会联合会的专门委员会先后决定，把具有抗体活性或化学结构与抗体相似的球蛋白统称为免疫球蛋白（immunoglobulin, Ig）。由此，抗体是功能的概念；免疫球蛋白是化学结构的概念，包括抗体，同时也包括病理状况下（多发性骨髓瘤、巨球蛋白血症等）出现的异常球蛋白。免疫球蛋白有二种：分泌型（secreted Ig, sIg），即血清和体液中的抗体；膜型（membrane Ig, mIg），即存在于 B 细胞膜上的抗原受体。

第一节 免疫球蛋白的结构

一、免疫球蛋白的基本结构

X 线晶体衍射结构分析揭示，免疫球蛋白的基本结构是由二对四条对称的多肽链构成，包括两条相同的重链和两条相同的轻链。四条肽链的氨基端（N 端）在同一侧，羧基端（C 端）在另一侧。二条重链由二硫键连接，形成对称的"Y"字形结构，二条轻链由二硫键连接在重链 N 端的两侧，整个四肽链结构组成免疫球蛋白的单体，如图 4-1 所示。

（一）重链和轻链

免疫球蛋白分子中分子量较大的一对肽链称为重链（heavy chain, H 链），由 450～550 个氨基酸残基组成，分子量为 55～70kD。根据 H 链氨基酸组成和排列顺序不同（抗原性差异），可将 H 链分为五类（class），即 γ 链、μ 链、α 链、δ 链和 ε 链。据此，免疫球蛋白也分为五类，即 IgG、IgM、IgA、IgD 和 IgE。各类免疫球蛋白之间结构特征不同，主要是链内、链间二硫键的数目、位置，连接寡糖的数目，结构域的数目不相同。同类免疫球蛋白分子之间，同样存在微小差异，

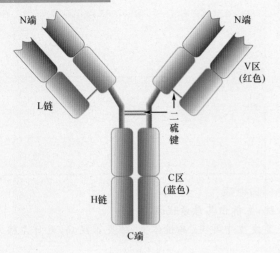

图 4-1 免疫球蛋白基本结构示意图

称之为亚类。如 IgG 分子可分为 4 个亚类,即 IgG1、IgG2、IgG3 和 IgG4。Ig 分子中分子量较小的一对肽链称为轻链(light chain,L 链),由 214 个氨基酸残基组成,分子量约 25kD。根据 L 链抗原性的差异,可将其分为两型:κ(kappa)链和 λ(lamda)链。据此,免疫球蛋白也分为两型,即 κ 型和 λ 型。对于天然免疫球蛋白分子,两条 L 链的型总是相同的,但同一个体内可存在两型抗体分子。如 IgG 有 κ 型 IgG,同时也存在 λ 型 IgG。正常人血清免疫球蛋白中,κ 和 λ 之比约为 2∶1。人免疫球蛋白的类、亚类与型参见表 4-1。

(二) 可变区和恒定区

通过分析不同免疫球蛋白 H 链和 L 链的氨基酸序列发现,近 N 端约 110 个氨基酸的顺序及种类变化

表 4-1 人五类免疫球蛋白肽链组成

类型	H 链	亚类	L 链	分子式	
IgG	γ(gama)	$\gamma1$、$\gamma2$、$\gamma3$、$\gamma4$	κ or λ	$\gamma2\kappa2$ or $\gamma2\lambda2$	
IgM	μ(mu)	none	κ or λ	$(\mu2\kappa2)n$ or $(\mu2\lambda2)n$	n=1 or 5
IgA	α(alpha)	$\alpha1$、$\alpha2$	κ or λ	$(\alpha2\kappa2)n$ or $(\alpha2\lambda2)n$	n=1,2,3 or 4
IgD	δ(delta)	none	κ or λ	$\delta2\kappa2$ or $\delta2\lambda2$	
IgE	ε(epsilon)	none	κ or λ	$\varepsilon2\kappa2$ or $\varepsilon2\lambda2$	

很大,称为可变区(variable region,V 区),其他部分则相对恒定,称为恒定区(constant region,C 区)。

1. 可变区 可变区位于近 N 端 L 链的 1/2 和 H 链的 1/4(γ、α、δ)或 1/5(μ、ε)。L 链与 H 链的 V 区分别以 VL 和 VH 表示。在 VL 和 VH 内,氨基酸的变化频率仍不相同,各自有 3 个区域氨基酸组成和顺序变化更为明显,称为超变区(hypervariable region,HVR)。此区域直接与抗原表位结合,其空间构象与抗原表位互补,故又称为互补决定区(complementarity determining region,CDR)。自 N 端起分别称为 CDR1、CDR2 和 CDR3(图 4-2),其中 CDR3 由于是由多个基因编码的,变异程度最大,是决定该抗体与抗原特异性结合的最重要的区域。V 区中超变区以外的区域,其氨基酸组成与排列相对稳定,称为骨架区(framework region,FR),VH 和 VL 各有 4 个骨架区,用 FR1、FR2、FR3 和 FR4 表示,骨架区对维持 CDR 的空间构型起着重要的作用。VL 和 VH 的 3 个

CDR 及其 4 个 FR 的氨基酸位置及其编码的基因见表 4-2。

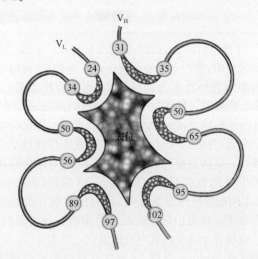

图 4-2 免疫球蛋白超变区与抗原表位结合示意图

表 4-2 CDR 及 FR 的氨基酸位置及其编码的基因

肽链		FR1	CDR1	FR2	CDR2	FR3	CDR3	FR4
H 链	氨基酸	1-30	31-35	36-49	50-65	66-94	95-102	103-113
	基因	V	V	V	V	V	V-D-J	J
L 链	氨基酸	1-23	24-34	35-49	50-56	57-88	89-97	98-108
	基因	V	V	V	V	V	V-J	J

注:V:variable,可变基因;D:diversity,多样性基因;J:joining,连接基因

2. 恒定区 恒定区位于近C端L链的1/2和H链的3/4（γ、α、δ）或4/5（μ、ε）。L链和H链的C区分别用CL和CH表示。同一种属内所有个体的同一类免疫球蛋白的C区，具有相同的抗原特异性，称之为免疫球蛋白同种型抗原。针对不同抗原的IgG类抗体其V区不同，但C区相同。针对同一抗原的不同类型抗体，其V区相同或相似，但C区可不相同，表现为类、亚类或型、亚型的差别。

（三）铰链区

铰链区（hinge region，HR）位于CH1和CH2之间，约为30个氨基酸残基。此区含有大量脯氨酸，富有弹性和伸展性，有利于与不同距离的抗原表位结合。当抗体与抗原结合时，抗体分子的构型从"T"字形转变为"Y"字形，从而使补体结合点得以暴露，为激活补体提供条件。此外，由于铰链区对蛋白水解酶敏感，易被木瓜蛋白酶、胃蛋白酶水解。五类免疫球蛋白分子中，IgG1、IgG2、IgG4和IgA的铰链区较短；IgG3、IgD的铰链区较长；IgM和IgE不存在铰链区。

（四）连接链和分泌片

1. 连接链 连接链（joining chain，J链）由浆细胞合成，是富含半胱氨酸的多肽链，分子量约15kD，主要功能是将免疫球蛋白单体连接成二聚体或多聚体。

体液中IgM分子由5个免疫球蛋白单体组成，5个单体由J链连接，组成五聚体（图4-3）。

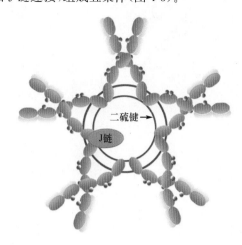

图4-3 IgM分子结构示意图

2. 分泌片 分泌片（secretory piece，SP）又称分泌成分（secretory component，SC），为黏膜上皮细胞合成和分泌的一种含糖肽链，分子量约75kD，是分泌型IgA的重要成分（图4-4）。SP具有保护分泌型IgA的铰链区免受外分泌液中蛋白水解酶降解的作用，并介导二聚体IgA向黏膜表面的转运过程。

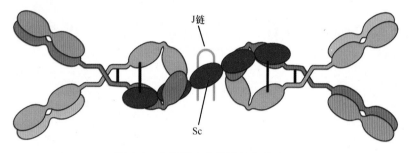

图4-4 分泌型IgA分子结构示意图

二、免疫球蛋白的功能区

免疫球蛋白的功能区（domain），也称之为结构域，为蛋白质的四级结构。功能区为肽链反复折叠形成的立体结构，每个结构域约由110个氨基酸组成，这些结构在机体内可介导不同的生物学功能。L链有两个功能区（VL和CL），IgG、IgD、IgA的H链有4个功能区（VH、CH1、CH2和CH3），IgM和IgE的H链有5个功能区（VH、CH1、CH2、CH3和CH4），如图4-5所示。

免疫球蛋白功能区的功能是：①VH和VL：特异性识别和结合抗原的部位；②CH1和CL：遗传标志所在部位，同种异体间的免疫球蛋白在该区存在着个别氨基酸排列的差异；③IgG的CH2区和IgM的CH3区：含有补体结合位点，可启动补体活化的经典途径；④IgG的CH2区：与穿过胎盘屏障相关；⑤IgG的CH3区和IgE的CH4区：具有亲细胞性，能与多种细胞表面的Fc受体结合，发挥不同的免疫效应。

三、免疫球蛋白的水解片段

为研究免疫球蛋白的结构和功能，需将免疫球蛋白用蛋白酶水解。常用的蛋白酶有木瓜蛋白酶和胃蛋白酶。

1. 木瓜蛋白酶水解片段 木瓜蛋白酶（papain）将IgG的H链间二硫键的近N端一侧水解，产生3个片段（图4-6A）。其中2个片段完全相同，由完整的L链和N端1/2的H链（VH和CH1）组成，该片段因含有VH和VL，仍保留结合抗原的能力，称为抗原结合片段（fragment of antigen binding，Fab）。另一个片段由部分H链（CH2和CH3）组成，在低温下易于

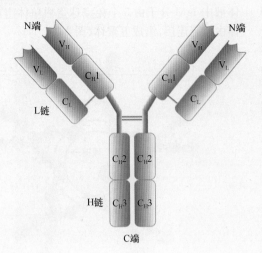
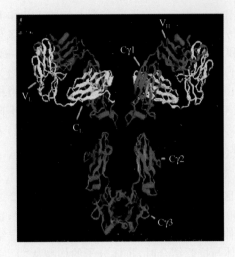

图 4-5 IgG 功能区示意图

结晶,称为可结晶片段(fragment crystallizable,Fc)。Fab 为单价,虽能结合抗原但不形成凝集或沉淀反应。Fc 具有固定补体、亲细胞等生物学活性。

2. 胃蛋白酶水解片段 胃蛋白酶(pepsin)可将 IgG 的 H 链间二硫键的近 C 端水解,形成一个大分子片段和若干个小分子碎片(图 4-6B)。前者由两个 Fab 和铰链区组成,称为 F(ab')$_2$,后者为 Fc 的水解

碎片,称为 pFc',不再具有任何生物学活性。F(ab')$_2$ 为双价,同时与两个抗原表位结合,可形成凝集或沉淀反应。另外,用胃蛋白酶水解抗毒素,产生的 F(ab')$_2$ 仍具有中和外毒素毒性的活性,但免疫原性大幅度降低,可有效防止注射异种抗毒素引起的超敏反应发生。

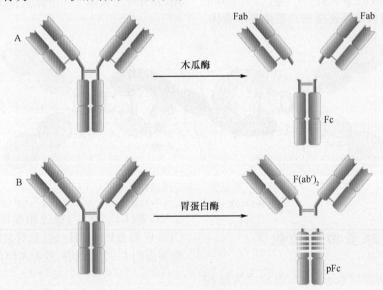

图 4-6 IgG 酶解片段示意图

第二节 免疫球蛋白的免疫原性

免疫球蛋白分子的化学本质为蛋白质分子,具有免疫原性。免疫球蛋白的免疫原性同样表现为氨基酸组成及空间结构的异质性。免疫球蛋白作为抗原,同样包含不同的抗原表位,呈现不同的免疫原性,并通过特异性抗体(抗抗体)识别,称之为免疫球蛋白的血清型。免疫球蛋白抗原表位分为三类:同种型、同种异型和独特型。

一、同 种 型

同种型(isotype)指同一种属内所有正常个体均具有的免疫球蛋白的抗原表位。同种型特异性因种属而异,其抗原表位主要存在于免疫球蛋白的 C 区,可刺激异种动物个体产生相应抗体。同种型可表现为类、亚类的不同,也可表现为型、亚型的不同。如用同一种抗原免疫家兔和小鼠,它们各自产生的抗体其可变区的特异性相同,但恒定区不同,即免疫球蛋白

类或亚类和型或亚型不同。

二、同种异型

同种异型（allotype）是指同一种属内不同个体之间免疫球蛋白分子所具有的抗原表位。主要反映在免疫球蛋白分子的 CH 和 CL 区域一个或数个氨基酸残基的差异，它是由不同个体的遗传基因所决定的，故又称之为遗传标志。目前只在 γ1～3 链、α2 链及 κ 链发现有不同的遗传标志，分别用 Gm、Am 和 Km 表示。已发现的 Gm 有 30 个（Gm1～30），Am 有 2 个（A2m1、A2m2），Km 有 3 个（Km1、Km2、Km3）。

三、独　特　型

独特型（idiotype）是指同一个体内不同 B 细胞克隆所产生的免疫球蛋白分子 V 区所具有的抗原特异性。独特型抗原表位是由免疫球蛋白超变区所特有的氨基酸序列和构型所决定的，并与抗原表位结构为结构互补关系，决定抗体的特异性。独特型抗原表位不仅存在于免疫球蛋白分子中，B 细胞抗原受体（BCR）、T 细胞抗原受体（TCR）的可变区同样存在独特型表位。独特型抗原表位，可诱导自身 B 细胞克隆活化、增殖和分化，产生针对其独特型表位的抗体，称之为抗独特型抗体（anti-idiotype，AId）。独特型抗原、抗独特型抗体参与独特型网络的形成，并在免疫调节中发挥重要作用。

第三节　抗体的生物学活性

抗体是体液免疫应答的产物，也是体液免疫应答的效应分子。抗体具有多种生物学活性，具体表现在以下几个方面。

一、特异性结合抗原

抗体最主要的生物学功能是与相应抗原特异性结合，形成抗原-抗体复合物（AgAb）。在一定条件下，抗体与相应抗原之间发生特异性结合反应，并表现出一定生物学效应。抗毒素与外毒素结合，可中和外毒素的毒性；抗 A 抗体与 A 型红细胞结合，可出现凝集现象。免疫球蛋白有单体、二聚体和五聚体，因此结合抗原表位的数目也不相同。单体可结合 2 个抗原表位，结合价为 2 价；分泌型 IgA 为二聚体，结合价为 4 价；IgM 为五聚体分子，理论上为 10 价，但由于立体构型的空间位阻，仅表现为 5 价。体外进行的抗原抗体反应称为血清学反应，血清学反应是一种重要的实验室诊断方法，可用于抗原或抗体的检测，协助临床疾病的诊断。

二、激　活　补　体

抗原-抗体复合物作为补体激活剂，可激活补体系统。当 IgG（IgG1、IgG2、IgG3）和 IgM 类抗体与相应抗原结合后，其构型发生改变，使 IgG CH2 区或 IgM CH3 区的补体结合点暴露出来，补体 C1q 与之结合，通过经典途径激活补体系统，进而产生多种生物学效应。IgM 为五聚体分子，其激活补体能力较 IgG 强。另外，IgA、IgG4 和 IgE 不能通过经典途径激活补体，但它们的聚集物可通过替代途径激活补体。

三、穿过胎盘屏障

在人类，母亲与胎儿之间存在血-胎屏障，可防止母亲体内的有毒物质及大分子物质进入胎儿体内。但 IgG 可通过胎盘进入胎儿体内。胎盘屏障母体一侧的滋养层细胞表达一种特异性 IgG 输送蛋白（FcRn）。IgG 选择性与 FcRn 结合，转移至滋养层细胞内，主动进入胎儿血液循环中。IgG 穿过胎盘是一种重要的自然被动免疫机制，对于新生儿的抗感染具有重要意义。

四、调　理　作　用

调理作用（opsonization）指抗体（IgG、IgM）与细菌等颗粒性抗原特异性结合后，再通过其 Fc 段与单核细胞、巨噬细胞及中性粒细胞表面的 Fc 受体（FcγR 和 FcμR）结合，通过 Fab 与 Fc 的桥联作用，增强吞噬细胞的吞噬功能。

五、抗体依赖细胞介导的细胞毒作用

当 IgG 与带有相应抗原的靶细胞结合后，其 Fc 段可与 NK 细胞、巨噬细胞或中性粒细胞表面相应的 FcγR 结合，激活上述细胞，表现为对靶细胞杀伤作用，称为抗体依赖细胞介导的细胞毒作用（antibody-dependent cell-mediated cytotoxicity，ADCC）。抗体与靶细胞表面抗原分子的结合是特异性的，但 Fc 与效应细胞的结合是非特异的。

六、介导 I 型超敏反应

I 型超敏反应主要由特异性 IgE 抗体介导。IgE 抗体具有较强的亲细胞性，通过 Fc 与肥大细胞和嗜碱粒细胞上 FcεR 结合，使机体致敏。若相同抗原再次进入体内，会与肥大细胞或嗜碱粒细胞表面的 IgE 分子结合，促使细胞合成、分泌生物活性介质，引起 I 型超敏反应。

第四节　各类免疫球蛋白的特性

五类免疫球蛋白分子在体内含量、分子结构、主要功能等方面均不相同,显示出各自特征。

一、IgG

IgG 是血清中免疫球蛋白的主要成分,约占免疫球蛋白总量的 75%～80%。婴儿出生后 3 个月开始合成 IgG,3～5 岁接近成人水平。IgG 主要由脾脏和淋巴结中的浆细胞合成,以单体形式存在于血液及其他体液中。IgG 分解缓慢,半衰期最长,约 20～23 天。IgG 分为 4 个亚类,分别为 IgG1、IgG2、IgG3 和 IgG4。IgG 是机体抗感染的主要抗体,在抗感染过程中发挥主力作用,同时也是机体再次免疫应答的主要抗体。IgG 与外毒素结合能中和其毒性;IgG1、IgG2 和 IgG3 与抗原形成免疫复合物,通过经典途径激活补体,发挥溶菌、溶细胞等作用;通过 Fc 段可与中性粒细胞、单核细胞、巨噬细胞、NK 细胞等表面的 Fc 受体结合,发挥调理吞噬及 ADCC 作用。对于新生儿,IgG 是唯一能通过胎盘获得的母亲免疫球蛋白,形成新生儿的天然被动免疫,可大幅度提高新生儿的抵抗力。此外,许多自身抗体属于 IgG,参与自身免疫性疾病的病理损伤过程。同时,IgG 也参与 Ⅱ、Ⅲ 型超敏反应。

二、IgM

血清 IgM 约占免疫球蛋白总量的 5%～10%。IgM 是个体发育中合成与分泌最早的免疫球蛋白,在胚胎后期已能合成。若新生儿脐带血中 IgM 含量升高,则提示胎儿可能发生了宫内感染。在免疫应答过程中,IgM 是最先产生的免疫球蛋白,且半衰期短。血清中检出抗某种病原体特异性 IgM 类抗体,可提示近期发生感染,并用于感染的早期诊断。血清 IgM 为五聚体结构,由 5 个 IgM 单体通过一个 J 链连接而成,分子量最大,沉降系数 19S,有巨球蛋白之称。因分子量较大,IgM 一般不易透出血管,主要分布在血液中。IgM 的生物学功能与 IgG 基本相同。IgM 具有较多的抗原结合价,其结合抗原的能力最强,激活补体和免疫调理及凝集作用也明显高于 IgG。IgM 产生较早,在感染早期发挥重要作用;IgM 是血管内抗感染的主要抗体,对于防止菌血症、败血症发挥重要作用。此外,人体天然血型抗体为 IgM,是造成血型不符输血反应的重要因素。IgM 也参与某些自身免疫病及 Ⅱ、Ⅲ 型超敏反应的病理损伤过程。存在于 B 细胞膜表面的单体 IgM,是 B 细胞发育早期出现的表面标志,也是 B 细胞识别抗原的特异性受体。

三、IgA

IgA 分为血清型和分泌型两种类型,前者存在于血清中,后者存在于分泌液中。

1. **血清型 IgA**　血清型 IgA 含量占血清免疫球蛋白总量的 10%～15%。血清型 IgA 为单体结构,分为 IgA1 和 IgA2 两个亚类。血清型 IgA 具有中和毒素、调理吞噬等多种生物学效应。近年研究发现,血清中与抗原结合形成循环免疫复合物的抗体中有相当比例是 IgA,说明血清型 IgA 可能对可溶性抗原的清除有较重要的作用。

2. **分泌型 IgA**　分泌型 IgA（sIgA）主要由黏膜相关淋巴组织中的浆细胞合成。sIgA 为二聚体,由两个 IgA 单体,一个 J 链和一个分泌片（SP）组成。sIgA 广泛分布于呼吸道、消化道、泌尿生殖道黏膜表面,以及唾液、泪液、初乳等外分泌液中,它能阻止病原微生物对黏膜上皮细胞的黏附,具有抗菌、抗病毒和中和毒素等多种作用,是机体黏膜防御感染的重要因素。产妇初乳中 sIgA 含量很高,新生儿可通过母乳喂养,获得母体 sIgA,形成天然被动免疫,这对婴儿抵抗消化道感染具有重要作用。

sIgA 的单体和 J 链均由呼吸道、胃肠道、泌尿生殖道等黏膜固有层中的浆细胞合成,并在浆细胞内由 J 链将两个单体 IgA 连接在一起,形成二聚体 IgA。分泌片由黏膜上皮细胞合成,当二聚体 IgA 由浆细胞合成并分泌后,即可通过 J 链与黏膜上皮细胞基底膜上的 J 链受体结合,被细胞吞入,并转运至黏膜上皮细胞的游离面,经蛋白酶作用,受体分子在胞外区与跨膜区之间裂解,SP 以二硫键形式与二聚体 IgA 结合形成分泌型 IgA 进入外分泌液中(图 4-7)。

四、IgD

血清中 IgD 含量很低,仅占血清 Ig 总量的 0.2%,为单体结构。IgD 的铰链区较长,对蛋白酶敏感,易被降解,故半衰期短,仅 3 天左右。血清中 IgD 的功能尚不明确。IgD 也可表达于成熟 B 细胞膜表面(mIgD),是 B 细胞识别抗原的特异性受体。成熟 B 细胞可同时表达 mIgM 和 mIgD,mIgD 可作为 B 细胞成熟的重要标志。

五、IgE

IgE 是血清中含量最低的免疫球蛋白,仅占血清 Ig 总量的 0.002%。但在过敏体质个体血清中,IgE 的含量显著增高。IgE 为单体结构,其重链多一个 CH4 功能区。IgE 主要由呼吸道(如鼻、咽、扁桃体、支气管)和胃肠道等处黏膜固有层中的浆细胞合成,

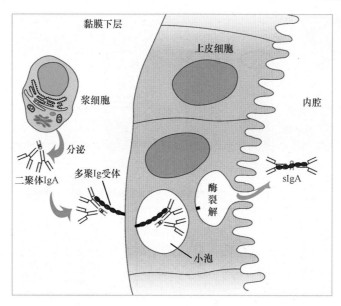

图 4-7 sIgA 通过黏膜示意图

这些部位是变应原入侵及超敏反应的易发部位。变应原进入特应性体质个体时,诱导合成特异性 IgE,介导 I 型超敏反应。

第五节 人工制备的抗体

抗体是重要的免疫分子,广泛应用于临床诊断、治疗和预防中。人工制备抗体是获得大量抗体的有效途径。长期以来,人们建立了 3 项制备抗体的技术:①纯化抗原免疫动物收获动物血清;②杂交瘤技术体外制备单一特异性抗体;③分子生物学技术制备基因工程抗体。近年来,分子生物学技术的发展,人们已经能够通过基因工程技术,制备人源化抗体,克服鼠源性的问题,极大促进抗体在临床治疗方面的应用。

一、多克隆抗体

由于天然抗原分子中常含有不同的抗原表位,以该抗原物质刺激机体免疫系统,可活化体内多种 B 细胞克隆,诱导多种抗体的产生。这种由含有多种抗原表位刺激产生的,针对多种抗原表位特异性的混合抗体,称之为多克隆抗体(polyclonal antibody,pAb)。免疫血清是一种多种抗体的混合物,其制备方法是将制备好的免疫原,按照一定的免疫程序(免疫途径、次数、间隔时间、剂量)接种给所选择的动物。待动物体内产生抗体后,采集动物血液,分离血清。此外,人体在感染病原菌或接种疫苗后,诱导人体产生的抗体与免疫血清相同,也属于多克隆抗体。多克隆抗体的优势是:具有较强的结合力;作用全面,能发挥中和抗原、免疫调理等作用;技术简单,制备容易。缺点是:特异性不高,有时可发生交叉反应;抗体批间差异较

大;治疗使用时,因异源性常导致超敏反应的发生。

二、单克隆抗体

单克隆抗体(monoclonal antibody,mAb)是指由单个杂交瘤细胞增殖而成的细胞克隆产生的,针对某一抗原决定簇的、完全均一的、单一特异性的抗体。1975 年,Koller 和 Milstein 将小鼠的浆细胞瘤细胞与抗原致敏的小鼠脾细胞融合,形成杂交瘤细胞。此杂交瘤细胞具有亲代双方的遗传特性:既能分泌特异性抗体,又具有瘤细胞能在体外无限生长繁殖的生命力。杂交瘤细胞经过反复克隆化,形成单一细胞株。每个杂交瘤细胞株仅识别一种抗原表位,合成及分泌单一特异性的抗体,即单克隆抗体。杂交瘤技术的基本流程如图 4-8 所示。杂交瘤技术开创了有目的的大量生产单克隆抗体的方法。

单克隆抗体的优点是:结构均一、纯度高、特异性强,只与一种抗原表位发生反应,用于血清学诊断很少发生交叉反应。缺点是:单克隆抗体多为由小鼠 B 细胞分泌,具有鼠免疫球蛋白的抗原性。经反复人体使用后可诱导产生人抗鼠 Ig 抗体,可削弱抗体作用,也可引起超敏反应,导致组织细胞损伤。

三、基因工程抗体

20 世纪 80 年代,随着分子生物学技术的进展和抗体基因结构的阐明,DNA 重组技术开始应用于制备抗体,应运出现了各种各样的基因工程抗体(genetic engineering antibody)。基因工程抗体是指应用基因工程的方法构建或改造的抗体,其制备的基本思路是:将部分或全部人源抗体的编码基因克隆到真核或

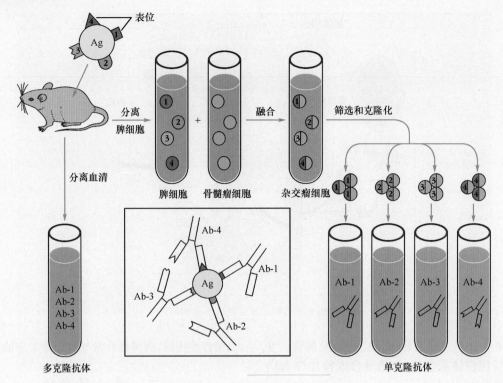

图 4-8 杂交瘤技术的基本流程

原核表达系统中,体外表达人-鼠嵌合抗体或人源化抗体。同样,采用转基因技术培育表达人免疫球蛋白的转基因小鼠,经免疫抗原后,制备人源化的抗体。基因工程抗体主要包括:①人-鼠嵌合抗体:鼠源性 V 区基因与人源性 C 区连接后表达的抗体;②改型抗体:鼠源性 CDR 区与人源性 FR 区及 C 区连接后表达的抗体;③小分子抗体:包括 Fab、单链抗体(ScFv,即 VH 与 VL 由一条短肽链连接而成)、单域抗体(只有 VH);④双特异性抗体:此抗体的二个 Fab 具有两种特异性,能同时与肿瘤细胞和效应细胞结合。总之,基因工程抗体有效地克服了鼠源性单克隆抗体的不足,均一性强,可工业化生产。小分子抗体具有抗原性弱、穿透力强等优点。20 世纪 90 年代,抗体库技术的出现,使抗体工程发展到新的高度,在生物技术领域显示出极强的发展势头。

案例 4-1 分析讨论:

1. 患儿反复发生感染,以呼吸道感染和中耳炎为主,且已累及关节,这是该病最常见的感染类型。

2. 患儿血清中各种 Ig 均降低、血中无 B 淋巴细胞,而 T 淋巴细胞正常;血清中其他成分和其他脏器也正常,这是引起该病的 B 淋巴细胞免疫缺陷的特征。

3. 患儿男性,有家族病史,且患病的同胞也为男性,这是 X-连锁阴性遗传病的发病规律。

(孟繁平)

第五章 补体系统
Chapter 5 Complement System

案例 5-1:   遗传性血管水肿

　　患者,男,11 岁。主诉:患者母亲代述,其小儿长期身体欠佳,5 年以来反复出现浮肿,近 4 天浮肿加重入院。

　　患者于 5 年前无明显诱因出现水肿,多发生于手、足和颜面部,伴有声音变粗、呼吸困难,偶伴有腹痛。该症状反复发作 6~7 次/年,每次发作持续 2~3 天。入院前 4 天,患者无明显诱因再次出现上述症状,自行用药后病情无缓解。病来无发热、皮肤无瘙痒、溃疡或色素沉着,颜色无改变,饮食正常,睡眠尚可。患者无传染病接触史及食物和药物过敏史。患者母亲及哥哥有类似症状反复发作病史,且其哥哥 8 岁时死于该病引起的呼吸窒迫,其父亲体健。

　　体格检查:T37℃,P110 次/分,R28 次/分,BP100/60mmHg;发育正常,营养良好,神志清,精神可。皮肤黏膜无黄疸、发绀或苍白。浅表静脉无怒张,浅表淋巴结未触及肿大。眼睑、口唇和手背轻度水肿,压之无凹陷。间接喉镜检查示喉头水肿,累及杓状会厌壁及声带。听诊双肺呼吸音清,心率 110 次/分,心律齐,未闻及杂音。腹软,无压痛、反跳痛及肌紧张,肝脾未触及。脊柱及四肢活动正常,无畸形。生理反射对称存在,病理反射未引出。

　　实验室检查:血细胞计数、尿液分析、肝肾功能均正常。血浆 C4 值减至 0.68μmol/L(参考值 0.97~2.43μmol/L)。C1INH 为 29%(合成基质法,参考值 70%~130%)。临床诊断:遗传性血管水肿。

问题:
　　1. 补体的哪些成分可以引起血管舒张进而导致局限性、非凹陷性水肿?
　　2. 为什么 C1INH 降低会引起 C4 值减少?
　　3. 补体调节蛋白 C1INH 减少影响哪个补体激活途径?

　　早在 19 世纪末 Bordet 即证实,新鲜血清中含有一种不耐热的成分,可辅助和补充特异性抗体介导的免疫溶菌、溶血作用,故称为补体(complement,C)。目前已知补体是由 30 余种可溶性蛋白、膜结合性蛋白和补体受体组成的多分子系统,称为补体系统(complement system)。随着对补体系统的深入研究,其生物学意义已不仅是抗体的辅助或增强因子,还具有独立的生物学作用,该系统是正常存在于血清、组织液及细胞膜表面的一组激活后具有酶活性的蛋白质。在补体系统激活过程中,可产生多种生物活性物质,引起一系列生物学效应,参与机体的抗感染免疫,扩大体液免疫效应,调节免疫应答。同时,也可介导炎症反应,导致组织损伤。

第一节　补体系统的组成、命名和理化性质

一、补体系统的组成和命名

(一)补体系统的组成

　　根据各成分的功能不同,可将补体系统分为三组。

　　1. 固有成分　指存在于体液中,参与补体激活过程的补体成分,包括:①经典途径的 C1(含三个亚单位:C1q、C1r 和 C1s)、C2、C4;②旁路途径的 B 因子、D 因子和 P 因子;③甘露聚糖结合凝集素(mannan-binding lectin,MBL)途径的 MBL 和 MASP(MBL-associated serine protease,MBL 相关的丝氨酸蛋白酶);④参与共同末端通路的 C3、C5、C6、C7、C8、C9。

　　2. 调节蛋白　主要以可溶性和膜结合两种形式存在,调节补体活化和效应。前者包括 C1 抑制物、P 因子、I 因子、H 因子、C4 结合蛋白、S 蛋白等;后者包括促衰变因子、膜辅助蛋白、同种限制因子和膜反应溶解抑制因子等。

　　3. 补体受体(complement receptor,CR)　补体受体可与相应的补体活性片段或调节蛋白结合,介导补体生物学效应。包括 CR1~CR5、C3aR、C5aR、C1qR 等。

(二)补体系统的命名

　　1968 年,世界卫生组织(WHO)对补体进行了统一命名,按其被发现的先后分别命名为 C1,C2…C9。旁路途径的成分以大写英文字母表示,如 B 因子、D 因子、P 因子(表 5-1)。补体调节蛋白则根据其功能

命名,如 C1 抑制物、C4 结合蛋白(C4bp)、衰变加速因子、膜辅助蛋白、同种限制因子等。补体活化后的裂解片段,以该成分后附加小写英文字母表示,如 C3a 和 C3b、C5a 和 C5b 等。具有酶活性的成分或复合物在其符号上加一横线表示,如 $\overline{C1}$、$\overline{C4b2b}$。灭活的补体片段则在其符号前加英文字母 i 表示,如 iC3b。

表 5-1　WHO 对部分补体成分的命名(1981)

统一名称	曾用名称
B 因子	C3 激活剂前体,热稳定因子等
D 因子	C3 激活剂前体转化酶,GBGase 等
P 因子	备解素(properdin)
H 因子	C3bINA 促进因子
I 因子	C3b 灭活因子,KAF 等

二、补体系统的理化性质

补体成分均为糖蛋白,多数为 β 球蛋白,少数为 α 或 γ 球蛋白。血清中补体含量相对稳定,约为 4mg/ml,约占血清总球蛋白的 10%,其中 C3 含量最高,约 1.3mg/ml,D 因子含量最低,约 2μg/ml。人类胚胎发育早期即可合成补体各成分,出生后 3～6 个月达到成人水平。某些疾病时总补体含量或单一成分含量可发生变化,因而对体液中补体水平的测定,或组织内补体定位观察,对一些疾病的诊断具有辅助意义。补体成分性质极不稳定,56℃ 加热 30min 即可灭活,在室温下也会很快被灭活,故补体应保存在 −20℃ 以下,冷冻干燥后能较长时间保存。许多理化因素如机械震荡、紫外线照射、强酸强碱、乙醇及蛋白酶等均可使补体灭活。体内多种组织细胞均能合成补体成分,其中肝细胞和巨噬细胞是产生补体的主要细胞(表 5-2)。

表 5-2　补体系统各成分产生部位

补体成分	产生部位
C1	小肠上皮细胞、脾、巨噬细胞
C2	巨噬细胞
C3	巨噬细胞、肝
C4	巨噬细胞、肝
C5	巨噬细胞
C6	肝
C7	?
C8	肝
C9	肝
B 因子	巨噬细胞、肝
D 因子	巨噬细胞、血小板
P 因子	巨噬细胞
I 因子	巨噬细胞、肝
H 因子	巨噬细胞、血小板

第二节　补体系统的激活

在生理情况下,补体系统各成分通常以非活性状态存在于血清之中。在某些物质作用下,或在特定的固相表面上,补体各成分可按一定顺序依次被激活。在这一过程中,被激活的前一组分,即具备了裂解下一组分的活性,由此形成一系列放大的补体级联反应(complement cascade),最终导致溶细胞效应。同时,激活过程中产生的多种补体片段,也广泛参与机体的免疫调节与炎症反应。

补体激活过程分为两个阶段,即前端反应和末端通路:从级联反应启动至 C5 转化酶形成为前端反应;从 C5 活化到攻膜复合体形成为末端通路(terminal pathway)。按激活物及激活顺序不同,前端反应可分为三条途径,即经典途径、旁路途径和 MBL 途径。三条途径具有共同的末端通路(图 5-1)。

在进化和发挥抗感染作用的过程中,最先出现或发挥作用的是旁路途径和 MBL 途径,然后才是经典途径(classical pathway)。所谓"经典"、"传统"只是人们早年从抗原-抗体复合物激活补体的过程来研究补体激活的机制首先发现的补体激活途径。对于旁路途径和 MBL 途径的认识,则远远迟于经典途径。

一、补体激活的经典途径

经典途径是以抗原-抗体复合物为主要激活物质,由 C1 启动激活的途径。它是抗体介导的体液免疫应答的主要效应方式。

(一) 激活物与激活条件

抗原-抗体形成的免疫复合物(immune complex,IC)是经典途径的主要激活物。C1 与 IC 中抗体分子的 Fc 段结合是经典途径的始动环节,触发 C1 活化的条件为:①C1 只能与 IgM 的 C_H3 区或某些 IgG 亚类(IgG1、IgG2、IgG3)的 C_H2 区结合才能活化;②每一个 C1 分子必须同时与两个以上 Ig 的 Fc 段结合。由于 IgG 分子为单体,与抗原结合时需要两个相邻的 IgG 分子共同与 C1 桥联,才能使 C1 活化;而 IgM 为五聚体,可同时提供 5 个 Fc 段的补体结合位点,故一个 IgM 分子与抗原结合即可有效启动经典途径;③游离或可溶性抗体不能激活补体(图 5-2)。

(二) 激活过程

参与经典途径的补体固有成分包括 C1～C4,按其在激活过程中的作用,可分为两组,即识别单位(C1q、C1r、C1s)和活化单位(C4、C2、C3)。整个激活过程可分为两个阶段,即识别阶段和活化阶段。

1. 识别阶段　即 C1 识别 IC 而活化形成 C1 酯

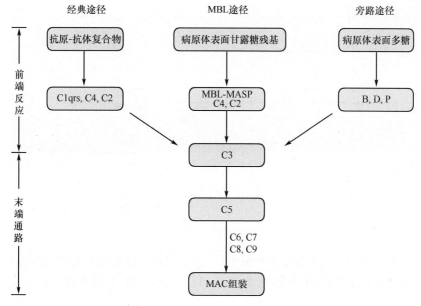

图 5-1　补体激活的前端反应和末端通路

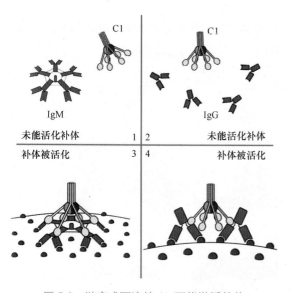

图 5-2　游离或可溶性 Ab 不能激活补体

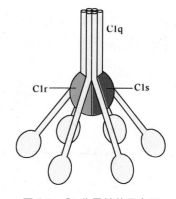

图 5-3　C1 分子结构示意图

酶的阶段。C1 是由 1 个 C1q 分子、2 个 C1r 分子和 2 个 C1s 分子借 Ca^{2+} 连接而成的大分子复合物（图 5-3）。C1 的 3 个亚单位各司其职：C1q 起识别作用；C1r 和 C1s 发挥催化作用。C1q 分子的头部由 6 个相同的花蕾状亚单位组成，其羧基端为球形结构，呈辐射状排列，是 C1q 与 IgFc 段结合的部位。IgG1～3 和 IgM 与抗原结合，可导致抗体分子的构型改变，使 Fc 段上的补体结合部位暴露出来。C1q 分子识别并与之结合后，发生构象改变，使 C1r 活化并裂解，所形成的小片段具有酶的活性（$C\overline{1r}$），C1r 进而裂解 $C\overline{1s}$ 成为两个片段，其中小片段（$C\overline{1s}$）具有蛋白酶活性，可依次裂解 C4 和 C2。

2. 活化阶段　即 C3 转化酶和 C5 转化酶形成阶段。在 Mg^{2+} 存在的条件下，$C\overline{1s}$ 可裂解 C4，产生 C4a 和 C4b 两个片段。C4a 游离于液相，C4b 可与邻近细胞表面或 IC 结合，形成固相 C4b，而未能与膜结合的 C4b 在液相中则很快被灭活。C2 对固相 C4b 有较高亲和力，能与之结合，继而被 C1s 裂解为 C2a 和 C2b。C2a 游离于液相，C2b 则与固相 C4b 结合，形成稳定的 C4b2b 复合物，此即经典途径的 C3 转化酶。在 C3 转化酶作用下，C3 被裂解为两个片段：C3a 游离于液相；10％左右的 C3b 与细胞膜表面的 $C\overline{4b2b}$ 结合，形成 $C\overline{4b2b3b}$ 三分子复合物，即 C5 转化酶。识别与活化阶段的全过程见图 5-4。

二、末端通路

末端通路为三条补体激活途径所共有，此阶段形成膜攻击复合体（membrane attack complex，MAC），最终导致靶细胞溶解，故也称膜攻击阶段。C5 转化酶可裂解 C5，这是补体级联反应中最后一个酶促步骤。此后的过程只涉及完整蛋白成分的结合与聚合。C5 与 C5 转化酶中的 C3b 结合，并被裂解成 C5a 和 C5b。C5a 游离于液相，C5b 仍结合在细胞表面，可依次与 C6、C7 结合形成 C5b67 三分子复合物，该复合

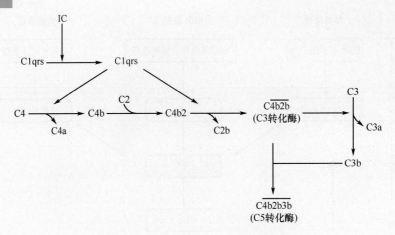

图 5-4　经典途径的识别与活化阶段

物插入靶细胞膜脂质双层中,可与 C8 高亲和力结合,形成 C$\overline{5b678}$复合物,其可牢固附着于细胞表面。C$\overline{5b678}$可与 12～16 个 C9 分子结合成 C5b6789n 大分子攻膜复合体,即 MAC。电镜下可见,MAC 为中空的 C9 聚合体,其插入靶细胞的脂质双层中,形成一个内径为 10nm 的跨膜通道。该孔道允许可溶性小分子和离子等从胞内逸出,而蛋白质类的大分子则难以从胞内逸出,导致胞内渗透压发生改变,致使大量水分子内流,最终细胞肿胀并破裂。此外,MAC 嵌入靶细胞膜可使致死量钙离子向胞内被动弥散,从而导致不依赖渗透作用的细胞死亡。

补体活化三条途径共同的末端通路见图 5-5。

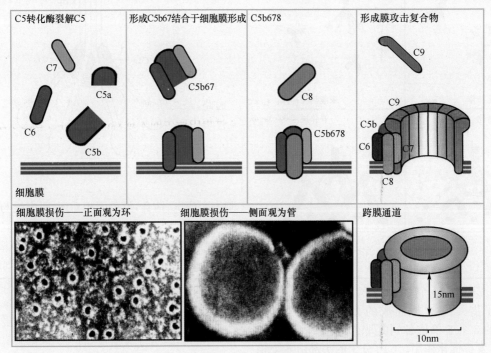

图 5-5　补体激活的共同末端通路

三、补体激活的旁路途径

旁路途径(alternative pathway)是由病原微生物等提供接触表面,直接从 C3 活化开始的激活过程,过去也称备解素途径或替代途径。旁路途径与经典途径不同之处在于激活是越过了 C1、C4、C2 三种成分,直接激活 C3,继而进入末端通路的连锁反应。另外,旁路途径的激活需要 B、D、P、H 等因子参与。在细菌性感染早期,尚未产生特异性抗体时,旁路途径即可发挥重要的抗感染作用。

(一) 激活物与激活条件

某些细菌、革兰阴性菌的内毒素、酵母多糖、葡聚糖、凝聚 IgA 和 IgG4 等为旁路途径的主要"激活物"。这些所谓"激活物"为旁路途径的激活提供了保护性微环境和接触表面。

(二) 激活过程

旁路途径激活过程可分为生理情况下的准备阶段和病理情况下的激活阶段。

1. 准备阶段 C3 是启动旁路途径的关键分子。在生理条件下,血清中 C3 可受蛋白酶等作用,缓慢而持久地自发降解,产生低水平的 C3b。在 Mg^{2+} 离子存在下,C3b 可与 B 因子结合形成 C3bB 复合体,血清中活性的 D 因子可将结合状态的 B 因子裂解为 Ba 和 Bb。Ba 释放入液相;Bb 仍黏附于 C3b,形成 $\overline{C3bBb}$,即旁路途径的 C3 转化酶,具有裂解 C3 的作用。$\overline{C3bBb}$ 极不稳定,可被迅速降解。体液中存在的 H 因子可置换 $\overline{C3bBb}$ 中 Bb,使 C3b 与 Bb 解离,游离的 C3b 立即被 I 因子灭活(图 5-6)。因此,在生理情况下,I 因子和 H 因子调控着液相中 $\overline{C3bBb}$ 产量,使之保持在很低水平,避免 C3 大量裂解及后续补体成分的激活。这种 C3 的低速裂解和低浓度 $\overline{C3bBb}$ 的形成,对旁路途径的激活具有重要意义,可比喻为"箭在弦上,一触即发"的状态。血清中 P 因子可与 $\overline{C3bBb}$ 结合成 C3bBbP,此为稳定状态的 C3 转化酶。

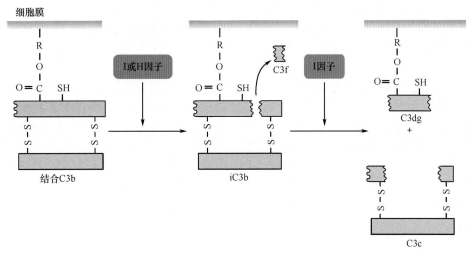

图 5-6 C3b 的灭活

2. 激活阶段 若存在激活物质,可为 C3b 或 $\overline{C3bBb}$ 提供不易被 I 因子、H 因子灭活的保护性微环境,使旁路途径从缓慢进行的准备阶段过渡至激活阶段。结合于激活物表面的 $\overline{C3bBb}$ 或 C3bBbP,即固相 C3 转化酶,可使 C3 大量裂解,产生更多 C3b。C3b 与 $\overline{C3bBb}$ 结合为 $\overline{C3bBb3b}$(或 $\overline{C3bnBb}$),此即旁路途径 C5 转化酶。C5 转化酶一旦形成即进入共同的末端通路,最终形成 MAC,导致靶细胞溶解。同时,激活过程中产生的大量 C3b 还可再与 B 因子结合,形成更多 C3 转化酶,从而构成旁路途径的反馈性放大机制。旁路途径的激活过程见图 5-7。

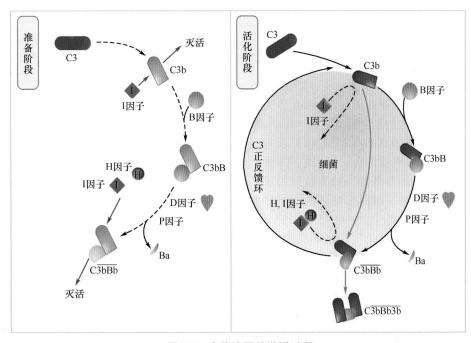

图 5-7 旁路途径的激活过程

旁路途径的激活与调节具有以下两个重要特点：

(1) 识别自己与非己：正常情况下，体内不断产生低水平 C3b，少数 C3b 可以随机方式与颗粒表面形成共价键。若沉积在自身细胞表面，由于膜结合型调节分子的存在（详见本章第三节），C3b 可被 I 因子和 H 因子迅速灭活，并终止级联反应。反之，若与缺乏调节蛋白的微生物表面结合，则 C3b 可与 B 因子结合，形成稳定的 $\overline{C3bB}$，进而形成 $\overline{C3bBb}$。

(2) 放大机制：稳定的 $\overline{C3bBb}$ 可催化产生更多 C3b，后者形成更多的 $\overline{C3bBb}$。上述过程构成了旁路途径的反馈放大机制（图 5-8）。

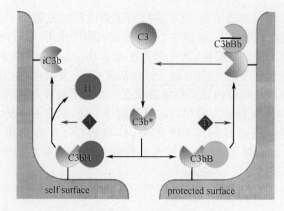

图 5-8　旁路途径的自我识别与放大

四、补体激活的 MBL 途径

MBL 途径（mannan-binding lectin pathway）是由 MBL（甘露聚糖结合凝集素）与细菌表面的糖类结构结合后，激活与之相连的 MASP 所启动的补体激活途径，也称凝集素途径（lectin pathway）。其激活过程与经典途径基本类似，但其激活起始于炎症期产生的蛋白与病原体结合之后，而非依赖于抗原-抗体复合物。其过程为：MBL 直接识别多种病原微生物表面的糖结构，进而依次活化 MASP、C4、C2、C3，形成和经典途径相同的 C3 转化酶与 C5 转化酶，从而进入共同的末端通路（图 5-9）。

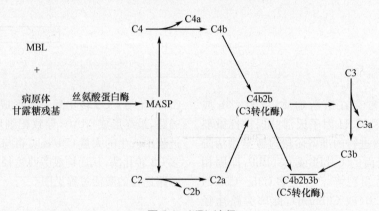

图 5-9　MBL 途径

(一) 主要激活物

正常血清中 MBL 水平极低，在急性期反应时其水平明显升高。在病原微生物感染早期，体内巨噬细胞和中性粒细胞可产生 TNF-α、IL-1 和 IL-6 等炎症性细胞因子，导致机体发生急性期反应（acute phase response），其中参与补体激活的有 MBL 和 C 反应蛋白。MBL 是一种钙依赖性糖结合蛋白，属于凝集素家族，结构与 C1q 类似，由 3 条相同的多肽链组成一个亚单位，每条多肽链从 N 端到 C 端依次为信号肽区、胶原样区、颈区和糖识别区（carbohydrate recognition domain，CRD），2～6 个亚单位相连形成多聚体，血清中 MBL 即以多聚体形式存在。多聚体中各亚单位间以胶原样区相连，形成束状结构。而糖识别区形成的球状结构则参与识别和结合糖结构（图 5-10）。MBL 可直接识别和结合多种病原微生物表面的糖结构（如甘露糖、岩藻糖及 N-乙酰葡糖胺等），从而启动 MBL 途径。

脊椎动物细胞表面的此类糖结构均为其他成分所覆盖，故不能启动 MBL 途径。借此，MBL 途径得以识别"自身细胞"和"非己病原微生物"。

(二) 激活过程

MBL 首先与细菌的甘露糖等残基结合，随后即发生构象改变，活化与之相连的 MBL 相关的 MASP。MASP 共分 4 类（MASP1、MASP2、MASP3 和 sMASP），与经典途径的 C1s 同属 MASP 家族。其中，仅 MASP1 和 MASP2 具蛋白酶活性。活化的 MASP2 能以类似于 C1s 的方式依次裂解 C4 和 C2，形成与经典途径相同的 C3 转化酶（$\overline{C4b2b}$），进而激活后续的补体成分。MASP1 则可直接裂解 C3，形成旁路途径 C3 转化酶（$\overline{C3bBb}$），参与并加强旁路途径正反馈环。因此，MBL 途径对经典途径和旁路途径有交叉促进作用。

补体三条激活途径及它们共同的末端通路全过程见图 5-11。

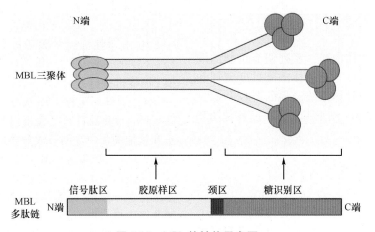

图 5-10 MBL 的结构示意图

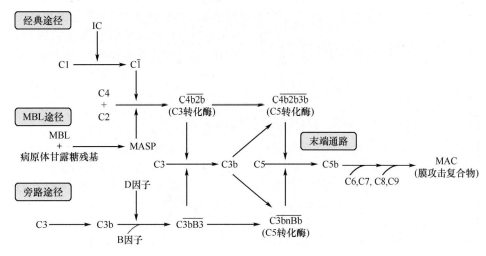

图 5-11 补体三条激活途径及它们共同的末端通路全过程

五、三条激活途径的比较

首先,在激活过程中,三条激活途径既有共同之处,又有各自特点。在补体激活的前端反应三条途径的起始物及激活顺序有所不同,一旦形成 C5 转化酶后,三条途径即步入共同的末端通路。其次,从抗感染的角度,三条途径也各有千秋。旁路途径和 MBL 途径在初次感染或感染早期发挥作用,对机体自身稳定和防御原发性感染有着重要意义;经典途径则通常在疾病恢复或感染持续过程中发挥作用(表 5-3)。另外,MBL 途径对经典途径和旁路途径有交叉促进作用。

表 5-3 补体三条激活途径的比较

	经典途径	替代途径	MBL 途径
激活物质	抗原抗体(IgM、IgG1、IgG2、IgG3)复合物	脂多糖、肽聚糖、酵母多糖、凝聚的 IgA、IgG4	MBL、甘露糖
起始分子	C1q	C3	C4
参与的补体成分	C1、C4、C2、C3、Ca^{2+}、	C3、B、D、P 因子	C4、C2、C3、MASP
所需离子	Mg^{2+}	Mg^{2+}	Ca^{2+}
C3 转化酶	C$\overline{4b2b}$	C$\overline{3bBb}$	C$\overline{4b2b}$
C5 转化酶	C$\overline{4b2b3b}$	C$\overline{3bnBb}$	C$\overline{4b2b3b}$
生物学作用	参与特异性免疫的效应阶段,感染后期发挥作用	参与非特异性免疫的效应阶段,感染早期发挥作用	参与非特异性免疫的效应阶段,感染早期发挥作用

第三节　补体激活的调控

补体系统的激活在体内受一系列调节机制的严格控制,使之反应适度,以防止补体成分过度消耗和对自身组织产生损伤。补体系统激活的调控乃通过补体自身衰变以及体液中、细胞膜上存在的各种调节因子的作用而实现。

一、自身衰变的调节

补体激活过程中产生的大量生物活性物质极不稳定,易发生自行衰变,成为补体激活过程中的自限因素。例如:C2a、C4b 自行衰变,从而影响 C4b2a 形成;C5b 也易衰变,影响 C5b67 的形成。

二、体液中补体调节成分的作用

血清中含有多种补体成分的抑制物或灭活因子,分别灭活特定的补体成分。

1. C$\overline{1}$抑制物(C$\overline{1}$ inhibitor,C$\overline{1}$INH)　C$\overline{1}$INH 能与活化的 C$\overline{1}$r 和 C$\overline{1}$s 结合,使之失去裂解正常底物的能力,即不能裂解 C4 和 C2,不能形成 C3 转化酶,从而阻断后续补体成分的活化。遗传性 C$\overline{1}$INH 缺陷的患者,其 C$\overline{1}$s 未被抑制,导致 C4、C2 无控制活化,产生的 C2a 使血管通透性增加,患者在外伤,手术或严重应激状态下,发生以急性暂时性水肿为特征的遗传性神经血管性水肿(图 5-12)。另外,C$\overline{1}$INH 还可有效地将与 IC 结合的 C$\overline{1}$分子解聚,并可明显缩短 C$\overline{1}$的半寿期;C$\overline{1}$INH 还可与 MBL-MASP 形成复合物,抑制 MASP 活性。

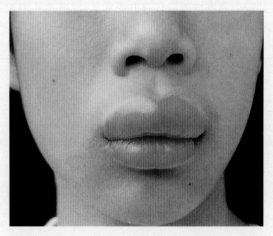

图 5-12　遗传性神经血管性水肿

2. C4 结合蛋白(C4-binding protein,C4bp)　C4bp 能与 C4 结合,辅助 I 因子裂解液相中 C4b,从而竞争性抑制 C2 与 C4b 结合,阻止经典途径 C3 转化酶(C4b2b)形成。C4bp 还可从 C4b2b 中解离并置换

C2a,从而加速经典途径 C3 转化酶衰变失活。

3. H 因子　能与 C3b 结合,辅助 I 因子裂解液相中 C3b,竞争性抑制 B 因子与 C3b 结合,阻止旁路途径 C3 转化酶形成。H 因子还可从 C3bBb 中解离并置换 Bb,促进旁路途径 C3 转化酶衰变失活。

4. I 因子　又称 C3b 灭活因子(C3b inactivator,C3b INA),其具有丝氨酸蛋白酶活性,在 C4bp、H 因子和膜辅助蛋白等调节成分协同下,能使 C4b 和 C3b 裂解失活,从而抑制经典和旁路途径 C3 转化酶的形成。当遗传性 I 因子缺陷时,C3b 不被灭活而在血中持续存在,可对旁路途径呈正反馈作用,陆续使 C3 裂解并产生更多的 C3b。因此,血中 C3 及 B 因子的含量因消耗而降低,当发生细菌性感染时,因补体系统主要成分 C3 和 B 因子严重缺乏,削弱了抗感染作用,可因条件致病菌感染产生严重的甚至致命性后果。

5. S 蛋白　又称攻膜复合物抑制因子,能干扰 C5b67 复合物与细胞膜结合,从而阻止膜攻击复合物(C5b6789n)形成,保护细胞不受损伤。

6. 过敏毒素灭活因子　该因子即血清羧肽酶 B,可通过去除 C3a、C4a 和 C5a 分子羧基末端的精氨酸残基而使之失活。

另外,备解素 P 因子,即是一种稳定因子。天然 P 因子与 C3bBb 结合后发生构象改变,可延缓后者衰变,使半衰期延长 10 倍,从而加强 C3 转化酶裂解 C3 的作用。

三、膜结合型调节分子的调节

体内有多种膜结合型补体调节分子,参与补体激活过程中自我识别的调节。它们以特定方式与补体成分相互作用,使补体的激活处于精细的平衡状态,从而既能有效杀灭外来微生物,又能防止对自身组织造成损害。

1. 膜辅助蛋白(membrane cofactor protein,MCP)　MCP 广泛分布于白细胞、上皮细胞和成纤维细胞表面,能与结合于这些细胞表面的 C4b/C3b 作用,协助 I 因子将自身组织细胞表面结合的 C4b/C3b 裂解失活,从而保护正常自身组织细胞免遭补体激活介导的损伤。

2. 衰变加速因子(decay-accelerating factor,DAF)　DAF(CD55)分布于所有外周血细胞、内皮细胞和上皮细胞表面。该因子主要生物学作用为:①竞争性抑制 B 因子与 C3b 结合,阻止旁路途径 C3 转化酶形成;②能从 C4b2b 和 C3bBb 复合物中快速解离 C2b 和 Bb,使瞬间形成的 C3 转化酶立即自发衰变,保护正常组织细胞不致因补体激活而被溶解破坏。

3. 同种限制因子(homologous restriction factor,HRF)　又称 C8 结合蛋白(C8-binding protein,C8bp),可表达于不同类型细胞表面,能与 C8 结合,

进而抑制 C9 分子与 C8 结合、聚合,阻止 MAC 形成,以保证补体激活时,周围正常自身组织细胞不被无辜溶解破坏。由于 C8bp 与 C8 的结合有严格种属限制性,因此,称其为同种限制因子。

4. 膜反应性溶解抑制物(membrane inhibitor of reactive lysis,MIRL) 也称 CD59,其可阻碍 C7、C8 与 C5b6 复合物结合,从而抑制 MAC 形成。

HRF 和 CD59 可能是保护正常细胞免遭补体所介导溶细胞反应的最重要因子。

第四节 补体受体及其免疫学功能

补体成分激活后产生的裂解片段,能与免疫细胞表面的特异性受体结合。这对于补体发挥其生物学活性具有重要意义。补体受体(CR)按其发现先后依次命名为 CR1,CR2,CR3,CR4,CR5 等。其主要特征见表 5-4。

表 5-4 补体受体及其主要功能

受体	配体	分布	主要功能
CR1	C3b、C4b	红细胞、吞噬细胞	清除循环 IC
	iC3b、MBL	T、B 细胞等	调理作用等
CR2	iC3b、C3dg	B 细胞	B 细胞激活
	C3d、EBV	肾小球上皮细胞等	捕获 IC,介导 EBV 感染
CR3	iC3b	吞噬细胞	趋化及调理作用
CR4	iC3b	嗜酸粒细胞等	增强调理作用
CR5	C3dg、C3d	中性粒细胞、血小板	清除带有 iC3b 的 IC
C3aR	C3a、C4a	肥大细胞、嗜碱粒细胞、平滑肌细胞	脱颗粒释放炎症介质收缩平滑肌
C5aR	C5a	肥大细胞、嗜碱粒细胞、内皮细胞、吞噬细胞	增强血管通透性、增强趋化作用
C1qR	C1q、MBL	B 细胞、吞噬细胞	促进 Ig 产生,促进吞噬

注:EBV:Epstein-Barr virus

第五节 补体系统的生物学功能

补体系统的生物学功能依赖于补体系统激活过程中产生的多种活性物质(主要是裂解产物)。

一、溶菌、溶细胞作用

补体系统被激活后形成 MAC,插于靶细胞膜上,使细胞膜表面形成许多小孔,最终导致靶细胞溶解,这是机体抵抗微生物感染的重要防御机制。补体三条激活途径均可介导溶菌作用。在感染早期,尚未产生特异性抗体时,某些微生物可"激活"旁路途径和 MBL 途径而被溶解,这是补体系统不依赖抗体,而独立发挥的非特异性抗感染作用。而在经典途径中,补体被特异性抗体与细菌结合形成的 IC 所激活,协助特异性体液免疫使细菌发生溶解破坏。研究表明,补体对革兰阴性菌的溶解作用较强,而对革兰阳性菌的溶解作用较弱,其原因可能是革兰阳性菌胞壁结构较复杂或胞壁表面缺乏补体作用的底物。

除溶菌作用外,补体还能溶解多种靶细胞,如红细胞、粒细胞、血小板、病毒感染的靶细胞和肿瘤细胞等。溶细胞作用的强弱与靶细胞种类有关,例如:补体对红细胞等自身组织细胞具有强大溶解作用,故参与某些超敏反应和自身免疫病的发生,并可能导致严

重的后果。但补体对肿瘤细胞的溶解作用十分微弱,因此在抗肿瘤免疫中不起主导作用。

另外,补体系统被激活后还具有中和及溶解病毒作用。在病毒与相应抗体形成的复合物中加入补体,则明显增强抗体对病毒的中和作用,阻止病毒对宿主细胞的吸附和穿入。不依赖特异性抗体,补体也可直接溶解某些病毒,例如 RNA 肿瘤病毒及 C 型 RNA 病毒均可被灵长类动物的补体所溶解。据认为这是由于此类病毒包膜上的 C1qR 结合 C1q 之后所造成的。

二、调理作用

血清中调理素(opsonin,如 IgG 和 C3b)与细菌或其他颗粒性抗原物质结合,可促进吞噬细胞的吞噬作用,称为调理作用(opsonization)(图 5-13)。补体激活过程中产生的 C3b、C4b 和 iC3b 等均属重要的调理素,它们可与中性粒细胞或巨噬细胞表面 CR1 结合。例如 C3b 分子,其氨基端与靶细胞结合,羧基端则与吞噬细胞上的 CR1 结合,从而作为靶细胞(或免疫复合物)和吞噬细胞间的连接成分,促进了吞噬作用。这种依赖 C3b 的吞噬作用是机体抵抗全身性细菌感染或真菌感染的主要防御机制。IgG 类抗体借助于吞噬细胞表面的 IgG-Fc 受体也能起到调理作用,为

区别于补体的调理作用而称其为免疫(抗体)调理作用。

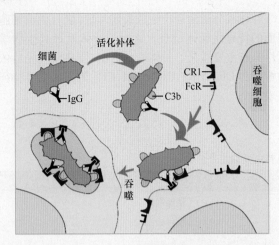

图 5-13　补体系统的调理作用

在生理情况下,体内经常产生大量的凋亡细胞,若不及时清除,有可能引发自身免疫病。调理作用也有助于清除体内凋亡细胞,维持内环境稳定(图 5-14)。

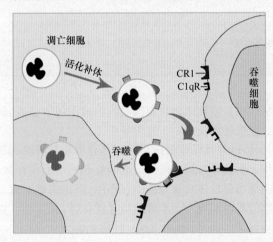

图 5-14　补体参与清除凋亡细胞

三、清除免疫复合物

体内形成中等大小循环 IC 可沉积于血管壁,从而激活补体,造成周围组织损伤。补体成分的存在有助于减少 IC 产生,并使已形成的 IC 解离或溶解,从而发挥自我稳定作用,避免 IC 过度生成和沉积所致的组织损伤。其机制为:①补体与 Ig 结合,可在空间上干扰 Fc 之间的相互作用,从而抑制新的 IC 形成,或使已经形成的 IC 发生解离;②循环 IC 可激活补体,IC 借助 C3b 与表达 CR1 的红细胞结合,并通过血流运送到肝脏而被清除,称为免疫黏附作用(immune adherent reaction,图 5-15)。由于红细胞数量多,其表面 CR1 丰富,故成为清除 IC 的主要参与者。

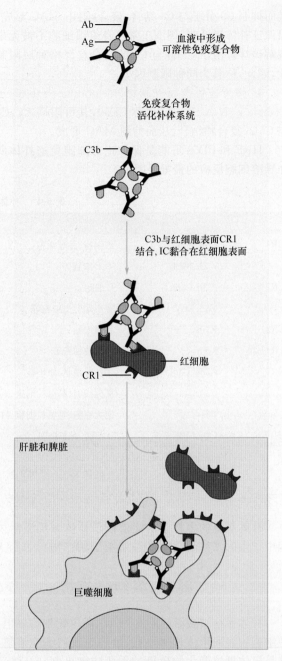

图 5-15　免疫黏附作用

四、引起炎症反应

补体激活过程中可产生多种具有炎症介质作用的活性片段,如 C3a、C4a 和 C5a 等,故补体系统的过度激活时,可导致强烈的炎症反应。

1. 过敏毒素样作用　C3a、C4a、C5a 均具有过敏毒素作用,可使肥大细胞和嗜碱粒细胞脱颗粒,释放组胺等生物活性介质,引起毛细血管扩张、血管通透性增加、平滑肌痉挛等。三种过敏毒素中,以 C5a 的作用最强。

2. 趋化作用　C3a、C5a 有趋化作用,故又称为趋化因子。它们能吸引中性粒细胞和单核/巨噬细胞等向炎症部位聚集,发挥吞噬作用,增强炎症反应。

五、免疫调节作用

补体成分可与多种免疫细胞相互作用,调节细胞的增殖和分化。例如,C3b 与 B 细胞表面 CR1 结合,可促进 B 细胞增殖分化为浆细胞。

总之,补体系统作为固有性免疫的重要组分,不仅在机体早期抗感染免疫机制中发挥重要作用,而且协助抗体,增强适应性免疫的效应;补体系统还参与适应性免疫应答的启动、效应和维持。因此,补体系统是连接固有性免疫和适应性免疫的桥梁。另外,补体系统与凝血、纤溶、激肽系统间存在着十分密切的相互影响及调节关系,它们之间的相互作用是介导炎症、超敏反应、休克、DIC 等病理过程发生发展的重要机制之一。补体系统的生物学功能见表 5-5。

表 5-5 补体系统的生物学功能

补体成分	生物活性	作用机制
C5～C9	细胞毒作用	嵌入细胞膜磷脂双层结构中,使细胞膜穿孔、细胞内容物渗漏
C3b	调理作用	与细菌或细胞结合,使之易被吞噬
C3b	免疫黏附作用	与 IC 结合后,黏附于红细胞或血小板,使 IC 易被吞噬
C1、C4	中和病毒作用	增强抗体的中和作用,或直接中和某些 RNA 肿瘤病毒
C3a、C5a	过敏毒素	促进肥大细胞或嗜碱粒细胞释放组胺等,使毛细血管扩张
C3a、C5a	趋化因子	借其梯度浓度吸引中性粒细胞及单核细胞

第六节　补体与疾病

人血清补体含量相对稳定,在遗传缺陷或某些疾病状态下,血清补体总量或各成分含量可能出现异常。补体系统异常通常包括补体遗传缺陷、含量增高和降低三种情况。

一、补体的遗传缺陷

（一）补体组分缺损或异常

几乎所有补体组分均可能发生遗传缺陷,从而影响机体防御功能,易遭受感染或发生免疫性疾病。例如 C1、C2、C4 缺损者易发生红斑狼疮等疾病;C5～C9 缺损者易发生奈瑟菌属感染等。

（二）补体调节分子的遗传性缺陷

1. C$\overline{1}$INH 缺陷 C$\overline{1}$抑制物缺陷可引起遗传性神经血管性水肿。该病为常染色体显性遗传病,临床特征为反复发作的局限性皮肤和黏膜水肿,常波及胃肠道和咽喉等处。

2. I 因子缺陷 I 因子缺陷可引起严重的反复细菌感染。这主要是由于旁路途径形成正反馈放大回路,使 C3 转化酶生成失控所致。血清中 C3 大量裂解,以致过度消耗,使体内 C3 含量极度减少。此外,C3 缺乏也可影响循环免疫复合物的清除,故患者常可伴发肾小球肾炎。

3. 膜结合补体调节蛋白缺乏 此类调节蛋白缺乏可导致阵发性夜间血红蛋白尿,该病患者的红细胞和其他细胞不能表达膜结合调节蛋白(CD55、HRF 和 CD59 等),以致自身细胞表面 C3 转化酶及 MAC 形成失控,导致细胞溶解加剧。该病患者红细胞对膜结合调节蛋白缺乏特别敏感,故出现反复发作的血管内溶血。

二、补体含量增高

组织损伤急性期或炎症状态下,局部单核-吞噬细胞可合成大量补体,血清补体含量升高,故补体亦属急性期蛋白。传染病患者一般可见补体代偿性增高,但是在急性或病情危重时,补体总活性往往下降。另外,恶性肿瘤时 C3 和 C4 含量可增高。

三、补体含量降低

血清补体总量低于正常值者,称为低补体血症。低补体血症可见于以下几种情况:①补体消耗增多,常见于血清病、肾小球肾炎,系统性红斑狼疮以及类风湿性关节炎;②补体大量丧失,多见于肾病综合征及大面积烧伤等情况;③补体合成不足,主要见于各种肝病患者,如肝硬化、慢性活动性肝炎及急性肝炎的重症病例。

案例 5-1 分析讨论：

补体是抗微生物感染的重要成分,存在于血浆中的无活性的补体成分可因形成的抗原-抗体复合物而激活,进而发挥作用,但这一过程的适可而止也是极其重要的,否则会造成自身组织的损伤,因此血浆中也存在着一些专司限制补体活化的补体调控蛋白。它们的缺陷可产生相应的临床症状。

其中 C1 抑制物(C1INH)缺陷可导致遗传性血管神经性水肿。85％的病人 C̄1INH 浓度降低至正常的 5％～30％(Ⅰ型);另有 15％的病人血浆中存在正常或增高水平的 C̄1INH 免疫交叉反应蛋白,但无功能(Ⅱ型)。两种类型都是常染色体显性遗传,临床表现无法鉴别。Ⅰ型病例源于 C̄1INHmRNA 转录被抑制,致使 C̄1INH 浓度下降;Ⅱ型为 C̄1INH 关键反应区的精氨酸发生突变,血浆中 C̄1INH 水平正常或增高,但无功能。C̄1INH 浓度降低和 C̄1INH 功能缺陷使 C1 激活导致无控制的 C1s、C4 和 C2 活化,释放血管活性肽和激肽、缓激肽也随之增加,由于激肽对毛细血管后小静脉的血管舒张效应而致发作性、局限性、典型的非凹陷性水肿发生。水肿发生在皮下组织、胃肠道及上呼吸道,严重者可发生致命性的喉水肿。

本症为血浆补体调控成分缺陷最常见的病症,所占比例在 50％以上。实验室检查表现为 C4 和 C2 减少(被 C1 酯酶大量降解),血清补体滴度明显降低。C̄1INH 可检测到,但 15％患者是阴性。大龄儿童或青春期严重,40 岁后可逐渐缓解。

已知一些免疫缺陷病的发生与胚胎期发育不良密切相关,特别是在孕早期,受到放射线照射、接受某些化学药物的治疗或发生病毒感染可使包括免疫系统在内的多系统受累,故加强孕妇保健,特别是孕早期保健十分重要。对于有抗体或补体缺陷病患者的直系家属应检查抗体和补体水平以确定家族患病方式。全面的产前诊断是防止某些免疫缺陷病的不可或缺的手段,严重缺陷者可以中止妊娠。对于遗传性血管神经性水肿的患者,早期准确诊断、及早给予特异性治疗是防治的主要措施。

(魏 林)

第六章 细胞因子
Chapter 6　Cytokines

案例 6-1:　　　　　　　集落刺激因子的治疗肺癌化疗后的血细胞减少症

　　患者,男,51 岁,因反复咳嗽、痰中带血伴右侧胸痛不适 3 月来院就诊。主诉:有吸烟史 30 年,每日 20 支。既往身体健康,无特殊病史。体检:呼吸平稳,两肺呼吸音粗,未闻及啰音。外周血常规显示:血红蛋白(Hb)为 11.8g/L,白细胞计数(WBC)是 11×10^9/L,中性粒细胞(N)为 83%,淋巴细胞(L)为 14%,血小板(PLT)计数 230×10^9/L。血肿瘤标志物:癌胚抗原(CEA)为 24μg/ml(参考值 0~10μg/ml),角化蛋白(CyFra)21-1 是 17.8ng/ml(参考值 0.10~3.30ng/ ml)。胸部 CT 扫描示:右下叶支气管开口处软组织占位(3cm×4.5cm 大小),右下肺阻塞性炎症,纵隔见数枚淋巴结增大。作电子支气管镜检查,见右下叶支气管开口新生物,呈菜花状生长,活检病理报告:右下支气管中低度分化鳞癌。遂予右下肺叶切除术及纵隔淋巴结清扫,术后病理同活检,肺门及纵隔淋巴结 1/4(+)。故术后第 21 日起给予化疗,化疗方案:多西他赛 60mg/第 1 天、第 8 天,顺铂 40mg/第 1~3 天。化疗第 10 日,患者恶心、呕吐、心悸、腹胀。查体:神萎,巩膜无黄染,口腔见少许霉斑生长,舌苔厚腻,胸部检查无异常,腹软,无压痛,肠鸣音稍活跃,予相应处理后,消化道症状稍缓解。查外周血常规:Hb 是 13g/L,WBC 为 0.8×10^9/L,其中 N 为 76%,L 为 18%,PLT 为 101×10^9/L,C 反应蛋白(CRP)正常。医生诊断该患者出现了手术后化疗反应,尤其以化疗后血细胞减少较为明显。据此,临床医生开出处方,给病人注射集落刺激因子(CSF)以升高血细胞。

问题:

　　1.何谓 CSF? CSF 有哪几种?

　　2.CSF 升高血细胞的机理是什么?

　　3.我国已上市的 CSF 制剂有哪些?

　　细胞因子(cytokine)是由多种参与固有免疫和适应性免疫的细胞产生的具有多种生物学效应的小分子蛋白质。细胞因子根据其产生的细胞不同也有不同的名称,如由淋巴细胞产生的细胞因子称为淋巴因子(lymphokine);由单核吞噬细胞产生的细胞因子称为单核因子(monokine);主要由白细胞产生又可作用于白细胞的细胞因子称为白细胞介素(interleukin, IL);能刺激骨髓干细胞或祖细胞分化成熟的细胞因子称为集落刺激因子(colony stimulating factor, CSF);可直接杀伤肿瘤细胞,使其产生出血坏死的细胞因子称为肿瘤坏死因子(tumor necrosis factor, TNF)。此外,干扰素和生长因子也都是细胞因子。多数细胞因子以可溶性形式分布于体液和细胞间质中,但某些细胞因子(如TNF)可以以跨膜分子形式存在于细胞表面。

第一节　细胞因子的共同特点
一、细胞因子的性质、来源及作用方式特点

(一) 性质与来源

　　细胞因子为分泌到细胞外的小分子蛋白质(相对分子量约 8~80KD),一般为糖蛋白或多肽,其成熟分泌型分子所含氨基酸多在 200 个以内。细胞因子通常由抗原、丝裂原或其他刺激物活化细胞所分泌。

(二) 作用方式

　　细胞因子是通过与靶细胞表面的特异性受体结合而发挥作用的(图 6-1A),其作用方式主要有自分泌、旁分泌和内分泌三种方式。自分泌是指细胞因子作用于产生这些细胞因子的细胞本身;旁分泌是指细胞因子作用于产生这些细胞因子附近的细胞;内分泌则是细胞因子作用于与产生这些因子的细胞相距较远的靶细胞,可导致全身反应(图 6-1B)。

二、细胞因子的生物学效应特点

(一) 高效性

　　一般而言,细胞因子很低水平就能表现出生物学活性,其作用具有显著的高效性。细胞因子与其受体间的亲和力通常是抗原抗体亲和力的 100~1000 倍。此外,亲和力也明显高于 MHC 分子与抗原肽的亲和力。

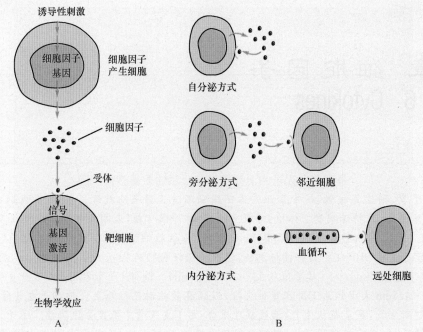

图 6-1 细胞因子的作用方式

A. 细胞因子通过与细胞因子受体的结合发挥作用；B. 细胞因子的自分泌，旁分泌和内分泌三种作用方式

（二）多效性

一种细胞因子可同时作用于多种靶细胞，产生多种生物学效应，此为多效性（pleiotropy）。如 IL-4 既可作用 B 细胞使其增殖分化，又可作用于胸腺细胞和肥大细胞，促进其增殖（图 6-2A）。

（三）重叠性

不同的细胞因子可作用于同一种靶细胞，产生相同或相似的生物学效应显示出细胞因子作用的重叠性（redundancy）。如 IL-2、IL-4 和 IL-5 均可促进 B 细胞的增殖与分化（图 6-2B）。

（四）协同性与拮抗性

一种细胞因子对另一种细胞因子的生物学功能有加强作用即为协同性（synergy）；而一种细胞因子对另一种细胞因子的生物学功能有抑制作用即为拮抗性（antagonism）。各种细胞因子在体内相互影响、相互制约形成复杂的调节网络，并以此参与维持了机体的生理平衡（图 6-2C、D）。

（五）短暂性

通常细胞因子在细胞内并无储存，当细胞受到刺激后可诱导产生。细胞因子基因的激活、转录通常是暂时的，故细胞因子的半衰期相对较短。一般细胞受刺激后 3～8h，其上清液中便可查到细胞因子，24～72h 其产量达到高峰。

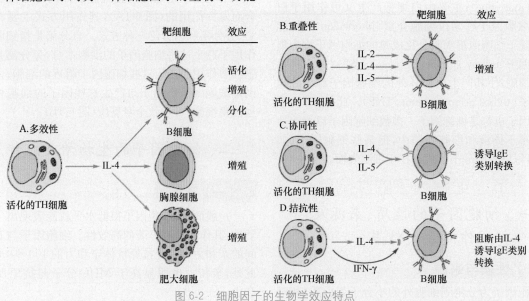

图 6-2 细胞因子的生物学效应特点

（六）双向性

适量的细胞因子具有生理性的作用,而过量的细胞因子则可能损伤机体。此外,同一种细胞因子也能产生双向作用,如 TNF-α 能杀伤肿瘤,但肿瘤细胞本身表达的 TNF-α 则能抵抗凋亡,有利于肿瘤细胞的存活。

（七）级联反应性

一种细胞因子作用于靶细胞可使细胞再产生一种或多种细胞因子,依次引起其他的靶细胞产生其他的细胞因子(图 6-3)。

第二节 细胞因子的分类

细胞因子根据其主要功能共分为六大类,即白细胞介素、干扰素、肿瘤坏死因子、集落刺激因子、趋化因子和生长因子。

一、白细胞介素

白细胞介素(interleukin,IL)指主要来源于白细胞和其他一些细胞,并参与白细胞间相互作用的细胞因子。因其最初发现来源于白细胞,故而得名IL。目

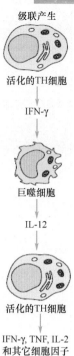

级联产生

活化的TH细胞

IFN-γ

巨噬细胞

IL-12

活化的TH细胞

IFN-γ, TNF, IL-2
和其它细胞因子

图 6-3 细胞因子的级联反应性

前发现的 IL 已达 30 余种。有关 IL 的名称、来源及主要功能见表 6-1。

表 6-1 常见的白细胞介素

名称	主要来源细胞	主要生物学作用
IL-1	单核/巨噬细胞、内皮细胞	炎症介质、激活 T 细胞和巨噬细胞
IL-2	活化 T 细胞	T 细胞增殖(美国 FDA 批准用于转移肾细胞癌和转移性黑色素瘤治疗)
IL-3	活化 T 细胞	刺激造血
IL-4	活化 T 细胞、肥大细胞	活化 B 细胞、抑制 Th1 细胞、IgE 类别转换
IL-5	活化 T 细胞、肥大细胞	嗜酸粒细胞增殖分化
IL-6	单核/巨噬细胞、T 细胞及内皮细胞	T,B 细胞增殖分化;炎症介质
IL-7	骨髓基质细胞	T,B 细胞前体的增殖分化
IL-8	单核/巨噬细胞、内皮、上皮及成纤维细胞	趋化单核/巨噬细胞和 T 细胞
IL-9	T 细胞	刺激 Th2 细胞和肥大细胞
IL-10	活化 T 细胞、巨噬细胞	抑制巨噬细胞
IL-11	骨髓基质细胞	刺激造血
IL-12	B 细胞、单核/巨噬细胞	活化 NK 细胞;诱导 Th1 分化
IL-13	活化 T 细胞	B 细胞增殖分化及 IgE 产生
IL-14	T 细胞	促进 B 细胞增殖与分化
IL-15	单核/巨噬细胞	抑制 Th1 细胞;激活 T 和 NK 细胞
IL-16	活化 T 细胞、肥大细胞及嗜酸粒细胞	趋化单核细胞、T 细胞和嗜酸粒细胞
IL-17	CD4+ Tm 细胞	诱导内皮、上皮及成纤维细胞分泌 IL-6、IL-8 及 G-CSF 等
IL-18	激活的单核/巨噬细胞	诱导 T 细胞和 NK 细胞产生 IFN-γ
IL-19	单核/巨噬细胞、活化 T 细胞	诱导 Th2 细胞因子生成
IL-20	T 细胞、NK 细胞、单核细胞及角朊细胞	调节角朊细胞增殖分化
IL-21	Th2 细胞	刺激 CTL 和 NK 细胞增殖;抑制 IFN-γ 诱导 Th1 细胞分化

名称	主要来源细胞	主要生物学作用
IL-22	Th1 细胞	诱生急性期反应蛋白
IL-23	树突状细胞、吞噬细胞	Th17 亚群存活与扩增；促进抗原提呈细胞提呈抗原
IL-24	黑色素瘤、巨噬细胞及 Th2 细胞	促进肿瘤细胞凋亡
IL-25	Th2 细胞	诱生 IL-4、IL-5 和 IL-13
IL-26	T 细胞、NK 细胞	参与黏膜免疫和炎症反应
IL-27	树突状细胞、吞噬细胞	促进初始 CD4$^+$T 细胞及 NK 细胞产生 IFN-γ，协同诱导 Th1 细胞分化
IL-28	T 细胞	抗病毒
IL-29	树突状细胞	抗微生物
IL-30	巨噬细胞	调节 T、B 细胞活性
IL-31	活化的 Th2 细胞	促进造血干细胞存活，参与皮肤炎症
IL-32	T 细胞、NK 细胞及上皮细胞	刺激单核/巨噬细胞产生 TNF-α、IL-8 等
IL-33	多种细胞	诱导 Th2 应答，刺激肥大细胞
IL-34		刺激单核细胞存活（受体为 CSF-1R）
IL-35	调节性 T 细胞(Treg)	抑制 Th17，促进 Treg 分化

二、干 扰 素

干扰素(interferon, IFN)是由病毒和干扰素诱生剂诱导细胞产生的糖蛋白，具有抗病毒、抗肿瘤及免疫调节等多种功能，是最先被发现的细胞因子。根据干扰素的来源、性质和活性，主要分为 IFN-α、IFN-β、IFN-γ、IFN-ε、IFN-ω、IFN-κ 和 IFN-λ，其中 IFN-α（有 13 个亚型）、IFN-β 又称为 I 型 IFN，IFN-γ 为 II 型 IFN，IFN-λ_1（即 IL-29）、IFN-λ_2（即 IL-28A）和 IFN-λ_3（即 IL-28B）又称为 III 型 IFN。I 型 IFN(IFN-α、IFN-β)主要来源于单核-巨噬细胞、成纤维细胞，其功能以抗病毒为主，其次为免疫调节。II 型 IFN(IFN-γ)主要来源于 T 细胞和 NK 细胞，其主要功能则以免疫调节为主，其次为抗病毒作用。III 型 IFN 主要来源于单核细胞和一些肿瘤细胞，其主要功能在于抗病毒、抗肿瘤和诱导免疫耐受的树突状细胞(dentric cell, DC)产生。各型 IFN 的比较见表 6-2。

表 6-2 三种型别 IFN 的比较

名称	主要来源	主要生物学作用
IFN-α(I 型)	单核-巨噬细胞	抗病毒，促进 MHC-I 和 II 类分子表达
IFN-β(I 型)	成纤维细胞	抗病毒，促进 MHC-I 和 II 类分子表达
IFN-γ(II 型)	活化 T 细胞、NK 细胞	免疫调节，促进 MHC-I 和 II 类分子表达；激活巨噬细胞、NK 细胞；促进 Th1 细胞分化；抑制 Th2 细胞；抗病毒
IFN-$\lambda_{1\sim3}$(III 型)	单核细胞、某些肿瘤细胞等	抗病毒、抗肿瘤；促进 CD4$^+$、CD25$^+$ Treg 增殖，诱导免疫耐受

三、肿瘤坏死因子

肿瘤坏死因子(tumour necrosis factor, TNF)，指在体内外均可杀伤肿瘤细胞，使其出血坏死的因子，其家族成员大约 30 个，主要成员为 TNF-α 和 TNF-β。TNF-α 主要来源于活化的单核-巨噬细胞，而 TNF-β 则主要来源于活化的 T 细胞，又称为淋巴毒素(lymphotoxin, LT)。两种 TNF 有相似的生物学功能，具体见表 6-3。

表 6-3 TNF-α 和 TNF-β 的主要来源与功能比较

名称	主要来源	主要生物学作用
TNF-α	单核-巨噬细胞、抗原刺激的 T 细胞等	抗肿瘤和抗感染、调节免疫应答与造血、介导炎症反应和致热作用
TNF-β	活化的 T 细胞、NK 细胞	同上

四、集落刺激因子

集落刺激因子(colony stimulating factor,CSF)是指在体内外均可刺激造血干细胞增殖、分化并形成某一特定谱系的细胞因子。这些细胞因子可刺激不同造血细胞系或不同分化阶段的细胞在半固体培养基中形成细胞集落,故而得名。CSF 主要包括:粒细胞集落刺激因子(granulocyte-CSF,G-CSF)、巨噬细胞集落刺激因子(macrophage-CSF,M-CSF)、粒细胞/巨噬细胞集落刺激因子(GM-CSF)、干细胞因子(stem cell factor,SCF)、红细胞生成素(erythropoietin,EPO)、血小板生成素(thrombopoietin,TPO)和 IL-3 等。IL-3(又称 multi-CSF)能刺激骨髓中多谱系细胞集落形成,属于多克隆的 CSF(表6-4)。

表6-4 主要集落刺激因子的来源与功能

名称	主要来源细胞	主要生物学功能
G-CSF	单核-巨噬细胞、成纤维细胞	诱导骨髓前体粒细胞成熟分化
M-CSF	单核-巨噬细胞、成纤维细胞、内皮细胞、上皮细胞	诱导骨髓前体单核细胞成熟分化
GM-CSF	单核-巨噬细胞、T 细胞	诱导骨髓造血干细胞成熟分化为粒细胞和单核细胞
SCF	成纤维细胞、肝细胞、间质细胞	诱导各类造血干细胞增殖与分化
EPO	肾细胞、肝细胞	诱导前体红细胞增殖与分化
TPO	平滑肌细胞	诱导骨髓巨核细胞增殖与分化
IL-3	激活的 T 细胞、NK 细胞、肥大细胞及胸腺细胞	诱导多能干髓样前体细胞增殖与分化

五、趋 化 因 子

趋化因子(chemokine)是一类控制多种细胞定向迁移、活化和趋化效应的细胞因子家族,现已发现有 50 多个家族成员,属于细胞因子中最大的家族。该家族成员根据其分子 N 端半胱氨酸的数目及间隔可分为 4 个亚家族:①C 趋化因子亚家族:N 端仅有 1 个半胱氨酸,其代表因子是淋巴细胞趋化蛋白(lymphotactin);②CC 趋化因子亚家族:N 端有 2 个相邻的半胱氨酸(半胱氨酸-半胱氨酸),其代表因子为单核细胞趋化蛋白-1(monocyte chemoattractant protein-1,MCP-1);③CXC 趋化因子亚家族:N 端虽含 2 个的半胱氨酸,但中间插入一个任一氨基酸(半胱氨酸-任一氨基酸-半胱氨酸),其代表因子为 IL-8;④CX₃C趋化因子亚家族 N 端有 2 个半胱氨酸,第 1 个半胱氨酸后接 3 个任一氨基酸,再连接 1 个半胱氨酸(半胱氨酸-3 个任一氨基酸-半胱氨酸),其代表因子为 fractalkine。常见代表性趋化因子主要来源及功能见表 6-5 所列。

表6-5 主要代表性趋化因子

亚类	名称	主要来源细胞	主要生物学功能
C	lymphotactin	T 细胞	趋化 T、B 细胞和 NK 细胞
CC	MCP-1	单核细胞、巨噬细胞、成纤维细胞、角化细胞	趋化单核细胞、T 细胞和 NK 细胞;激活巨噬细胞等
CXC	IL-8	单核细胞、巨噬细胞	趋化激活中性粒细胞、嗜碱性粒细胞和 T 细胞,刺激血管生成
CX₃C	fractalkine	单核细胞、内皮细胞	趋化单核细胞、T 细胞和 NK 细胞

六、生 长 因 子

生长因子(growth factor,GF)是一群以刺激细胞生长为主要功能的细胞因子,主要包括:转化生长因子-β(transforming growth factor-β,TGF-β)、血管内皮细胞生长因子(vascular endothelial cell growth factor,VEGF)、表皮生长因子(epithelial growth factor,EGF)、成纤维细胞生长因子(fibroblast growth factor,FGF)、血小板源性生长因子(platelet-derived growth factor,PDGF)和神经生长因子(nerve growth factor,NGF)。其主要来源和生物学功能见表6-6。

第三节 细胞因子的受体

细胞因子主要通过与细胞表面的细胞因子受体(cytokine receptor,CKR)结合发挥其生物学效应。CKR 存在于不同细胞表面。当细胞因子与其相应的受体结合后可激活细胞内一些信号转导途径,致使某些核转录因子进入细胞核中,启动相应靶基因的转录与表达,引起细胞生物学行为的变化。CKR 通常是一些跨膜蛋白,主要由胞外区、跨膜区和胞内区三个

表6-6　主要生长因子的来源与功能

名称	主要来源细胞	主要生物学功能
TGF-β	肝细胞、肾细胞等多种组织细胞	促进基质分泌和伤口愈合；抑制淋巴细胞增殖，抑制巨噬细胞激活
EGF	多种细胞产生	促进上皮、内皮细胞及成纤维细胞增殖；促进血管形成及伤口愈合；促进肿瘤生长
VEGF	多种细胞产生	增强血管通透性、促进血管生成
FGF	神经细胞、垂体及肾上腺皮质等	刺激多种细胞增殖分化；促进肉芽肿形成等
PDGF	多种细胞产生	促进多种细胞增殖；趋化细胞运动；加速伤口愈合等
NGF	效应神经元支配的靶细胞合成	维持感觉、交感神经元存活；促进受损神经纤维修复等

部分组成。大部分CKR由2个或2个以上亚单位组成，其中一种为细胞因子所特有（称为专有链）；另一种为信号转导所共有（称为共有链），后者可使不同的细胞因子产生相似的生物学作用。

一、细胞因子受体的分类

（一）Ⅰ型细胞因子受体家族

又称红细胞生成素受体家族或造血因子受体家族。大多数IL和CSF受体都属于这一类。Ⅰ型CKR胞外区由CKR结构域和Ⅲ型纤连蛋白（Fn3）结构域组成。该家族受体胞外区约200个氨基酸具有同源性，N端有4个保守的半胱氨酸（CCCC）和C端的1个色氨酸（Trp）-丝氨酸（Ser）-任一氨基酸（X）-色氨酸（Trp）-丝氨酸（Ser）组成的WSXWS结构域。多数Ⅰ型CKR由2个或3个亚单位组成，其中1个亚单位是结合细胞因子的亚单位，而另一种则是信号转导的亚单位。

（二）Ⅱ型细胞因子受体家族

IFN-α、IFN-β、IFN-γ、IL-10、IL-13等家族的受体均属此类。其分子结构与Ⅰ型CKR家族相似，但N端及近膜处分别含2个保守的半胱氨酸。Ⅱ型CKR的两个亚单位作用也与Ⅰ型CKR亚单位作用基本一致。

（三）Ⅲ型细胞因子受体家族

又称TNF受体家族，有20多个成员组成，其中包括TNF受体（TNFR）、CD40分子和Fas分子等。该家族胞外区由40个氨基酸组成的富含半胱氨酸的结构域。

（四）Ⅳ型细胞因子受体家族

也称Ig超家族（IgSF），成员主要有Ⅰ型和Ⅱ型IL-1R、IL-6R、IL-18R及某些生长因子（PDGF、FGF）和集落刺激因子（如M-CSF）的受体。该受体家族的结构特点是胞外区含有与Ig相似的V区或C区的功能结构域。

（五）趋化因子受体家族

属于G蛋白偶联受体超家族，根据结合的趋化因子不同可分为CR、CCR、CXCR和CX_3CR亚家族。该受体家族结构特点是含7个跨膜α螺旋结构域组成，与相应趋化因子结合后，可通过偶联GTP结合蛋白发挥生物学效应。具体见图6-4。

二、可溶性细胞因子受体和细胞因子受体拮抗剂

（一）可溶性细胞因子受体（soluble cytokine receptor，sCKR）

细胞因子受体（CKR）主要表达于细胞表面。某些情况下（尤其是受到强的免疫原刺激），许多种类的CKR可从膜表面脱落成为sCKR。此外，sCKR也可通过受体的mRNA剪接或阅读框架后移，使其翻译后直接分泌到细胞外形成。绝大多数CKR在体液中存在可溶性形成。sCKR仍能与细胞因子结合，可与膜型CKR竞争结合细胞因子而起到抑制细胞因子功能的作用。临床上，检测某些sCKR含量可用于辅助诊断或治疗某些疾病、判断病情和监测预后等。

（二）细胞因子受体的拮抗剂

某些CKR存在天然的拮抗剂。例如，IL-1受体拮抗剂（IL-1Ra）能竞争性地与IL-1R结合，从而抑制IL-1A与IL-1β与其相应的IL-1R结合，阻止IL-1发挥作用，进而调节机体的炎症反应。有些病毒，如Epstein-Barr（EB）病毒可产生病毒性的IL-10（vIL-10），vIL-10能结合IL-10R，竞争抑制细胞产生的IL-10与其相应的受体结合，从而干扰了机体的免疫应答及免疫调节功能。

第四节　细胞因子的主要生物学功能

一、促进免疫细胞的发育与分化

（一）中枢免疫器官内的免疫细胞

骨髓造血干细胞的发育与分化受到了各种各样的细胞因子的调节与控制，尤其是中枢免疫器官（骨髓和胸腺）局部微环境是调控淋巴细胞发育、分化的

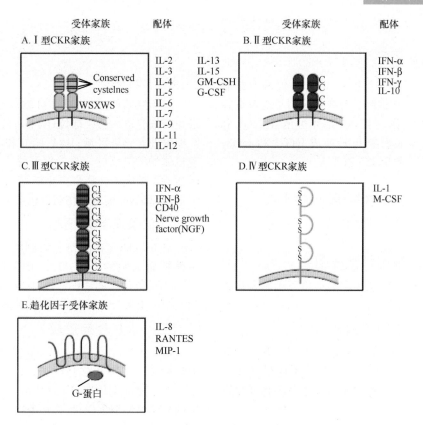

图 6-4　细胞因子受体(CKR)家族

关键因素,而各种细胞因子又是局部微环境的重要组分。例如,干细胞因子(SCF)可刺激干细胞分化为不同谱系的血细胞;IL-7 能使淋巴样祖细胞分化为 T 细胞系和 B 细胞系。

(二) 外周免疫器官内的免疫细胞

在外周免疫器官(淋巴结和脾脏),免疫细胞的继续分化也需要细胞因子的辅助,例如,IL-2、IL-12、IFN-γ 可诱导 $CD4^+$ T 细胞分化为 Th1 细胞;IL-4、IL-5、IL-6、IL-10 和 IL-13 可促进 $CD4^+$ T 细胞分化 Th2;IL-6 和 TGF-β 则能诱导 $CD4^+$ T 细胞分化为 Th17 细胞,TGF-β 能诱导调节性 T 细胞(Treg)的生成。

二、调控固有免疫应答

(一) 中性粒细胞

急性炎症反应时,炎症局部产生 IL-1β、IL-8 和 TNF-α 等可诱导血管内皮细胞表达黏附分子,促进中性粒细胞渗出到炎症所在部位发挥效应。

(二) 单核-巨噬细胞

IFN-γ 能上调单核-巨噬细胞表面的 MHC-Ⅰ类和 MHC-Ⅱ类分子的表达,促进其抗原提呈作用。IL-10 则可减少其表面的 MHC-Ⅱ类分子和 B7 (CD80/86)等分子的表达,抑制其抗原提呈。MCP-1

等趋化因子可趋化单核细胞到达炎症发生的部位。此外,IL-2、M-CSF 和 GM-CSF 均可活化巨噬细胞。

(三) 树突状细胞

GM-CSF 是树突状细胞(DC)的分化因子。IFN-γ 能上调成熟的 DC 表达 MHC-Ⅰ类和Ⅱ类分子。趋化因子,如 lymphotactin 可诱导 DC 的迁移与归巢。

(四) NK 细胞

IL-2、IL-12、IL-15、IFN-γ 能促进 NK 细胞的 AD-CC 效应,有利于其杀伤病毒感染的靶细胞和肿瘤细胞。IL-5 还能刺激 NK 细胞的增殖。

(五) γδT 细胞

来源于巨噬细胞或肠道上皮细胞的 IL-1、IL-7、IL-12 和 IL-15 对 γδT 细胞均有较强的激活作用。

三、调控适应性免疫应答

(一) T 细胞

IL-2、IL-7、IL-18 等可激活 T 细胞且促进其增殖。IL-2、IL-12、IFN-γ 能诱导 Th0 向 Th1 亚群分化,促进细胞免疫。IL-4、IL-10、IL-13 等可诱导 Th0 向 Th2 亚群分化,促进体液免疫。在鼠类,IL-6 和 TGF-β 能促进 Th0 向 Th17 亚群分化,IL-23 可诱导 Th17 细胞的扩增,有利于免疫性炎症的加剧。IL-2、

IL-6 和 TGF-β 亦能促进 CTL 分化并提高其杀伤作用。

（二）B 细胞

IL-4、IL-5、IL-6、IL-10 和 IL-13 等可促进 B 细胞活化、增殖并分化为浆细胞。有些细胞因子能够调控 B 细胞分泌 Ig 的类别转换，如 IL-4 可诱导 IgG1 和 IgE 的产生；IFN-γ 能诱导 Ig 转换成 IgG2a 和 IgG3；TGF-β 则诱导转换成 IgG2b 和 IgA。

四、调控造血细胞的增殖、分化与活性

（一）造血干细胞与祖细胞

SCF 和 IL-3 主要作用于多能造血干细胞及多种定向的祖细胞。

（二）髓样祖细胞与髓系细胞

G-CSF 主要诱导中性粒细胞生成，促进其吞噬和 ADCC 功能；M-CSF 能诱导单核-巨噬细胞的活化与分化；GM-CSF 可作用于髓样细胞前体及多种髓样谱系细胞。

（三）淋巴样干细胞

IL-7 是 T 细胞和 B 细胞发育过程中的早期促分化因子，主要功能是诱导未成熟的 T、B 细胞的前体细胞的生长与分化。

（四）红细胞与血小板

红细胞生成素（EPO）能促进红细胞前体细胞分化成熟；血小板生成素（TPO）和 IL-1 能刺激骨髓巨核细胞分化、成熟和血小板的生成。

五、促进创伤修复

TGF-β 可诱导成纤维细胞和成骨细胞分泌基质等促进创伤组织的修复。VEGF 能促进血管和淋巴管生成。EGF 能诱导内皮细胞、上皮细胞和成纤维细胞的增殖，促进皮肤伤口的愈合。

六、其他方面

（一）抗感染

对于细菌的感染：IL-1 可激活血管内皮细胞，促进免疫细胞进入感染部位；IL-8 可趋化中性粒细胞和 T 细胞进入感染区域；IL-1、IL-6 和 TNF-α 等能够引起机体的发热反应。对于病毒感染：IFN-α、IFN-β 能激活 NK 细胞杀伤病毒感染的靶细胞；IFN-γ 则能促进 CTL 和 NK 细胞杀伤病毒感染的靶细胞。

（二）杀伤肿瘤细胞

TNF-α 能直接杀伤肿瘤细胞；IL-4、IFN 可抑制多种肿瘤细胞的生长；IL-2、IL-1 和 IFN 等能促进 CTL、NK 等细胞的杀伤活性；IFN 可诱导肿瘤细胞表达 MHC-Ⅰ 类分子，增强机体抗肿瘤的免疫应答。

（三）诱发炎症反应

IL-1、IL-6 和 TNF-α 和一些趋化因子是启动抗菌炎症反应的关键性细胞因子，又称为促炎症细胞因子。在炎症反应早期，IL-1、IL-6 和 TNF-α 可诱导肝细胞分泌急性期蛋白，抵御病原体的入侵。TNF-α 可激活中性粒细胞杀灭致病微生物，同时还能促进胞内菌感染灶肉芽肿的形成，限制细菌的扩散。

第五节　细胞因子与临床

目前，在临床上已有很多的重组细胞因子或细胞因子的拮抗剂作用于防治如下几类疾病。

（1）感染性疾病：多用 IFN 制剂治疗一些病毒性角膜炎。

（2）肿瘤：常用 IL-2、IFN 和 TNF-α 制剂治疗某些实体瘤和白血病。

（3）血细胞减少症：通常用 EPO 治疗红细胞减少性贫血；用 CSF 治疗白细胞减少症。

（4）自身免疫性疾病：已有人用 IL-10 和抗 TNF-α 的抗体治疗一些自身免疫性疾病，如类风湿性关节炎。

在上述细胞因子制剂的使用中，以 IFN 和 CSF 最多见。我国已批准上市的部分细胞因子见表 6-7。

表 6-7　我国已批准上市的部分细胞因子（举例）

细胞因子	批准时间	主要适应证
重组人 IFN-α2b（注射用）	2001 年	急慢性肝炎、尖锐湿疣、带状疱疹等、多发性骨髓瘤、慢性髓细胞白血病等
重组人 IFN-γ（注射用）	2002 年	疱疹、呼吸道合胞病毒所致毛细支气管炎
重组人 IFN-α2a 栓剂	2002 年	病毒感染引起宫颈炎、阴道炎等
重组人 IFN-α1b（注射用）	2002 年	治疗病毒性疾病和某些恶性肿瘤等
重组人 IL-2（注射用）	2002 年	肾癌、黑色素瘤、恶性淋巴瘤、肝癌及病毒性肝炎等
重组人 IL-11（注射用）	2003 年	实体瘤、血小板减少症

续表

细胞因子	批准时间	主要适应证
重组 G-CSF(注射用)	2002 年	肿瘤化疗后的中性粒细胞减少症
重组 GM-CSF(注射用)	2002 年	肿瘤化疗后的白细胞减少症
重组人 EPO(注射用)	2002 年	相关的贫血性疾病
重组人 EGF(外用)	2002 年	烧伤创面,急、慢性创面

案例 6-1 分析讨论:

此患者为一男性肺癌患者,医生手术切除肿瘤后即给予化疗处理,患者在化疗第 10 日出现了术后化疗反应。实验室检查发现血细胞减少较为显著。医嘱要求给病人注射集落刺激因子,其主要目的是升高患者的血细胞。CSF 是一类能刺激造血干细胞增殖、分化并形成某一特定谱系的细胞因子。目前,CSF主要有 G-CSF、M-CSF、GM-CSF、SCF、EPO、TPO 和 IL-3。这些细胞因子的主要功能是刺激不同谱系的造血细胞增殖、分化。我国现有已上市的 CSF 主要有:G-CSF、GM-CSF、EPO 和 TPO 等。

(王迎伟)

第七章 白细胞分化抗原和黏附分子
Chapter 7　Leukocyte Differentiation Antigen and Adhesion Molecule

案例7-1：　　　　　　　　　白细胞黏附缺陷症

患者,男,14岁,中学生,因左脚掌1周前外伤后肿痛而入××医科大学儿童医院,病史本人自述,其父亲补充代述。

患者自出生6天起,就出现发热、脐部感染,随后出现反复发热、腹泻、牙龈红肿和口腔溃疡等症状。3岁后,出现全身多处软组织反复感染、慢性牙周炎等病症,且外周血细胞明显增多,一点轻微的外伤也会引起感染。14年来,其父亲曾带其去了多家医院就诊,但始终无法确诊他的疾病。

体格检查:T38.1℃,P103次/分,R33次/分,发育稍差,营养欠佳,神志清,贫血貌,结膜口唇苍白,全身皮肤未见皮疹及出血点,无黄染,左侧腹股沟淋巴结稍肿大。咽部稍红,双肺呼吸音清晰,心律规整,心率103次/分,未闻及杂音。腹部平软,未触及肝、脾。

实验室检查:该院利用流式细胞仪分析,发现患者的外周血白细胞表面分子CD18表达小于1%（正常人应为100%）。确诊为白细胞黏附分子缺陷Ⅰ型病(LAD-1)。

问题:

1. CD18缺陷影响哪些黏附分子的表达? 为什么白细胞CD18表达缺陷会导致患者对病原体的易感性增高?

2. LAD-2的发生机制与LAD-1有何不同?

免疫应答过程涉及多种免疫细胞间的相互作用,包括免疫细胞间的直接接触和相互识别,以及通过分泌细胞因子等免疫分子介导的作用。免疫细胞间相互识别和作用的物质基础是细胞膜分子,通常也称为**细胞表面标志**(cell surface marker),包括膜抗原、膜受体和其他分子。其中,膜受体又分为特异性抗原受体(TCR、BCR)、模式识别受体、细胞因子受体、补体受体等。作为细胞表面标志,白细胞分化抗原和黏附分子也是其中两类重要的免疫细胞膜分子。

第一节　白细胞分化抗原

白细胞分化抗原(leukocyte differentiation antigen, LDA)是不同谱系白细胞在正常分化成熟的不同阶段及活化过程中,出现或消失的细胞表面标志。白细胞分化抗原大多是跨膜蛋白或糖蛋白,含膜外区、跨膜区、胞浆区三个部分。白细胞分化抗原种类繁多,分布很广,除表达在白细胞之外,还广泛分布于红系、巨核细胞/血小板谱系和非造血细胞如血管内皮细胞、成纤维细胞、上皮细胞、神经内分泌细胞等。

早期对白细胞分化抗原的研究,大多是各实验室应用自制的特异性抗体进行分析和鉴定,因而对同一分化抗原的命名不一。1982年以来,通过先后召开的人类白细胞分化抗原的国际协作组会议,决定以**分化群**(cluster of differentiation, CD)代替分化抗原的以往命名,即应用以单克隆抗体鉴定为主的聚类分析法,将来自不同实验室的单克隆抗体所识别的同一白细胞分化抗原、其编码基因及其分子表达的细胞种类均鉴定明确者,统称为CD。人CD的序号已从CD1命名至CD350。

CD分子具有多种功能,本章仅介绍参与T、B细胞识别和信号转导、提供免疫细胞活化所需共刺激分子以及参与免疫效应的CD分子。

一、参与T、B细胞识别与信号转导的CD分子

参与T、B细胞识别与信号转导的CD分子主要有CD3、CD4、CD8、CD2、CD79a(Igα)/CD79b(Igβ)和CD19/CD21/CD81复合物等,这类CD分子的结构与功能参见表7-1、图7-1及图7-2。

表 7-1 参与 T、B 细胞识别与信号转导的 CD 分子及其功能

名称	功能
CD2	又称为淋巴细胞功能相关抗原 2(LFA-2)或绵羊红细胞受体(SRBC-R),能与 LFA-3(CD58)结合,参与 T 细胞黏附与活化;与绵羊红细胞结合,形成 E 花环
CD3	与 TCR 结合形成 TCR-CD3 复合物,其胞浆区含免疫受体酪氨酸活化基序(ITAM),主要功能是转导 TCR 识别抗原所产生的活化信号
CD4	主要表达于辅助 T(Th)细胞,是 Th 细胞 TCR 识别抗原的共受体,与 MHC Ⅱ类分子的非多态区结合,参与 Th 细胞 TCR 识别抗原的信号转导;CD4 也是 HIV 的受体
CD8	主要表达于细胞毒 T(CTL/Tc)细胞,是 CTL 细胞识别抗原的共受体,与 MHC Ⅰ类分子结合,参与 CTL 细胞 TCR 识别抗原的信号转导
CD79a/CD79b (Igα/Igβ)	为 B 细胞特征性标志,与 BCR(mIg)结合形成 BCR 复合物,其功能与 CD3 类似,属于信号转导分子
CD19/CD21/ CD81 复合物	是 B 细胞活化的共受体,能加强 B 细胞跨膜信号的转导,促进 B 细胞活化。CD21(CR2)为 EB 病毒的受体;CD81 是 HCV 的受体

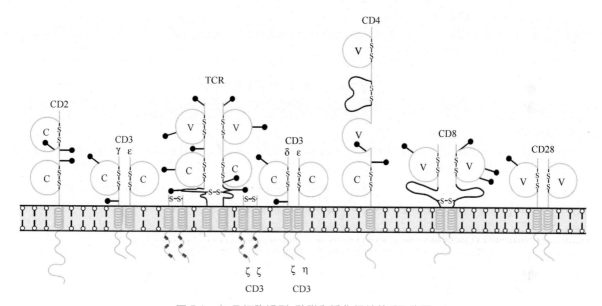

图 7-1 与 T 细胞识别、黏附和活化相关的 CD 分子

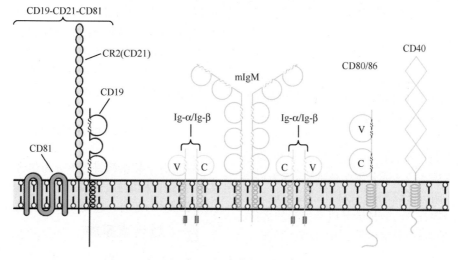

图 7-2 与 B 细胞识别、黏附和活化相关的 CD 分子

二、提供 T、B 细胞活化共刺激信号的 CD 分子

参与 T、B 细胞活化共刺激信号的 CD 分子主要有 CD28、CD152（CTLA-4）、CD80（B7-1）、CD86（B7-2）、ICOS、CD40、CD154 等，此类 CD 分子的结构与功能参见表 7-2、图 7-1 及图 7-2。

三、参与免疫效应的 CD 分子

参与免疫效应的 CD 分子主要包括构成免疫球蛋白 Fc 受体的 CD 分子和细胞凋亡相关的 CD 分子，此类 CD 分子的主要功能见表 7-3。

表 7-2　提供 T、B 细胞活化共刺激信号的 CD 分子及其功能

名称	功能
CD28	与 CD80（B7-1）/CD86（B7-2）结合，提供 T 细胞活化所必需的共刺激信号，即第二信号
CD152	又称为细胞毒 T 细胞抗原 4(CTLA-4)，主要表达于活化 T 细胞，与 B7-1/B7-2 结合，能抑制活化 T 细胞扩增，属于抑制性受体
ICOS	即诱导性共刺激分子，主要表达于活化 Th(Th2)细胞，与配体 B7-H2 结合，调节活化 T 细胞产生 IL-10 等细胞因子，参与诱导 B 细胞分化为记忆性 B 细胞和浆细胞
CD40	主要分布于 B 细胞、树突状细胞(DC)和单核-吞噬细胞表面，与活化 Th 细胞的 CD40L 结合，能提供 B 细胞活化所必需的共刺激信号和激活单核-吞噬细胞
CD154	即 CD40 配体（CD40L），主要表达于活化 T 细胞，其主要功能是提供 B 细胞所需的共刺激信号，与生发中心的形成和抗体类别转换有关；调节 Th1 细胞的生成和作用

表 7-3　参与免疫效应的 CD 分子及其功能

CD 类别	功能
构成 Ig FcR 的 CD	
CD64	即 FcγR Ⅰ，为高亲和力 IgG FcR，主要表达于单核-吞噬细胞和 DC，介导 ADCC，促进吞噬细胞的吞噬和释放 IL-1 等炎症介质，促进 Mac 活化
CD32	即 FcγR Ⅱ为低亲和力 IgG FcR，能促进吞噬、介导 ADCC，介导母体 IgG 通过胎盘，FcγR ⅡB 是 B 细胞活化的抑制性受体
CD16	即 FcγR Ⅲ是低亲和力 IgG FcR，可促进吞噬、介导 ADCC 和 NK 细胞活化
CD89	即 Fcα R，为中亲和力 IgA FcR，可介导 ADCC、促进吞噬细胞的吞噬和释放炎症介质
FcεR Ⅰ	为高亲和力 IgE FcR，主要分布于肥大细胞和嗜碱粒细胞表面，介导 Ⅰ 型超敏反应
CD23	即 FcεR Ⅱ，为低亲和力 IgE FcR，膜 CD23 与 IgE 或 IgE 复合物结合，可抑制 B 细胞合成 IgE；可溶性 CD23(sCD23)与 B 细胞的 CD21 结合、细胞凋亡相关的 CD
CD95(Fas)	又称 APO-1，为重要的死亡受体，分布广泛，与 FasL 结合，诱导靶细胞凋亡
CD178	即 Fas 配体(FasL)，主要分布于活化 T 细胞表面，可诱导 Fas 阳性细胞凋亡，调节淋巴细胞分化、发育、增殖及细胞毒效应

第二节　黏附分子

黏附分子（adhesion molecule，AM）是一类介导细胞与细胞间或细胞与细胞外基质（extracellular matrix，ECM）间相互接触和结合的细胞表面分子，大多为跨膜糖蛋白。黏附分子的分布十分广泛，其作为膜分子几乎各类细胞均可表达，在某些情况下，黏附分子也可以从细胞表面脱落或分泌至体液中，成为可溶性黏附分子。黏附分子以配体-受体相结合的形式发挥作用，参与细胞的识别、信号转导以及细胞的活化、增殖、分化与移动等，是免疫应答、炎症反应、凝血、创伤愈合以及肿瘤转移等一系列重要生理与病理过程的分子基础。

必须指出，在许多情况下，黏附分子与 CD 分子常为同一种膜分子，只是其命名角度不同。黏附分子是以黏附功能进行归类，其配体包括膜分子、ECM、血清和体液中的某些可溶性因子和补体 C3 片段等。CD 的范围更为广泛，其中包括了黏附分子组，因此，大部分黏附分子已有相应的 CD 编号。

一、黏附分子的分类

黏附分子按结构特点可分为整合素家族、选择素家族、黏蛋白样家族、免疫球蛋白超家族及钙黏蛋白家族等，此外，还有一些尚未归类的黏附分子。

（一）整合素家族

整合素家族（integrin family）是因其主要介导细胞与细胞外基质（ECM）的黏附，使细胞附着以形成整体而得名。整合素参与细胞活化、增殖、分化和介导吞噬与炎症形成等多种功能。

1. 整合素的分子结构　整合素家族成员均是由α、β两条多肽链（或亚单位）组成的异源双体，α、β链膜外区氨基末端球形部相连，共同构成整合素分子识别配体的结合点。目前已知整合素家族中至少有18种α链和8种β链，一种β链可与不同α链组合，而大多数α链只能与一种β链结合。

2. 整合素家族的组成和分布　迄今所知，整合素家族有24个成员，按β亚单位可将整合素家族分为β1～β8共8个组。同一个组不同成员中，β链均相同，α链不同。一种整合素可分布于不同的组织细胞表面，同一种细胞也可表达多种不同的整合素。少数整合素分子的分布有明显的细胞类型特异性，如β2组主要分布于白细胞表面，gpⅡb/Ⅲa则表达于巨核细胞和血小板。整合素分子的表达水平可随细胞分化和生长状况不同而改变。

3. 整合素分子的配体　整合素家族的配体主要是ECM蛋白，如纤连蛋白、血纤蛋白原、玻连蛋白等，是介导细胞与ECM相互黏附的物质；有些整合素的配体是细胞表面分子，可介导细胞间的相互作用（图7-3）。整合素分子与配体结合时，所识别的只是配体分子中由数个氨基酸组成的短肽序列，同一种短肽序列可存在于不同配体中，不同整合素分子也可识别相同的短肽序列。例如，β1组的VLA-5、VNR-β1和β3组的gpⅡb/Ⅲa、VNR-β3等均可识别配体中的RGD（精氨酸-甘氨酸-天冬氨酸）序列，这种RGD序列是许多ECM分子的构成成分。应用RGD序列的人工合成肽可抑制上述整合素分子与配体结合，从而封闭整合素的生物学作用。

整合素β1、β2、β3组的成员及其相应配体见表7-4。

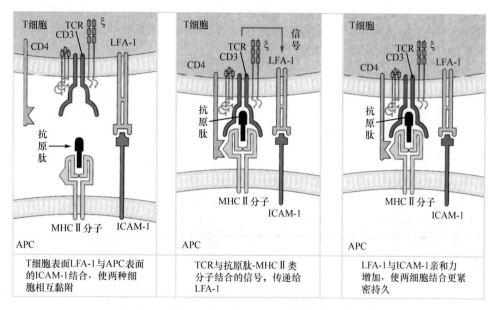

T细胞表面LFA-1与APC表面的ICAM-1结合，使两种细胞相互黏附	TCR与抗原肽-MHCⅡ类分子结合的信号，传递给LFA-1	LFA-1与ICAM-1亲和力增加，使两细胞结合更紧密持久

图 7-3　LFA-1 在 T 细胞与 APC 相互黏附中的作用

表 7-4　整合素家族 β1、β2、β3 组的成员及其相应配体

分组	成员	α/β 亚单位分子量(kD)	亚单位结构	分布	配体
VLA组(β1组)	VLA-1	210/130 (CD49α/CD29)	α1β1	M,Ta,NK,神经细胞	CO,LN
	VLA-2 (gpⅠα～Ⅱα)	155-165/130 (CD49b/CD29)	α2β1	L,M,Pt,Fb,En	CO,LN
	VLA-3	130+25/130 (CD49c/CD29)	α3β1	M,T,B	FN,LN,CO,EP
	VLA-4	150/130 (CD49d/CD29)	α4β1	L,Thy,M,Eos	FN, VCAM-1, MAd-CAM-1
	VLA-5(FNR)	135+25/130 (CD49e/CD29)	α5β1	Thy,T,M,Pt,Ba	FN
	VLA-6(LMR)	120+30/130 (CD49f/CD29)	α6β1	Thy,T,M,Pt,Ep	LN
	α7β1	100+30/130 (CD49g/CD29)	α7β1	黑色素瘤,肌细胞	LN

分组	成员	α/β亚单位分子量(kD)	亚单位结构	分布	配体
	VNR-β1	125+24/130 (CD51/CD29)	αvβ1	Pt,En,Meg	FN
白细胞黏附受体组 (β2组)	LFA-1	180/95 (CD11a/CD18)	αLβ2	L,My	ICAM-1,2,3
	Mac-1(CR3)	170/95 (CD11b/CD18)	αMβ2	NK,My	iC3b,Fg,ICAM-1
	P150,95(CR4)	150/95 (CD11c/CD18)	αXβ2	Mac,Pt	iC3b,ICAM-1,Fg
	aD32	150/95 (CD11d/CD18)	αDβ2	Leu,Mac	ICAM-3
血小板糖蛋白组(β3组)	VNR-β3	125+21/105 (CD51/CD61)	αvβ3	Pt,En,Meg,Mac,M	VN,Fg,vWF TSP,FN, LN osteoponin,CD31
	gpⅡb/Ⅲa	125+22/105 (CD41/CD61)	αⅡbβ3	Pt,M	Fg,FN,vWF TSP

注:B:B细胞;Ba:活化B细胞;En:内皮细胞;Eos:嗜酸粒细胞;Ep:上皮细胞;Fb:成纤维细胞;L:淋巴细胞;Leu:白细胞;M:单核细胞;Mac:巨噬细胞;Meg:巨核细胞;My:髓样细胞;NK:自然杀伤细胞;Pt:血小板;Ta:活化T细胞;Thy:胸腺细胞;FN(fibronectin):纤连蛋白;LN(laminin):层粘连蛋白;TSP(thrombpspodin):血小板反应蛋白;VLA(very late antigen):迟现抗原;VLA-3,130+25/130:指α亚基由分子量为130kD及25kD双链组成,β亚基为130kD;CO(collagen):胶原;VN(vitronectin):玻连蛋白;Fg(fibrinogen):血纤蛋白原;vWF(von Willebrand factor):威勒布兰德因子;osteopontin:骨桥蛋白;EP(epiligrin):表皮整联配体蛋白;LFA-1(lymphocyte function associated antigen):淋巴细胞功能相关抗原1;ICAM-1(2,3)[intercellular adhesion molecule-1(2,3)]:细胞间黏附分子-1(2,3);VCAM-1(vascular cell adhesion molecule-1):血管细胞黏附分子-1;MAdCAM(mucosal addressin cell adhesion molecule):黏膜地址素细胞黏附分子

(二) 选择素家族

选择素家族(selectin family),属一组细胞黏附分子,通过其胞膜外区凝集素样结构域而与配体结合,因其选择性与凝集素结合而得名,曾称为**外源凝集素细胞黏附分子家族**(lectin cell adhesion molecule family,LEC-CAM家族),这类黏附分子与炎症发生、淋巴细胞归巢、凝血以及肿瘤转移有关。

1. 选择素家族的组成和基本结构 选择素家族包括L-选择素(CD62L)、P-选择素(CD62P)和E-选择素(CD62E)三个成员,L、P、E分别代表最初发现此三种选择素的白细胞、血小板和血管内皮细胞。三种选择素皆为Ⅰ型膜分子,其膜外区结构相似,由C型凝集素(CL)、表皮生长因子(EGF)样结构域和补体调控蛋白(CCP)结构域组成。其中,CL结构域是选择素分子结合配体的部位(图7-4)。

2. 选择素分子的配体(ligand) 选择素分子识别或结合的配体是一些寡糖基因,主要是唾液酸化的路易斯寡糖(sialyl-Lewis,sLeˣ或CD15s)或类似结构的分子,此类配体主要分布于白细胞、血管内皮细胞及某些肿瘤细胞表面。

三种选择素分子的结构、分布、配体和主要功能见图7-4和表7-5。

(三) 黏蛋白样家族

黏蛋白样家族(mucin-like family)系一组富含丝氨酸和苏氨酸的糖蛋白,为新归类的一类黏附分子。

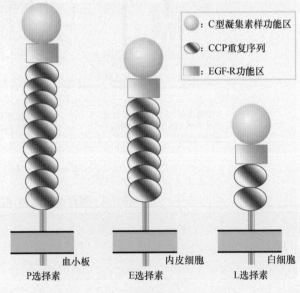

图7-4 三种选择素分子的结构

该家族包括CD34、糖酰化依赖的细胞黏附分子-1(glycosylation-dependent cell adhesion molecule-1,GlyCAM-1)和P选择素糖蛋白配体(P-selectin glycoprotein ligand-1,PSGL-1)三个成员,这类黏附分子的膜外区均可为选择素提供唾液酸化的糖基配位,故可与选择素结合。

CD34是L-选择素的配体,主要分布于造血祖细胞和某些淋巴结的血管内皮细胞表面,参与早期造血的调控和淋巴细胞归巢;此外,部分急性非淋巴细

胞性白血病、急性 B 细胞性白血病的细胞表面以及血管来源的肿瘤细胞也表达 CD34。GlyCAM-1 存在于某些淋巴结的内皮细胞表面,其配体与 CD34 相同;PSGL-1 主要表达于中性粒细胞,是 E-选择素和 P-选择素的配体,能介导中性粒细胞向炎症部位迁移。

表 7-5 三种选择素的分布、配体和功能

选择素	分布	配体	功能
L-选择素(CD62L)	PMN、单核细胞、淋巴细胞	CD15s(sLe^x)、外周淋巴结 HEV 上 PNAd、PSGL-1	白细胞与内皮细胞黏附,参与炎症、淋巴细胞归巢到外周淋巴结
P-选择素(CD62P)	血小板、巨核细胞活化的血管内皮细胞	CD15s(sLe^x)、CD15、PSGL-1	白细胞与内皮细胞和血小板黏附
E-选择素(CD62E)	活化内皮细胞	中性粒细胞 CD15s(sLe^x)、淋巴细胞上 CLA、白细胞 PSGL-1、骨髓样细胞 ESL-1	白细胞与内皮细胞黏附向炎症部位游走,肿瘤细胞转移

注:CLA:皮肤淋巴细胞相关抗原;ESL-1:E 选择素配体-1 蛋白;PMN:多形核中性粒细胞;PNAd:外周淋巴结地址素;PSGL-1:P 选择素糖蛋白配体-1;sLex:唾液酸化的路易斯寡糖 x

(四)免疫球蛋白超家族

免疫球蛋白超家族(immunoglobulin superfamily,IgSF)是具有与免疫球蛋白可变区(Ig V 区)和恒定区(C 区)结构域的细胞表面蛋白分子的统称。IgSF 包括抗原特异性受体(如 TCR 与 BCR,见第十、十一章)、非抗原特异性受体及其配体(如 CD2 与 LFA-3)、IgFc 受体及 MHC Ⅰ、Ⅱ类分子(见第八章)等,其中,有些 IgSF 成员已在前述有关章节中曾作过介绍。IgSF 成员识别的配体多为 IgSF 分子或整合素分子,相互识别的一对 IgSF 分子之间或 IgSF 分子与整合素分子之间便构成互为配受体的关系。IgSF 主要介导 T 细胞-APC/靶细胞、T 细胞-B 细胞间的相互识别与作用。IgSF 黏附分子及其识别的配体举例如表 7-6。

表 7-6 IgSF 黏附分子的种类、分布和识别配体(举例)

IgSF 黏附分子	分布	配体
LFA-2(CD2)	T 细胞、胸腺细胞、NK 细胞	LFA-3(IgSF)
LFA-3(CD58)	白细胞、红细胞、内皮细胞、上皮细胞、成纤维细胞	LFA-2(IgSF)
ICAM-1(CD54)	内皮细胞、上皮细胞、活化 T 细胞、B 细胞、树突状细胞、单核细胞、成纤维细胞	LFA-1(整合素家族)
ICAM-2(CD102)	内皮细胞、T 细胞、B 细胞、髓样细胞	LFA-1(整合素家族)
ICAM-3(CD50)	白细胞	LFA-1(整合素家族)
CD4	辅助性 T 细胞亚群	MHC-Ⅱ(IgSF)
CD8	杀伤性 T 细胞亚群	MHC-Ⅰ(IgSF)
MHC Ⅰ	所有有核细胞、血小板	CD8(IgSF)
MHC Ⅱ	活化内皮细胞、活化 T 细胞、B 细胞、树突状细胞、巨噬细胞	CD4(IgSF)
CD28	T 细胞、活化 B 细胞	B7-1(IgSF)
B7-1(CD80)	活化 B 细胞、活化单核细胞	CD28(IgSF)
NCAM-1(CD56)	NK 细胞、神经元	VAL-4(整合素家族)
VCAM(CD106)	内皮细胞、树突状细胞、巨噬细胞	PECA M-1(IgSF)
PECAM-1(CD31)	白细胞、血小板、内皮细胞	PECA M-1(IgSF)

注:NCAM-1(neural cell adhesion molecule-1):神经细胞黏附分子-1;PECA M-1(platelet endothelial cell adhesion molecule-1):血小板内皮细胞黏附分子-1

(五)钙黏蛋白家族

钙黏蛋白或钙黏素(cadherin)家族是一类钙离子依赖的黏附分子家族(Ca^{2+} dependent adhesion molecule family),主要介导同型细胞间黏附。钙黏蛋白家族成员在体内有各自独特组织分布,并且可随细胞生长、发育状态不同而改变。

钙黏蛋白为单链糖蛋白,大多数钙黏蛋白的膜外区结构相似,含有 Ca^{2+} 结合位点和结合配体的部位,能介导相同分子的黏附,称同型黏附作用。

钙黏蛋白家族成员至少有 20 多种,其中与免疫学关系密切的主要是 E-钙黏蛋白、N-钙黏蛋白和 P-钙黏蛋白三种,E、N、P 分别表示上皮、神经和胎盘。钙黏蛋白在调节胚胎形态发育和实体组织的形成与维持中具有重要的作用。E-钙黏蛋白还与上皮内淋

巴细胞表面的整合素 αEβ7 黏附,介导 T 细胞归巢。此外,肿瘤细胞钙黏蛋白表达的改变与肿瘤细胞浸润和转移有关。

除上述五类黏附分子家族外,还有一些尚未归类的黏附分子,如外周淋巴结地址素(PNAd)、皮肤淋巴细胞相关抗原(CLA)、CD36 和 CD44 等,这些黏附分子具有介导炎症发生和淋巴细胞归巢等多种功能。

二、黏附分子的生物学作用

黏附分子的生物学作用广泛,参与机体多种重要的生理功能和病理过程。

（一）参与炎症反应

炎症过程的重要特征之一就是白细胞黏附、穿越血管内皮细胞,向炎症部位渗出。这一过程的重要分子基础是白细胞与血管内皮细胞黏附分子的相互作用,不同的白细胞的渗出过程或渗出不同阶段所涉及的黏附分子不尽相同。例如,在炎症发生初期,中性粒细胞表面的 CD15s(sLe^x)可与血管内皮细胞表面的 E-选择素结合而黏附于管壁,随后,已黏附的中性粒细胞在血管内皮细胞表达的膜结合 IL-8 等细胞因子诱导下,中性粒细胞 LFA-1 和 Mac-1 等整合素分子表达上调,同内皮细胞上由促炎因子诱生的 ICAM-1 相互结合,对中性粒细胞与内皮细胞紧密黏附和穿越血管壁到炎症部位发挥关键作用(图 7-5)。淋巴细胞黏附、渗出过程与中性粒细胞相似,但参与的黏附分子有所不同。

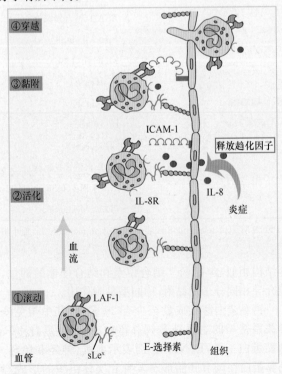

图 7-5　中性粒细胞参与炎症与黏附分子相互作用的关系

（二）参与免疫细胞的识别、活化与效应

黏附分子参与免疫应答过程。在免疫应答的诱导阶段,T 细胞的活化不仅取决于其 TCR 对 APC 表面的抗原肽,MHC 分子复合物的特异性识别,还需黏附分子作为其识别抗原的辅助受体以及提供 T 细胞活化必需的协同刺激信号(即共刺激信号)。例如,CD28/B7、LFA-1/ICAM-1、CD2/LFA-3、CD4/MHC Ⅱ类分子或 CD8/MHC Ⅰ类分子等黏附分子对的相互作用,可提高 T 细胞对抗原刺激的敏感性,并提供协同刺激信号,促进 T 细胞活化。活化 T 细胞也可借助 LFA-1/ICAM-1、CD40/CD40L、CD2/LFA-3 等黏附分子对与 B 细胞紧密结合,并向 B 细胞传递活化信号。

在免疫应答的效应阶段,CD8/MHC Ⅰ类分子、LFA-1/ICAM-1、CD2/LFA-3 等黏附分子对可参与 CTL 对靶细胞的杀伤作用。此外,LFA-1、ICAM-1 和某些 VLA 也参与巨噬细胞、NK 细胞等对靶细胞的非特异性杀伤作用。

（三）参与淋巴细胞归巢

淋巴细胞可借助黏附分子从血液回归到淋巴组织,称为**淋巴细胞归巢**(lymphocyte homing)。介导淋巴细胞归巢的黏附分子则称为**淋巴细胞归巢受体**(lymphocyte homing receptor,LHR),包括 L-选择素、LFA-1、VLA-4、CD44 等。LHR 的配体称为地址素(addressin),主要是表达在血管内皮细胞上的黏附分子,如淋巴结高内皮小静脉(HEV)的内皮细胞表达的外周淋巴结地址素(PNAd)、黏膜地址素细胞黏附分子(MAdCAM-1)、ICAM-1,2 等。通过 L-选择素/PNAd、CD44/MAdCAM-1、LFA-1/ICAM-1 等相互作用,使淋巴细胞黏附、穿越 HEV 管壁回归到淋巴结中(图 7-6),继而再经淋巴管、胸导管进入血液,进行淋巴细胞再循环。

（四）黏附分子的其他作用

黏附分子除上述作用外,还具有其他多种生物学功能。例如,IgSF 等黏附分子参与诱导胸腺细胞的分化与成熟;gpⅡb/Ⅲa、VNR-β3 等整合素分子参与凝血及伤口修复过程;在胚胎发育过程中,Cadherin 等黏附分子支配细胞的黏附与有序组合,对胚胎细胞发育形成组织和器官至关重要。此外,黏附分子尚与细胞的移动和细胞凋亡的调节等功能有关。

三、黏附分子与临床

（一）黏附分子与免疫缺陷病

黏附分子的表达缺陷与某些免疫缺陷病的发生有关。例如,白细胞黏附缺陷症(leukocyte adhesion deficiency,LAD)是一种罕见的常染色体隐性遗传病,

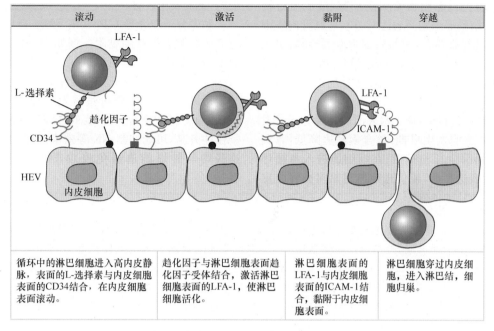

滚动	激活	黏附	穿越
循环中的淋巴细胞进入高内皮静脉，表面的L-选择素与内皮细胞表面的CD34结合，在内皮细胞表面滚动。	趋化因子与淋巴细胞表面趋化因子受体结合，激活淋巴细胞表面的LFA-1，使淋巴细胞活化。	淋巴细胞表面的LFA-1与内皮细胞表面的ICAM-1结合，黏附于内皮细胞表面。	淋巴细胞穿过内皮细胞，进入淋巴结，细胞归巢。

图 7-6 淋巴细胞进入淋巴结与黏附分子相互作用的关系

其临床特征是反复发生难以治愈的感染。LAD 可分为 LAD-1 和 LAD-2 两型。LAD-1 型患者是由于 β2 链编码基因突变而使白细胞 CD11/CD18 表达缺陷，因此，白细胞不能与血管内皮细胞表面的 ICAM-1 结合，故不能穿越血管壁渗出到炎症部位。LAD-2 型患者的白细胞不能表达 sLe^x、CD15 和 CLA，因而不能与血管内皮细胞上的 E-选择素结合，同样也不能向炎症部位渗出。Glantzman 病（又称血小板功能不全症）是由于血小板表达 gpⅡb/Ⅲa 缺陷所致，患者血小板不能活化而发生凝集，因此出血时间延长，容易引起出血。

CD4 分子是 HIV 的受体，HIV 感染后导致 $CD4^+$ T 细胞病变，其特征之一是发生细胞融合而形成多核巨细胞（合胞体），继而导致细胞死亡。在合胞体形成过程中，LFA-1（CD11a/CD18）参与了 HIV 感染和细胞融合的早期阶段，有助于病毒在细胞间传播，抗 CD11a 或抗 CD18 单抗可干扰 HIV 感染和 HIV 诱发的细胞融合。

（二）黏附分子与自身免疫病

黏附分子参与某些自身免疫病的组织损伤。例如，在类风湿关节炎的发病过程中，患者 T 细胞 LFA-1、VLA 等黏附分子表达明显上调，炎症部位的淋巴细胞、单核细胞、粒细胞可表达 CD44、L-选择素等归巢受体，并产生大量细胞因子作用于内皮细胞，促使其 ICAM-1、CD31 等表达增高，从而增强白细胞与内皮细胞黏附及穿越血管壁，促进淋巴细胞、单核-吞噬细胞、粒细胞向关节滑囊浸润，最终导致局部关节炎症病变加重、组织增生、血管翳形成和功能损害。此外，患者关节滑膜液中还有多种可溶性黏附分子水平升高。

（三）黏附分子与移植排斥

在器官移植中，整合素、选择素、黏蛋白样家族和 IgSF 成员参与移植排斥的发生。这些黏附分子的主要作用是介导白细胞向移植部位浸润，提供 T 细胞激活的协同刺激信号，诱导效应 T 细胞形成以及介导效应细胞溶解移植物靶细胞等，联合应用抗 LFA-1（CD11a/CD18）单抗和免疫抑制剂，可延长骨髓移植患者存活期；抗 ICAM-1 单抗与环孢素（CsA）联合使用，可使猴同种异体肾移植的存活期延长。此外，检测患者血中可溶性 ICAM-1（sICAM-1）和可溶性 VCAM-1（sVCAM-1）水平的变化，可作为移植排斥反应的监测指标。

（四）黏附分子与肿瘤

黏附分子在肿瘤的发展和转移以及调节效应细胞对肿瘤细胞的杀伤中具有重要作用。目前已知，肿瘤的浸润与转移与其黏附分子表达的改变有关。一方面肿瘤细胞某些黏附分子表达减少可使细胞间的附着减弱，肿瘤细胞得以从原发肿瘤分离，这是肿瘤浸润和转移的第一步。例如，人肠癌、乳腺癌等多种肿瘤细胞 E-cadherin 表达明显减少或缺失，这种黏附分子表达水平降低与肿瘤细胞的恶性程度显著相关。黏附分子除在肿瘤细胞上的表达变化外，其在肿瘤细胞上的分布也有改变。如 E-cadherin 分子在正常上皮组织中主要分布于细胞相邻的侧面，而某些上皮组织起源的肿瘤细胞 E-cadherin 则表达在细胞顶部，此种分布异常使其难以发挥细胞间相互附着的作用，这可能也是肿瘤细胞易与原发肿瘤脱离并转移的原因。另一方面，肿瘤细胞表达的某些黏附分子使已进入血流的肿瘤细胞得以黏附血管内皮细胞,造成血行转移。例如,人结肠癌细胞高表达 CD15,与血管内皮细胞表达的 E-选择素结合,参与癌细胞血道转移;黑色素瘤细胞表达的 CD44 可促进瘤细胞在肺部形成转移灶,用相应黏附分子的单抗或可溶性配体则可减少黑色素瘤肺部转移的数目。

在肿瘤转移过程中,瘤细胞表面的黏附分子可发生变化。如在肿瘤发生早期,整合素表达降低,有利于瘤细胞在局部生长与扩散;在瘤细胞进入血循环后,其整合素表达上调,能促进瘤细胞黏附血管内皮细胞,继而发生转移。

黏附分子能介导 CTL、NK 细胞、巨噬细胞等效应细胞与肿瘤细胞的黏附。例如,参与 CTL 杀伤肿瘤细胞的黏附分子有 ICAM-1、LFA-1、CD2、LFA-3、CD8 及 MHC Ⅰ 类分子等。某些肿瘤细胞的黏附分子表达缺失或下降,则可逃避效应细胞的杀伤。此外,肿瘤患者体液中可溶性 ICAM-1 等黏附分子水平往往升高,可能抑制 NK 等效应细胞的杀伤作用,这些均与肿瘤能逃避免疫攻击,得以生长、发育有关。

案例 7-1 分析讨论:

此患者为白细胞黏附分子缺陷Ⅰ型病(LAD-1)的典型病例。该患者出现的临床特征包括反复发生多部位、难以治愈的感染,外周血细胞明显增多等,并且通过流式细胞术检测发现其外周血白细胞 CD18 表达量仅为 1‰,远低于正常值。LAD-1 型患者由于白细胞 CD11/CD18 表达缺陷,不能有效地与血管内皮细胞表面黏附分子 ICAM-1 结合,白细胞不能渗出到炎症部位发挥作用。

LAD-2 型患者由于白细胞 sLe^x、CD15 和 CLA 等表达缺陷,不能与血管内皮细胞上的 E-选择素或 P-选择素结合,白细胞沿血管壁的滚动能力显著降低,不能向炎症部位渗出。因此,阻断白细胞与血管内皮细胞的黏附有可能成为一种预防和治疗该疾病的新手段。

(石艳春)

第八章 主要组织相容性复合体
Chapter 8 Major Histocompatibility Complex

案例 8-1：
造血干细胞移植——兄弟血脉相连战病魔

24 岁的杨刚为维持生计常年外出打工。2009 年 10 月的一天,霉运突然降临到了杨刚的头上,他被查出患上了白血病。市第一人民医院血液内科主任介绍,杨刚只有通过造血干细胞移植才能根治。

要为杨刚进行造血干细胞移植,必须寻找匹配的造血干细胞,医生找到杨刚的家人说明情况,大姐杨红联系了在外打工的小弟杨强和小妹杨艳共同到医院进行配型检测。化验结果出来,杨红和杨强都符合捐献条件,但因为杨强的血型跟大哥一样,所以就决定抽取杨强的造血干细胞移植给杨刚。

14 日下午,医院第一次抽取了杨强的干细胞,15 日早上又进行第二次抽取。弟弟杨强不善言谈,当记者问他现在身上还能不能感觉到疼痛时,他也只是腼腆地笑笑。"只要哥哥的身体能康复,付出再大的代价我都愿意。"杨强坚定地说。

问题:

1. 选择造血干细胞移植供者时,医生为什么联系杨刚的家人? 当杨红和杨强都符合捐献条件时,为什么选择杨强?

2. 器官移植时如果配型不正确会发生移植排斥反应。引起迅速而强烈的移植排斥反应的抗原是什么? 这些抗原还有哪些重要的生物学作用?

人们在研究器官移植时发现,不同个体间的移植会发生排斥反应。排斥反应的强度取决于"受者"与"供者"双方"组织相容"的程度。随后的研究证明,同种异体间的移植排斥现象本质上是一种免疫应答,是由细胞表面的同种异型抗原所诱导。这种代表个体特异性的、能诱导移植排斥反应的抗原即为组织相容性抗原(histocompatibility antigen)或移植抗原(transplantation antigen)。组织相容性抗原包括多种复杂的抗原系统,其中引起强烈而迅速的排斥反应的抗原被称为**主要组织相容性抗原**(major histocompatibility antigen)。引起缓慢且较弱排斥反应的抗原被称为次要

组织相容性抗原(minor histocompatibility antigen)。编码主要组织相容性抗原的基因位于同一染色体上,是一组紧密连锁的基因群,称为**主要组织相容性复合体**(major histocompatibility complex,MHC)。

不同种属动物的 MHC 及其编码的主要组织相容性抗原有不同的命名(表 8-1),但其组成、结构、分布和功能等相似。人类的主要组织相容性抗原因首先在人外周血白细胞表面被发现,故称为**人类白细胞抗原**(human leucocyte antigen,HLA),其编码的基因群被称为 HLA 复合体,即人类的 MHC。小鼠的MHC 称为组织相容性-2 复合体,简称 H-2 复合体。

表 8-1　人和不同种属动物的 MHC 名称

种属	人	小鼠	大鼠	狗	猪	兔	牛	恒河猴	大猩猩
名称	HLA	H-2	RT1	DLA	SLA	RLA	BOLA	RhLA	ChLA

随着对免疫应答分子机制的深入研究,现已证实,MHC 及其编码的主要组织相容性抗原不仅参与移植排斥反应,其主要的功能是参与免疫细胞发育、抗原提呈和识别,在免疫应答的启动和免疫调节中发挥重要作用。

第一节　MHC 的定位及基因组成

MHC 由多个位置相邻的基因座位组成,编码的产物具有相同或相似的功能。根据其结构和功能,组

成 MHC 的基因传统上可分为Ⅰ类、Ⅱ类和Ⅲ类基因。近来趋于将其分为三群,一为经典的Ⅰ类和Ⅱ类基因,其产物富有多态性,可提呈抗原,直接参与 T 细胞的激活和分化,主要调控特异性免疫应答。本章除特别注明外,一般所指即为经典Ⅰ类和Ⅱ类基因。二为免疫功能相关基因,此类基因又包括 4 种:①传统的Ⅲ类基因;②抗原加工提呈相关基因(位于Ⅱ类基因区域);③非经典Ⅰ类基因(位于Ⅰ类基因区域);④炎症相关基因(位于Ⅲ类基因区域)。免疫功能相

关基因不显示或仅显示有限的多态性,主要参与抗原处理和调控固有性免疫应答(详见第十二、十四章)。三为免疫无关基因,如位于 HLA I 类基因区的 HLA-H,编码产物与铁代谢有关;位于 III 类基因区的 21 羟化酶(CYP21)基因等。

一、小鼠 H-2 复合体

小鼠由于繁殖快、易于饲养,成为 MHC 研究中最重要的动物模型。MHC 的发现、基因组成和功能的了解,多基于小鼠实验。Snell 等于 20 世纪 30 年代使用近交系小鼠分析肿瘤和其他组织移植后的排斥反应,发现一组与组织相容性有关的抗原。其中能引起较强排斥反应的抗原称为主要组织相容性抗原,并命名为 H-2(histocompatibility-2)。小鼠的 MHC 位于第 17 号染色体,称为 H-2 复合体,长约 1500kb(图 8-1)。H-2 复合体内的基因分为 3 类:I 类基因包括 K、D、L 三个座位;II 类基因指 I(immune)区即免疫应答区,分为 I-A 和 I-E 两个亚区,其基因编码产物称为 I 区相关抗原(I region associated antigen,Ia);III 类基因指 S(soluble)区的基因,包括 C4、C2、Bf 基因等。

二、HLA-复合体

Dausset 于 1958 年首先发现,肾移植后出现排斥反应的患者,以及多次接受输血的患者,血清中含有能与供者白细胞发生反应的抗体。这些抗体所针对的靶分子即人主要组织相容性抗原,后者广泛分布于人体所有有核细胞表面。由于该抗原首先在白细胞表面被发现,且白细胞是开展相关研究的最适宜材料来源,故人类主要组织相容性抗原被称为人白细胞抗原。为避免混淆,本章中人类 MHC 称为 HLA 复合体或 HLA 基因,其编码产物称为 HLA 抗原或 HLA 分子。

HLA 复合体是已知的人体最复杂的基因体系,位于人第 6 号染色体短臂 6p21.31,DNA 片段长度约 4 厘摩(centimorgan)或 3600kb,占人基因组的 1/3000。迄今,HLA 复合体已鉴定出 200 余个基因座位,其中 130 个为能表达产物的功能性基因。按 HLA 复合体在染色体上的排列分为 3 个区:I 类基因区位于 HLA 复合体远离着丝点一端;II 类基因区位于 HLA 复合体近着丝点一端;III 类基因区位于二者之间(图 8-1)。

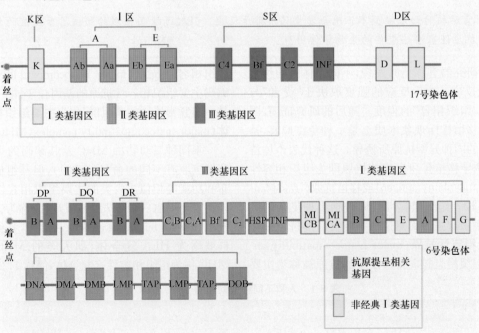

图 8-1 H-2 复合体和 HLA 复合体结构示意图

(一) 经典的 HLA 基因

所谓经典 HLA 基因,是指其编码产物直接参与抗原提呈并决定个体组织相容性,包括经典的 I 类和 II 类基因,均表现为多基因性和多态性。

1. 经典的 HLA I 类基因 位于 I 类基因区,包括 B、C、A 三个座位,又称 HLA Ia 基因,其编码产物为 HLA I 类分子的重链(α 链,45kD)。I 类分子的轻链称 β2 微球蛋白(β2 microglobulin,β2m,12kD),其

编码基因不在 HLA 复合体,而位于第 15 号染色体上。

2. 经典的 HLA II 类基因 位于 II 类基因区,主要包括 DP、DQ、DR 三个亚区,其编码产物为 HLA II 类分子,均为双肽链(α、β 链)。每个亚区又包括两个或两个以上的功能性基因座位。

(二) 免疫功能相关基因

此类基因结构、分布和功能相差甚远,且与机体免疫应答和免疫调节有关。

1. 非经典 HLA Ⅰ类基因 位于 HLA Ⅰ类基因区域,包括 HLA-E、F、G 和 MIC-A、B 等。这些基因编码的产物也与 β2m 结合,并表达于细胞膜上,又称为 HLA Ⅰb 型基因。其中研究比较多的是以下三类基因。

(1) HLA-E 基因:其产物低水平表达于全身细胞,但高表达在羊膜和滋养层细胞表面。HLA-E 分子可提呈抗原,可与 NK 细胞抑制性受体 CD94/NKG2A 相互作用,调节 NK 细胞的杀伤活性,可能在维持母胎耐受中发挥作用。

(2) HLA-G 基因:其产物主要分布于母胎组织接触界面的滋养细胞,可与杀伤细胞的抑制性受体结合,发挥抑制效应。一般认为 HLA-G 在维持母胎耐受中具有重要作用。

(3) MHC Ⅰ类链相关基因(MHC class I chain-related,MIC):具有高度的多态性,其中仅 MIC-A 和 B 可编码功能性产物,MIC-C、D、E 均为假基因。MIC-A 和 MIC-B 的编码产物与经典 HLA Ⅰ类分子具有 18%~30% 同源性,主要表达于肠黏膜上皮细胞,不与 β2m 和 CD8 分子结合,也不结合抗原肽。其相应受体为表达于 NK 细胞和 CD8$^+$ T 细胞表面的激活性受体 NKG2D。目前认为,MIC 分子参与细胞毒作用。

2. 抗原加工提呈相关基因 位于 HLA Ⅱ类基因区域,编码相应异二聚体分子。包括以下几种:

(1) 蛋白酶体 β 亚单位(proteasome subunit beta type,PSMB)基因:又称低分子量多肽(low molecular weight polypeptide,LMP)基因、蛋白酶体相关基因(proteosome related gene),包括 PSMB8 和 PSMB9(即 LMP2/LMP7)两个基因座位,编码产物参与内源性抗原的处理。

(2) 抗原加工相关转运体(transporter associated with antigen processing,TAP)基因:由 TAP1,TAP2 两个基因座位组成,编码的蛋白与内源性抗原肽的转运、提呈有关。

(3) HLA-DM 基因:包括 DMA 和 DMB 基因座位,编码产物参与外源性抗原加工处理,帮助溶酶体中的抗原肽进入 MHC Ⅱ类分子的抗原结合槽。

(4) HLA-DO 基因:包括 DOA 和 DOB 基因座位,编码产物共同组成 HLA-DO 分子的 α 链和 β 链。DO 分子能与 DM 稳定结合,参与对 DM 功能的负调节。

(5) TAP 相关蛋白基因:该基因编码的产物称 TAP 相关蛋白(TAP associated protein,又称 tapa-sin),参与内源性抗原的加工提呈,主要对 HLA Ⅰ类分子在内质网中的装配发挥作用。

3. 血清补体成分编码基因 位于 HLA Ⅲ类基因区域,包括 C2、C2 与 B 因子的基因。其产物参与补体激活途径。

4. 炎症相关基因 在 HLA Ⅲ类基因区靠近 Ⅰ类基因一侧,Ⅲ类基因是人类基因组中密度最大的区域。

(1) 肿瘤坏死因子基因家族:包括 TNF-α 和 TNF-β 基因。其产物参与炎症、抗病毒和抗肿瘤等。

(2) 转录调节基因或类转录基因家族:包括 IκBL 基因,产物参与调节 DNA 结合蛋白 NF-κβ 的活性。

(3) 热休克蛋白基因家族:其产物热休克蛋白 70(heat shock protein,HSP70)参与炎症和应激反应,辅助内源性抗原的加工提呈。

第二节　MHC 的遗传特征

一、多基因性

多基因性(polygeny)指复合体由多个位置相邻的基因座位所组成。如 HLA 复合体含多个不同 HLA Ⅰ类和Ⅱ类基因,其编码产物具有相似的结构和功能(例如 HLA-A、B 和 C 基因均编码Ⅰ类分子)。其含义为:每一个体的细胞表面均表达一组 HLA 分子,各具不同的抗原结合特性。

二、高度多态性

多态性(polymorphism)是在随机婚配的群体中,染色体上同一基因座具有两个以上等位基因,即可能编码两种以上产物,且变异型在群体中的基因频率大于 1%。HLA 复合体的多态性是群体的概念,指群体中不同个体的各基因座位上等位基因的变化,反映群体中不同个体 MHC 等位基因拥有的状态不同。必须强调的是,前文所提及的多基因性是指同一个体中 HLA 复合体在基因座位数量上的多样性;而多态性则指群体中 HLA 复合体各基因座位的等位基因(及其产物)在数量上的多样性。HLA 复合体是迄今已知人体最复杂的基因系统,具有高度多态性。至 2010 年 7 月,HLA 复合体各基因座位总共已发现 5302 个等位基因(表 8-2)。

表 8-2　已鉴定的经典 HLA 基因的等位基因数和蛋白表型(2010 年 7 月)

基因型别	A	B	C	DRA	DRB	DQA1	DQB1	DPA1	DPB1
等位基因	1,193	1,800	829	3	902	35	112	28	141
蛋白表型	891	1,419	623	2	690	26	82	16	123

资料来源:http://www.ebi.ac.uk/imgt/hla/stats.html

自 20 世纪 90 年代初起,HLA 分型从传统的鉴定 HLA 抗原特异性发展为直接检测各等位基因,从而极大促进了 HLA 的研究和应用。近年对 HLA 基因和等位基因进行了统一命名:星号(＊)前为基因座位,星号后为等位基因,等位基因可分为若干主型,主型又分为不同亚型,星号后数字的前两位表示主型,后两位表示亚型。例如:HLA-A＊0103 代表 HLA-A 基因座位第 1 主型第 3 亚型;HLA-DRB1＊1102 代表 HLA-DRB1 基因座位第 11 主型第 2 亚型。主型命名是以该等位基因产物的型别(即血清学检出的抗原特异性)为基础。

HLA 多态性的遗传学基础:①复等位基因(multiple allele),位于同源染色体上对应位置的一对基因称为等位基因(allele)。由于群体中出现的突变,同一座位所可能出现的基因系列称为复等位基因。HLA 复合体的每一座位均存在为数众多的复等位基因,这是 HLA 高度多态性的主要表现。已鉴定的经典 HLA 基因的复等位基因数参见表 8-2,若各座位基因为随机组合,群体中可能出现的 HLA 基因型别可达 $10^{8\sim10}$ 个。②共显性(codominance),一对等位基因同为显性表达,此为共显性。即在杂合状态下,同源染色体上的等位基因均表达相应产物。因此极大增加了人群中 HLA 表型的多态性。

HLA 多态性的生物学意义:特定 HLA 等位基因产物对提呈抗原具有一定的选择性。即不同 MHC 等位基因产物可以提呈结构不同的抗原肽,并诱发出特异性和强度不同的免疫应答,从而极大扩展了物种的应变能力。这可能是高等动物抵御不利环境因素的一种适应性表现,有利于维持种群生存与延续。但另一方面,HLA 高度多态性也给人类器官移植中选择组织型别合适的供者造成很大困难。

三、单元型遗传

HLA 复合体是紧密连锁的,这些连锁在一条染色体上的等位基因很少发生同源染色体间的交换,从而构成一个单元型。**单元型**(haplotype)指同一条染色体上紧密连锁的 HLA 各位点等位基因的组合。在遗传过程中,HLA 单元型作为一个完整的遗传单位由亲代传给子代。因此,子女的 HLA 基因型中,一个单元型与父亲相同,另一个单元型与母亲相同。例如父亲的 HLA 单元型为 a 和 b,母亲的是 c 和 d,则其子女可出现 ac、bc、ad 和 bd 4 种基因型(genotype)(图 8-2)。这样,亲代与子代之间有一个单元型是相同的。同胞之间,HLA 基因型完全相同的几率为 25%,完全不相同的几率亦为 25%,一个单元型相同的几率为 50%。这就是为什么在进行器官移植时首先从直系亲属中选择供体及 HLA 分型应用于亲子鉴定的原因。

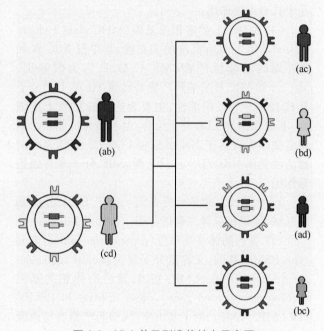

图 8-2　HLA 单元型遗传特点示意图

HLA 表型、基因型与单元型的概念:某一个体 HLA 抗原特异性型别称为表型(phenotype);HLA 基因在体细胞两条染色体上的组合称为基因型;HLA 基因在同一条染色体上的组合称为单元型(表 8-3)。

表 8-3　HLA 的表型、基因型与单元型

个体	甲		乙		丙	
	A1 | | A2		A1 | | A1		A1 | | A1	
	B8 | | B12		B8 | | B12		B8 | | B8	
表型(phenotype)	HLA-A1、2;B8、12		HLA-A1:B8、12		HLA-A1、B8	
基因型(genotype)	HLA-A1、A2		HLA-A1、A1		HLA-A1、A1	
	HLA-B8、B12		HLA-B8、B12		HLA-B8、B8	
单元型(haplotype)	HLA-A1、B8/A2、B12		HLA-A1、B8/A1、B12		HLA-A1、B8/A1、B8	

四、连锁不平衡

基因频率指群体中某一等位基因的数目占该座位各等位基因数目总和的比例。HLA 复合体各等位基因均有其各自的基因频率。随机婚配的群体中,在无新突变和自然选择的情况下,基因频率可代代维持不变。由于 HLA 复合体组合的多基因性,若各座位的等位基因随机组合构成单元型,则某一单元型型别的出现频率应等于组成该单元型各基因频率的乘积。但实际上,HLA各基因并非完全随机地组成单元型。例如,在北欧白人中HLA-A1和HLA-B8基因频率分别为0.17和0.11。若随机组合,则A1-B8单元型的预期频率应为0.17×0.11=0.019。但实际测得的A1-B8单元型频率是0.088。此即**连锁不平衡**(linkage disequilibrium),意指某些基因比其他基因能更多或更少地连锁在一起,其产生机制尚不清楚。HLA复合体中已发现有50余对等位基因显示连锁不平衡,对于特定组合的单元型的分析检测比分析单一等位基因的频率,更有利于从无血缘关系的人群中寻找匹配的移植物。

第三节　MHC分子的分布、结构及与抗原肽的相互作用

人类经典的MHC Ⅰ类和Ⅱ类基因的编码产物分别称为HLA Ⅰ类分子(Ⅰ类抗原)和HLA Ⅱ类分子(Ⅱ类抗原),在免疫应答(提呈抗原,激活T细胞,详见第十二、十三章)中起着重要作用。

一、MHC分子的分布

1. MHC Ⅰ类分子的分布　MHC Ⅰ类分子广泛分布在体内多种有核细胞表面,包括血小板和网织红细胞。成熟的红细胞一般不表达MHC抗原,但某些特殊血型的红细胞也能检出Ⅰ类抗原。不同组织细胞表达Ⅰ类抗原的密度各异:外周血白细胞和淋巴结、脾脏淋巴细胞Ⅰ类抗原表达水平最高;其次为肝、肾、皮肤、主动脉和肌肉细胞;神经细胞和成熟的滋养层细胞不表达Ⅰ类抗原。MHC Ⅰ类分子参与对内源性抗原肽的加工、处理和提呈,故其广泛分布具有重要生物学意义(表8-4)。

2. MHC Ⅱ类分子的分布　MHC Ⅱ类分子分布不如Ⅰ类分子广泛,主要表达于APC(如B细胞、单核/巨噬细胞、树突状细胞)、激活的T细胞等表面。另外,内皮细胞和某些组织的上皮细胞也可诱导性表达MHC Ⅱ类抗原。由于MHC Ⅱ类分子主要参与对外源性抗原的加工、处理和提呈,而此功能主要由APC承担,其他体细胞并不参与。故MHC Ⅱ类分子主要表达于APC,不失为一种经济有效的表达模式(表8-4)。

此外,分布在细胞表面的MHC Ⅰ、Ⅱ类分子,也可以可溶性形式出现在血清、尿液、唾液、精液及乳汁中。

二、MHC分子的结构

1. MHC Ⅰ类分子的结构　HLA Ⅰ类分子是由Ⅰ类基因编码的α链与第15号染色体编码的$\beta 2m$非共价结合的糖蛋白。

α链由胞外区、跨膜区和胞内区组成(图8-3)。胞外区可进一步分为α1、α2和α3三个功能区,通过氨基酸顺序的分析比较发现,氨基酸的变化主要发生在远膜端的α1、α2结构域(多态性残基区),功能研究发现这两个结构域正是**肽结合槽**(peptide binding cleft)。肽结合槽为HLA Ⅰ类分子与抗原肽结合的部位,同时也是Ⅰ类分子被CTL的TCR识别部位。肽结合槽由2个α螺旋和一个β片层结构组成(图8-4),长约2.5nm,宽1nm,深1.1nm,其大小与形状适合于已处理的内源性抗原片段,约容纳8~10个氨基酸残基。Ⅰ类分子的多态性(即不同HLA分子的结构差异)主要位于该区域,并因此决定不同HLA Ⅰ类分子所能结合并提呈的抗原肽(及亲和力)存在差异。α3功能区为T细胞CD8分子的识别部位。跨膜区排列成α螺旋,跨越脂质双分子层,将肽链固定于胞膜。胞内区的氨基酸被磷酸化后有利于细胞外信息向胞内传递。

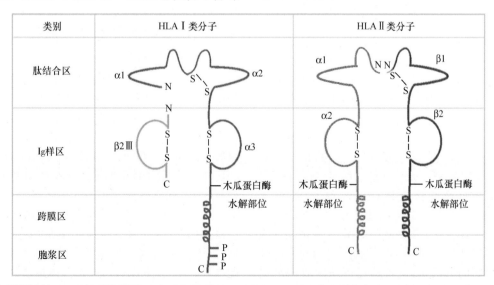

类别	HLA Ⅰ类分子	HLA Ⅱ类分子
肽结合区	α1　α2	α1　β1
Ig样区	β2Ⅲ　α3	α2　β2
跨膜区	木瓜蛋白酶水解部位	木瓜蛋白酶水解部位
胞浆区		

图8-3　HLA Ⅰ类(左)、HLA Ⅱ类(右)分子结构示意图

β2m 无同种特异性,与 α3 功能区以非共价键连接,有助于Ⅰ类抗原的表达和稳定性,两者均属于免疫球蛋白超家族(immunoglobulin superfamily,IgSF)结构域,很少变异,又被称为免疫球蛋白样区。

2. MHC Ⅱ类分子的结构 HLA-DP、DQ、DR 等Ⅱ类分子是由Ⅱ类基因编码的 α 链(35kD)和 β 链(28kD)非共价连接的异源二聚体。α 链和 β 链均为跨膜肽链,由胞外区、跨膜区和胞内区组成。胞外区各含两个功能区 α1、α2 和 β1、β2,其中 α1 和 β1 区构

成肽结合槽(图 8-3),具有多态性。与Ⅱ类分子相比,Ⅱ类分子肽结合槽的显著特征是其两端更为开放,可容纳 13 个或更多氨基酸残基(图 8-4)。Ⅱ类分子多态性残基主要集中于 α1 和 β1,HLA Ⅱ类基因的多态性决定其肽结合槽的生化特点,也决定了 HLA Ⅱ类分子与抗原肽结合以及被 T 细胞识别的选择性和亲和力。α2、β2 区具有 Ig 样结构,β2 为 T 细胞 CD4 分子的识别部位。跨膜区将肽链固定于胞膜。胞内区可能参与信息传递。

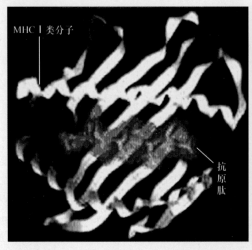
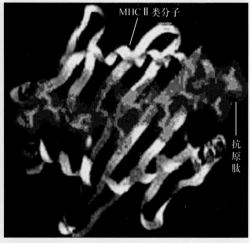

图 8-4　MHC Ⅰ类分子和 MHC Ⅱ类分子肽结合槽示意图

表 8-4　HLA Ⅰ类和Ⅱ类抗原的结构、组织分布和功能特点

HLA 类别	分子结构	抗原槽肽链组成	组织分布	功能		
				识别提呈 Ag	结合辅助受体	识别限制
Ⅰ类 A,B,C	α 链+β2m	α1+α2	所有有核细胞表面	内源性 Ag	CD8	CTL
Ⅱ类 DP,DQ,DR	α 链+β 链	α1+β1	APC、活化的 T 等	外源性 Ag	CD4	Th

三、MHC 分子和抗原肽相互作用

1987 年 Bjorkman 等借助 X 线晶体衍射技术弄清了 HLA-A2 分子的立体结构。其后,其他 HLA Ⅰ、Ⅱ类分子结构的研究也取得进展,从而对 HLA 分子的生物学功能提供了较确切解释。MHC Ⅰ类分子抗原结合槽两端封闭,接纳抗原肽的长度一般为 8～10 个氨基酸残基,MHC Ⅱ类分子的肽结合槽两端开放,可容纳含 13～25 个残基(或更长)的肽段,但结合后通常被酶解为含 13～17 个氨基酸残基的肽段。MHC 分子与抗原肽结合具有高亲和力,保证了 MHC 分子可有效提呈抗原,也使抗原肽-MHC(peptide-MHC,pMHC)复合物具有稳定性,才有可能从胞膜上分离和纯化肽-MHC,并对其进行结构和顺序分析。目前常用的方法是:从特定建系细胞表面沉淀肽-MHC,用酸洗脱其中所结合的肽段,通过分离和纯化,对肽段测序。通过深入研究,现已揭示若干规律性的结果,并由此阐明了某些免疫学现象的本质。

(一) MHC 分子和抗原肽相互作用的分子基础

对从 MHC 分子抗原结合槽中洗脱下来的各种抗原肽的一级结构进行分析,发现抗原肽都带有两个或两个以上与 MHC 抗原结合槽相结合的特定部位,称为锚定位(锚着位),该位置的氨基酸残基被称为**锚定残基**或**锚着残基**(anchor residue)(图 8-5)。同时发现,能够和同一型别 MHC 分子结合的不同抗原肽,其锚定位和锚定残基往往相同或相似。如:进入小鼠 H-2K^d 分子凹槽中的 9 肽,都有两个由特定残基组成的锚定位,其第 2 位皆为酪氨酸(Y);构成第 9 位锚定残基的氨基酸虽不尽相同,但其中的缬氨酸(V)、异亮氨酸(I)、亮氨酸(L)同属疏水氨基酸。这表明:H-2K^d 分子所接纳的抗原肽均有一个特征性的共同基序(consensus motif),即 x-Y-x-x-x-x-x-V/L(Y 和 V/L 为锚定残基,x 代表任意性氨基酸残基)。如图 8-6 所示,进入Ⅱ类分子抗原结合槽的抗原肽较长(13~17 个氨基酸残基),但其中都有对应于Ⅰ类分子的 9 肽结构(核心基序)。各种抗原肽均借助特定的锚定位和锚定残基与不同的 HLA 等位基因分子结合。而相对于Ⅰ类分子来说,Ⅱ类分子格局较为复杂,一是锚定位的数量较多,二是组成锚定残基的氨基酸种类变化很大。

(二) 抗原肽和 MHC 分子相互作用的特点

1. MHC 分子与抗原肽结合的相对选择性 研究结果表明,与不同型别 MHC 分子结合的抗原肽其共同基序各异,在这个意义上讲,两者的结合具有一定的专一性。换而言之,不同的 MHC 分子选择性与某些抗原肽结合,故不同 MHC 等位基因产物有可能提呈同一抗原的不同表位,造成不同个体(带有不同 MHC 等位基因)对同一抗原的应答在强度上可出现差异。这实际上是 MHC 以其多态性参与和调控免疫应答的一种重要机制。

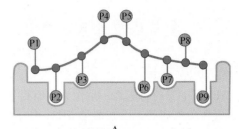
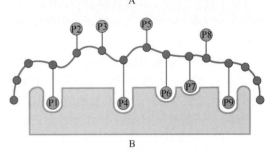

图 8-5 抗原肽与 MHC 的Ⅰ类分子(A)和Ⅱ分子(B)的结合及相应的锚定位

等位基因	抗原肽氨基酸残基组成	残基数	抗原肽来源
HLA-A*0201 (Ⅰ类分子)	1 2 3 4 5 6 7 8 9		
	S L L P A I V E L	9	蛋白磷酸酶389-397
	T L W V D P Y E V	9	BCTI蛋白103-111
	L L L D V P I A A V	10	IP-30信号肽27-35
	Y M N G T M S Q L	9	酪氨酸激酶369-377
	M L L A L L Y C L	9	酪氨酸激酶1-9
	A L W L F F G V L	9	黑色素瘤抗原
HLA-DRB1*0405 (Ⅱ类分子)	K E L K I D I I P N P Q F R	14	热休克蛋白68-81
	A P N T P K T I D S W R D	13	Ras相关蛋白86-98
	Y L L T T T E F T P T E K D	14	β2微球蛋白83-96
	D P I L Y R P V A V A L D T K G P	17	PKM2 101-117
	K K V V V Y S L K L D T A Y D	15	组织蛋白酶C62-76

● 核心序列残基(锚着位); □ 核心序列残基(非锚着位); ▨ 非核心序列残基

图 8-6 各种天然抗原肽借助特定锚定残基与不同的 HLA 等位基因分子结合

2. MHC 分子与抗原肽结合的包容性(flexibility) MHC 分子与抗原肽的结合无严格的专一性,即不是一对一的关系,而是一种 MHC 分子可结合一群带有特定共同基序的肽段,此为包容性。这种包容性体现在不同层次:①组成共同基序的"x"氨基酸的顺序和结构可以改变;②特定 MHC 分子所"选择"的锚定残基不止一种氨基酸,以至多种抗原肽段可"符合"特定共同基序的条件;③不同 MHC 分子所接纳的抗原肽,可拥有相似的共同基序。如在 HLAⅠ类分子中已鉴定出 A2、A3、B7、B44 四个家族,又称为 HLA 超型(supertype,表 8-5)。同一家族成员(为不同等位基因编码产物)可结合拥有相似共同基序的抗原肽。换言之,能够被某一 HLAⅠ类分子提呈的抗原肽,也可被同一家族的其他等位基因产物所识别和提呈。这一点对设计并应用多肽疫苗或 T 细胞疫苗进行免疫学防治提供了重要理论基础,也为拓宽器官移植供者

的选择范围提供了重要线索。

表 8-5 HLAⅠ类分子超型

超型	家族成员
A2	A*0201,A*0202,A*0203,A*0204,A*0205,A*0206,A*0207,A*6802,A*6901
A3	A*03,A*11,A*3101,A*3301,A*6801
B7	B*0702,B*3501,B*3502,B*3503,B*51,B*5301,B*5401
B44	B*1801,B*4001,B*4002,B*4402,B*4403,B*4501

第四节 MHC 的生物学功能

MHC 抗原(分子)最初是作为同种抗原诱发移植排斥反应而被发现的,但很快就认识到它在调节免疫应答和某些疾病的易感性中起重要作用。

一、参与适应性免疫应答

(一) 抗原提呈

MHC最主要的功能之一是作为抗原提呈分子，参与适应性免疫应答。已知两类MHC分子所提呈的抗原有不同的特点。外源性抗原由MHC Ⅱ类分子结合成抗原肽-MHC Ⅱ类分子复合物运送到细胞表面供CD4$^+$ T细胞识别。内源性抗原与新合成的MHC Ⅰ类分子结合成抗原肽-MHC Ⅰ类分子复合物，经高尔基体转运到细胞表面，供CD8$^+$ T细胞识别(详见第十二章)，从而实现T细胞的TCR对抗原肽和MHC分子的双识别(图8-7，详见第十三章)。

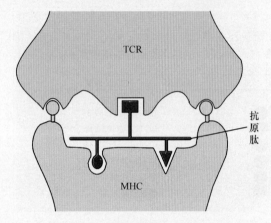

图8-7　TCR识别抗原肽-MHC复合物

(二) 控制免疫细胞之间的相互作用

T细胞通常不能识别天然抗原，而是识别由APC提呈的抗原肽-MHC分子复合物，因而MHC分子对T细胞有"限制"作用。MHC限制性(MHC restriction)指T细胞上的TCR必须同时识别抗原肽和与之结合的MHC分子，即TCR不仅识别特异性抗原肽，同时须识别MHC分子的多态性氨基酸残基(即肽结合槽)，T细胞才能被激活。CD8$^+$ T细胞的TCR必须同时识别靶细胞表面的内源性多肽和Ⅰ类分子的肽结合槽，此即MHC Ⅰ类分子限制性；CD4$^+$ T细胞的TCR必须同时识别APC表面的外源性多肽和Ⅱ类分子的肽结合槽，此即MHC Ⅱ类分子限制性。

(三) 参与免疫应答的遗传控制

机体对某种抗原物质是否产生应答以及应答的强弱是受遗传控制的。目前认为，不同个体所具有的高度多态性的MHC，可能控制着对特异性抗原应答的能力。群体中不同个体所携带的MHC不同，编码产生的MHC分子抗原结合槽不同，决定了对特定抗原的提呈能力及诱导的免疫应答效应各异。如某个体的MHC分子与抗原表位的结合具有高度亲和力，则该个体对此抗原的免疫刺激呈高应答；相反，则呈低应答。这种现象的群体效应是赋予物种极大的适应能力，推动生命的进化。

(四) 参与T细胞分化过程

未成熟的T细胞在胸腺中发育为成熟T细胞的过程中，伴随着一系列表面标志的变化。MHC分子对T细胞的分化发育起着重要作用，未成熟T细胞必须与表达MHC Ⅰ类或Ⅱ类抗原的胸腺上皮细胞接触才能分别分化成CD8$^+$ T或CD4$^+$ T细胞(详见第九章)。

二、参与固有性免疫应答

MHC中的部分免疫功能相关基因参与非特异性免疫应答的调控。主要有以下三个方面的表现：①经典的Ⅲ类基因编码的补体，参与补体的活化；②非经典的Ⅰ类基因和MIC基因产物可作为配体，以不同的亲和力结合NK细胞抑制性和激活性受体，从而调节NK杀伤细胞的活性；③炎症相关基因产物参与启动和调控炎症反应，并可在应激反应中发挥作用。

第五节　HLA与临床医学

一、HLA与器官移植

器官移植物存活率的高低与供者和受者之间组织配型有重要关系。为了提高器官移植的成功率，必须尽量选择比较理想的供者，即ABO血型相同、HLA抗原尽可能相近的供者。其中HLA等位基因的匹配程度起关键作用，因此在移植前须对供、受者进行HLA分型及交叉配型。在肾脏移植中，各HLA座位配合的重要性依次为HLA-DR、HLA-B、HLA-A。在骨髓移植中，为预防移植物抗宿主病，一般选择HLA全相同者作为供者。

由于HLA具有高度多态性，在无关人群中寻找HLA匹配的供者十分困难。因此我国和一些国家建立了造血干细胞库和脐血库，为许多患者寻找到了HLA匹配的供者。

二、HLA分子的异常表达和临床疾病

某些传染性疾病、免疫性疾病、造血系统疾病和肿瘤等均可影响细胞表面HLA抗原表达。例如：AIDS患者单核细胞HLA Ⅱ类抗原表达明显减少；某些人体肿瘤或肿瘤细胞系其HLA Ⅰ类抗原表达缺失或减少，这可能与肿瘤细胞逃脱免疫监视有关，因为MHC Ⅰ分子表达缺失的肿瘤细胞不能被CTL所识别和攻击，从而导致肿瘤的免疫逃逸(immune escape)；某些自身免疫病的靶器官可异常表达HLA Ⅱ类抗原，

这可能和它们促进免疫细胞的过度活化有关。

三、HLA 和疾病关联

所谓关联(association)是指两个遗传学性状在群体中同时呈现非随机分布。通过群体调查发现,某些疾病与特定 HLA 抗原型别呈非随机分布,最典型的例子是,北美白人强直性脊柱炎患者有 91% 以上携带 HLA-B27 抗原。迄今,记录在案和 HLA 关联的疾病达 500 余种,大多是发病机制不明并伴有免疫功能异常和有遗传倾向的疾病(表 8-6)。因此,分析 HLA 与疾病的相关性不仅有助于某些疾病的诊断,而且对了解 HLA 在某些疾病的发病机制中的作用有重要意义。HLA 抗原与某一疾病的关联程度可采用**相对危险率**(relative risk,RR)进行评估,表示携带某种 HLA 抗原型别的个体与无此种抗原的个体患某种疾病危险性的比值。其计算公式为:$RR = P^+ \times C^- / P^- \times C^+$。式中 P^+ 代表具有某种抗原的病人数;C^- 代表不带此抗原的对照组人数;P^- 代表不带此抗原的病人数;C^+ 代表具有此抗原的对照组人数。若 $RR > 1$,认为此病与某种 HLA 抗原型别有关联;RR 值越大,表示携带此抗原者患某病的危险性越大;若 $RR < 1$,表示携带某抗原者对某病有抵抗性。

HLA 与疾病关联这一现象对认识 HLA 功能提供了重要的基础性资料。关于 HLA 与疾病关联的机制尚未完全清楚,研究 HLA 与疾病关联不仅有助于阐明 HLA 在免疫应答中的作用和疾病发生机制,而且可能有助于某些疾病的辅助诊断、疾病的预测、分类以及预后判断。

四、HLA 与亲子鉴定和法医学

由于 HLA 复合体的高度多态性和多基因性,每个个体的 HLA 复合体可被视为个体特异性的终生遗传标记。在无亲缘关系的人群中,HLA 的基因型和表现型完全相同的几率极低,且家庭内 HLA 以单元型方式遗传,因而,HLA 基因型和/或表现型的检测,已成为法医学上的个体识别(如犯罪血渍鉴定、死亡者的"验明正身")和亲子鉴定的重要手段。另外,不同的人种或民族具有不同的 HLA 特征,对研究人类学提供了重要的依据。

表 8-6　HLA 和疾病的相关性

疾病	HLA 抗原型别	相对危险率(RR)
强直性脊柱炎	Ⅰ类 B27	>100
青少年类风湿关节炎	B27	24
Reiter 病	B27	30~50
牛皮癣性关节炎	B17	6
	Cw6	9
Behcet 综合征	B51	10~15
发作性睡眠	Ⅱ类 DR2	20
寻常天疱疮	DR4	24
Ⅰ型糖尿病	DR3/DR4	20
多发性硬化症	DR2	4
全身性红斑狼疮	Ⅲ类 C4AQO	6
全身性硬化症	C4BO	11
	C4AQO	9

案例 8-2 分析讨论:

进行造血干细胞移植的首要条件是要有合适的供者,要尽量选择 HLA 配型完全相合的供者。HLA 不符的程度越高,造血干细胞植入成功的机会就越低,长期生存率也越低。

由于 HLA 的多态性,在无关供者完全相合的概率只有几万甚至几十万分之一。而根据单元型遗传规律,子女从父母处各得到一个 HLA 单元型,所以在同胞间只有四种可能存在的 HLA 形式,在同胞间找到 HLA 配型完全相同供者的概率为 25%,远远大于无血缘关系者。

近年来认为只要人类白细胞抗原系统相合,ABO 血型不合也可行异基因造血干细胞移植。但为了避免 ABO 血型不合引起输血反应,需要对供者或受者的红细胞、血浆进行相应处理。

(韩　梅)

第九章 免疫细胞的分化与发育
Chapter 9 Differentiation and Development of Immunocytes

案例 9-1：   造血干细胞移植

患者,男,40 岁,肾癌晚期双肺广泛、弥散性转移,自感胸闷,气短,呼吸困难,发展到不能平卧,晚上常常被憋醒。到医院肿瘤科求治。X 片显示,患者双肺多处广泛、弥散性转移,最大病灶达 7cm。经过化疗、生物治疗等均没有效果,且病灶进行性增大。专家会诊认为属晚期肾癌转移,最多有 2 个月的生存时间。经过检查,其妹妹的主要组织相容性抗原同患者相吻合,可做供体。在充分预处理的基础上,将其妹妹的造血干细胞植入李某的体内。16 天后检验结果显示,患者白细胞已上升到 $5.4×10^9/L$,骨髓象增生活跃,血液中的淋巴细胞染色体已由 XY 变为 XX,表明其妹妹的造血干细胞已经植入并替代了患者的造血细胞。在此基础上分两次将供体淋巴细胞输入患者体内,激发移植物抗肿瘤效应,杀灭患者体内的肿瘤细胞。经过 3 个月的精心治疗,闯过了出血、感染、移植物抗宿主病等道道难关,患者临床症状逐步缓解,肺部转移病灶消失或明显缩小。原来坐着喘气都非常困难,现在上下 4 层楼行走自如,生活质量明显提高。

问题:
1. 选择供体时,为何要检测组织相容性抗原?
2. 输入的供体淋巴细胞杀灭患者体内的肿瘤细胞的可能机制是什么?

第一节 造血干细胞的分化与发育

造血干细胞(hemopoietic stem cell, HSC)是存在于造血组织中的一群原始造血细胞,具有自我增殖和分化功能,是各种血细胞的共同祖先,可增殖分化产生多种功能不同的血细胞,故又被称为多能造血干细胞(pluripotent hematopoietic stem cell, PHSC)。

一、造血干细胞的起源

造血干细胞在人胚胎第 2 周时可出现于卵黄囊,第 4 周开始转移至胚肝,妊娠 5 个月后,骨髓开始造血,出生后骨髓成为造血干细胞的主要来源。成年人造血干细胞主要分布于红骨髓、脾脏及淋巴结,其中以红骨髓最重要,外周血和脐带血中也含有一定数量的造血干细胞。

二、造血干细胞的主要表面标志

CD34 和 CD117(Kit)是人造血干细胞的主要表面标志。CD34 是原始造血细胞的一种重要特征性表面标志,$CD34^+$细胞占骨髓细胞的 $1\%\sim4\%$,另从胎肝或脐血中也可分离出 $CD34^+$ 细胞。随着造血干细胞的分化成熟,CD34 表达水平逐渐下降,成熟血细胞不表达 CD34;CD117 即干细胞因子受体(stem cell factor receptor, SCFR),属于酪氨酸激酶结构的生长因子受体,其胞膜外区结构属 IgSF。$CD117^+$ 细胞占骨髓细胞的 $1\%\sim4\%$,$50\%\sim70\%$ 的 $CD117^+$ 骨髓细胞表达 CD34,约 $60\%\sim75\%$ 的 $CD34^+$ HSC 同时表达 CD117。干细胞因子(stem cell factor, SCF)通过与 CD117 结合发挥促进 HSC 增殖分化的作用。在早期的造血细胞表面,CD117 密度较低,随着分化发育而密度逐渐增加,至祖细胞阶段 CD117 密度达最高,而随着向终末成熟血细胞分化,CD117 表达又逐渐下降。

三、造血干细胞的分化

骨髓、胸腺造血微环境是造血干细胞分化发育的必要条件,主要通过以下机制维持造血干细胞的自我更新和分化:①分泌激素、细胞因子或其他介质,如胸腺基质细胞可分泌胸腺激素和多种细胞因子,其中 IL-7 是胸腺中 T 细胞成熟的重要条件;骨髓基质细胞分泌的 IL-7 是诱导祖 B 细胞分化的关键细胞因子;骨髓和胸腺基质细胞还可分泌多种集落刺激因子,刺激不同谱系、不同发育阶段细胞的生长和分化;②造血微环境基质细胞通过黏附分子与细胞外基质相互作用,为干细胞及其分化的血细胞提供必要的信号;③胸腺上皮细胞表达 MHC I 类和 II 类分子,参与 T 细胞在胸腺成熟过程中的阳性选择和阴性选择。

多能造血干细胞首先分化为定向干细胞,包括淋巴样干细胞(lymphoid stem cell)和髓样干细胞(myeloid stem cell)。淋巴样干细胞继续分化为 T 淋巴细胞、B 淋巴细胞和自然杀伤细胞;髓样干细胞继续分化成熟为粒细胞系、红细胞系、巨核细胞系和单核-吞噬细胞系潜能的集落形成单位(colony-forming unit-granulocyte/erythroid/macrophage/megakaryocyte,CFU-GEMM),后者可分别分化为中性粒细胞、红细胞、血小板、嗜酸粒细胞、嗜碱粒细胞和单核-吞噬细胞。造血干细胞及其分化见图(9-1)。

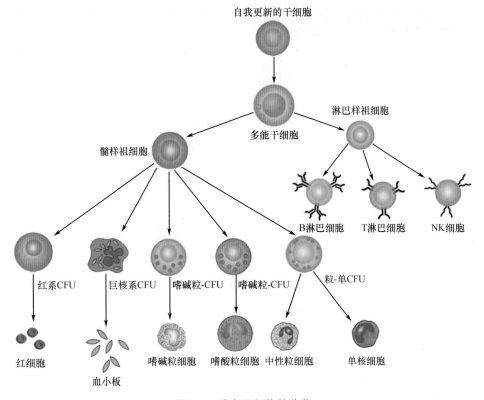

图 9-1 造血干细胞的分化

(一) CFU-GEMM 干细胞及其分化

1. 红系 红细胞生成素(erythropoietin,EPO)是参与红系干细胞分化的最重要生长因子。体外在 EPO 和 SCF 存在的条件下,髓样干细胞可形成由许多细胞组成、形如爆火花样的集落,称为爆发样红系前体形成单位(burst forming unit-erythroid precursor,BFU-E),进一步分化为可形成细胞数较少的红细胞集落形成单位(colony forming unit-erythrocyte,CFU-E)。

2. 髓系 CFU-GEMM 在 GM-CSF、SCF 和 IL-3 等生长因子刺激下,可进一步分化为粒细胞和单核细胞共同前体集落形成单位(colony forming unit-common precursor of granulocyte and monocyte,CFU-GM)。后者在 G-CSF/GM-CSF 或 M-CSF/GM-CSF 诱导下,可分别分化为中性粒细胞和单核-吞噬细胞两个不同谱系。

3. 嗜酸粒细胞 CFU-GEMM 在 GM-CSF、IL-5 和 IL-3 诱导下,可分化为嗜酸粒细胞集落形成单位(colony-forming unit-eosinophil,CFU-Eos),进而分化成熟为嗜酸粒细胞。

4. 嗜碱粒细胞 CFU-GEMM 在 IL-5、TGF-β 诱导下,可分化为嗜碱粒细胞集落形成单位(colony-forming unit-basophil,CFU-Baso);在 IL-3 和 IL-4 存在下,可进一步分化成熟为嗜碱粒细胞。

5. 巨核细胞系 血小板生成素(Thrombopoietin,TPO)是参与巨核细胞/血小板谱系分化的关键造血生长因子。髓样干细胞在 TPO 和其他造血生长因子存在下,体外可形成巨核细胞集落形成单位(colony forming unit-megakaryocyte,CFU-Meg)。

(二) 淋巴样干细胞及其分化

1. T 细胞谱系 T 细胞在胸腺中发育成熟,并在此过程中获得功能性 TCR 表达、MHC 限制性以及自身耐受。

2. B 细胞谱系 B 细胞在骨髓中发育成熟,经历祖 B 细胞(progenitor B cell,pro-B)、前 B 细胞(precursor B cell,pre-B)、未成熟 B 细胞和成熟 B 细胞等阶段。B 细胞发育过程即是功能性 BCR 表达和自身免疫耐受形成的过程。

3. NK 细胞 骨髓是 NK 细胞分化、发育的主要场所,IL-15 在 NK 细胞发育和分化中起重要作用。

在体外，IL-15 可促进人 CD34+ 祖细胞向 NK 细胞分化。

第二节　T 淋巴细胞分化与发育

T 淋巴细胞(T lymphocyte)来源于骨髓的淋巴样干细胞，淋巴样前体细胞进入胸腺之初被称为前胸腺细胞，其尚未表达 T 细胞特征性表面标志。胸腺是 T 细胞分化、发育的场所。在胸腺中分化发育的 T 细胞统称为胸腺细胞(thymocyte)。前胸腺细胞在胸腺微环境中胸腺基质细胞及其所分泌细胞因子和胸腺激素作用下，逐渐分化为成熟的 T 细胞。在此过程中，T 细胞获得功能性 TCR，表达成熟 T 细胞的表型(如 CD4、CD8 等)，并获得 MHC 限制性识别能力和自身耐受性。本节简介 TCRαβ T 细胞在胸腺内分化发育的基本过程(图 9-2)。

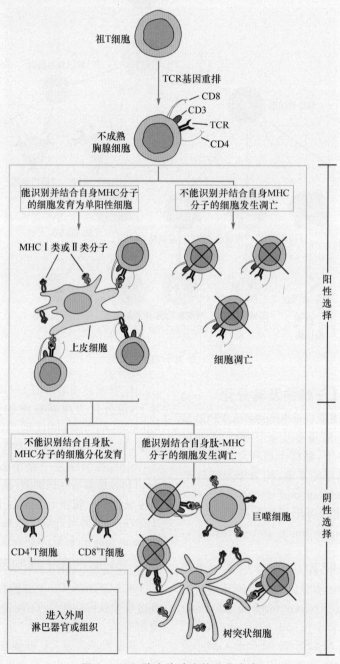

图 9-2　T 细胞在胸腺中的分化发育

一、T 淋巴细胞发育的阳性选择

早期胸腺细胞位于胸腺皮质，其表型为 CD2+、CD5+、CD4−、CD8−，又称为双阴性细胞(double negative cell，DN)。随着胸腺细胞逐渐向皮质深层迁移，双阴性细胞先后发生 TCR β 基因和 TCR α 基因重排，并逐渐表达功能性 TCR。与此同时，双阴性细胞逐渐转变为 CD4$^+$ CD8$^+$ 双阳性细胞(double positive cell,DP)。

DP 细胞继而经历阳性选择(positive selection,PS)过程。若 DP 细胞 TCRαβ 能与胸腺皮质上皮细胞表面 MHC-Ⅱ类或Ⅰ类分子以适当亲和力结合,即继续分化为 CD4$^+$ 或 CD8$^+$ 单阳性细胞(single positive cell,SP);与 MHC-Ⅰ类分子结合的 DP 细胞其 CD8 表达水平增高,不再表达 CD4;与 MHC-Ⅱ类分子结合的 DP 细胞其 CD4 表达水平增高,不再表达 CD8。

若 DP 细胞不能与 MHC 分子结合或亲和力过高,则在胸腺皮质中发生凋亡(apotosis)。仅约 5% DP 细胞经历阳性选择而存活。该选择过程赋予成熟的 CD4$^-$ CD8$^+$ T 细胞和 CD4$^+$ CD8$^-$ T 细胞分别具有识别自身 MHC-Ⅰ类和Ⅱ类分子的能力,此乃 T 细胞获得 MHC 限制性的分子基础。

二、T 淋巴细胞发育的阴性选择

经历阳性选择的 T 细胞还须通过阴性选择(negative selection,NS),才能发育为成熟的 T 细胞。位于胸腺皮质与髓质交界处的树突状细胞(dentritic cell,DC)和巨噬细胞均高表达自身肽/MHC-Ⅰ或自身肽/MHC-Ⅱ类分子复合物。经历阳性选择后的 T 细胞若能与此自身肽/MHC 分子复合物高亲和力结合,即被清除,或成为失能(anergy);而不能识别该复合物的 T 细胞则能继续发育。由此,T 细胞通过阴性选择而获得对自身抗原的耐受性。

经历上述与 MHC 有关的选择过程,T 细胞才分化为成熟的、具有 MHC 限制性、仅识别异物抗原的 CD4$^+$ CD8$^-$ 或 CD4$^-$ CD8$^+$ 单阳性细胞,即具有免疫功能的成熟 T 细胞,进而离开胸腺迁移到外周血液中,并移居于周围淋巴器官。

第三节 B 淋巴细胞分化与发育

B 淋巴细胞(B lymphocyte)来源于骨髓的淋巴样干细胞,早期 B 细胞的增殖分化与骨髓造血微环境(hemopoietic inductive microenviroment,HIM)密切相关。B 细胞的整个发育过程可分为两个阶段,第一个阶段为抗原非依赖期,第二个阶段为抗原依赖期(图 9-3)。

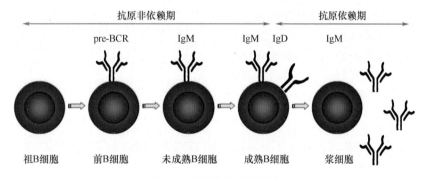

图 9-3 B 细胞的分化发育

一、抗原非依赖期

淋巴干细胞在骨髓中分化为 B 细胞无需抗原刺激,从多能造血干细胞开始分化,经历祖 B 细胞、前 B 细胞、未成熟 B 细胞和成熟 B 细胞几个阶段,表现为功能性 BCR 的表达和自身耐受的形成。在此过程中,经历了膜表面分子的改变和免疫球蛋白的基因重排等,最终产生对抗原具有应答能力的成熟 B 细胞。

在祖 B 细胞阶段,淋巴干细胞先后发生 Ig 重链 D-J 基因重排和 V-D-J 基因重排,开始表达 Igα 和 Igβ;前 B 细胞(pre-B)阶段重链多肽用替代轻链装配,形成前 B 细胞受体。在此期间,编码轻链的 V 基因重排;在未成熟 B 细胞阶段,转录的轻链和重链联合,产生有功能的 mIgM,在未成熟 B 细胞上表达。只表达 mIgM 的未成熟 B 细胞如接受抗原刺激,则发生免疫耐受,这是 B 细胞自身耐受的主要机制。成熟 B 细胞膜表面同时表达 mIgM 和 mIgD,也表达补体受体、某些丝裂原受体

和细胞因子受体。并迁移至外周免疫器官定居。未受抗原刺激的成熟 B 细胞亦称初始 B 细胞(naive B cell)。

B 细胞在骨髓发育过程 T 细胞相似,需经历阳性选择过程和阴性选择过程。在骨髓中发育的绝大多数 B 细胞(75%)并不能进入外周血循环,而是经历细胞凋亡过程,这些死亡细胞被骨髓中的巨噬细胞所吞噬而清除。只有少数经历功能性免疫球蛋白基因重排的 B 细胞免于凋亡而生存下来,此即阳性选择过程。B 细胞在骨髓发育过程中,对自身抗原有高亲和力的 B 细胞被诱导凋亡,此即阴性选择。

二、抗原依赖期

抗原依赖期通常发生在外周免疫器官,出现于 B 细胞对抗原产生应答后。其过程为:成熟 B 细胞在外周淋巴器官生发中心接受外来抗原刺激和 T 细胞辅助,进入增殖状态,并发生广泛的 Ig 可变区体细胞超突变。一部分 B 细胞突变后不再与滤泡树突状细胞

(FDC)表面的抗原结合,继而发生凋亡;另一部分B细胞经突变后,其BCR能更有效地与抗原结合,B细胞表面CD40与活化Th细胞表面CD40L结合,使该B细胞免于凋亡,并可发生Ig重链类别转换,这些B细胞最终分化为能分泌特异性抗体的浆细胞,少数分化为长寿记忆细胞。

在外周免疫器官中,B细胞的发育同样经历阳性选择(在淋巴结生发中心进行),保留对抗原具有高亲和力的B细胞。而B细胞的阴性选择是指B细胞在发育过程中自身反应性B细胞或非功能性免疫球蛋白基因重排的B细胞被清除的过程。

第四节　淋巴细胞抗原识别受体的编码基因及多样性的形成

一、B细胞受体及T细胞受体基因结构及重排

(一) B细胞受体基因结构及重排

1. B细胞受体基因结构　B细胞受体(B cell receptor,BCR)是嵌入细胞膜脂质双层结构中的表面膜免疫球蛋白(membrance immunoglobulin,mIg)。如同体液中的免疫球蛋白分子,mIg也是由两条完全相同的重链和两条完全相同的轻链构成。Ig轻链和重链及其C区和V区分别由分布于不同染色体的多个不连续基因片段所编码(表9-1)。

表 9-1　人免疫球蛋白基因的染色体定位

肽链	所在染色体	基因片段及排列
λ	22q11.2	Vn—(J—C)n
κ	2 p11.12	Vn—Jn—C
H	14q32.3	Vn—Dn—Jn—Cn

编码H链的基因片段由可变区(variable region,V_H)基因、多样性(diversity,D_H)基因、连接(joining,J_H)基因及恒定区(constant,C_H)基因片段组成(图9-4)。重链基因的可变区由三个基因片段编码,即V_H、D_H和J_H,其恒定区因重链具有较多的同种型而有较多的恒定区基因(C_H),形成恒定区基因位点,位于可变区基因片段的下游。V_H与轻链的V基因类似,由两个外显子组成,第一个外显子由大部分前导肽编码,第二个外显子由大部分前导肽羧基端4个氨基酸和可变区第1~95位氨基酸编码,两个外显子之间由大约100个碱基对左右的内含子。V_H含51个功能性基因。D_H基因片段所编码的肽段构成CDR3的主要成分。它不存在固定的阅读框架,且长短不一,短的仅编码3个氨基酸,长者可编码十几个氨基酸,因此其确切数目难以估计。J_H基因位于D_H基因下游,由重链可变区羧基端第16~21位氨基酸编码,共9个基因段,其中3个为假基因。CH基因含有Ig所有同种型的恒定区基因,决定免疫球蛋白类和亚类。C_H基因含11个C基因片段,其中2个为假基因,其余9个分别编码9种重链($γ1$~4、$α1$~2、$δ$、$μ$、$ε$)。

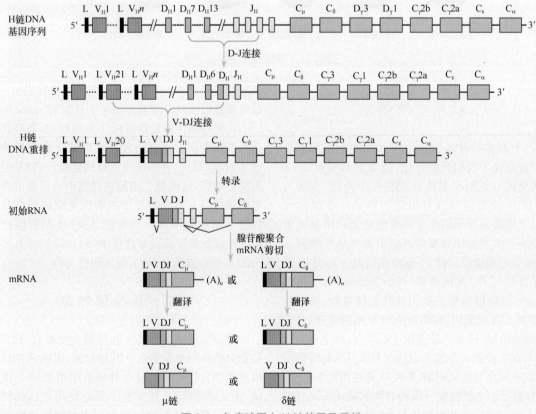

图 9-4　免疫球蛋白H链基因及重排

人κ链基因由3种分离的基因片段组成即Vκ、Jκ和Cκ。Cκ为恒定区编码,只有1个基因。Jκ为κ链可变区第96～108位氨基酸编码,含5个基因段。Vκ为κ链可变区第1～95位氨基酸编码,含90个基因段。Vκ与Jκ基因片段重组后构成编码κ链Vκ功能区的基因(图9-5)。典型的Vκ基因含有上游调控序列、前导序列、轻链蛋白的编码序列及3′端的重组前导序列。

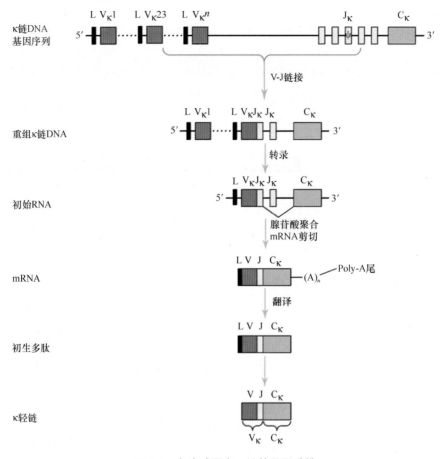

图9-5　免疫球蛋白　链基因及重排

人λ基因同样由3种分离的基因片段组成,Vλ、Jλ组成可变区。Vλ为λ链可变区第1～95位氨基酸编码,含60个基因段。Jλ为λ链可变区第96～108位氨基酸编码,含5个基因段。与Cκ不同,Cλ含多个恒定区基因。每个Cλ都有自己的J基因片段,形成Jλ-Cλ结构(图9-6)。

2. BCR 基因片段的重排　由于BCR基因片段成簇存在,编码完整的功能性mIg肽链有赖于基因重排(gene rearrangement),其机制是:在V、D、J、C基因群中各选择一个基因片段,组成单个mIg的编码基因,进而转录和翻译,产生功能性mIg。仅胚系B细胞可进行基因重排,其顺序首先是重链可变区基因重排,接着是轻链基因重排。BCR为膜结合型Ig,其基因重排与分泌型Ig基本相同,仅略有区别。在B细胞分化成熟的过程中,Ig的基因遵循一定的规律进行重排。Ig胚系基因中V、D和J片段的两端为重排信号序列(rearrangement signal sequence,RSS),即为一个具有回文特征的7核苷酸序列,与一个富含腺嘌呤核苷酸的9核苷酸序列,加上两者之间的12或23碱基对的间隔序列。基因重排时遵循"12-23原则",即带有12-RSS的基因片段只能和带有23-RSS的基因片段相结合,从而保证了基因片段之间的正确重排和连接。

重链可变区基因的重组由于多了D基因片段而较轻链复杂。首先一个D和一个JH片段通过RSS相连,位于两者之间的DNA序列折叠成环状后被剪除,相邻的D和J片段通过DNA连接酶将其连接,形成DJ片段。随后1个V片段以同样的方式与DJ相连,完成VDJ的重排。VDJ基因重排后编码Ig的V区,包括3个超变区(CDR1～CDR3)和4个骨架区。其中V基因编码CDR1和CDR2;D基因及V-D连接处编码大部分CDR3;D-J基因重排编码CDR的其余部分及骨架区。D-J和V-DJ重组时接头处的变化比轻链V-J接头处的变化要大得多,从而大大增加了重链CDR3的多样性。轻链可变区基因由V-J重组完成,任何一个Vκ或Vλ基因与某个Jκ或Jλ经基因重组连在一起,形成一个有功能的轻链可变区基因。在V-J重组时,接头处可发生核苷酸的错位和变化,从而增加CDR3的多样性。

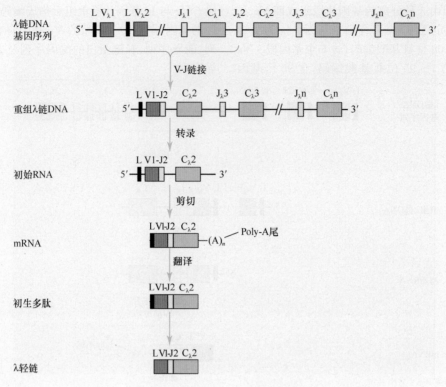

图 9-6　免疫球蛋白　链基因及重排

3. 免疫球蛋白的类别转换及等位基因排斥　B淋巴细胞受抗原刺激后常可转换表达不同的重链恒定区基因,从而改变所合成的抗体分子的类或亚类,但仍然保持可变区的特异性,这一过程称为免疫球蛋白类别转换(class switch)。类别转换发生在 B 细胞分化为浆细胞的过程,经基因重排形成功能性的基因片段 V-D-J 保持不变,而 CH 基因片段发生再次重排,即由原来的 $C\mu$ 基因转换成 $C\gamma$、$C\alpha$ 或 $C\varepsilon$ 基因,实现 Ig 类的转换。经过类别转换的 B 细胞分化为浆细胞,可分泌 IgG、IgA 或 IgE 类抗体。编码人类 H 链 C 区的基因(δ 基因除外)前均有一段重复序列,称转换区(swith region, S 区),分别表示为 $S\mu$、$S\gamma1$、$S\gamma3$ 等,当 B 细胞表达某类 Ig,如 $S\gamma1$ 时,$S\mu$ 和 $S\gamma1$ 发生重组,并将位于其间的 $S\mu$、$C\mu$ 等基因片段全部环出并剪除,使 $C\mu$ 基因转换为 $C\gamma1$ 基因,B 细胞内表达 IgM 转换为表达 IgG1。

等位基因排斥(allelic exclusion)是指对于单一特定的 B 细胞克隆,其两条同源染色体上存在编码免疫球蛋白 H 链和 L 链的两个等位基因,当一条染色体上的 VDJ 基因重排成功并得到功能性表达后,其产物会抑制另一条染色体上 V、D、J 基因的重排现象。

(二) T 细胞受体基因结构及重排

1. T 细胞受体基因结构　T 细胞受体(T cell receptor, TCR)包括 $TCR\alpha\beta$ 和 $TCR\gamma\delta$ 两类,分别由 α、β 和 γ、δ 链组成。因此,与 TCR 相关的基因群有 4 组,位于相同或不同染色体上,分别由不同的基因编码

(表 9-2,图 9-7)。$TCR\alpha$ 链基因群位于人染色体 14q11.12 上,包括 V、J 和 C 三组基因。胚系 $V\alpha$ 基因约含 50～100 个节段,$J\alpha$ 基因至少含有 50 个节段,$C\alpha$ 基因只有一个节段;$TCR\delta$ 链基因群位于人染色体 14q11.2,位于 $V\alpha$ 与 $J\alpha$ 基因簇之间,包括 V、D、J 和 C 四组基因;$TCR\beta$ 链基因群位于人染色体 7q32,包括 V、D、J 和 C 四组基因;$TCR\gamma$ 链基因群位于人染色体 7p15,有 V、J 和 C 三组基因,$V\gamma$ 基因已发现有 12 个。

表 9-2　人 TCR 的染色体定位

肽链	染色体定位	基因片段及排列
α	14q11.12	Vn－Jn－Cn
β	7q32	Vn－(D－J－C)n
γ	7p15	Vn－(Vn－J－C)n
δ	14q11.2	Vn－Dn－Jn－Cn

2. TCR 基因的重排　TCR 基因的重排在胸腺中完成。T 细胞中 TCR 基因的重排顺序与 B 细胞中免疫球蛋白基因重排顺序相似。在前 T 细胞中,TCR 的 β 链或 δ 链 VDJ 基因节段首先重排 D/J,然后重排 V/D/J,形成 VDJ 基因。VDJ 基因或 VJ 基因(α 链和 γ 链)重排完成后,再与 C 基因节段连接形成功能性基因。TCR 基因重排的次序在胸腺中受到严格的控制。

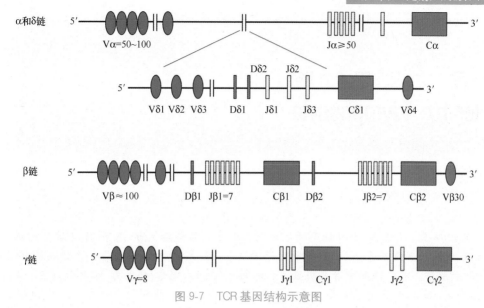

图 9-7　TCR 基因结构示意图

二、抗原识别受体多样性的产生机制

（一）BCR 多样性的产生机制

1. 组合多样性　组合多样性（combinatorial diversity）即 BCR 基因产生于众多 V、D、J、C 基因片段的排列组合。

2. 连接多样性　连接多样性（junctional diversity）即 BCR 基因在 V-D-J 重排过程中可出现不同的连接点，以及同一连接点上可发生核苷酸缺失（deletion）、插入（insertion）和倒转（inversion）。

3. 体细胞高频突变造成的多样性　组合多样性和连接多样性都是源自 B 细胞在发生重排时产生的，是作用在种系基因片段上的。而体细胞高频突变（somatic hypermutation）是指发育后期和经抗原刺激后，滤泡生发中心内成熟 B 细胞已重排基因的若干核苷酸发生替换突变，在抗原和 Th 细胞存在下该突变频率明显增高。体细胞突变多发生在免疫球蛋白的 CDR，有助于抗原刺激后产生高亲和力抗体，合成高亲和力抗体的

B 细胞在免疫应答后期优势扩增，从而对抗原刺激产生更为迅速和强烈的应答，此过程称为抗体亲和力成熟（affinity maturation），使 B 细胞对抗原刺激的应答由低下、迟缓（早期）转变为强烈、快速（晚期）。据推算，V 区基因组合数达 $3.4×10^6$，连接多样性达 $3×10^7$，BCR 的多样化总计约 10^{14}。此外，H 链和 L 链相互随机配对等机制也参与 BCR 多样性形成。由于上述诸多机制，机体针对千变万化的抗原刺激可能产生数以亿计、具有不同特异性的 BCR 分子。这可能是生物在遗传与进化过程中，为适应外环境所获得保护性反应的结果。

（二）TCR 多样性的产生机制

与 BCR 类似，TCR 多样性的机制也涉及设计组合多样性、连接多样性。δ 链可发生 V/D 和 D/J 基因重排，其 D 基因两侧 N 序列插入所造成的连接多样性高达 10^{11}。此外，TCRβ、δ 链可变区 V/J 基因重排以及 α 链和 β 链（或 γ 链和 δ 链）的随机组合，进一步增加 TCR 多样性。据推算，TCRα、β 链和 γ、δ 链多样性总计分别达 10^{18} 和 10^{15}。如此众多的 TCR 保证了 T 细胞对各种抗原产生特异性免疫应答。

案例 9-1 分析讨论：

　　晚期肾癌转移患者得到妹妹的造血干细胞和淋巴细胞过继治疗后，他的病情得到很好的控制。因此，移植同种异体造血干细胞和淋巴细胞可以有效地清除肿瘤细胞。但是为了减轻或避免移植物抗宿主效应，需要选择主要组织相容性抗原相吻合同种异体造血干细胞和淋巴细胞进行移植。移植的供体淋巴细胞可能主要通过下面的机制清除患者体内肿瘤细胞。①NK 细胞的细胞毒作用：通过直接杀伤表达 MHC I 分子低下或异常的肿瘤细胞；通过表达膜 TNF 家族分子的杀瘤效应；通过 ADCC 效应发挥抗肿瘤作用。②T 淋巴细胞是主要的抗肿瘤细胞：肿瘤抗原活化 CD8+ T 细胞并分化为 CTL，CTL 产生的穿孔素、颗粒酶、淋巴毒素、TNF 等致使肿瘤细胞裂解和凋亡，通过 FasL—Fas 分子途径启动肿瘤细胞的凋亡。活化的 CD4+ T 细胞通过分泌细胞因子增强 CTL、NK 细胞、MΦ、B 细胞等的抗肿瘤效应；分泌 TNF 直接破坏肿瘤细胞的功能；③B 细胞活化后产生抗体通过激活补体、ADCC、调理作用、封闭肿瘤细胞表面受体、干扰肿瘤细胞黏附等参与抗肿瘤效应。

（卢小玲）

第十章 T淋巴细胞
Chapter 10 T lymphocyte

案例 10-1:

　　患者,男,30岁,未婚,无业,有吸毒史。因气短3个月,加重伴间断发热20天于2010年5月9日入我院急诊。病人于2010年2月16日始无明显诱因出现上3层楼后气短、喘息,休息后可缓解。不伴发热、胸痛、咳嗽、咳痰及其他不适。X线胸片和心电图检查未见异常,先后输注抗生素并服用中药治疗(具体不详),症状稍缓解。4月14日患者无明显诱因再次出现气短、喘息,伴乏力,活动后明显。此后症状逐渐加重,不能平卧,夜间呼吸困难明显。无咳嗽咳痰、头痛、肌痛、腹泻等。4月30日出现低热,T为37.4℃,当地卫生院胸片示"双肺片絮状阴影",血象"白细胞不高",血沉52mm/h,予头孢曲松、激素等治疗(剂量不详)并隔离1天后体温降至正常,但气短无明显缓解,5月8日呼吸困难加重,由当地卫生院转来我院。发病以来出现明显乏力、纳差和消瘦,体重下降约5kg。实验室检查入院当日(5月9日)血常规WBC $9.6×10^9$/L,T细胞亚群检测示 $CD3^+$ T细胞比例77.7%,计数584/mm³, $CD4^+$ T细胞比例6.3%,计数47/mm³; $CD8^+$ T细胞比例67.4%,计数507/mm³。临床诊断:艾滋病合并卡氏肺孢子虫肺炎。

问题:

　　1. 该患者 $CD4^+$ T淋巴细胞数量显著减少与发病有何关系?T淋巴细胞可分哪些亚群?各有哪些主要功能?

　　2. 如何利用免疫学手段预防、诊断和治疗艾滋病?

　　淋巴细胞(lymphocyte)是构成机体免疫系统的主要细胞群体,在介导免疫应答中扮演着十分重要的角色。一个成年人淋巴细胞总数约为 10^{12},形态学上极其相似,普通染色方法难以区分。在相同"外表"的背后,淋巴细胞的发育、表型及功能均具有高度的异质性(heterogeneity),主要体现在三个方面:①所有淋巴细胞均来自骨髓中的造血干细胞,但部分淋巴细胞在胸腺中发育成熟,称为胸腺依赖性淋巴细胞(thymus-dependent lymphocyte),简称T细胞(T lymphocyte,T cell),主要介导细胞免疫;部分在骨髓中发育成熟,故称骨髓依赖性淋巴细胞(bone marrow-dependent lymphocyte),简称B细胞(B lymphocyte,B cell),发挥体液免疫功能。②依据细胞表面标志及功能特点,T、B淋巴细胞还可进一步分为不同的亚群。同一亚群的细胞表达一组相同的表面标志,具有相似的功能。不同亚群的淋巴细胞间相互协同,共同实现免疫应答的启动与调控。③同一亚群内的淋巴细胞具有不同的抗原特异性,与不同的抗原相结合。

　　因此,淋巴细胞群及亚群在免疫应答过程中既严密分工,又相互协作,高度特异性地、高效率地完成清除外来抗原的任务,维持自身内环境的稳定。当T淋巴细胞或B淋巴细胞缺陷时,将导致机体严重的免疫功能缺陷(参见第十九章"免疫缺陷病")。

　　本章主要介绍T淋巴细胞的表面标志及其亚群。

第一节 T淋巴细胞表面标志

　　淋巴细胞表面标志(surface marker)指存在于细胞表面的多种膜分子,包括各种表面抗原和受体。无论是T细胞辅助B细胞的活化,还是T细胞特异性杀伤靶细胞,以及T细胞与其他免疫细胞之间的相互作用,均依赖于T细胞表面的各种膜分子,即T淋巴细胞表面标志的存在(表10-1)。

　　有人将T细胞表面分子比作T细胞接收和发送信号的"天线",其中抗原受体及其共受体接收抗原刺激为第一信号,而将引起T细胞激活所必需的协同刺激分子比作为第二信号。在同时存在第一信号和第二信号的情况下,T细胞得以完全活化。当然,T细胞表面还存在多种其他功能相关分子,如细胞因子受体(IL-1R、IL-2R等)、补体受体及诱导靶细胞凋亡的FasL(CD95)等,调控T细胞的活化、增殖及效应功能的发挥。丝裂原结合分子则是T细胞识别丝裂原类抗原的一类特殊受体。

表 10-1 主要的 T 细胞表面标志及其功能

类别	名称	主要分布细胞	配体	主要功能
抗原特异性受体	TCR	胸腺细胞，T 细胞	抗原肽-MHC 复合物	识别抗原提呈细胞或靶细胞表面的抗原肽-MHC 复合物
	CD3	胸腺细胞，T 细胞	—	与 TCR 形成 TCR-CD3 复合物，向胞内转导 TCR 识别抗原后产生的活化信号
共受体	CD4	胸腺细胞，辅助性 T 细胞	MHC Ⅱ类分子	与抗原提呈细胞表面的 MHC Ⅱ类分子结合，辅助 TCR 识别抗原并参与活化信号转导
	CD8	胸腺细胞，细胞毒性 T 淋巴细胞，NK 细胞	MHC Ⅰ类分子	与抗原提呈细胞表面的 MHC Ⅰ类分子结合，辅助 TCR 识别抗原并参与活化信号转导
协同刺激分子受体	CD28	胸腺细胞，CD4+ T 细胞，CD8+ T 细胞	B7	促进 T 细胞活化增殖
	CTLA-4	活化的 T 细胞	B7	抑制 T 细胞过度活化
	CD2	胸腺细胞，所有 T 细胞，NK 细胞	LFA-3(CD58)	促进 T 细胞与 APC 或靶细胞之间的黏附，介导 T 细胞旁路活化途径
	LFA-1	淋巴细胞，髓样细胞	ICAM-1	介导 T 细胞之间及 T 细胞与其他细胞间的凝集、黏附
	CD45	白细胞		体内存在不同异构型，表达于不同的 T 细胞亚群
	CD40L (CD154)	活化的 T 细胞	CD40	刺激 B 细胞活化增殖

一、TCR-CD3 复合物

T 细胞受体（T cell receptor，TCR）和 CD3 均为 T 细胞表面重要分化抗原，是成熟 T 细胞的特征性标志。TCR 以非共价键与 CD3 分子结合，形成 TCR-CD3 复合物（图 10-1），存在于所有成熟 T 细胞表面和部分胸腺细胞表面，是 T 细胞特异性识别各种抗原的物质基础。

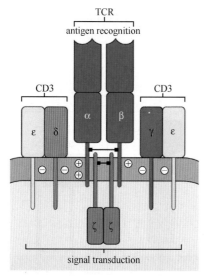

图 10-1 TCR-CD3 复合物

1. TCR 的 V 区与抗原特异性结合 多数成熟 T 细胞的 TCR 是由 α 链和 β 链，或 γ 链与 δ 链通过链间二硫键共价连接而成的异二聚体（图 10-1）。α 链和 β 链属免疫球蛋白超家族成员，由胞外区、跨膜区和胞浆区组成。胞外区的结构与 Ig 十分相似，分为可变区（V 区）和恒定区（C 区）。V 区是 TCR 识别抗原肽-MHC 复合物的功能区，决定 TCR 的抗原特异性。

每个 T 细胞表面约有 3000～30000 个 TCR 分子，这些 TCR 分子的 V 区完全相同，识别同一种抗原肽-MHC 复合物。但是，不同的 T 淋巴细胞表达不同的 TCR 分子，具有不同的抗原特异性。体内所有 T 淋巴细胞表达的所有 TCR 就共同组成一个拥有高度多样性的 T 细胞受体库（T cell receptor repertoire），从而可特异性识别环境中各种各样的抗原。与抗体的多样性产生相类似，TCR 的高度多样性也源自基因重排机制（参见第九章第四节）。据估算，人 αβTCR 的多样性至少在 5×10^9 以上，γδTCR 总数在 9×10^5 以上。TCR 的高度多样性决定了 T 细胞抗原识别的高度特异性。

2. CD3 分子将活化信号转入胞内 CD3 分子是由 γ、δ、ε、ζ 和 η 五种膜结合蛋白组成的六聚体（图 10-1）。五种肽链的胞浆区均包含免疫受体酪氨酸活化基序（immunoreceptor tyrosine-based activation motif，ITAM）。TCR 接受抗原刺激后，ITAM 磷酸化，启动下游活化级联反应，将识别的信号转入 T 细胞内。CD3 是参与 TCR 信号传递的关键分子，CD3 分子的缺陷或缺失，将导致 T 细胞活化缺陷。

CD3 分子不具有多样性，存在于所有成熟 T 细胞表面。抗 CD3 单克隆抗体与膜上 CD3 分子结合时，可模仿 TCR 的抗原刺激信号，活化 T 细胞。但与抗原刺激不同，抗 CD3 单克隆抗体可活化多个抗原特异性不同的 T 细胞克隆，单一抗原只能选择性刺激特异性 T 细胞克隆。

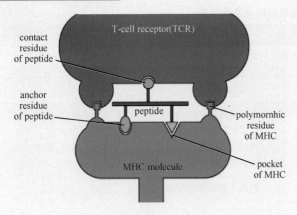

图 10-2　TCR 受体识别抗原肽-MHC 复合物

3. TCR 同时识别 pMHC(peptide-MHC complex)
分子　早期动物实验发现,细胞毒性 T 淋巴细胞杀伤靶细胞时受 MHC 限制(图 10-3)。只有 T 细胞和靶

细胞来自同一动物品系,具有相同 MHC 时,T 细胞才能杀伤靶细胞,并将此现象称为 MHC 限制性(MHC restriction)。后证实 CD4⁺ 辅助 T 细胞识别 APC 提呈的抗原肽也符合这一规律。其根本原因在于,TCR 识别 pMHC 复合物时遵循"双识别"模式,即 TCR 既要识别抗原肽表位,还要与 MHC 分子的多态性部位相结合(图 10-2)。因此,同一抗原肽,如果与不同的 MHC 分子相结合,则不能与同一 TCR 相结合。自身 T 细胞表面的 TCR 之所以能够识别自身的 MHC 分子,是由于 T 细胞在胸腺发育过程中经历了阳性选择的过程(见第九章"免疫细胞的分化与发育")。

近年来研究证实,TCR 识别 pMHC 存在简并性(degeneracy),TCR 受体识别的是与 MHC 分子结合的抗原肽,并非要求 pMHC 中的 MHC 分子必须与 T 细胞表达的 MHC 分子同型。

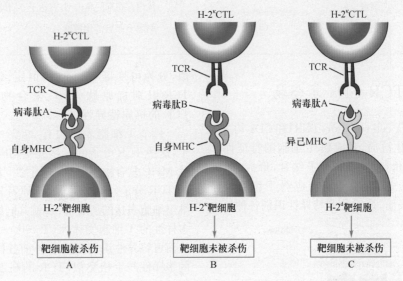

图 10-3　T 细胞识别的 MHC 限制性

二、CD4 和 CD8 共受体

T 细胞发育过程中,祖 T 细胞(pro-T)从胚肝或骨髓进入胸腺后,历经 CD4 或 CD8 的双阴性细胞、双阳性细胞和单阳性细胞三个阶段,发育为成熟的 T 淋巴细胞,从胸腺迁入外周淋巴组织中(见第九章第二节)。成熟 T 细胞均为 CD4 或 CD8 单阳性 T 细胞,即 CD4⁺CD8⁻ T 细胞和 CD4⁻CD8⁺ T 细胞。

CD4 和 CD8 分子被称为 TCR 的共受体(co-receptor),其主要功能是辅助 TCR 识别抗原并参与 T 细胞活化信号的转导。CD4 分子属 Ig 超家族,为胞膜表面单链糖蛋白,胞外区可与抗原提呈细胞表面的 MHC Ⅱ类分子结合;CD8 分子属 Ig 超家族,为胞膜表面双链糖蛋白,胞外区可与抗原提呈细胞表面的 MHC Ⅰ类分子结合(图 10-4)。CD4 或 CD8 分子分别与 MHC Ⅱ类和 MHC Ⅰ类分子结合后,与 CD4

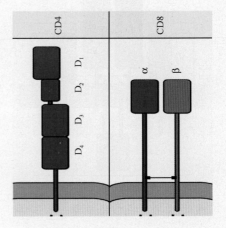

图 10-4　CD4 和 CD8 分子结构示意图

或 CD8 分子胞内区结合的淋巴细胞特异性蛋白酪氨酸激酶 lck(P56ˡᶜᵏ)被活化,使 CD3 分子胞内区的 ITAM 基序磷酸化,从而产生活化级联反应,活化 T 细胞。

CD4 分子亦是人类免疫缺陷病毒（HIV）的主要受体，HIV 膜蛋白 gp120 通过结合 CD4 分子感染 T 细胞。

三、协同刺激分子受体

TCR 与抗原肽-MHC 分子复合物之间的亲和力较低，远低于抗原抗体以及黏附分子之间的亲和力。但是 T 细胞与其他细胞之间的相互作用并不仅仅依靠于 TCR。

T 细胞表面还存在多种黏附分子，通过产生协同刺激信号参与细胞间相互作用。例如，初始 T 细胞的激活需要两种刺激信号。抗原刺激 T 细胞表面的 TCR 产生第一信号，由 CD3 分子转导到细胞内。第二信号或称共刺激信号，由抗原提呈细胞（APC）表面的黏附分子与 T 细胞表面相应配体结合产生（图 10-5）。初始 T 细胞只有在同时接受了第一信号和第二信号后才能被有效活化，增殖分化为效应 T 细胞。仅有第一信号时，T 细胞非但不能活化，反而导致 T 细胞转变为失能（anergy）状态或凋亡。只有第二信号时，T 细胞也不能活化。由于第一信号只能产生于抗原特异性 T 细胞克隆，因此在初始 T 细胞的激活过程中，第一信号决定了适应性免疫应答的特异性，第二信号在一定程度上决定着免疫应答能否发生，并控制其发生的强度。

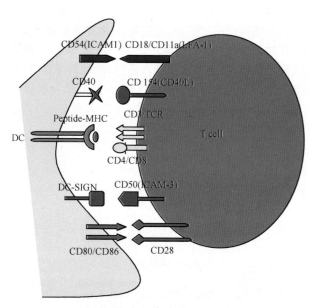

图 10-5　参与免疫细胞活化的共刺激分子

此外，抗原提呈细胞和 T 细胞表面还存在一些协同刺激分子对，在 T 细胞的不同激活阶段表达，负向调节 T 细胞的激活与增殖。

1. CD28 和 CTLA-4　CD28 和 CTLA-4 的配体均为表达于专职性 APC 表面的协同刺激分子 B7，包括 B7-1（CD80）和 B7-2（CD86）。CD28 表达于几乎所有 $CD4^+$T 细胞和 50％的 $CD8^+$ T 细胞。CTLA-4 仅表达于激活的 T 细胞。二者相互配合，调控 T 细胞的活化与增殖。T 细胞活化时，TCR-CD3 分子识别 APC 表面抗原肽-MHC 复合物，产生第一信号；APC 表面的 B7 与静止 T 细胞表面的 CD28 分子结合，产生协同刺激信号，T 细胞开始活化增殖。活化的 T 细胞表达 CTLA-4 并与 B7 结合。CTLA-4 与配体 B7 的亲和力显著高于 CD28 分子，且向胞内传导抑制信号，从而避免 T 细胞过度激活，这是机体免疫应答的反馈调节机制之一。

2. CD2　CD2 分子即淋巴细胞功能相关抗原 2（lymphocyte function-associated antigen-2，LFA-2），又称绵羊红细胞受体，表达于所有外周血 T 细胞，95％以上人胸腺细胞，而不表达于正常 B 细胞。绵羊红细胞（SRBC）与表达 CD2 的 T 细胞相混后，可环绕 T 细胞形成花环样细胞团。早期的 E 花环形成实验（erythrocyte rosette forming cell test，ERFC）正是利用上述特性，将人外周单个核细胞（PBMC）与 SRBC 相混，通过显微镜下计数形成花环的细胞数与未形成花环的细胞数，检测 PBMC 中 T 细胞的比例与数量，由此判断机体的细胞免疫状况（参见第二十三章）。

CD2 与其配体 LFA-3（CD58）、CD59 或 CD48 结合后，可促进 T 细胞与 APC 或靶细胞之间的黏附。某些抗 CD2 抗体可在缺乏 TCR-CD3 信号的情况下，直接活化 T 细胞，称为 T 细胞旁路活化途径（alternative pathway of T cell activation）。

3. CD40L　CD40 配体（CD40L）又称 T、B 细胞活化分子（T-B cell-activating molecule，T-BAM），主要表达于活化的 $CD4^+$T 细胞。CD40 表达于抗原提呈细胞（B 细胞、巨噬细胞、树突状细胞）表面。CD40L 与 CD40 结合后，促进抗原提呈细胞活化，B7 分子表达增加，IL-12 等细胞因子分泌增多，反过来又进一步促进 T 细胞的活化。在 TD-Ag 诱导的体液免疫应答中，活化的 Th 细胞表达 CD40L，与 B 细胞表面 CD40 分子结合，刺激 B 细胞增殖分化，促进抗体生成与抗体类别转换，诱导记忆性 B 细胞的形成。

4. CD45　CD45 又称白细胞共同抗原（leukocyte common antigen，LCA），表达于所有白细胞。CD45 是单链跨膜糖蛋白，为同源二聚体，并存在着结构与分子量不同的变异体（isoform）。用特异性单抗可将人 CD45 变异体分为 CD45RA、CD45RB 及 CD45RO。CD45RA 主要表达在初始 T 细胞（naïve T cell，Tn）表面，CD45RB 可表达在多种白细胞表面，CD45RO 则主要存在于激活或记忆性 T 细胞（memory T cell，Tm）表面（参见本章第二节）。

5. LFA-1 和 ICAM-1　淋巴细胞功能相关抗原-1

(lymphocyte function-associated antigen-1, LFA-1) 是属于白细胞整合素家族的一类黏附分子,配体为细胞间黏附分子-1 (intercellular adhesion molecule-1, ICAM-1)。T 细胞在受到抗原刺激后可相互凝集,这种凝集作用就依赖于 LFA-1 和 ICAM-1 的相互作用。凝集后的 T 细胞才能进一步活化、增殖和分化。ICAM-1 广泛分布于体内多种细胞表面。LFA-1 与 ICAM-1 之间的相互结合,可促进 T-T 细胞、T 细胞与 APC 及各种靶细胞之间的黏附。

四、丝 裂 原

T 细胞表面还存在多种丝裂原受体,与相应的丝裂原(mitogen)结合后,直接诱导静息 T 细胞活化、增殖、分化。丝裂原多来自植物蛋白或细菌产物,可作用于人或小鼠的不同细胞亚群(表 10-2)。但其作用方式不同于普通抗原。一种特定的普通抗原,只能激活表达特定 TCR 的淋巴细胞克隆。丝裂原属非特异性多克隆活化剂,能使某一群淋巴细胞的所有克隆均被激活,而无论淋巴细胞克隆表达何种抗原特异性的 TCR。因此,可以利用淋巴细胞对特定丝裂原的反应性,检测机体的免疫功能状态。如用 PHA 或 ConA 检测 T 细胞功能,用 SAC 检测人 B 淋巴细胞功能,用 LPS 检测小鼠 B 细胞功能。

表 10-2　常见丝裂原及其作用的细胞类别

丝裂原	人		小鼠		应 用
	T	B	T	B	
刀豆素 A(ConA)	+	-	+	-	检测细胞免疫功能
植物血凝素(PHA)	+	-	+	-	检测细胞免疫功能
美洲商陆(PWM)	+	+	+	-	检测机体免疫功能
脂多糖(LPS)	-	-	-	+	检测小鼠 B 细胞功能
金黄色葡萄球菌(SAC)	-	+	-	-	检测人 B 细胞功能

第二节　T 淋巴细胞亚群及其功能

T 细胞是不均一的细胞群体,但表达一些共同的表面分子,如 CD2、CD3 和 TCR 等。在不同发育阶段,不同活化状态下,T 细胞表达不同的表面分子,发挥不同的免疫学功能。根据其细胞生物学或分子生物学特征,可以分为不同的 T 细胞类别及其亚群。

一、初始 T 细胞、效应 T 细胞和记忆性 T 细胞

T 细胞经胸腺发育成熟后,转移到淋巴结、脾脏等外周免疫器官。此时,T 细胞尚未接触到特异性抗原分子,称为初始 T 细胞(naïve T cell, Tn)。CD45RA 是其特征性表面标志。

初始 T 细胞位于细胞周期的 G0 期,处于相对静息状态。但初始 T 细胞并非"静止不动"的。不同初始 T 细胞具有不同的抗原特异性,但每一种抗原特异性初始 T 细胞占总 T 细胞的比例都很低,通常为 $10^{-4} \sim 10^{-6}$。因而,初始 T 细胞不断地在外周淋巴组织和血液系统中循环,以增加与特异性抗原接触的机会。据统计,一天中大多数淋巴细胞至少可通过某些淋巴结一次。初始 T 细胞表面高表达的 L-选择素,可与淋巴结中高内皮静脉(high endothelial venule, HEV)上 L-选择素的配体 CD34 和 GlyCAM-1 相结合,有利于 T 细胞黏附于 HEV,进入 T 细胞区。在此淋巴细胞再循环过程中,若初始 T 细胞未接触抗原,将在数天到数月内自行凋亡;如果"巧遇"微生物感染或疫苗接种,特异性抗原进入体内,表达特异性 TCR 的初始 T 细胞克隆开始活化、增殖,并分化为效应 T 细胞(effector T cell)(图 10-6)。

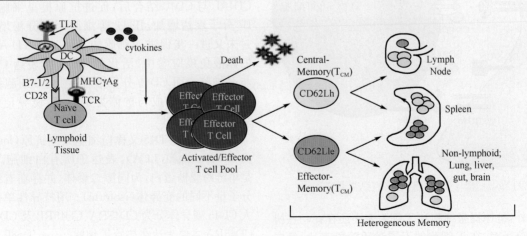

图 10-6　初始 T 细胞的活化及效应 T 细胞、记忆 T 细胞的生成

效应 T 细胞表达 CD45RO 分子和高水平的 IL-2 受体。IL-2 受体有利于 T 细胞接受自分泌或旁分泌的 IL-2 的刺激,迅速增殖,以提高体内抗原特异性 T 细胞的总数。随着效应 T 细胞的增殖分化,其表面表

达的黏附分子与趋化因子受体发生改变。效应T细胞倾向于不再参加淋巴细胞再循环,而是向局部炎症组织迁移,如发生感染的部位,发挥其免疫学效应。绝大部分效应T细胞的寿命很短,随着抗原逐渐被清除,通常在1周左右发生凋亡。仅少数效应T细胞存活并分化为记忆性T细胞(memory T cell),参与再次免疫应答。

记忆性T细胞表达CD45RO和黏附分子(整合素和CD44)。与初始T细胞相似,记忆性T细胞亦处于细胞周期的G0期,但其存活期可长达数年,甚至几十年。当抗原再次进入体内时,记忆性T细胞可被较低浓度的抗原和细胞因子以及低水平的协同刺激分子所激活,迅速分化为效应T细胞。因此,与初次免疫应答相比,再次免疫应答更为迅速强烈,不仅仅是由于记忆性T细胞的存在使抗原特异性T细胞的数量得到增加,更重要的是由于记忆性T细胞与初始T细胞存在"质"的不同。

目前对记忆性T细胞的发育机制的了解仍十分有限,研究人员已经提出了两种CD8$^+$记忆T细胞形成的模式。其一是非对称分裂模型(asymmetric division model),记忆T细胞直接来源于激活的初始T细胞而不是效应T细胞。在这种模型中,获得细胞毒功能并表达颗粒酶B(granzyme B)的细胞失去了增殖潜能并会最终死亡。另外一种为线性分化模型(linear differentiation model),记忆T细胞来源于分裂功能缺失的效应T细胞,但可以在记忆阶段逐渐获得增殖能力。因此,对记忆T细胞发育分子路径的认识,将可能有助于优化疫苗的研究。

二、αβT细胞和γδT细胞

根据组成TCR的肽链不同,T细胞可分为TCRαβ$^+$T细胞和TCRγδ$^+$T细胞,简称αβT细胞和γδT细胞。未指明的情况下,通常所说的T细胞均指αβT细胞,它们是介导免疫应答的主要T细胞群体。αβT细胞和γδT细胞均为CD2$^+$CD3$^+$T细胞,但在许多免疫学特性方面显著不同(表10-3)。

成熟的αβT细胞多为CD4或CD8单阳性T细胞,在外周血成熟T细胞中,αβT细胞占90%～95%。γδT细胞仅占外周血成熟T细胞的5%～10%,表型多为CD4和CD8双阴性T细胞。在皮肤和黏膜上皮中γδT细胞分布丰富,多为CD8$^+$γδT细胞。

αβT细胞的TCR具有高度多样性,识别由MHC分子提呈的抗原肽,具有MHC限制性。γδT细胞的

表 10-3　αβT 细胞和 γδT 细胞的区别

特　征	αβT 细胞	γδT 细胞
TCR 多样性	多	少
占外周血 CD3$^+$T 细胞比例	90%～95%	5%～10%
组织分布	外周淋巴器官,如淋巴结、脾脏	皮肤和黏膜
表型特征		
CD2$^+$CD3$^+$	100%	100%
CD4$^+$CD8$^-$	60%～65%	<1%
CD4$^-$CD8$^+$	30%～35%	20%～50%
CD4$^+$CD8$^+$	<1%	<1%
CD4$^-$CD8$^-$	<5%	>50%
识别抗原	8～17 氨基酸组成的抗原肽	简单多肽、多糖、脂类、HSP
MHC 限制	经典 MHC 分子	MHC 类似分子
功能	介导特异性免疫应答	可能是具有原始受体的第一线防御细胞;参与黏膜免疫、感染免疫和肿瘤免疫

多样性有限,不能识别抗原肽-MHC分子复合物,而是直接识别简单多肽。但γδT细胞能识别非肽类分子,包括CD1分子提呈的糖脂、病毒糖蛋白、分枝杆菌的单烷基磷酸酯,同时对热休克蛋白具有特殊的亲和力。结合γδT细胞的分布特点,通常认为γδT细胞是机体非特异性免疫防御的组成部分,在皮肤、黏膜等频繁接触病原体的部位发挥抗感染作用。

三、CD4$^+$T细胞和CD8$^+$T细胞

定居于外周淋巴组织的成熟T细胞均为单阳性T细胞,即其表面分子为CD4或CD8分子阳性,由此可将T细胞分为CD3$^+$CD4$^+$CD8$^-$T细胞和CD3$^+$CD4$^-$CD8$^+$T细胞,简称CD4$^+$T细胞和CD8$^+$T细胞。两个亚群的T细胞在功能上显著不同。CD4分子可与MHC Ⅱ类分子结合,决定了CD4$^+$T细胞的TCR仅能识别由MHC Ⅱ类分子提呈的外源性抗原肽,通常为13～17个氨基酸残基;CD8分子可与MHC Ⅰ类分子结合,因而CD8$^+$T细胞仅能识别由MHC Ⅰ类分子提呈的内源性抗原肽,长度为8～10个残基(图10-7)。

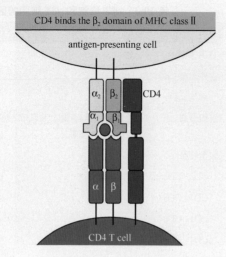
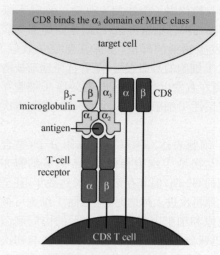

图 10-7　CD4 和 CD8 分别与 MHC Ⅱ类分子和 MHC Ⅰ类分子结合

四、辅助性 T 细胞、细胞毒性 T 细胞和调节性 T 细胞

根据效应 T 细胞的功能,T 细胞分为 $CD4^+$ 辅助性 T 细胞(helper T lymphocyte,Th)、$CD8^+$ 细胞毒性 T 细胞(cytotoxic T lymphocyte,CTL 或 cytotoxic T cell,Tc)和 $CD4^+CD25^+$ 调节性 T 细胞(regulatory T cell,Tr)。

$CD4^+$ 辅助性 T 细胞通过分泌细胞因子以及细胞间直接接触的方式,辅助 B 细胞活化产生抗体,增强巨噬细胞杀伤活性。根据分泌细胞因子的不同,$CD4^+Th$ 细胞进一步分为 Th1 和 Th2 两种细胞亚群,其功能详见下文。

$CD8^+$ 细胞毒性 T 细胞可特异性杀伤靶细胞,如肿瘤细胞和病毒感染的细胞。主要机制为:一是分泌穿孔素直接溶解靶细胞;二是通过 Fas/FasL 途径诱导靶细胞凋亡;三是释放颗粒酶,介导靶细胞凋亡;四是分泌淋巴毒素,直接杀伤靶细胞。需要指出的是,CTL 可以破坏病毒感染的细胞,但并不能直接杀死寄居于其中的病毒。清除从细胞中释放出来的病毒仍需补体和抗体等其他机制。

$CD4^+$ 细胞毒性 T 细胞在活化阶段受 MHC Ⅱ类分子限制,但在效应阶段不受 MHC Ⅱ类分子限制,亦无抗原特异性。主要发挥旁观者(bystander)杀伤效应。主要机制是通过 Fas/FasL 途径诱导靶细胞凋亡。参与清除活化的 APC 和活化的 T 细胞,从而对免疫应答发挥负调控作用,防止应答过度,并适时终止。

少数 $CD4^+$ T 细胞高表达 IL-2 受体的 α 链(CD25)和转录因子 foxp3,约占外周血中 $CD4^+$ T 细胞的 5%～10%,因其具有负向调节免疫应答、诱导自身免疫耐受的功能,称为 $CD4^+CD25^+$ 调节性 T 细胞。

五、Th0、Th1 和 Th2 细胞

初始 $CD4^+$T 细胞接受抗原刺激后,首先分化为中间阶段的 Th0 细胞,然后在细胞因子作用下继续分化为 Th1 细胞和 Th2 细胞。两种亚群的细胞分泌不同的细胞因子,发挥不同的效应功能(表 10-4)。

表 10-4　Th1 细胞及 Th2 细胞的特性与功能

特性	Th1 细胞	Th2 细胞
主要功能:		
辅助抗体产生	+	++
增强巨噬细胞活性	+++	−
辅助 CTL 活化	+++	−
介导迟发型超敏反应	+++	−
分泌的细胞因子:		
IL-2	++	−
IFN-γ	++	−
TNF-β	++	−
IL-3	++	++
GM-CSF	+	++
TNF-α	+	++
IL-4	−	++
IL-5	−	++
IL-6	−	++
IL-10	−	++

Th1 细胞分泌 IL-2、IFN-γ、TNF 等细胞因子,主要参与细胞免疫应答。其机制包括:①IFN-γ 直接活化巨噬细胞,增强巨噬细胞杀伤胞内菌的能力;也可通过促进 IgG 生成,激活补体系统,增强调理作用的方式间接促进吞噬细胞的吞噬和杀伤能力;②IL-2 和

IFN-γ 可增强 NK 细胞的杀伤能力；③IL-2 和 IFN-γ 可刺激 CTL 细胞增殖分化，再通过 CTL 特异性杀伤病毒或胞内菌感染的靶细胞；④TNF 直接诱导靶细胞凋亡，促进炎症反应。此外，Th1 细胞还是迟发型超敏反应的效应细胞，故又称迟发型超敏反应性 T 细胞（Delayed-type hypersensitivity T lymphocyte，TDTH）。Th2 细胞可分泌 IL-4、IL-5、IL-6、IL-9、IL-10 和 IL-13 等细胞因子，促进 B 细胞增殖分化和抗体生成，故 Th2 细胞的主要功能是增强 B 细胞介导的体液免疫应答。

Th1 和 Th2 细胞分泌的细胞因子间相互拮抗

（图 10-8）。Th1 细胞分泌的 IFN-γ 可促进 Th1 细胞的增殖分化，抑制 Th2 细胞的增殖；Th2 细胞分泌的 IL-4 可促进 Th2 细胞的增殖，抑制 Th1 细胞的增殖。

通常认为 Th1 细胞和 Th2 细胞均由 Th0 细胞分化而来（图 10-8）。Th0 细胞的分化方向则受抗原性质、局部环境中激素或细胞因子等多因素的影响，其中细胞因子的作用最为重要。由巨噬细胞分泌 IL-12 可促进 Th0 细胞向 Th1 细胞分化；IL-4 则可促进 Th2 细胞的形成。

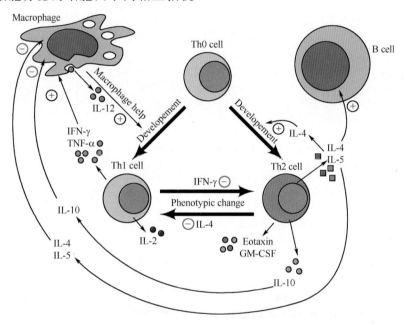

图 10-8　Th1 和 Th2 细胞的形成及相互作用

需要指出的是，根据细胞因子分泌谱确定的 Th1 和 Th2 两种细胞亚群只是两种典型的细胞类型，体内还可能存在很多中间状态的细胞，分泌混合性细胞因子。Th1 和 Th2 细胞亦并非两种完全对立的细胞亚群。大多数抗原进入体内后，可同时刺激 Th1 和 Th2 细胞的生成，表现为既有增强的体液免疫，又有增强的细胞免疫。

六、Th17 细胞

Th17 细胞被确定为独立于 Th1 和 Th2 细胞的第三类 Th 细胞亚群，已经被证实在自身免疫病、感染等疾病中发挥重要的作用。

近年来的研究证实 TGF-β 与 IL-6 或者 IL-21 的

协同作用是诱导 Th17 细胞分化的关键因素，而 IL-23 在促进 IL-17 分泌，增强 Th17 细胞效应功能方面发挥重要作用。ROR-γt（retinoid-related orphan receptors-γt）是促进 Th17 细胞分化、调节其功能的特异性转录调节因子。Th17 细胞通过分泌 IL-17A、IL-17F、IL-21、IL-22、IL-6、TNF-α 等细胞因子，在多种类型的细胞上发挥广泛的作用，包括诱导前炎性细胞因子和趋化因子的产生，招募中性粒细胞至炎性部位。过量的 Th17 细胞会引发严重的自体免疫疾病，比如多发性硬化症（multiple sclerosis）。因此，进一步了解 Th17 在自体免疫疾病及相关疾病的发生发展过程中的作用机制对治疗自体免疫疾病具有重要的意义。

案例 10-1 分析讨论：
艾滋病病毒 HIV 以人体免疫系统中最重要的 CD4$^+$T 淋巴细胞作为攻击目标，大量破坏 CD4$^+$T 淋巴细胞，损坏人体的免疫功能。HIV 本身并不会引发任何疾病，而是当免疫系统被 HIV 破坏后，人体由于抵抗能力减弱,从而感染其他的疾病导致各种混合感染而死亡。本患者出现明显乏力、纳差,体重下降,表现为进行性消瘦,出现了"双肺片絮状阴影",呼吸困难加重。WBC 9.6×10^9/L,T 细胞亚群检测显示 $CD3^+$ T 细胞比例 77.7%,计数 584/mm^3,$CD4^+$ T 细胞比例 6.3%,计数 47/mm^3;$CD8^+$ T 细胞比例 67.4%,计数 507/mm^3。提示 $CD4^+$ T 细胞显著减少,为 HIV 感染的典型表现;且存在机会性感染,表现为卡氏肺孢子虫肺炎。

艾滋病传染性强,到目前为止,人类还没有研究出预防艾滋病的疫苗及治疗艾滋病的特效药。它的重点在于预防,一旦感染了艾滋病病毒也只能采取一些辅助治疗,主要包括:①艾滋病疫苗;②免疫调节剂:常用的有干扰素、白细胞介素Ⅱ和丙种球蛋白等,都具有抗病毒、抗细菌感染和增强免疫调节的作用,缓解部分症状;③靶向 HIV 的抗体:阻止 HIV 进入靶细胞的药物。

（胡　义　张秋萍）

第十一章　B淋巴细胞
Chapter 11　B lymphocyte

案例 11-1：　　　　　　　　　　　　　弥漫性大 B 细胞淋巴瘤

　　患者，男性，已婚，37 岁。自述胃部不适约 3 月，未到医院就诊。近日胃部烧灼感加重，餐后饱胀。偶有头晕、乏力、心悸等症状入院。体格检查：左上腹压痛明显，面色、口唇、指甲苍白，余无明显异常。胃镜检查，可见胃黏膜有多处糜烂，探头顺畅不能通过十二指肠，似有肿块堵塞。通过钳取少量肿块组织行病理切片，观察到弥漫性增生的肿瘤性大 B 淋巴样细胞，核的大小相当于正常淋巴细胞的两倍。伴有黏液间质、原纤维基质、梭形细胞、印戒细胞、微绒毛突起、细胞间连接等，免疫组化表达为：CD20$^+$、CD45$^+$、CD79a$^+$、Ki67$^+$、CD3$^-$。手术中可见淋巴结结构大部或全部被均质鱼肉状的瘤组织所取代，有出血坏死，不伴有纤维化。切取肿块行病理检查，表现同上。病理诊断为十二指肠弥漫性大 B 细胞淋巴瘤。

案例 11-2：　　　　　　　　　　　　　多发性骨髓瘤

　　患者，女性，已婚，59 岁，生育 1 男 1 女，已成人。自述腰痛 7 个月余，近日腰背部及骶髂关节疼痛加剧、难忍，行动不便，并经常伴有头晕、乏力、心悸等症状入院。体格检查：面色、口唇、指甲苍白，骶髂关节叩击痛，压痛明显，四肢神经反射存在。实验室检查：血红蛋白 65g/L（正常值 110～150g/L）、γ 球蛋白（血清蛋白电泳）62.9%（正常值 9%～18%），血清球蛋白 76.5g/L（正常值 20～30g/L），IgG 107g/L（正常值 7.6～16.6g/L）。骨骼 X 线检查：胸腰椎骨质稀疏，髂骨多个圆形及卵圆形穿凿样透高缺损，边缘清晰，周围无新骨形成现象。骨髓检查：浆细胞明显增生（20.5%），形态异常。查尿液：尿蛋白阳性（正常为阴性），尿 Bence Jones 蛋白阳性（正常为阴性）。临床诊断为多发性骨髓瘤。

问题：

1. 该患者血清球蛋白、IgG 等均明显升高，与哪类免疫细胞异常增生有关？
2. 试述 B 淋巴细胞的发育过程、分布、主要表面标志和免疫学功能。

　　B 淋巴细胞（B lymphocytes）是骨髓内多能干细胞在骨髓微环境直接诱导下分化发育而成的具有体液免疫功能的细胞。表面有免疫球蛋白、Fc 受体和 C3 受体等。主要分布在脾脏的脾小结、脾索及脾淋巴鞘外层，淋巴结的淋巴小结、淋巴索以及消化道黏膜下的淋巴小结中。在骨髓、脾脏淋巴细胞中比例较高。

　　B 淋巴细胞来源于骨髓的多能干细胞，在哺乳类是在类囊结构的骨髓等组织中发育的，又称骨髓依赖淋巴细胞。禽类 B 淋巴细胞在法氏囊内发育生成，又称囊依赖淋巴细胞（bursa dependent lymphocyte）。从骨髓来的干细胞或前 B 细胞，在迁入法氏囊或类囊器官后，逐步分化为有免疫潜能的 B 细胞。成熟的 B 细胞经外周血迁出，进入脾脏、淋巴结，主要分布于脾小结、脾索及淋巴小结、淋巴索及消化道黏膜下的淋巴小结中，受抗原刺激后，分化增殖为浆细胞，合成并分泌可溶性抗体，介导体液免疫（humoral immunity）应答，参与抗感染免疫与免疫病理应答。

　　B 细胞膜表达有许多特征性的蛋白分子，主要是表面抗原及表面受体，如膜表面免疫球蛋白、Fc 受体和 C3 受体等。B1 细胞为 T 细胞非依赖性细胞。B2 为 T 细胞依赖性细胞。B 细胞在体内存活的时间较短，仅数天至数周，但记忆 B 细胞在体内可长期存在。

第一节　B 细胞的分化发育

一、B 细胞的分化

　　鸟类的法氏囊是 B 细胞分化的场所。在哺乳类动物的胚胎早期，B 细胞分化最先是在卵黄囊，随后在脾脏和骨髓，出生后则在骨髓内分化成熟。B 细胞分化过程可分为两个阶段，即抗原非依赖期和抗原依赖期。在抗原非依赖期，B 细胞的分化与抗原刺激无关，主要在中枢免疫器官内进行。而抗原依赖期是指成熟 B 细胞受抗原刺激后，可继续分化为合成和分泌抗体的浆细胞阶段，主要在周围免疫器官内进行。

（一）骨髓造血微环境

　　B 细胞的早期增殖和分化，与骨髓造血微环境

(hemopoietic inductive microenviroment，HIM)密切相关。HIM 由细胞外基质(extracellular matrix，ECM)、基质细胞(stroma cell)及其分泌的细胞因子组成。由间质细胞分泌的纤粘连蛋白、胶原蛋白及层粘连蛋白等形成细胞外基质。基质细胞包括巨噬细胞、血管内皮细胞、纤维母细胞、前脂肪细胞、脂肪细胞等，基质细胞可合成和分泌众多的细胞因子。HIM 的作用主要是通过细胞因子可调节造血细胞的增殖与分化，通过黏附分子可使造血细胞与间质细胞相互直接接触，有利于造血细胞的定位和成熟细胞的迁出。

（二）B 细胞的发育

B 细胞由骨髓内多能干细胞分化而来。已证明，哺乳类动物 B 细胞的分化过程主要可分为祖 B 细胞、前 B 细胞、不成熟 B 细胞、成熟 B 细胞、活化 B 细胞和浆细胞六个阶段。其中前 B 细胞和不成熟 B 细胞的分化过程在骨髓中进行，不依赖抗原的刺激。抗原依赖阶段是指成熟 B 细胞在抗原刺激后活化，并继续分化为合成和分泌抗体的浆细胞，这个阶段主要是在外周免疫器官进行。成熟 B 细胞释放至周围淋巴组织，构成 B 细胞库。在此阶段经抗原刺激后，可继续分化为合成和分泌抗体的浆细胞，即抗原依赖的分化阶段。B 细胞在骨髓内分化各阶段的主要变化为免疫球蛋白基因的重排和膜表面标志的表达。B 细胞在发育分化过程中，同样也经历选择作用，以除去非功能性基因重排 B 细胞和自身反应性 B 细胞，形成周围成熟的 B 细胞库(图 11-1)。

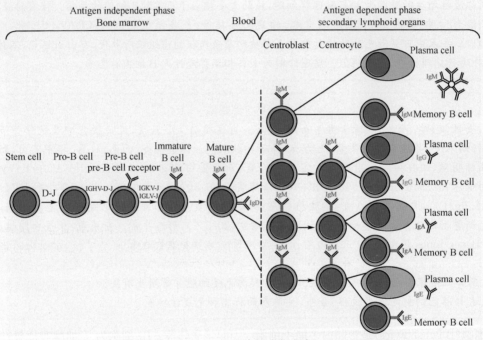

图 11-1　B 细胞的分化发育

1. 祖 B 细胞(pro-B cell)　祖 B 细胞发生在人胚胎约第 9 周，小鼠约第 14 天开始。此阶段细胞表面尚未表达 B 细胞系的特异表面标志，也未发生 Ig 基因重排，处于胚系基因(germline)阶段。

2. 前 B 细胞(pre-B cell)　前 B 细胞由祖 B 细胞分化而来，约占成人骨髓有核细胞的 5%。前 B 细胞能检出的最早标志是 Ig 重链基因重排，随后在胞浆中可检测出 IgM 的 μ 链分子，但无轻链，也无膜表面 Ig 的表达，因此缺乏对抗原的反应能力。末端脱氧核甘酸转移酶(terminal deoxy-nucleotidyl transferase，Tdt)以及共同型急性淋巴母白血病抗原(common acute lymphoblastic leukaemia antigen，CALLA)即 CD10 可表达在前 B 细胞，进入不成熟 B 细胞后即消失。B 细胞在此阶段还表达 MHC Ⅱ、CD19、CD10、CD20 和 CD24 等分化抗原。

3. 不成熟 B 细胞(immature B cell)　B 淋巴细胞发育到此阶段开始表达 SmIgM，CD19、CD20 和 MHC Ⅱ类抗原表达量增加，并开始表达 CD21 抗原。不成熟 B 淋巴细胞与抗原结合后，易使 B 细胞的分化受到抑制，不能继续发育为成熟的 B 细胞而诱导免疫耐受，是形成自身免疫耐受的机制之一。

4. 成熟 B 细胞(mature B cell)　B 淋巴细胞在骨髓中发育成熟，经血液迁移至外周淋巴器官。成熟 B 淋巴细胞膜表面可同时表达 SmIgM 和 SmIgD，但其 V 区相同，而 C 区不同，故其识别抗原特异性是相同的。SmIgD 的表达防止了 B 细胞与抗原结合后所引起的免疫耐受。成熟 B 细胞可表达其他多种膜标志分子，如丝裂原受体、补体受体、Fc 受体、细胞因子受体、病毒受体以及一些其他分化抗原等。

5. 活化 B 细胞(activated B cell)　成熟 B 细胞被特异性抗原或多克隆刺激剂刺激后在抗原提呈细胞和 Th 细胞的辅助下，发生增殖和分化，成为活化 B

淋巴细胞。在此过程中,SmIg表达逐渐减少,可溶性Ig逐渐增加,并发生免疫球蛋白基因重链类别的转换。部分活化B细胞可停止增殖和分化,成为小淋巴细胞,即记忆B淋巴细胞(memory B cell,Bm)。Bm可存活数月至数年,当再次与相同抗原接触后,迅速活化与分化,产生高水平的IgG类抗体,与机体的再次免疫应答相关。

6. 浆细胞(plasma cell,PC) 成熟B细胞可在周围淋巴器官接受抗原刺激,在Th细胞及抗原提呈细胞的协助下,及其产生的细胞因子作用下可使B细胞活化,增殖并分化为合成和分泌抗体的浆细胞。同时获得了PC-1(plasma cell antigen-1)等浆细胞特异性标志,而SmIg、MHC II类分子、CD19、CD20、CD21等膜表面标记消失。并可发生Ig的类别转换形成产生IgG、IgA或IgE的浆细胞。一种浆细胞只能产生一种类别的Ig分子,并丧失产生其他类别Ig的能力。浆细胞寿命较短,生存期仅数日。

第二节 B淋巴细胞表面的分子及其作用

B细胞表面有多种膜表面分子,某些为B细胞所特有,某些为B细胞与其他细胞所共有。借以识别抗原,与免疫细胞和免疫分子相互作用有关,也是分离和鉴别B细胞的重要依据。B细胞表面分子主要有白细胞分化抗原、MHC以及多种膜表面受体。

一、B细胞抗原受体复合物

B细胞表面最主要的分子是B细胞抗原受体(B cell receptor,BCR)复合物。

BCR复合物由识别和结合抗原的胞膜免疫球蛋白(mIg)和传递抗原刺激信号的Igα(CD79a)/Igβ(CD79b)异源二聚体组成。由1分子mIg与2分子Igα/Igβ异源二聚体组成一个BCR复合物(图11-2)。

1. mIg mIg为单体,以四肽链结构存在,包含通过二硫键共价相连的二条重链(IgH)和二条轻链(IgL)。抗原结合位点位于mIg的VH和VL的高变区内,可结合特异性抗原。mIgH的胞内部分均很短,决定了mIg不能传递抗原刺激产生的信号,而需要其他辅助分子的参与。

2. Igα/Igβ Igα和Igβ是Ig基因超家族的成员,有胞外区、跨膜区和相对较长的胞质区。Igα/Igβ的功能主要是Igα和Igβ的胞内区有ITAM基序,作为信号传导分子传导抗原与BCR结合所产生的信号,还可以参与Ig从胞内向胞膜的转运。

B细胞抗原受体复合物由B细胞抗原受体(B cell receptor,BCR)和Igα(CD79a)/Igβ(CD79b)异源

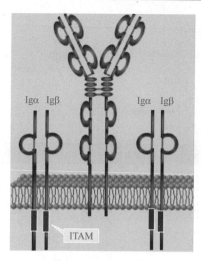

图11-2 BCR复合体

二聚体非共价结合而成。类似于T细胞的TCR-CD3复合物。BCR识别和结合抗原后,产生的抗原刺激信号由Igα(CD79a)/Igβ(CD79b)异源二聚体传入胞内,启动B细胞活化。B细胞在骨髓中发育成熟后,表达SmIgM和SmIgD。成熟B细胞迁入到外周组织,接受抗原刺激,分化为浆细胞,不再表达SmIg。Igα和Igβ均为Ig基因超家族的成员,胞内区较长,含免疫受体酪氨酸活化基序(immunoreceptor tyrosine based activation motif,ITAM),可将BCR接受抗原刺激产生的信号传至胞内。

与T细胞的TCR不同,B细胞的BCR可直接识别具有天然构象的抗原分子,如可溶性抗原、微生物或其他细胞表面的抗原均可直接与BCR结合,无需抗原提呈细胞事先将抗原加工处理成抗原肽,也无MHC限制性。

二、辅 助 受 体

1. CD19/CD21/CD81 B细胞表面的CD19与CD21、CD81及CD225(Leu-13)以非共价相连,形成一个B细胞特异的多分子活化辅助受体,作用是增强B细胞对抗原刺激的敏感性(图11-3)。CD21即CR2,可与C3d结合。CD21也是B细胞上的EB病毒受体。

2. CD72 CD72是C型凝集素超家族成员。CD72组成性地表达于除浆细胞外的所有各分化阶段B细胞,即从pro-B细胞到Ig分泌B细胞。CD72的胞内质区有2个ITIM基序,因此在一定条件下(如交联),可抑制第一信号的刺激。CD72的配体是CD100,表达于包括B细胞和T细胞的大部分造血细胞。CD100与CD72相互作用,能消除经由CD72的抑制作用,起增强第一信号的作用,故CD72对B细胞激活的调节是双向的。

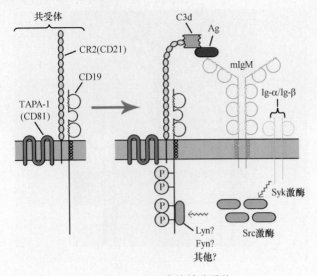

图 11-3 B 细胞的辅助受体

三、协同刺激分子

抗原与 B 细胞的 BCR 结合,产生的信号经由 CD79α/CD79β 传导至细胞内,是 B 细胞活化的第一信号。而导致 B 细胞完全活化仅有第一信号是不够的,还需要 Th 细胞给予的协同刺激信号(第二信号)。第二信号主要由 Th 细胞和 B 细胞表面的协同刺激分子间的相互作用产生。另外,活化的 B 细胞是专职的抗原提呈细胞,它提呈抗原给 T 细胞,激活 T 细胞,也需要协同刺激分子间的相互作用。

1. CD40 CD40 组成性地表达于成熟 B 细胞,属肿瘤坏死因子受体家族(TNFRSF)。CD40 的配体(CD40L,CD154)表达于活化 T 细胞。CD40 与 CD40L 的结合在 B 细胞分化成熟中起十分重要的作用。B 细胞表达 CD40,但静息 T 细胞不表达 CD40L,仅只有当 T 细胞活化后,CD40L 的表达才迅速增加。因此,在 TD 抗原诱导的初次体液免疫应答中,须有 Th 细胞活化,B 细胞才能活化(图 11-4)。

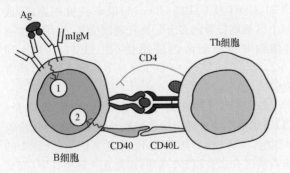

图 11-4 B 细胞活化过程中 TH 细胞的辅助作用

2. CD80 和 CD86 活化 B 细胞是抗原提呈细胞(APC)。T 细胞对抗原的识别只得到第一信号。T 细胞是否能激活,还取决于 APC 能否向 T 细胞提供协同刺激信号(第二信号)。CD80 和 CD86 在静息 B

细胞不表达或低表达,在活化 B 细胞表达增强。

3. CD27 为 TNFRSF 成员。B 细胞受抗原刺激后表达 CD27,与组成性表达于 T 细胞表面的 CD70 相互作用。CD154$^+$ CD70$^+$ T 细胞经由 CD70-CD27 途径在 B 细胞分化成浆细胞中起作用。

四、主要组织相容性复合体分子(MHC 分子)

B 细胞不仅表达 MHC Ⅰ 类分子,而且表达较高水平的 MHC Ⅱ 类分子。除了浆细胞外,从前 B 细胞至活化 B 细胞均表达 MHC Ⅱ 类抗原。B 细胞表面的 MHC Ⅱ 类抗原在 B 细胞与 T 细胞相互协作时起重要作用。此外,还参与 B 细胞的抗原提呈作用。

五、补体受体(complement receptor,CR)

B 细胞膜表面具有 CR1 和 CR2。CR1(CD35)可与补体 C3b 和 C4b 结合,从而促进 B 细胞的活化。CR2(CD21)的配体是 C3d,C3d 与 B 细胞表面 CR2 结合可调节 B 细胞的生长和分化。

六、有丝分裂原受体

脂多糖(lipopolysaccharide,LPS)是对小鼠常用的致有丝分裂原。葡萄球菌 A 蛋白(staphylococcal protein A,SPA)可通过与 SmIg 结合刺激人 B 细胞增殖。美洲商陆有丝分裂原(pokeweedmitogen,PWM)对 T 细胞和 B 细胞均有致有丝分裂作用。

七、其他表面分子

1. CD20 表达于除浆细胞外的发育分化各阶段的 B 细胞。CD20 分子可能通过调节跨膜钙离子流动直接对 B 细胞起作用,在 B 细胞增殖和分化中起重要的调节作用。

2. CD22 CD22 特异表达于 B 细胞。B 细胞活化过程中,其表面 CD22 分子的表达增加。随着 B 细胞成熟,CD22 分子表达增加,但浆细胞不表达 CD22。

3. CD32 即 FcγRIIb。

4. EB 病毒受体 CR2(CD21)是 EB 病毒受体,EB 病毒可选择性感染 B 细胞。在体外可用 EB 病毒感染 B 细胞,可建成 B 细胞永生化(immortlaized)细胞株,在人单克隆抗体等技术中有重要价值。EB 病毒体内感染与传染性单核细胞增多症、Burkitt 氏淋巴瘤以及鼻咽癌等的发病有关。

八、其他黏附分子

Th 细胞对 B 细胞的辅助以及活化 B 细胞向 T 细胞提呈抗原,均需要细胞-细胞的接触,黏附分子在此过程中起很大的作用。表达于 B 细胞的黏附分子有 ICAM-1(CD54)、LFA-1(CD11a/CD18)等。

B 细胞主要的膜表面分子见图 11-5。

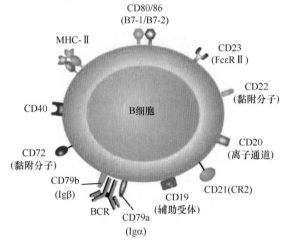

图 11-5　B 细胞的膜表面分子

第三节　B 细胞的亚群

周围淋巴器官中的 B 细胞具有异质性。可分为 B-1 细胞和 B-2 细胞两个亚群。B-1 细胞表面表达 CD5,称为 B-1 细胞,主要存在于腹膜腔、胸膜腔和肠道固有层。B-2 细胞即为在骨髓中发育成熟的 B 细胞,B-1 和 B-2 细胞分别主要参与固有免疫和适应性免疫。

B-1 细胞发生于个体发育的早期,肠道黏膜固有层中的 B 细胞多数属 B-1 细胞。其产生的抗体与抗原的结合表现为多反应性(polyreactivity)。即其产生的抗体以相对低的亲和力与多种不同的抗原表位结合。B-1 细胞在蛋白质抗原诱导机体产生的免疫应答中作用不明显,但可对碳水化合物刺激产生较强的应答,主要产生低亲和力 IgM 类抗体。B-1 细胞在受到自身抗原刺激下也能产生如类风湿因子和抗 ssD-NA 的 IgM 类自身抗体。

B-1 细胞的可能功能主要为:①产生抗细菌抗体而抗微生物感染;②产生多反应性自身抗体而清除变性的自身抗原;③产生自身抗体而诱导自身免疫病。B-1 细胞与 B-2 细胞的特点见表 11-1。

表 11-1　B-1 细胞与 B-2 细胞的特点

性质	B-1 细胞	B-2 细胞
初次产生的时间	胎儿期	出生后
更新的方式	自我更新	由骨髓产生
自发性 Ig 的产生	高	低
特异性	多反应性	单特异性,尤在免疫后
分泌的 Ig 的同种型	IgM>IgG	IgG>IgM
体细胞高频突变	低/无	高
对碳水化合物抗原的应答	是	可能
对蛋白质抗原的应答	可能	是

第四节　B 淋巴细胞的功能

B 细胞的功能主要表现为产生抗体、提呈抗原及参与免疫调节。

1. 产生抗体　抗体以三种主要方式参与免疫反应:①中和作用:病毒必须感染细胞才能复制及增殖,并在细胞间传播,这类病原体是借与靶细胞表面的特异分子(受体)结合而感染细胞的。能与病毒结合的抗体,可阻断病毒与靶细胞的结合。抗体在中和细菌毒素中也发挥重要作用。②调理作用:抗体可促进吞噬细胞对病原体的吞噬,抗体的 Fab 段与病原体表面结合,Fc 段又与吞噬细胞表面的 Fc 受体结合,将病原体带至吞噬细胞表面,使之易被吞噬,即抗体的调理作用。③激活补体:抗体与病原体表面的抗原表位结合形成 IC,激活补体经典途径。补体活化后产生的片段(如 C3b 等)与吞噬细胞表面的相应补体受体结合,使病原体易被吞噬。而且,补体活化最终产物能在病原体膜上形成攻膜复合体,导致病原体的裂解。

2. 提呈抗原　B 细胞活化后才能表达协同刺激分子 CD80、CD86 等,所以只有活化 B 细胞才有抗原提呈作用。巨噬细胞或树突状细胞都不能有效地摄取可溶性抗原,而 B 细胞则可借其表面的 BCR 结合昆虫毒素、吸血昆虫吸血时注入机体的抗凝剂、蛇毒等可溶性抗原,通过内化和加工后,以抗原肽-MHC 分子复合物形式提呈给 T 细胞。

3. 免疫调节　B 细胞通过产生细胞因子和与其他细胞的接触参与免疫调节、炎症反应等。静息 B 细胞不产生细胞因子。细胞因子作用于自身 B 细胞或其他 B 细胞,可刺激或抑制 B 细胞增殖、分化;调节 B 细胞凋亡等,从而调节免疫。

案例 11-1 分析讨论:

　　弥漫性大 B 细胞淋巴瘤是目前最常见的成人非霍奇金恶性淋巴瘤,占西方国家成人非霍奇金恶性淋巴瘤的 30%～40%,在发展中国家,所占的比例更高,达 60%。发病年龄范围很广,平均发病年龄 70 岁,近年来发病有年轻化趋势,男性患者多于女性。

弥漫性大 B 细胞淋巴瘤是大的肿瘤性 B 淋巴细胞呈弥漫性生长,肿瘤细胞的核与正常组织细胞的核相近或大于组织细胞的核,细胞大小不小于正常淋巴细胞的两倍。

弥漫性大 B 细胞淋巴瘤发病原因尚不清楚。通常是原发性的,但也可由低度恶性淋巴瘤转化而来,部分病例可见于自身免疫性疾病或免疫缺陷病人。

根据组织学形态改变可将弥漫性大 B 细胞淋巴瘤分为中心母细胞型、免疫母细胞型、富于 T 细胞/组织细胞型以及间变型四种变异型,另外还有 2 类特殊少见的亚型:纵隔硬化性大 B 细胞淋巴瘤和血管内淋巴瘤。

弥漫性大 B 细胞性淋巴瘤需要与转移癌或恶性黑色素瘤、传染性单核细胞增多症、坏死性淋巴结炎、Burkitt 淋巴瘤和髓外白血病、间变性大细胞淋巴瘤、霍奇金淋巴瘤、结节硬化型霍奇金淋巴瘤、纵隔(胸腺)大 B 细胞淋巴瘤、血管内淋巴瘤、原发性渗出淋巴瘤等疾病进行鉴别诊断。

案例 11-2 分析讨论:

多发性骨髓瘤是一种进行性浆细胞异常增生的恶性肿瘤,其特征为骨髓浆细胞瘤和单克隆免疫球蛋白(IgG,IgA,IgD 或 IgE)或 Bence Jones 蛋白明显增加。

由于瘤细胞在骨髓腔内无限增殖,导致弥漫性骨质疏松或骨质破坏,表现为持续性的难于解释的骨骼疼痛(特别是背部或胸廓)。由于正常多克隆 B 细胞——浆细胞的增生、分化、成熟受到抑制,正常多克隆免疫球蛋白生成减少,而异常单克隆免疫球蛋白缺乏免疫活性,致使机体免疫力减低。此外,T 细胞和 B 细胞数量及功能异常,以及化疗药物和肾上腺皮质激素的应用,病人对细菌性感染的易感性增高,易反复发生细菌性感染。骨髓中瘤细胞恶性增生、浸润,排挤了造血组织,影响造血功能。病人常出现贫血,伴乏力和疲劳。此外,肾功能不全、反复感染、营养不良等因素也会造成或加重贫血。肾脏病变是本病比较常见而又具特征性的临床表现。由于异常单克隆免疫球蛋白过量生成和重链与轻链的合成失去平衡,过多的轻链生成,相对分子质量仅有 23 000 的轻链可自肾小球滤过,被肾小管重吸收,过多的轻链重吸收造成肾小管损害。由于在肾小管广泛管型形成,肾小管上皮细胞萎缩和间质纤维化而发生肾衰,肾功能衰竭;此外,高钙血症、高尿酸血症、高黏滞综合征、淀粉样变性及肿瘤细胞浸润,均可造成肾脏损害。

由于骨质破坏使血钙逸向血中、肾小管对钙外分泌减少及单克隆免疫球蛋白与钙结合,易发生高钙血症,表现为头痛、呕吐、多尿、便秘,重者可致心律失常、昏迷甚至死亡。

(左 丽)

第十二章 抗原提呈细胞与抗原提呈
Chapter 12 Antigen Presenting Cells and Antigen Presenting

案例 12-1　　　　　　　　　　　传染性单核细胞增多症

患者秦××,男,15 岁,因咽痛、高热到门诊就医入院。

主诉:自述 7 天前因受凉后出现咽部持续性疼痛,吞咽时疼痛明显,伴畏寒高热(自测体温 40℃)、头晕、头痛及全身关节疼痛。曾诊断为"急性扁桃体炎、白血病?",应用青霉素等治疗 1 周无明显效果。该患者病前无类似疾病接触史,周围人群无类似病例。入院体格检查:T 38.8℃,P 110 次/分,R 19 次/分,BP 110/70mmHg。口咽部黏膜充血、肿胀(++)、腭垂、咽腭弓、舌腭弓充血肿胀,双侧扁桃体 Ⅱ°肿大,表面白色分泌物,易拭去不出血。颌下、颈部、腹股沟可扪及多个肿大的淋巴结(直径约 1~2cm,双下颌角数个肿大淋巴结融合成鹅蛋大小包块),质中压痛,腋窝未扪及肿大淋巴结。肝肋下 2cm,剑下 3cm,质中有压痛;脾肋下 3cm,质中。神经系统检查未引出阳性体征。心电图、胸部 X 线检查正常。实验室检查:血常规 WBC 2.4×10⁹/L,幼稚细胞 50%。初步诊断:①急性化脓性扁桃体炎;②白血病;③咽型传染性单核细胞增多症? 入院第 2 天,复查血常规 WBC 23.9×10⁹/L,单个核细胞 70.3%,其中变异淋巴细胞 50%,血红蛋白及血小板正常;B 超显示肝、脾中度肿大;血培菌培养(-),咽拭子培养为牛链球菌(为消化道正常菌群,判断可能为机会感染),诊断为传染性单核细胞增多症(散发性咽型)。改用干扰素、更昔洛韦等抗病毒,青霉素抗感染,呼吸道隔离,卧床休息等积极治疗。2 天后,体温逐日下降,咽痛明显减轻,双侧下颌角包块逐渐缩小,1 周后体温恢复正常。2 周后出院时复查血常规正常,肝功能、腹部 B 超均无异常。

问题:

1. 为什么该病例易被误诊为急性扁桃体炎?

2. 该病例从哪些方面排除了白喉和白血病?

3. 该病例为什么应用干扰素、更昔洛韦等抗病毒,青霉素抗感染等治疗有效?

早期研究发现,绝大多数抗原在诱导机体 B 淋巴细胞产生抗体的过程中,不仅需要 T 淋巴细胞的辅助,而且还需要另一类细胞的协助与参与,遂将该类细胞称为**辅佐细胞**(accessory cells)。最早发现的具有辅佐作用的细胞主要是单核-巨噬细胞,以后又发现树突状细胞、B 淋巴细胞等也是重要的辅佐细胞。这些辅佐细胞在机体的免疫应答过程中起着十分重要的作用,他们能将抗原捕捉并摄入到细胞内,在细胞内对抗原进行加工处理,并将抗原信息提呈给 T 淋巴细胞。因此,又将这类辅佐细胞称为**抗原提呈细胞**(antigen presenting cell,APC)。

第一节　抗原提呈细胞

抗原提呈细胞是指能摄取、加工、处理抗原,并将抗原提呈给 T 淋巴细胞的一类免疫细胞。APC 能辅助和调节 T 细胞识别抗原,启动特异性免疫应答,还可通过释放细胞因子等物质,发挥免疫调节作用,因此抗原提呈细胞在抗原诱导机体产生免疫应答的过程中发挥着关键的作用。

目前已知可以提呈抗原的细胞种类十分广泛,大致可分为专职性抗原提呈细胞(professional APC)、非专职性抗原提呈细胞(non-professional APC)和表达 MHC Ⅰ 类分子的靶细胞三类。通常所说的抗原提呈细胞就是指专职性抗原提呈细胞,主要包括树突状细胞(dendritic cell,DC)、单核-巨噬细胞、B 淋巴细胞等(表 12-1、图 12-1),这些细胞主要存在于淋巴器官与组织中,均能高表达 MHC Ⅱ 类分子和共刺激分子。非专职性抗原提呈细胞主要包括内皮细胞、成纤维细胞、各种上皮或间皮细胞和嗜酸粒细胞等,这些细胞摄取、加工处理抗原和提呈抗原信息的能力较弱,它们只能在一定条件下(如炎症刺激或细胞因子的作用),才能被诱导表达 MHC Ⅱ 类分子和共刺激分子。机体所有的有核细胞均表达 MHC Ⅰ 类分子,当被病毒或细菌感染时,它们可将细胞内形成的蛋白质抗原(内源性抗原,endogenous antigen)进行加工处理成为抗原肽,并以抗原肽-MHC Ⅰ 类分子复合物的形式将抗原信息提呈给 $CD8^+$ 的杀伤性 T 细胞(cytotoxic T cell,CTL),这些细胞本身又成为 CTL 杀伤的靶细胞;因此,以往并不将该类有核细胞称为 APC,只称为靶细胞。但目前认为,凡是表达 MHC 分子能加工处理抗原,并以抗原肽-MHC 分子复合物的形式提呈抗原信息的所有细胞均为抗原提呈细胞。本章仅介绍专职性抗原提呈细胞。

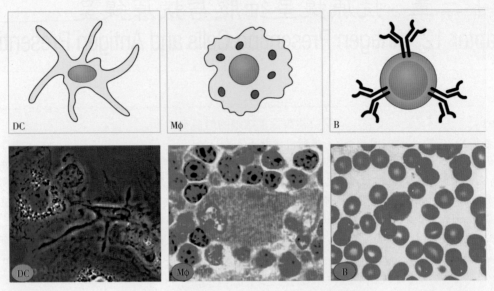

图 12-1 三种专职性 APC(DC、Mφ、B 细胞)的形态

表 12-1 专职性 APC 的类别、分布及主要特征

细胞名称	简称	体内分布	吞噬作用	MHC II 类分子	FcR	C3bR	Birbeck 颗粒
树突状细胞	DC						
滤泡树突状细胞	FDC	淋巴滤泡	−	++/−	+	+	−
并指状细胞	IDC	胸腺、淋巴组织胸腺依赖区	−	++++			
朗格汉斯细胞	LC	皮肤表皮层、胃肠上皮层	+	++++	+	+	+
单核-吞噬细胞	Mo/Mφ	全身组织、器官	+	++/−	+	+	−
B 淋巴细胞		外周血、淋巴结、脾	−	++	+	+	−

一、树突状细胞

树突状细胞(dendritic cell,DC)是由美国学者 Steinman 于 1973 年首先发现的,因其具有许多树枝状或伪足样突起(图 12-2)而得名。DC 广泛分布于脑以外的全身组织和脏器,数量较少,在人外周血中,仅占单个核细胞的 1%。DC 可通过胞饮作用摄取抗原异物或通过突起捕获和滞留抗原异物,是体内目前所知提呈抗原功能最强的专职性 APC,它是惟一能够刺激初始 T 细胞(naive T cell)活化和增殖,激发初次免疫应答的专职性 APC。单核-吞噬细胞、B 细胞等仅能刺激已活化的 T 细胞或记忆性 T 细胞的活化和增殖。因此,DC 提呈抗原的能力远远强于单核-吞噬细胞和 B 细胞,它是特异性免疫应答的始动者。DC 也能分泌 IL-1、IL-6、IL-12、TNF-α、IFN-α 等细胞因子

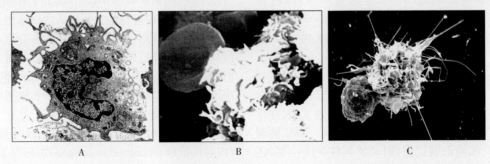

图 12-2 树突状细胞的电镜图(A)与扫描电镜图(B、C)

及多种趋化性细胞因子,参与机体的免疫调节。由于DC在免疫应答中的独特地位,对DC的研究有助于深入了解机体免疫应答的产生和调控机制,对肿瘤、移植排斥、感染、自身免疫性疾病等的发生、发展机制的认识有重要的理论意义。还可通过人为干预DC的功能来调控机体的免疫应答,对上述疾病防治措施的制定具有重要的实际意义。

（一）树突状细胞的表面标志

到目前为止,尚未发现DC的特征性表面分子标志。主要通过形态学、组合性细胞表面标志,在混合淋巴细胞反应(MLR)中能刺激初始T细胞增殖等特点进行鉴定。因DC无特异性细胞表面标志,现将具有典型的树突状形态、膜表面高表达MHCI/Ⅱ类分子和其他共刺激分子、能移行至淋巴器官和刺激初始T细胞增殖活化的细胞才能称之为DC。未成熟DC可表达MHCI/Ⅱ类分子、IgGFc受体Ⅱ(FcγRⅡ)、C3b受体(C3bR)和模式识别受体(甘露糖受体、Toll样受体)等,它们摄取、加工处理抗原能力强,而提呈抗原激发免疫应答能力弱。人类成熟DC表面相对特征性标志为CD1a、CD11c和CD83,可高表达MHCⅡ/Ⅰ类分子和协同刺激分子(B7、CD40、ICAM-1)等,它们摄取、加工处理抗原能力弱,而提呈抗原、启动免疫应答的能力强。

（二）树突状细胞的来源、分布与名称

1. 树突状细胞的来源 DC的来源较为复杂,目前可将DC分为由髓样干细胞分化而来的髓系DC(myeloid DC,MDC)和由淋巴样干细胞分化而来的淋巴系DC(lymphoid DC,LDC)两大类。这两大类DC均起源于体内的多能造血干细胞,但MDC与单核细胞和粒细胞有共同的前体细胞,而LDC与T、B和NK细胞有共同的前体细胞,由于它们来源于不同的前体细胞(图12-3),因此,在组织分布和功能特点方面有所不同。大多数DC来源于骨髓,为MDC,由骨髓进入外周血,再分布到全身各组织。仅少数DC为LDC,主要分布在胸腺,与T细胞的阴性选择有关。

2. 树突状细胞的分布与名称 DC的分布广泛,由于其分布的部位和分化的程度不同而具有不同的名称和生物学特征。如分布于表皮和胃肠上皮组织中的DC称为**朗格汉斯细胞**(Langerhan's cells,LC);分布于心、肺、肝、肾等器官结缔组织中的DC称为间质DC;分布于外周免疫器官胸腺依赖区和胸腺髓质区的DC称为**并指树突状细胞**(interdigitating cell,IDC);分布于外周免疫器官淋巴滤泡区的DC称为**滤泡树突状细胞**(follicular DC,FDC);分布于淋巴液中的DC称为**隐蔽细胞**(veiled cell)。

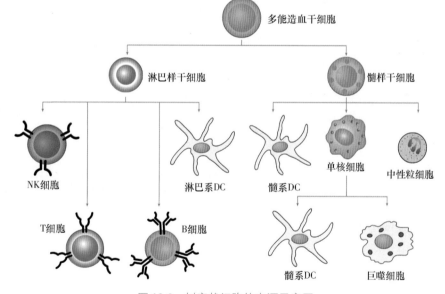

图12-3 树突状细胞的来源示意图

(1) LC:LC是未成熟DC,其细胞表面高表达FcγR、C3bR、MHCⅠ和Ⅱ类分子,胞浆内富含特征性Birbeck颗粒。LC具有较强的摄取和加工处理抗原的功能,但提呈抗原和激发免疫应答的能力较弱。

(2) 间质DC:属于未成熟DC,其摄取、加工处理抗原的能力较强,但不能提呈抗原和激发免疫应答。

(3) 隐蔽细胞和外周血中的DC:可能是来自骨

髓的DC前体,也可能是携带抗原的LC和器官间质DC的一种迁移形式。

(4) IDC:为成熟的DC,外周免疫器官T细胞区的IDC是由LC或间质DC移行至淋巴结分化而来的成熟DC,其表面高表达MHCⅠ和Ⅱ类分子和B7,缺乏FcR及C3bR,通过其突起与T细胞密切接触,将抗原提呈给T细胞,具有较强的免疫激发作用。是初次应答的主要APC。胸腺髓质的IDC,主要参与T细胞的阴性选择,通过清除自身反应性T细胞克隆而诱

导自身耐受。

（5）FDC：是一类特殊的FDC，它不表达MHCⅡ类分子，但高表达FcγRⅠ（CD64）、C3dR（CD21）和C3bR（CD35），可通过这些表面受体与抗原-抗体复合物或抗原-抗体-补体（C3d/C3b）复合物结合而不发生内吞，因此，能将上述免疫复合物长期滞留或浓缩于细胞表面（可长达数周至数年之久），这将有助于初始B细胞对抗原的识别和活化，从而激发免疫应答和诱导记忆B细胞形成。因此，FDC是产生和维持免疫记忆的重要细胞。

（三）树突状细胞的分化、发育和迁移

目前对末梢LDC的分化发育过程了解甚少，而对MDC的分化发育过程已逐渐清楚。MDC的分化发育过程大致分为前体期、未成熟期、迁移期和成熟期四个阶段，各阶段DC其表面标志和功能特点各不相同。DC在成熟过程中同时发生迁移，即DC在外周组织获取抗原信号后，通过淋巴管和血液循环而进入次级淋巴器官，然后激发T细胞应答。DC提呈抗原的能力随其发育成熟而逐步增强，而其摄取抗原的能力则逐渐减弱。

1. 前体期 髓系前体细胞存在于骨髓、外周血、脐血及胎肝中，在某些细胞因子作用下，可分化发育为单核吞噬细胞和DC，外周血单核细胞在体外受GM-CSF、TNF-α、IL-4等作用，也能发育为DC。

2. 未成熟期 未成熟DC主要存在于多种实体器官及非淋巴组织，其可通过受体（如FcrRⅡ、人甘露糖受体等）介导的内吞作用（见后述）或吞饮、吞噬作用摄取抗原。正常情况下，体内绝大多数DC处于未成熟状态，它们具有很强的内吞、加工、处理抗原的能力，但由于仅表达低水平共刺激分子和黏附分子，故刺激初始T细胞和在体外激发混合淋巴细胞反应（MLR）的能力较弱。

3. 迁移期 迁移期的DC主要存在于输入淋巴管、外周血、肝血液及淋巴组织，经过淋巴和血液循环，从输入淋巴管进入淋巴结。

4. 成熟期 受炎症等因素影响，未成熟DC能从非淋巴组织进入次级淋巴组织并逐渐成熟，未成熟DC在摄取抗原后，也可自发成熟。成熟DC主要存在于淋巴结、脾及派氏集合淋巴结，其生物学特征为：MHC分子及黏附分子表达上调，迁移能力增强，由外周逐渐向周围淋巴器官归巢，同时其摄取、处理完整蛋白抗原的能力下调。成熟DC高表达MHCⅠ类分子和MHCⅡ类分子、共刺激分子（B7、CD40、ICAM-1）等，其细胞表面标志是CDla、CDllc及CD83。在周围淋巴器官内，成熟DC能有效地将抗原提呈给初始T细胞并使之激活。

（四）树突状细胞的生物学功能

1. 抗原提呈功能 DC可通过吞饮作用、受体（FcγRⅡ、C3bR）介导的内吞作用、吞噬作用等方式将抗原摄入，经加工、处理后提呈给T细胞。FDC可通过其表面受体（FcγRⅠ、C3dR和C3bR）与抗原-抗体复合物或抗原-抗体-补体（C3d/C3b）复合物结合，长期将抗原滞留于细胞表面供B细胞识别。

2. 免疫调节功能 ①胸腺髓质的IDC参与胸腺内T细胞的阳性选择和阴性选择，提呈自身抗原，诱导自身免疫耐受；②FDC和少数长寿IDC参与了免疫记忆的维持；③可分泌不同的细胞因子参与固有和适应性免疫应答，如有些DC可分泌大量IL-12，诱导Th0细胞分化为Th1细胞，增强细胞免疫应答；有些DC可分泌IL-4，诱导Th0细胞分化为Th2细胞，介导体液免疫应答；有些DC可分泌Ⅰ型干扰素，产生抗感染和免疫调节等作用；DC还可产生IL-1、IL-6、IL-18、IFN、TNF和多种趋化因子等多种细胞因子调节免疫应答；④应用DC的免疫激活作用和诱导免疫耐受的作用可治疗某些疾病，如应用病原抗原体外致敏DC再过继回输的方式可治疗多种感染性疾病；用肿瘤抗原致敏DC再回输机体可治疗肿瘤（已用于临床试治B淋巴瘤、黑色素瘤、前列腺癌、多发性骨髓瘤等患者）；若预先去除移植物中DC或用未成熟DC诱导同种免疫耐受，均可延长同种移植物的存活时间；阻断或降低DC的APC功能，或用未成熟DC诱导特异性外周免疫耐受可以达到防治自身免疫性疾病和变态反应性疾病的目的。

二、单核-吞噬细胞

单核-吞噬细胞包括外周血中的单核细胞（monocyte，Mon）和组织器官中的巨噬细胞（macrophage，Mφ）。

（一）单核-吞噬细胞的来源、分化发育成熟过程及其名称

单核-吞噬细胞均来源于造血干细胞。在骨髓造血干细胞首先分化为髓样干细胞，尔后再进一步分化为单核细胞前体、单核母细胞、前单核细胞及单核细胞。单核细胞不断进入血流，在血液中单核细胞仅停留12～24小时，即穿越血管内皮进入结缔组织或器官，发育成熟为巨噬细胞；也可进入表皮棘层，发育分化为朗格汉斯细胞。单核细胞约占血液中白细胞总数的3%～8%，其体积较淋巴细胞略大（图12-4），胞质中富含溶酶体颗粒，其内含有过氧化物酶、酸性磷酸酶、非特异性酯酶和溶菌酶等多种酶类物质。巨噬细胞（图12-5）可分为定居和游走的两大类。定居的巨噬细胞广泛分布于全身，在不同部位有不同的形态和名称，如在肝称库普弗细胞，在脑称小胶质细胞，在骨称破骨细胞，在结缔组织称组织细胞，在关节称滑膜A型细胞，在淋巴结与脾称巨噬细胞，在胸腺称胸

腺巨噬细胞等。它们的主要作用是清除体内衰老损伤或凋亡的细胞、免疫复合物和病原体等抗原性异物。游走的巨噬细胞由血中单核细胞衍生而来,其体积数倍于单核细胞,寿命较长,在组织中可存活数月,胞质内富含溶酶体及线粒体,具有强大的吞噬杀

菌和吞噬清除体内凋亡细胞及其他异物的能力。单核吞噬细胞可做变形运动,对玻璃和塑料表面有很强的黏附力,借此可将单核吞噬细胞与淋巴细胞彼此分离。

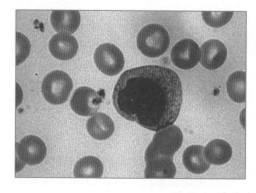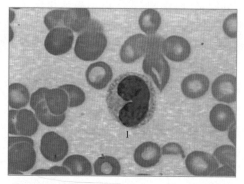

图 12-4 血液中的单核细胞形态

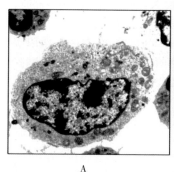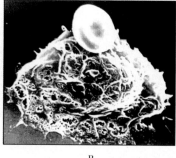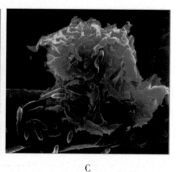

A   B   C

图 12-5 巨噬细胞的电镜图(A)与扫描电镜图(B、C)

(二) 单核-吞噬细胞的表面分子

单核-吞噬细胞(尤其是 Mφ)可表达多种与识别结合病原体等抗原性异物、细胞活化增殖分化、趋化黏附和抗原提呈有关的膜受体和膜分子,包括 MHCⅠ/Ⅱ类分子、黏附分子(LFA-1、ICAM-1 等)、协同刺激分子(B7、CD40 等)、模式识别受体(MR、SR、TLR 等)、补体受体(CR1、CR 3、CR4 等)、Fc 受体(FcγR 等)、细胞因子受体(M-CSFR、IFN-R、TNFR、IL-1R、IL-2R 等)、LPS:LBP 复合物受体(CD14)等。其中模式识别受体又称为非调理性受体,而补体受体和 Fc 受体称为调理性受体。模式识别受体可直接识别结合某些病原体共同表达的和宿主衰老损伤或凋亡细胞表面呈现的特定分子结构(病原相关分子模式)。主要的模式识别受体包括:

1. 甘露糖受体(mannose receptor,MR) 能识别结合广泛表达于病原体(如分枝杆菌、克雷伯菌、卡氏肺孢菌和酵母菌等)细胞壁糖蛋白、糖脂分子末端的甘露糖和岩藻糖残基,产生吞噬或胞吞作用。

2. 清道夫受体(scavenger receptors,SR) 可识别乙酰化低密度脂蛋白、G⁻ 菌脂多糖(LPS)和 G⁺ 菌磷壁酸等,也可识别由细胞膜内侧面翻转到胞膜外侧

面的磷脂酰丝氨酸(凋亡细胞的重要表面标志)。参与对某些病原体的识别和清除,同时也参与对丧失唾液酸的陈旧红细胞和某些凋亡细胞的清除。

3. Toll 样受体(Toll like receptors,TLR) 因 TLR 的胞外段与一种果蝇蛋白 Toll 同源而得名。人类 Toll 样受体现已确认的有 10 个(TLR1~10),其中 TLR2 和 TLR4(TLR1 和 TLR 6)主要表达于单核-吞噬细胞表面。①TLR2 主要识别的是 G⁺ 菌的肽聚糖和磷壁酸、某些细菌与支原体的脂蛋白和脂肽、分枝菌属的阿拉伯甘露糖脂和酵母菌的酵母多糖等;②TLR4 主要识别的是 G⁺ 菌磷壁酸和热休克蛋白 60。TLR4 不能直接结合 LPS,但当单核-吞噬细胞表面的 CD14 分子与 LPS:LBP 复合物结合后,可使临近的 TLR4 接受 LPS 的刺激,从而导致单核-吞噬细胞活化,使其吞噬和杀菌能力增强,并释放一系列细胞因子引起炎症反应和参与免疫调节。LBP 为脂多糖结合蛋白(LPS-binding protein,LBP),是感染时产生的一种急性期蛋白。

(三) 单核-吞噬细胞产生的酶及分泌产物

单核-吞噬细胞能产生各种溶酶体酶、溶菌酶和髓过氧化物酶等,Mφ(尤其是活化 Mφ)还能产生和分

泌多种生物活性物质,如细胞因子(IL-1、IL-6、IL-12、TNF-α、IFN-γ、IFN-α、G-CSF、GM-CSF、TGF-β)、补体成分(C1、C2、C3、C4、C5、B因子、D因子、P因子等)、凝血因子(Ⅴ、Ⅶ、Ⅸ、Ⅹ和凝血酶原等)、反应性氧中间产物(H_2O_2、O_2^-、$^1O_2$等)、反应性氮中间产物(NO)以及前列腺素、白细胞三烯、血小板活化因子、ACTH、内啡肽等。这些酶类和分泌产物与Mφ多种生物学功能有关,如杀灭被吞噬的病原体、参与炎症、免疫应答及免疫调节作用等。

(四) 单核-吞噬细胞的主要生物学功能

1. 吞噬消化作用　单核-吞噬细胞具有强大的吞噬功能,可将病原体等大颗粒抗原异物摄入胞内,形成吞噬体,再与溶酶体融合形成吞噬溶酶体,经氧依赖和氧非依赖系统,在多种酶的作用下,杀灭和消化病原体等异物。体内Mφ一般处于静止状态,病原体或细胞因子等可激活Mφ,如有抗体与补体参与,Mφ的吞噬消化作用则大大增强。

2. 对肿瘤和病毒感染等靶细胞的杀伤作用　静止巨噬细胞本身杀瘤作用微弱,但被细菌脂多糖或IFN-γ和GM-CSF等细胞因子激活后,能有效杀伤肿瘤和病毒感染的组织细胞。巨噬细胞活化后,其表面调理/非调理性受体表达增加;其胞内溶酶体数目及其反应性氧中间物、反应性氮中间物和各种水解酶浓度显著增高,分泌功能增强。当活化巨噬细胞与上述无法吞噬的肿瘤和病毒感染的组织细胞结合后,可将胞内活性氧、活性氮和酶类物质释放至胞外。这些细胞毒性分子能使肿瘤等靶细胞发生损伤和破坏,产生抗肿瘤、抗病毒作用。此外,活化巨噬细胞还可通过分泌大量TNF-α,诱导肿瘤或病毒感染等靶细胞发生凋亡;在肿瘤和病毒特异性抗体参与下,也可通过ADCC效应杀伤肿瘤和病毒感染的细胞。

3. 抗原提呈作用　单核-吞噬细胞是重要的APC,尤其是表达多种与抗原摄取相关的表面分子包括FcR、补体受体、甘露糖受体、清道夫受体、Toll样受体等,摄取抗原的能力很强,能通过吞噬作用、胞饮作用和受体介导的胞吞作用摄取抗原。同时表达大量MHCⅠ/Ⅱ类分子和CD80、CD86、CD40等共刺激分子,能在细胞内加工处理外源性抗原,形成抗原肽-MHCⅡ类分子复合物表达在细胞表面提呈给T细胞。但巨噬细胞不能将抗原信息提呈给初始T细胞,只能对活化或效应T细胞提呈抗原,其抗原提呈功能明显弱于DC。

4. 免疫调节作用　单核-吞噬细胞可通过提呈抗原、产生并分泌多种细胞因子(如IL-1、IL-3、IL-12、TNF-α、IFN-α等)和某些神经肽及激素(ACTH)等介导免疫细胞活化、增殖并产生免疫效应分子,增强机体免疫应答,发挥正调节作用。过度活化的Mφ可分泌前列腺素、TGF-β等抑制免疫细胞活化和增殖,发挥负调节作用。

5. 参与和促进炎症反应　单核-吞噬细胞可被感染部位组织细胞产生的MCP-1、GM-CSF、M-CSF和IFN-γ等趋化因子、病原体组分等募集到感染部位并被活化,使其吞噬杀菌能力显著增强。同时,活化Mφ又可分泌多种炎症介质如IL-1、IL-6、IL-8、MCP-1、TNF-α、前列腺素、白三烯、血小板活化因子、多种补体成分以及溶菌酶、胶原酶、尿激酶、弹性蛋白酶等,增强局部的炎症反应和损伤作用。

三、B淋巴细胞

B细胞也是重要的专职性APC,在体液免疫应答中有重要的作用。B细胞(图12-6)持续表达MHCⅡ类分子和共刺激分子,B细胞经BCR介导内吞作用或胞饮作用,摄取、加工处理抗原,并将抗原肽与MHCⅡ类分子结合表达于细胞表面(也称为组成性表达MHCⅡ类分子),提呈给Th细胞;尤其是当抗原浓度较低时,B细胞可通过BCR(mIg)浓集并内化抗原,在激活T细胞的同时,B细胞也被活化并增殖和产生细胞因子。在抗原、细胞因子和T细胞的共同作用下,B细胞发生亲和力成熟、类别转换并进一步分化为浆细胞。B细胞的抗原提呈功能对于产生抗TD抗原的抗体具有极为重要的意义。

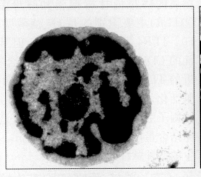
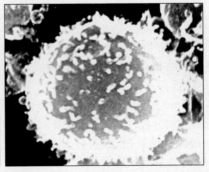

A　　　　　　　　　　B

图12-6　B淋巴细胞的电镜图(A)与扫描电镜图(B)

第二节　抗原的处理及提呈

在免疫应答过程中，T 细胞与 APC 之间的相互作用，决定了 T 细胞能否被激活，而只有足量的 CD4+T 辅助细胞(Th)被激活，然后才能有 B 细胞的激活和细胞免疫的发生。T 细胞受体(TCR)所识别的抗原决定基仅仅是原始抗原中的一个小片段。抗原提呈细胞将抗原降解成与 MHC Ⅰ类或Ⅱ类分子结合的肽段，这些肽段是抗原分子中激发 T 细胞的关键部分。TCR 对 MHC 分子的抗原结合槽中的氨基酸序列敏感，而对抗体所识别的构象决定基不敏感。抗原提呈细胞最重要的功能就是摄取、处理和提呈抗原，尽管各种 APC 摄取抗原的能力有差异，但处理和提呈抗原的过程基本相同。

抗原提呈细胞加工处理的抗原可分为两类：一类是来源于细胞外的抗原称为**外源性抗原**(exgenous antigen)，如细菌、细胞和某些可溶性蛋白等，它们需被 APC 通过吞噬或吞饮等作用，摄取到细胞内的吞噬颗粒中，再被加工、处理并以抗原肽-MHCⅡ类分子复合物的方式提呈给 CD4+T 细胞。未成熟 DC，尤其是 LC 和单核-吞噬细胞具有很强的摄取抗原的能力。另一类是在细胞内合成的抗原称为**内源性抗原**(endogenous antigen)，如被病毒感染细胞合成的病毒蛋白、细胞内感染细菌的产物或裂解片段和肿瘤细胞内合成的蛋白等。APC 所表达的 MHC Ⅰ类和Ⅱ类分子是抗原多肽的载体，分别提呈外源性和内源性抗原。因此，APC 对抗原的摄取、加工处理和提呈过程主要有 MHCⅡ类分子途径和 MHCⅠ类分子途径两条途径。在某些条件下，两条途径可以交叉，称为交叉提呈。

一、MHCⅡ类分子途径

MHCⅡ类分子途径是 APC 对外源性抗原的摄取、加工处理与提呈的途径，也可称为外源性途径或溶酶体途径(图 12-7)。

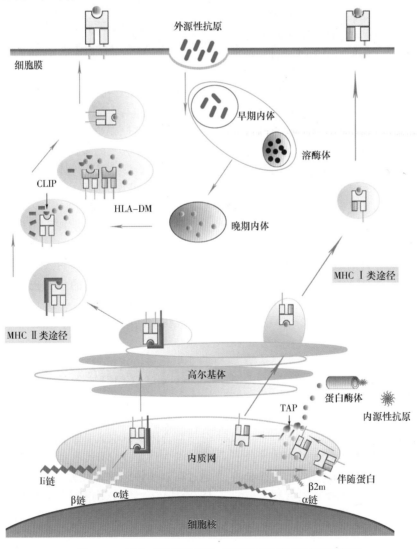

图 12-7　APC 对抗原的摄取、加工处理与提呈过程示意图

（一）APC 对外源性抗原的摄取

APC 摄取外源性抗原的途径有多种，包括巨饮作用、胞饮作用、受体介导的内吞作用、胞吞作用和吞噬作用等。外源性抗原进入机体数分钟后，就可在局部引流淋巴结被 APC 捕获，血液中的抗原则主要在脾被捕获。一般情况下初次进入的抗原在淋巴结的胸腺依赖区和窦壁被 DC 和 Mφ 捕获，再次进入的抗原与已产生的抗体结合后在淋巴滤泡中被 FDC 捕获。不同 APC 摄取抗原的方式有所差异。

1. DC 摄取抗原的方式 成熟 DC 摄取抗原的能力很弱，未成熟 DC 可通过三条途径摄取抗原。

（1）巨饮作用：未成熟 DC 可将大量的液体吞入到细胞内，每小时可达其细胞体积的一半。因此，未成熟 DC 可经巨饮方式摄取液体中的可溶性抗原。

（2）受体介导的胞吞作用（receptor-mediated endocytosis）：DC 可通过表面的 Fc 受体（FcγR 等）、补体受体（CR1、CR 3、CR4 等）、模式识别受体（甘露糖受体、Toll 样受体）等，有效地捕捉和摄取抗原或抗原抗体复合物。受体介导的内吞作用具有高效性、选择性及饱和性的特点，借助受体可以有效地捕捉到浓度很低的相应抗原。受体介导内吞后，FcR 及 Ig 与抗原一起被降解，而甘露糖受体等模式识别受体可在吞噬体的低 pH 环境中释放出其配体，并再循环到细胞表面，从而通过少量受体可捕捉和浓集较多的抗原物质。

（3）吞噬作用（phagocytosis）：是吞噬细胞摄取大颗粒或微生物（直径＞0.5μm）的一种内吞方式。DC 仅在发育的某些特定阶段，具有一定的吞噬功能。体外实验 LC 可以摄入完整的细菌和直径 0.5～3.5μm 的溶胶微粒，但不能吞噬绵羊红细胞及胶体碳粒。Mφ 具有很强的吞噬能力。外周组织中的未成熟 DC，摄取抗原后迁移至淋巴器官，在迁移过程中逐渐成熟，同时摄取抗原的能力下降，而抗原提呈功能增强。

2. 单核-吞噬细胞摄取抗原的方式 单核-吞噬细胞主要通过胞吞作用（endocytosis）摄入大分子和颗粒状或细胞性物质。胞吞作用是指细胞膜接触大分子或颗粒状物质后，将其包围，形成小泡，并吞入细胞内的过程，又称内化（internalization）。根据吞入物质的状态、大小及特异性的不同而分为吞噬作用、胞饮作用及受体介导的内吞作用三种方式。

（1）吞噬作用：是指细胞吞入较大的固体或分子复合物，如细菌、细胞碎片等物质的过程。在吞噬的过程中，被吞入细胞内的颗粒状及细胞性异物常被细胞膜包裹形成吞噬体。单核-吞噬细胞具有很强的吞噬能力。

（2）胞饮作用（pinocytosis）：是指细胞吞入液态物质或极微小颗粒的过程。

（3）受体介导的内吞作用：单核-吞噬细胞表面也具有许多 Fc 受体（FcγR 等）、补体受体（CR1、CR3、CR4 等）、模式识别受体（甘露糖受体、Toll 样受体），大分子物质首先被细胞膜上的特异受体识别并与之结合，然后通过膜囊泡系统完成物质的传送，这种作用常发生于细胞膜上的特殊区域（称包被区），在电镜下所见到的是细胞膜表面包被一层锯齿状结构的物质，这层物质由几种蛋白组成。一些膜表面受体与衣被小区相连接，另一些只有在与相应配体结合后才聚集在衣被区。在此过程中形成的囊泡称为衣被小体（coated vesicie）。受体介导的内吞作用较胞饮作用速度快，使细胞摄入大量分子而带入过多的细胞外液，具有选择性浓缩作用，即使某种溶质分子在细胞外液中浓度很低，也能被捕获摄入。

3. B 淋巴细胞摄取抗原的方式 B 淋巴细胞可通过两种方式摄取抗原，即通过非特异的胞饮作用或通过其表面的抗原特异性受体 BCR（即膜表面免疫球蛋白）的介导，后一作用是以其高亲和力受体使抗原浓集于 B 淋巴细胞表面后，摄入胞内，故在抗原浓度非常低的情况下也能有效提呈抗原。

（二）APC 对外源性抗原的加工处理

外源性蛋白抗原进入体内后首先与 APC 结合，数分钟后被 APC 摄入胞浆形成**内体**（endosome），即**吞噬体**。内体与溶酶体融合形成早期内体/溶酶体，外源性蛋白抗原在早期内体/溶酶体的酸性环境中，被附着于内体膜上的蛋白水解酶降解成小分子多肽片段（抗原肽）形成晚期内体/溶酶体。内体与溶酶体是 APC 加工处理抗原的主要场所。蛋白抗原经加工处理后降解为多肽，多数为含有 10～30 个氨基酸残基的短肽，其中仅有小部分与 MHC Ⅱ类分子结合的多肽具有免疫原性。哺乳动物的细胞不能将多糖和脂类加工处理成为能与 MHC 分子结合的分子，因而它们不能被 MHC 限制的 T 淋巴细胞识别且不能诱发细胞介导的免疫应答。

在内质网中，新合成的 MHC Ⅱ类分子通过其抗原肽结合槽与一种称为恒定链（invariant chain，Ii）中的Ⅱ类相关恒定链短肽（class Ⅱ associated invariant chain peptide，CLIP）结合，形成恒定链/MHC Ⅱ类分子复合体。该复合体形成后，可阻止内质网中的内源性抗原肽与 MHC Ⅱ类分子结合。恒定链/MHC Ⅱ类分子复合体在恒定链引导下形成分泌囊泡。

内含恒定链/MHC Ⅱ类分子复合体的分泌囊泡通过高尔基体经糖基化修饰后，进入胞浆与晚期内体/溶酶体融合，在蛋白酶作用下恒定链（Ii）降解，但 CLIP 仍结合在 MHC Ⅱ类分子抗原肽结合槽内；在 HLA-DM 分子协助下，首先将 CLIP 与 MHC Ⅱ类分子解离，然后使外源性抗原肽与空载 MHC Ⅱ类分子结合，形成抗原肽-MHC Ⅱ类分子复合体。通过胞吐作用与细胞膜融合,使抗原肽/MHCⅡ类分子复合体表达于 APC 表面,供 CD4⁺T 细胞识别。

(三) APC 对外源性抗原的提呈

外源性蛋白抗原均可被 APC 摄取、加工或酶解处理后转变为抗原肽,通过 MHCⅡ类分子途径而提呈给 CD4⁺T 细胞。抗原提呈就是指转移至细胞表面的抗原肽与 MHC 分子结合的复合体被提呈给 T 淋巴细胞,并与其表面的 TCR 结合为 TCR-抗原肽-MHC 分子三元体,从而活化 T 细胞的全过程。但并非所有肽段均能与 MHC 分子结合,即使已经形成抗原肽-MHC 复合体,某些个体的 T 细胞库中也不一定存在能表达识别此复合体受体的 T 淋巴细胞。

表达抗原肽-MHCⅡ类分子复合体的细胞与相应的 CD4⁺T 细胞接触后,CD4⁺T 细胞表面的 TCR 识别结合于 MHCⅡ类分子沟槽里的抗原肽,同时 CD4 分子识别 MHCⅡ类分子,并传递抗原信息而导致 CD4⁺T 细胞活化,其中,CD4 分子与 MHCⅡ分子结合,增加了 T 细胞与相关分子结合的敏感性和牢固性。在 CD4⁺T 细胞活化过程中,尚需多种分子的参与,如细胞表面的黏附分子(如 ICAM-1、ICAM-3 等)及其配体(LFA-1 等)参与介导细胞之间的接触,若缺乏黏附分子及其配体的作用,表达抗原肽-MHCⅡ类分子复合体的细胞和 CD4⁺T 细胞之间就会很快解离。表达抗原肽-MHCⅡ类分子复合体的细胞和 CD4⁺T 细胞通过黏附分子及其配体结合后,必须同时接受抗原信息和协同刺激信号才能有效活化和增殖,提供协同刺激信号的分子也称为共刺激分子(如 B7-1、B7-2 等)。如果仅仅获得抗原信息,而缺乏协同刺激信号,T 细胞不能有效活化或发生失能。活化的 T 细胞高表达一些细胞因子及其受体,其中最重要的是 IL-2 和 IL-2R,IL-2 和 IL-2R 通过自分泌或旁分泌作用结合后,促进了 T 细胞的分裂。缺乏协同刺激信号的 T 细胞产生的 IL-2 水平非常低,T 细胞不能有效增殖,甚至会产生耐受。

二、MHCⅠ类分子途径

MHCⅠ类分子途径是 APC 对内源性抗原的加工处理与提呈的途径,也可称为内源性途径或胞质溶胶途径(图 12-7)。

(一) 内源性抗原的形成

由于所有有核细胞(也包括前述的专职性抗原提呈细胞)均表达 MHCⅠ类分子,因此,所有有核细胞均具有通过 MHCⅠ类分子途径加工处理抗原的能力。其内源性抗原就是在这些有核细胞内新合成的蛋白质,如被病毒或细菌感染后的细胞合成的病毒蛋白、细菌的产物或裂解片段以及肿瘤细胞内合成的蛋白等。

(二) APC 对内源性抗原的加工处理与提呈

表达 MHCⅠ类分子的所有有核细胞对内源性抗原的加工处理与提呈的过程可以概括为:①细胞内合成的蛋白质抗原(内源性抗原)首先与泛素(ubiquitin)结合,在泛素引导下内源性抗原由胞浆进入蛋白酶体。②蛋白酶体由多种蛋白水解酶组成,具有广泛的蛋白水解活性。低分子量多肽(LMP2 和 LMP7)是蛋白酶体中具有重要酶活性的组分,泛素化内源性抗原经其作用后,可成为更适合于 MHCⅠ类分子结合提呈的抗原肽。③上述内源性抗原肽进入胞浆后,与内质网膜上抗原加工相关转运体(TAP1 和 TAP2)组成的异二聚体结合,使之结构改变、孔道开放,从而导致抗原肽进入内质网腔。④MHCⅠ类分子 α 链在内质网中合成后,立即与钙连接蛋白结合,钙连接蛋白保护 α 链不被降解,以保证 β2 微球蛋白(β2m)与 α 链结合形成 MHCⅠ类分子,并使之与进入内质网的抗原肽"对接"成功,组成抗原肽-MHCⅠ类分子复合体。⑤抗原肽-MHCⅠ类分子复合体以分泌囊泡形式,通过高尔基体经糖基化修饰后进入胞浆,并通过胞吐作用表达于 APC 表面,供 CD8⁺T 细胞识别。

三、MHC 分子对抗原的交叉提呈途径

MHC 分子对抗原的提呈存在交叉提呈现象,即在某些情况下,外源性抗原可由 MHCⅠ类分子提呈,而内源性抗原也能由 MHCⅡ类分子提呈。但这种交叉提呈不是抗原提呈的主要形式。

(陈育民)

第十三章 适应性免疫应答
Chapter 13 Adaptive Immune Response

案例13-1：   IgM 检 测

患者，男，25岁，已婚。自述2周前开始乏力，厌油食，恶心，呕吐，3天前出现眼黄、尿黄入院。

体格检查：T 36～38℃，P 76次/分，R 20次/分，BP 110/80mmHg。神志清楚，精神差，脸色黄，巩膜轻度黄染，肝肋下2cm可及，有触痛，脾肋下未触及。

实验室检查：血常规：RBC 4.56×10^{12}/L，Hb 119g/L，WBC 8×10^9/L。尿常规：BIL(+)，URO(+)，余正常。大便常规正常。肝功能：血 ALT 182U/L，AST 102U/L。HAV IgM (+)，HAV IgG(-)，HBsAg(-)，HBeAg(-)，抗HBc(-)，抗HBs(+)，抗HBe(-)。诊断为甲型肝炎。

患者经用肝泰乐、维生素类保肝和中药对症治疗后症状好转，于1个月后出院。患者出院2个月后复查 HAV IgM(-)，HAV IgG(+)。

问题：

1. 该患者应如何诊断？发病初期 HAV IgM 阳性说明什么？

2. 患者出院后复查 HAV IgM (-)，HAV IgG(+)又说明什么？

适应性免疫应答(adaptive immune response)，也叫特异性免疫应答(specific immune response)或获得性免疫应答(acquired immune response)，是指机体免疫系统受到抗原刺激后，B淋巴细胞和T淋巴细胞通过抗原识别受体对抗原进行特异性识别后而导致其本身活化、增殖并分化成效应细胞，通过其所分泌的抗体和细胞因子或对靶细胞的直接作用发挥免疫学效应的过程。适应性免疫应答与固有免疫应答不同，其特点包括对某种抗原的特异性应答及免疫记忆能力。

第一节 适应性免疫应答的概述

一、适应性免疫应答的基本过程

适应性免疫应答大致可分为三个阶段：抗原识别阶段，活化、增殖、分化阶段，效应阶段。这三个阶段是不可分割的连续过程。

1. 抗原识别阶段 T淋巴细胞与B淋巴细胞分别通过其抗原识别受体特异性地识别抗原。

2. 活化、增殖、分化阶段 T、B淋巴细胞识别抗原后活化、增殖和分化成为效应T淋巴细胞或浆细胞或记忆淋巴细胞，前二者分别分泌细胞因子和抗体等免疫效应分子。记忆淋巴细胞再次接触同一抗原后，可以迅速增殖分化为效应细胞，产生免疫效应。

3. 效应阶段 效应T淋巴细胞介导单个核细胞浸润，产生迟发型超敏反应和炎症反应；浆细胞分泌

的抗体介导体液免疫效应。

二、适应性免疫应答的种类

根据参与免疫应答和介导免疫效应的效应分子和细胞种类的不同，适应性免疫应答可以分为T淋巴细胞介导的细胞免疫(cell-mediated immunity 或 cellular immunity)和B淋巴细胞介导的体液免疫(humoral immunity)(图13-1)。

1. 体液免疫由浆细胞产生的抗体介导 抗体通过多种机制识别抗原、中和抗原的感染性或毒性、消灭病原微生物。体液免疫主要针对细胞外感染病原微生物及其毒素，因为抗体可以结合在这些微生物和毒素上，丧失其致病作用。

2. 细胞免疫由T淋巴细胞介导 细胞内感染的病原微生物，如病毒和细胞内感染细菌，可以在吞噬细胞和宿主其他细胞内增殖，因此可以逃避抗体的攻击。针对这些抗原异物，细胞免疫可通过活化吞噬细胞直接杀伤被感染细胞及其内部的微生物，达到清除抗原异物的目的。

第二节 T淋巴细胞介导的细胞免疫应答

在中枢免疫器官-胸腺内发育成熟的初始T淋巴细胞(naive T lymphocyte)进入血液循环，到达外周免疫器官和组织，并在血液和外周淋巴组织之间再循环，

以便随时识别特异性抗原。机体特异性地识别抗原启　动了 T 淋巴细胞免疫应答活化和效应阶段(图 13-2)。

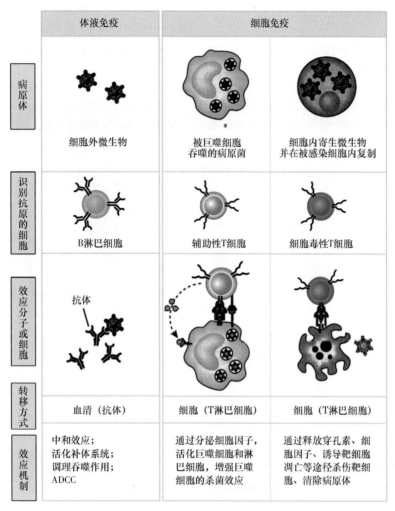

图 13-1　特异性免疫应答的类型

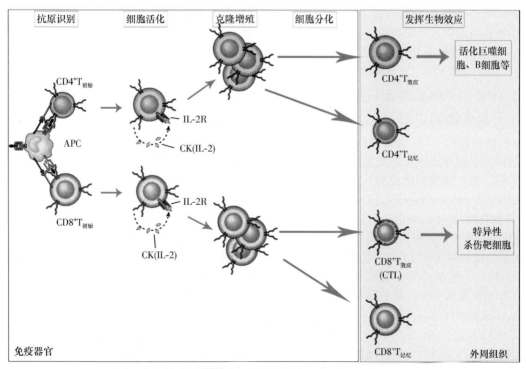

图 13-2　T 细胞介导的细胞免疫应答的各个时相

一、T 细胞识别抗原

抗原提呈细胞提呈特定的抗原给初始 T 淋巴细胞，从而激发免疫应答。多数 T 淋巴细胞只能通过其 TCR 识别 APC 提呈的抗原肽-MHC 分子复合物。因此，T 淋巴细胞介导的细胞免疫只能被蛋白质抗原所诱发，其细胞只能识别由 APC 处理、加工并提呈的抗原肽-MHC 复合物。

APC 在 T 细胞活化中发挥两个重要作用：①APC 将蛋白质抗原加工、处理成短肽，并以抗原肽-MHC 分子复合物的形式表达在细胞的表面供 T 淋巴细胞识别；②APC 提供了使 T 淋巴细胞活化的共刺激分子(costimulator)，使 T 淋巴细胞的 TCR 识别抗原肽-MHC 分子复合物的同时，T 细胞表面其他分子与 APCs 的共刺激分子结合，导致 T 细胞的活化。(图 13-3)。

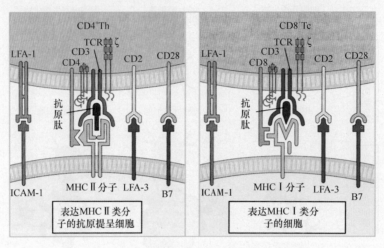

图 13-3　T 细胞与 APCs 表面分子的相互作用

（一）APC 对抗原肽的加工、处理和提呈

T 淋巴细胞只能识别由抗原呈递细胞（APC）或宿主细胞加工、处理和提呈的抗原肽。内源性抗原和外源性抗原处理、提呈的机制不同。外源性抗原在局部或从局部引流至淋巴组织，被这些部位的 APC 摄取、加工、处理后，以抗原肽-MHC Ⅱ 类分子复合物的形式表达在 APC 表面，再将抗原提呈给 CD4+ Th 细胞识别；内源性抗原在宿主细胞内合成、加工处理后，以抗原肽-MHC Ⅰ 类分子复合物的形式表达在细胞表面，再将其提呈给 CD8+ Tc 细胞识别。

（二）TCR 对 APCs 表面抗原肽-MHC 分子复合物的识别

T 淋巴细胞通过 TCR 对特异性抗原肽进行识别，但必须同时识别与抗原肽形成复合物的 MHC 分子。TCR 的 α 和 β 链共同组成的互补决定区（complementarity determining regions，CDR）识别抗原肽-MHC 分子复合物，此结构类似于抗体分子由重链和轻链共同组成的可变区。事实上，只有一个或两个抗原肽的氨基酸残基侧链与 TCR 直接接触，此机制是 T 细胞识别只有少数氨基酸变化的不同抗原的分子基础。TCR 与抗原肽-MHC 分子复合物结合的亲和力比较低，远远低于抗体与抗原结合的亲和力。其解离常数（dissociation constant，Kd）为 10^{-5} 到 10^{-7} M。因此，T 细胞与 APCs 的稳定结合还需要多种辅助分子的参与。T 细胞膜表面的 TCR 和各种辅助分子与 APCs 表面的相应配体作用时，形成暂时的超分子结构，称为免疫突触（immunological synapse）。其启动了 TCR 介导的信号转导过程。TCR 胞浆区很短，需与 CD3 分子形成 TCR 复合体后进行信号转导（详见下述细胞活化）。

T 细胞 TCR 对抗原肽-MHC 分子复合物的识别为 T 细胞活化的第一信号。

（三）共受体 CD4 和 CD8 分子与 MHC 分子结合

所有表达 TCR 的 T 淋巴细胞同时表达 CD4 或 CD8 分子，它们被称为共受体（coreceptor）。在 T 细胞的 TCR 识别抗原肽-MHC 分子复合物的同时，CD4 分子和 CD8 分子分别识别和结合 APCs 表面的 MHC Ⅱ 类分子及 MHC Ⅰ 类分子，一方面增强 TCR 与抗原肽-MHC 分子复合物的亲和力，同时形成在识别抗原时的 MHC 限制（MHC restricted）。

（四）共刺激分子与相应配体间的结合

能同时提供活化信号给 T 淋巴细胞的分子被称为共刺激分子（costimulatory molecule）。表达在其他细胞（如 APC、血管内皮细胞、细胞外基质）上的共刺激分子可以特异性结合 T 细胞膜表面表达的一些辅助分子（accessory molecules）。由此，可以和 TCR 与抗原肽-MHC 分子复合物结合后的活化第一信号共同作用激活初始 T 细胞。能够激活 T 淋巴细胞最强的共刺激分子为 B7-1（CD80）和 B7-2（CD86），可以与

T 细胞表面的配体-CD28 分子结合,后者表达在 90% 的 CD4$^+$ T 细胞上和 50% 的 CD8$^+$ T 细胞上,CD28 与 B7-1 和 B7-2 结合后可以提供 T 细胞活化的第二信号。B7 分子的配体还有 CTLA-4(CD152)。CT-LA-4 与 CD28 分子结构上有同源性,但是 CTLA-4 只表达在活化的 CD4$^+$ T 细胞和 CD8$^+$ T 细胞上,可竞争性地与 APC 等细胞上表达的 B7 结合,启动抑制性信号,可有效地调节免疫应答。

(五)其他辅助分子的作用

CD2 分子是表达在 90% 以上成熟 T 细胞表面的糖蛋白,其配体是白细胞功能相关抗原-3(leukocyte function associated antigen-3,LFA-3 or CD58)。CD2 分子与相应配体的结合,不仅起到黏附作用,也可起到转导信号的作用。

当 TCR 与抗原肽-MHC 分子复合物结合后,导致 T 淋巴细胞表面 CD45 分子构象变化,并向 CD4 或 CD8 分子靠拢,其胞浆区酪氨酸磷酸酶活性部位作用于 CD4 或 CD8 分子胞内区相结合的酪氨酸激酶 p56^{1ck},使此区酪氨酸残基脱磷酸化而失活。CD45 是 T 淋巴细胞胞浆内具有酪氨酸磷酸酶结构域(tyrosine phosphatase domain)的细胞膜表面糖蛋白,在抗原受体相关性 PTK 的活化过程中起重要作用。

(六)T 细胞表面的黏附分子

T 淋巴细胞表面的一些黏附分子(adhesion molecules)在 T 细胞与 APC 相互作用中起到非常重要的作用。成熟的 T 细胞表面表达整合素家族中的白细胞功能相关抗原-1(leukocyte function associated antigen-1,LFA-1,或 CD11aCD18),其配体为细胞间黏附分子-1(intercellular adhesion molecule-1,ICAM-1,或 CD54),ICAM-1 表达在许多血细胞及非血细胞表面,如 B 细胞、T 细胞、树突状细胞、巨噬细胞、内皮细胞等。表达于内皮细胞的 ICAM-2 和表达于淋巴细胞 ICAM-3 也可以作为 LFA-1 的配体。T 细胞表面黏附分子主要的功能是介导 T 细胞与 APC、内皮细胞和细胞外基质的黏附。当 T 细胞 TCR 识别抗原肽-MHC 分子复合物后,整合素与其相应配体的亲和力增强,从而稳定和延长 T 细胞与 APC 间的黏附。

二、T 淋巴细胞活化

T 淋巴细胞的活化需要两个信号,第一信号即为 TCR 与抗原肽-MHC 分子复合物结合后(同时 CD4 或 CD8 共受体结合 MHC 分子)引发的信号;第二信号为 APC 表面共刺激分子提供的活化信号。当缺乏活化第二信号时,T 细胞接触抗原后无免疫应答产生,并且可以导致 T 细胞的凋亡或处于免疫无能状态(immune anergy)。

T 细胞表面的 CD3 分子与 TCR 形成复合物,称为 TCR 复合物,当 TCR 识别抗原肽-MHC 分子复合物后,CD3 分子转导信号进一步引起 T 细胞的活化。CD3 分子肽链的胞内区均带有一段保守的序列称为免疫受体酪氨酸活化基序(immunoreceptor tyrosine-based activation motif,ITAM),在 T 细胞信号转导中具有核心的地位。在 TCR 与抗原肽-MHC 分子复合物结合后,ITAMs 中的酪氨酸残基被 T 细胞内的蛋白酪氨酸激酶 p56^{LCK} 磷酸化,与具有 SH2(Src homology 2)结构域的蛋白酪氨酸激酶,包括 ZAP-70(70-kD ζ-associated protein)和 Fyn 蛋白激酶结合,激活这些蛋白激酶,从而启动信号转导途径,最终导致 T 细胞基因表达的改变。表达的基因编码了许多介导 T 细胞生物学效应的蛋白质。

(一)T 细胞对 TCR 信号的整合

TCR 与抗原肽-MHC 分子复合物的亲和力很低,据估计单纯的 TCR 与抗原肽-MHC 分子复合物结合时间小于 10 秒;同时,提呈某一特异性抗原肽-MHC 分子复合物在任何 APC 上可能少于 1000 个。因此,TCR 和 APC 的抗原肽-MHC 分子的结合非常弱。一个 T 细胞的激活需要多个 TCR 与抗原肽-MHC 分子结合。因此,T 细胞就像一个信号的整合者,将许多的 TCR 和抗原肽-MHC 分子结合的信号整合。当 T 细胞的信号达到一定程度,导致 T 细胞的完全激活,进一步导致各种可能的生物学反应。而不完全的信号可能导致无免疫应答,在部分激活的情况中,一些生物学反应不能发生,或 T 细胞的功能不完全被激活,称为免疫忽视(immunological ignorance),是免疫耐受的重要机制。最早的抗原识别的生物化学反应包括各种膜受体、多种蛋白质的酪氨酸磷酸酯酶和受体蛋白的募集及活化。抗原受体活化几种重要的生物化学通路,包括 Ras-MAP 激酶通路、蛋白激酶 C 通路和钙-钙调磷酸酶(calcium-calcineurin)通路。抗原识别后几分钟内就出现这些酶活化。每一个通路导致的酶活化都引发了 T 细胞不同基因转录因子的表达。

(二)免疫突触的形成

当 TCR 识别抗原肽-MHC 分子复合物以后,T 淋巴细胞表面的多种膜蛋白和细胞内信号分子被快速动员至 T 细胞和 APCs 接触点。这个 T 细胞和 APC 接触的物理位点称为免疫突触(immunological synapse)或超分子激活簇(supramolecular activation cluster,SMAC)。T 细胞快速动员的分子包括 TCR 复合体、CD4 或 CD8 共受体、共刺激分子的受体(如 CD28)以及与跨膜受体胞浆内尾部相关的酶和受体蛋白。整合素仍存在于突触的周围,起到稳定 T 细胞和 APC 结合的作用。突触中的分子启动并放大了 TCR 诱发的信号,一些信号可以在突触形成前就被抗原受体触发,并且可能是膜分子移动到突触部位所必须的。

(三) 酪氨酸激酶的活化及胞内信号转导的主要途径

识别后结合了特异性抗原肽-MHC 分子复合物的 TCR 复合体和共受体是蛋白酪氨酸激酶(protein tyrosine kinases，PTK)的激活物。蛋白酪氨酸激酶可以催化酪氨酸残基磷酸化(phosphorylation)。当 TCR 与抗原肽-MHC 复合物结合后，CD4 或 CD8 分子结合 MHCⅡ类或Ⅰ类分子的非多肽区。与 CD4 或 CD8 分子胞浆内相关的 Src 家族蛋白酪氨酸激酶 Lck 接近 CD3 分子的 ITAMs。Lck 可以自发磷酸化而被激活，活化的 Lck 可以使 CD3 分子胞浆内 ITAMs 中的酪氨酸磷酸化。

酪氨酸磷酸化的 CD3 分子 ζ 链中 ITAMs 成为蛋白酪氨酸激酶 ZAP-70 的"停靠点"(docking site)。ZAP-70 包含两个 SH2(Src homology 2)结构域，可以和磷酸酪氨酸(phosphotyrosines)结合。CD3 分子 ζ 链的每个 ITAM 具有两个酪氨酸残基，两个都必须磷酸化才可以形成 ZAP-70 分子的停靠点。结合的

ZAP-70 成为邻近的 Lck 作用底物，使 ZAP-70 中的酪氨酸磷酸化。进而，ZAP-70 可以磷酸化其他胞浆内信号分子。ZAP-70 一旦被激活，本身还可以自身磷酸化。ZAP-70 分子在 TCR 识别抗原后信号级联反应中起到核心的作用。

T 细胞信号通路中激酶的活性可以被蛋白酪氨酸磷酸化酶调节。这些磷酸化酶可以从激酶酪氨酸残基移除磷酸，从而抑制激酶的活性。活化的 ZAP-70 可以磷酸化多种可结合信号分子的受体蛋白。受体蛋白可使多种信号分子进入特定的细胞器内从而启动信号转导通路。T 细胞活化最初阶段由 ZAP-70 介导的膜锚定受体蛋白 LAT (linker of activation of T cells)酪氨酸磷酸化。LAT 的磷酸化酪氨酸可以作为其他受体蛋白 SH2 结构域的停靠点和信号级联反应的酶。活化的 LAT 直接结合磷脂酶 Cγ1，并使之活化。磷脂酶 Cγ1 又可以激活其他一些受体蛋白，如 SLP-76 (SH2-binding leukocyte phosphoprotein of 76-kD) 和 Grb-2。由此，LAT 可作为 TCR 信号通路中与上游激活物紧密相联系的下游物质(图 13-4)。

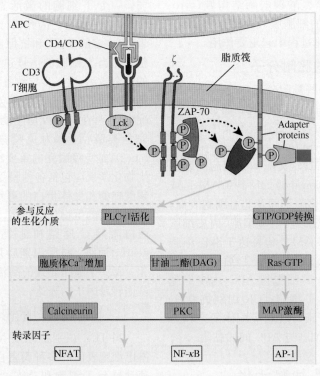

图 13-4　T 细胞活化胞内信号转导过程

Ras-MAP 激酶信号通路：当 LAT 被活化的 ZAP-70 磷酸化后，再激活生长因子生长结合蛋白-2(Grb-2)和鸟苷酸置换因子(Sos)，Sos 催化 Ras 上的 GTP 取代 GDP。Ras 是 21kD 的鸟嘌呤核苷酸结合蛋白，松散地附着于胞浆膜上。无活性时，Ras 上的鸟嘌呤核苷酸结合位点被二磷酸鸟苷(guanosine diphosphate，GDP)占据。当

GDP 被三磷酸鸟苷(GTP)取代时，Ras 可以活化不同的细胞内酶。激活的 Ras 再激活 MAP(mitogen-activated protein)激酶，进入细胞核，使底物发生磷酸化。CD28 和 B7 分子的活化第二信号经 MAP 及 PI-3 激酶途径，引起活化的系列级联反应，活化转录因子 AP-1、Fos 和 c-Jun 入核，结合于靶基因调控区(图 13-5)。

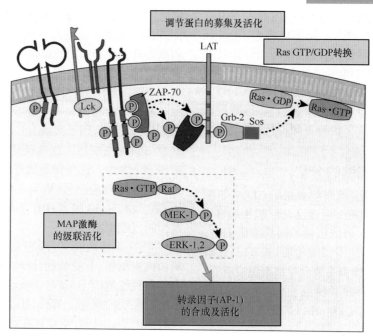

图 13-5 T 细胞信号转导的 Ras-MAP 激酶通路

蛋白激酶 C 介导的通路：LAT 磷酸化后可以与含有 SH2 功能区的 PLCγ1 结合，使之活化。PLCγ1 的酪氨酸被磷酸化而活化后，即可裂解细胞膜的磷酯酰肌醇二磷酸（phosphatidylinositol biphosphate，PIP2）而产生肌醇三磷酸酯（inositol 1,4,5-trisphosphate，IP3）和甘油二酯（diacylglycerol，DAG）。IP3 和 DAG 分别激活两条不同 T 细胞下游信号通路（图 13-6）。IP3 开放胞膜 Ca^{2+} 通道，使 Ca^{2+} 流入胞内，并开放胞内钙储备，释放 Ca^{2+}。使胞浆 Ca^{2+} 浓度升高，继而活化胞浆钙调磷酸酶（calcineurin），使胞内核转录因子 NFAT 去磷酸化，而由胞浆转位到核内。DAG 在胞膜内面结合并活化蛋白激酶 C（protein kinase C，PKC），由 PKC 活化转录因子 NF-κB，使它转位到核内，将活化信号传至细胞核。

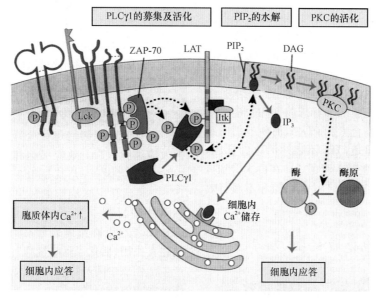

图 13-6 T 细胞信号转导的膜肌醇磷脂机制

三、T 淋巴细胞增殖与分化

（一）T 淋巴细胞的克隆扩增

T 淋巴细胞活化信号通过 PLCγ 活化途径和 Ras-MAP 激酶途径，产生磷酸化的级联反应，将活化信号转入核内，导致某些基因开始转录。多数 T 细胞自分泌细胞因子 IL-2。特异性 T 细胞识别相应抗原后产生 IL-2 和表达高亲和力 IL-2 受体。这样，在 IL 2的作用下，T 细胞开始增殖。除了 IL-2 外，由

APCs 和其他非淋巴细胞产生的 IL-15 也具有与 IL-2 类似的作用,可以刺激 CD8$^+$ T 细胞的增殖,尤其是记忆性 CD8$^+$ T 细胞的增殖。在接触抗原前,针对某个特异性抗原的初始 T 细胞频率为 1/($10^5\sim10^6$),而接触抗原后,特异性 T 细胞可以增至 1/10 的 CD8$^+$ T 细胞和 1/(100$\sim$1000) 的 CD4$^+$ T 细胞。在清除抗原后,特异性 T 细胞的数量又快速下降,存活的 Tm 大约为 1/10^4。

(二) 效应性 T 细胞的分化

CD4$^+$ T 细胞的分化:抗原刺激初始 CD4$^+$ T 细胞后,使之分化为效应细胞。后者活化巨噬细胞和 B 淋巴细胞。效应 CD4$^+$ T 细胞包括不同的细胞亚群,分泌不同的细胞因子和有不同的功能,如 Th1 亚群和 Th2 亚群。Th1 亚群细胞主要介导细胞免疫应答,Th2 亚群细胞主要介导体液免疫应答。同时,部分活化 T 细胞可分化为长寿的 Tm,在再次免疫应答中起重要作用。

CD8$^+$ T 细胞的分化:初始 CD8$^+$ T 细胞分化成为功能性 CTLs 或 Tc 细胞,CTL 细胞具有特异性杀伤靶细胞的能力。T 细胞的分化与转录基因合成所编码的效应分子相关,如细胞因子的分泌和 CTL 颗粒酶的释放,以及 CD40L 和 FasL 的表达。

记忆性 T 细胞(memory T cells,Tm)的分化:一些抗原刺激的 T 细胞分化发育成长寿命的、功能静止的记忆性细胞。虽然 T 细胞对抗原刺激的应答只持续数天或数星期,但是 Tm 仍可以在抗原被清除后存活很长一段时间。Tm 在机体遭遇相同抗原的再次免疫应答中发挥重要作用。记忆性细胞的存活不需要对特异性抗原的识别。IL-15 在维持记忆性 CD8$^+$ T 细胞的数量上似乎非常重要,但是对记忆性 CD4$^+$ T 细胞却相对没有作用。Tm 具有区别于初始 T 细胞和效应 T 细胞的一些膜表面标志物。和效应性 T 细胞一样,Tm 高表达整合素和 CD44,促使他们向感染和炎症部位迁移。但是,Tm 不表达活化的标志,如 IL-2 受体的 α 链,这些就解释了 Tm 在再次受到抗原刺激前保持功能相对静止、不快速增殖和不履行效应功能的原因。

四、细胞免疫的效应

(一) CD4$^+$ 效应 T 淋巴细胞免疫效应

CD4$^+$ 效应 T 淋巴细胞也称为辅助性 T 细胞(helper T cells,Th),在不同类型的抗原刺激后,Th 细胞可以分化为 Th1 和 Th2 两个亚群。它们的生物学活性的差异主要表现在所产生的细胞因子不同。至今仍没有其他表型的差别可以区分两者。

Th1 细胞的效应:Th1 细胞的主要功能是活化巨噬细胞参与的对胞内感染微生物的防御反应。Th1 细胞产生 IFN-γ 可以激活巨噬细胞的杀菌活性,从而促进被吞噬微生物在细胞内的破坏。IFN-γ 还可以刺激具有调理和固定补体作用的 IgG 的生成,促进对病原微生物的吞噬功能。

Th2 细胞的效应:Th2 细胞主要负责防御寄生虫和节肢动物的感染以及变态反应。Th2 细胞的主要功能是分泌细胞因子激活 IgE 和嗜酸粒细胞/肥大细胞参与的免疫应答。这些反应在 IL-4、IL-5 和 IL-13 的诱导下发生。这些细胞因子诱导产生的抗体不具有促进吞噬效应。另外,Th2 细胞所产生的细胞因子,如 IL-4、IL-13 和 IL-10,可以对抗 IFN-γ 的功能以及抑制巨噬细胞活性。

Th17 细胞的效应:Th17 细胞产生和分泌 IL-17,刺激内皮细胞、上皮细胞、巨噬细胞和成纤维细胞等分泌多种细胞因子,参与了炎症反应、自身免疫病和感染性疾病的发生。另外,IL-17 可以募集和激活中性粒细胞等,对固有免疫具有重要意义。

(二) CD8$^+$ 效应 T 淋巴细胞免疫效应

初始 CD8$^+$ T 细胞分化成为 CD8$^+$ 效应 T 细胞即 CTL,CTL 识别并杀伤表达非己抗原肽-MHC Ⅰ 类分子复合物的靶细胞。CTL 最重要的特征是具有包含穿孔素(perforin)和颗粒酶(granzymes)的胞浆颗粒。它们具有杀伤靶细胞的作用。另外,分化成熟的 CTL 可以分泌与 Th1 细胞相似的细胞因子,如 IFN-γ、淋巴毒素、TNF,其功能为活化巨噬细胞和介导炎症反应。能够刺激初始 CD8$^+$ T 细胞分化为 CTL 的信号包括抗原、共刺激分子和辅助性 T 细胞。CD4$^+$ 辅助细胞可以分泌细胞因子,如 IL-2,刺激 CD8$^+$ T 细胞的克隆增殖和分化。

(三) T 细胞介导的巨噬细胞和其他白细胞的活化

活化的巨噬细胞是吞噬消灭细胞内病原微生物的效应细胞。Th1 效应细胞和 CD8$^+$ T 效应细胞可以分泌细胞因子,尤其是 IFN-γ,并且表达 CD40L。IFN-γ 是活化巨噬细胞的最主要的细胞因子。巨噬细胞处理提呈抗原给 T 细胞,同时 T 细胞表面 CD40L 结合巨噬细胞表面 CD40 分子,CD40L-CD40 的相互作用,活化了巨噬细胞。活化的巨噬细胞通过产生活性氧中间产物、一氧化氮和溶酶体酶等途径杀伤被吞噬的病原微生物。

Th2 效应细胞诱导由嗜酸粒细胞和肥大细胞参与的免疫应答。其主要功能为消灭蠕虫感染和寄生虫的皮肤感染。由于蠕虫体形较大,不易被巨噬细胞吞噬,因此比细菌和病毒更具有抵抗巨噬细胞杀伤的能力。Th2 细胞分泌 IL-4、IL-5 和 IL-13。IL-4 和 IL-13 可以诱导产生蠕虫特异的 IgE 抗体,IgE 可以结合在蠕虫上,从而调理吞噬。IL-5 可以活化嗜酸性粒细胞,后者通过其 FcεR 结合 IgE-蠕虫抗原抗体复合物。活化的嗜酸粒细胞释放颗粒内容物,其中包含具有破坏蠕虫的碱性蛋白和阳离子蛋白。肥大细胞也可以表达 FcεR 与 IgE-抗原复合物结合,通过脱颗粒杀伤蠕虫。另外,Th2 细胞也可以通过细胞因子 IL-4 和 IL-13 抑制巨噬细胞的活性,从而抑制细胞介导免疫应答。

(四) CTL 杀伤感染细胞的机制

CTL 介导的细胞杀伤具有抗原特异性和直接杀伤的特点,包括以下几个步骤:抗原识别、活化、致死性打击和 CTL 与靶细胞的解离。

抗原的识别和 CTL 的活化:CTL 通过 TCR 和辅助分子结合表达特异性抗原的靶细胞。为了有效活化 CTL,靶细胞必须表达 MHC Ⅰ 分子-抗原肽复合物和细胞间黏附分子-1(LFA-1 的配体)。CTL 首先识别 MHC Ⅰ 类分子提呈的抗原肽,识别后诱导 T 细胞受体形成免疫突触,产生活化 T 细胞的生物化学信号。共刺激分子和细胞因子是初始 CD8$^+$ T 细胞分化成效应 CTL 所必需的,但在引发 CTL 效应功能

时不是必需的。因此,一旦 CD8$^+$ T 细胞特异性识别抗原并且分化成为功能性 CTL 后,就可以杀伤表达特异性抗原的任何有核细胞。

CTL 的极化和致死性杀伤:CTL 的 TCR 识别靶细胞表达的抗原肽-MHC Ⅰ 类分子复合物后,TCR 及辅助受体向接触部位聚集,导致 CTL 内细胞骨架系统(如微管)向接触部位重新分布和排列。同时,胞浆内颗粒也开始向相同的部位聚集,颗粒膜与胞浆膜融合,从而保证 CTL 分泌的颗粒内容物作用于所接触的靶细胞表面。在 CTL 杀伤功能中,颗粒内的穿孔素和颗粒酶是最重要的杀伤蛋白。穿孔素(perforin)是一种小孔形成蛋白(pore-forming protein),以单体形式存在于 CTL 的颗粒中。当被分泌到细胞外后,穿孔素的单体可以插入靶细胞膜,在钙离子存在的情况下,聚合成内径为 16nm 的孔道,使水、电解质迅速进入细胞,导致靶细胞的崩解。颗粒酶(granzyme)是一种丝氨酸蛋白酶,可以通过穿孔素形成的孔道进入靶细胞,激活与凋亡相关的酶系统 caspases,导致靶细胞凋亡(图 13-7)。

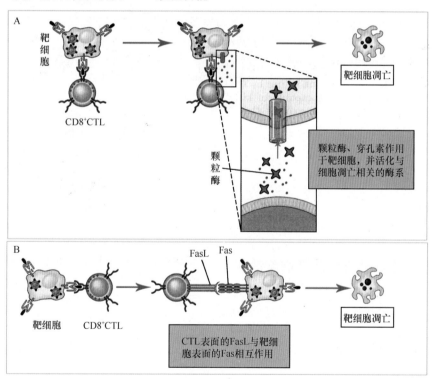

图 13-7 CTL 杀伤靶细胞的机制
A. 穿孔素、颗粒酶途径;B. Fas/FasL 途径

CTL 还可以通过另外的机制杀伤靶细胞:活化的 CTL 可以表达一种膜蛋白即 Fas 配体(Fas ligand,FasL),FasL 可以与靶细胞的 Fas 结合,激活胞内 caspases,从而导致靶细胞凋亡。

CTLs 与靶细胞解离:CTL 在给靶细胞传递了"致死性打击"后,即与靶细胞解离。CTLs 与靶细胞解离常常出现在靶细胞死亡之前。CTL 不受损伤,

解离后的 CTL 可以继续杀伤其他靶细胞。

(五) T 淋巴细胞应答的降低

抗原被效应 T 淋巴细胞消灭后,T 细胞免疫应答随之下降,对免疫系统回复静止状态非常重要。T 细胞应答的下降可能是由于抗原活化的特异性 T 细胞发生凋亡。原因是抗原被清除后,淋巴细胞丧失了抗

原和共刺激分子的信号刺激。例如,超过 95% 的病毒特异性 CD8$^+$ T 细胞在病毒被清除后发生细胞凋亡。

第三节　B 淋巴细胞介导的体液免疫应答

体液免疫(humoral immunity)是浆细胞分泌的抗体所介导的。抗体结合在细胞外微生物抗原上,起到中和或消灭这些微生物的作用。体液免疫最初开始于 B 淋巴细胞对特异性抗原的识别。抗原结合在初始 B 细胞膜抗原识别受体(BCR)上,进一步活化 B 细胞。B 细胞活化包括一系列反应,最终导致抗原特异性 B 细胞的克隆扩增,并且进一步分化成为可以分泌抗体的浆细胞和记忆性 B 细胞。

活化 B 细胞的抗原分为两类:一类是活化 B 细胞时需要 CD4$^+$ Th 细胞辅助的抗原,称为胸腺依赖性抗原(thymus-dependent antigen,TD antigen);主要为蛋白质抗原,另一类不需要抗原特异性 CD4$^+$ Th 细胞辅助就可以活化 B 细胞的抗原,称为胸腺非依赖性抗原(thymus-independent antigen,TI antigen);主要为多糖类和脂类的抗原。活化的 B 细胞分化成为抗体形成细胞,即浆细胞,可以在很长一段时间内生产特异性抗体,另一部分成为长寿命的记忆性细胞。

一、TD 抗原的免疫应答

B 淋巴细胞对 TD 抗原的免疫应答包括 BCR 识别抗原、辅助性 T 细胞与 B 细胞的相互作用、B 细胞增殖、抗体产生、Ig 类别转换等多个连续的步骤(图 13-8)。

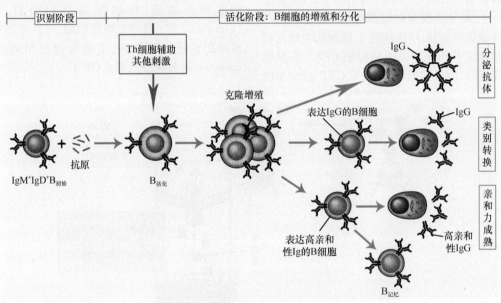

图 13-8　体液免疫应答的各个时相

(一) B 淋巴细胞识别抗原及其细胞活化

1. B 淋巴细胞通过 BCR 识别特异性抗原 B 淋巴细胞最初通过 BCR 即膜免疫球蛋白(membrane immunoglobulin,mIg)分子识别特异性抗原。成熟的初始 B 细胞在外周淋巴组织(如脾脏、淋巴结和黏膜淋巴组织)的淋巴滤泡定居并不断循环。抗原通过血液或淋巴液进入 B 细胞定居的器官并且通过 BCR 结合在 B 细胞表面。BCR 在 B 细胞活化中发挥两个重要作用:第一,抗原结合、活化 BCR 传递的生物化学信号是 B 细胞活化的第一信号;第二,BCR 结合抗原并且将其内化、加工处理,再将抗原肽-MHCII类分子复合物提呈在 B 细胞表面供辅助性 T 细胞识别。

2. B 淋巴细胞活化的第一信号 当两个或更多 BCR 分子结合多价抗原发生交联时,BCR 向 B 淋巴细胞传递活化信号。膜型 IgM 和 IgD 是初始 B 细胞的 BCR,其胞浆内只有由三个氨基酸组成短的尾部,

不足以传递由聚合 Ig 产生的活化信号。Ig 参与的活化信号由另外两个分子 Igα 和 Igβ 转导。Igα 和 Igβ 与膜型 Ig 一起被称为 B 细胞受体复合物(BCR complex)。Igα 和 Igβ 具有和 CD3 分子相同的功能,其胞浆内区也有 ITAMs,可使信号向下游传递。

BCR 复合体的信号转导与 TCR 复合体相似。抗原引起膜型 Ig 的交联诱发了 Igα 和 Igβ 胞浆内 ITAMs 的酪氨酸残基被 Lyn、Blk 和 Fyn 等 Src 家族蛋白酪氨酸激酶磷酸化,随后,酪氨酸激酶 Syk 就可以结合在 Igα 和 Igβ 的磷酸酪氨酸残基的 SH2 结构域上。B 细胞内的 Syk 等同于 T 细胞内的 ZAP-70。当 Syk 与 ITAMs 上的磷酸化酪氨酸结合后即被激活,或通过 BCR 相关的 Src 家族蛋白酪氨酸激酶在特定的酪氨酸残基上磷酸化而自身激活,引起进一步活化 Syk 和其他的酪氨酸激酶激活的信号转导通路。B 细胞中的受体蛋白 SLP-65 (SH2-binding leukocyte phosphoprotein of 65kD)形成了其他受体蛋白、鸟嘌呤转换蛋白和其他的酶如磷脂酶 C 和 Btk、Itk 酪氨酸激酶的骨架。在抗原刺激的 B 细胞中 Ras-MAP 激酶通路被活化,在对 BCR 信号的反应时 PLC 被活化。这些信号的级联反应最终活化转录因子,导致 B 细胞表达活化功能相关蛋白的编码基因(图 13-9)。

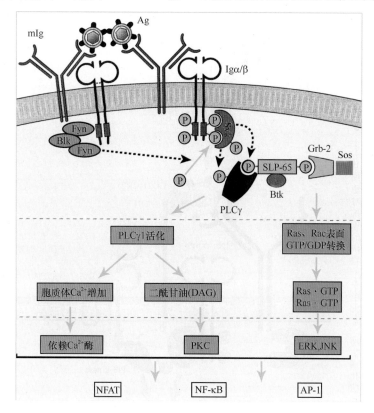

图 13-9　BCR 复合体的信号转导通路

3. B 淋巴细胞补体受体的作用　B 细胞活化还需要补体活化的共刺激信号。微生物感染机体可以直接激活补体或通过抗原抗体复合物激活补体。补体的激活可以导致补体裂解,C3 可裂解为 C3b,C3b 可以结合在微生物的表面,C3b 进一步裂解成 C3d。B 细胞表达 C3d 的受体,即补体受体 2(the type 2 complement receptor,CR2 or CD21)。B 细胞通过 BCR 识别抗原、CR2 识别 C3d,这样 C3d-抗原复合物或 C3d-抗原-抗体复合物结合在 B 细胞上。成熟 B 细胞表面 CD19-CD21-CD81 常被称作 B 细胞共受体复合体。B 细胞 CR2 与 C3d 结合后导致 CD19 靠近 BCR 相关的蛋白激酶,CD19 胞浆区有 9 个保守的酪氨酸残基。被磷酸化的 CD19 激活信号转导通路,尤其是依赖 PI-3 激酶的蛋白通路,从而活化 B 细胞(图 13-10)。另外,与 Src 家族蛋白激酶相连的 CD21 也可以磷酸化 ITAMs,增大 BCR 介导的信号。

（二）Th 细胞与 B 细胞的相互作用

抗原刺激后的 B 细胞仍表现低的增殖和抗体产生能力,B 细胞的大量增殖和 Ig 类别转换还需要 Th 细胞的辅助,为其提供第二活化信号。

抗原刺激后的 B 细胞表面 MHC Ⅱ类分子和共刺激分子(如 B7 分子)表达增加,使之比初始 B 细胞能更有效地活化 Th 细胞;同时,由于 T 细胞分泌的细胞因子的受体表达也增加,使 B 细胞能更好地对 Th 细胞作出反应。

1. 抗原诱导的 B 细胞和 Th 细胞的迁移　在抗原进入机体后 1 到 2 天内,初始 CD4$^+$ T 细胞在外周淋巴器官的 T 细胞区识别 APC 提呈的抗原肽-MHC Ⅱ类分子复合物。活化的 T 细胞表达的 CCR7 是 T 细胞区产生的细胞因子受体,因此活化的 T 细胞向 T 细胞区迁移。与此同时,B 细胞在淋巴滤泡识别抗原后,CCR7 的表达也增加,这些受体也促使其向外周淋巴器官的 T 细胞区迁移。活化的 Th 细胞表达膜表面分子、分泌细胞因子,刺激 B 细胞增殖和分化为抗体生成细胞-浆细胞。

2. B 细胞向 Th 细胞提呈抗原　抗原特异性 B 细胞通过膜 Ig 识别抗原后,内化抗原,经处理加工后以 MHC Ⅱ类分子-抗原肽复合物的形式提呈给 Th 细胞识别,同时高表达共刺激分子,提供 Th 细胞活化的双重信号,使 Th 细胞活化。

3. B 细胞在 Th 细胞辅助下活化　Th 细胞被抗原和 B7 共刺激分子激活后,开始表达 CD40L(CD154),与 B 细胞表面 CD40 结合后,为 B 细胞提供第二信号促进 B 细胞活化和分化。CD40 是细胞膜表面肿瘤坏死因子(tumor necrosis factor,TNF)的受体。CD40L 是 T 细胞表面膜蛋白,是肿瘤坏死因子和 FasL 的结构同源分子。CD40L 结合 CD40 后,诱导胞浆蛋白 TRAFs(TNF-associated factors)到达 CD40 胞浆区。TRAFs 募集 CD40 触发酶级联反应导致核转录因子如 NF-κB 和 AP-1 的激活。

同时,活化的 Th 细胞分泌细胞因子,在抗体生成过程中发挥两个重要作用:增强 B 细胞的增殖和分化,同时促进抗体重链的类别转换(图 13-11)。

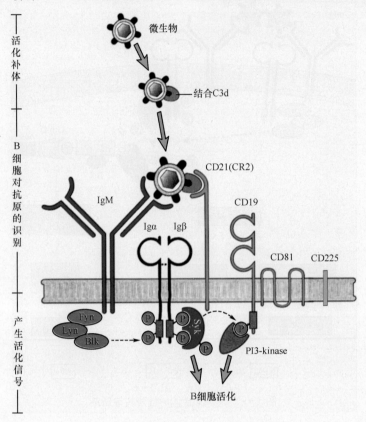

图 13-10　B 细胞活化过程中补体的作用

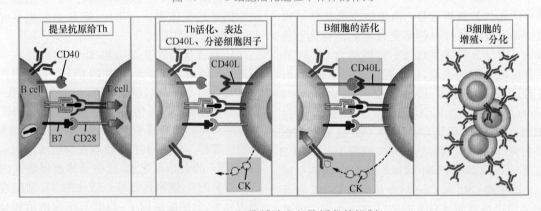

图 13-11　Th 细胞辅助 B 细胞活化的机制

（三）B 细胞分化为抗体分泌细胞

B 细胞受抗原刺激和在活化 Th 细胞的辅助下增殖分化成为抗体生成细胞,可以合成和分泌抗体。CD40 介导的信号和细胞因子的作用激活转录因子,导致了 Ig 基因的转录和 Ig 的合成。各种细胞因子,如 IL-2、IL-4 和 IL-6 都具有活化 B 细胞刺激抗体合成和分泌的功能。在淋巴器官中,抗体生成细胞定位于淋巴滤泡外,如脾脏的红髓和淋巴结的髓质。这些浆细胞也可以迁移到骨髓,在免疫后 2～3 周,骨髓成

为主要的抗体产生部位。在骨髓中的浆细胞可以持续产生抗体几个月甚至几年。这些抗体可以对再次进入的抗原快速产生应答。

（四）抗体重链类别转换

一些活化的 B 细胞开始产生除了 IgM 和 IgD 外的其他类型的抗体,这个过程称为重链类别转换(heavy chain class switching)。在受 CD40 和细胞因子作用后,一些生成 IgM 和 IgD 的活性 B 细胞发生重链类别转换,开始生成重链为 γ、α 和 ε 的 IgG、IgA

和 IgE 型抗体。抗体类别转换发生在外周淋巴组织，CD40 的信号促进了 B 细胞 Ig 重链类别转换。同时，一些细胞因子也调节了特定重链类别转换，如 IL-4 促进向 IgE 型抗体转换。针对不同类型的微生物感染的抗体重链类别转换由辅助性 T 细胞调节。例如，对于有聚糖荚膜的细菌感染，最具保护性的体液免疫应答为 IgM 型抗体，IgM 结合在细菌表面，激活补体，导致细菌的溶解。聚糖类抗原不能引起 T 细胞的应答，因此 B 细胞活化缺乏 Th 细胞辅助，只能产生

IgM 型抗体。病毒和许多细菌可以活化 Th 细胞中的 Th1 细胞，Th1 细胞可以产生 IFN-γ，诱导 B 细胞向分泌 IgG 型抗体转换。IgG 型抗体可以阻断微生物进入宿主细胞，还可以加强巨噬细胞的吞噬作用。而蠕虫感染时活化 Th2 细胞，Th2 细胞产生 IL-4，诱导 B 细胞发生向 IgE 型类别转换。另外，B 细胞在不同的解剖部位转换成不同类别的抗体生成细胞。在黏膜组织的 B 细胞抗体重链类别转换后分泌 IgA（图 13-12）。

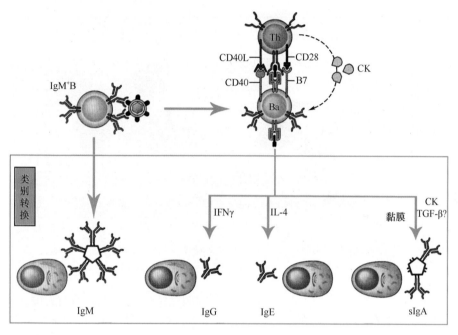

图 13-12　抗体重链的类别转换

抗体类别转换过程中的基因变化称为转换重组（switch recombination），与 B 细胞 VDJ 基因与 C 基因重组有关（详见第九章）。

（五）抗体亲和力成熟

活化 B 淋巴细胞产生的抗体与抗原结合的亲和力越来越高，称为抗体亲和力成熟（affinity maturation），导致抗体对特定抗原的亲和力增加，是 Ig 基因的成熟和高亲和力 B 细胞的选择性成熟的结果。

生发中心内增殖的 B 细胞 Ig V 基因点突变的频率非常高，大约 $1/10^3$，是一般基因自发突变的 10^3 到 10^4 倍。Ig 基因超突变导致抗体分子 V 区的变化，可加强或者减弱抗体与抗原之间的亲和力。如果 Ig 基因的突变导致 BCR 对抗原亲和力增加，B 细胞在抗原浓度较低的时候也能获得足够的信号，维持产生高亲和力抗体的浆细胞进一步地扩增。使血清中高亲和力的抗体比例越来越高，即实现了抗体亲和力的成熟。（见图 13-14）

二、体液免疫应答的一般规律

体液免疫应答分为初次免疫应答（primary im-

mune response）和再次免疫应答（secondary immune response）。初次免疫应答和再次免疫应答产生的抗体从类型和数量上都明显不同（表 13-1）。

表 13-1　初次和再次免疫应答的特点

特点	初次免疫应答	再次免疫应答
出现时间	一般 5～10 天	一般 1～3 天
抗体产生量	较少	较多
抗体类型	一般 IgM＞IgG	IgG，有时为 IgA 或 IgE
抗体亲和力	平均亲和力较低	平均亲和力更高（亲和力成熟）
诱发抗原	所有免疫原	蛋白质抗原
获得性免疫	相对较高的抗原量，蛋白质抗原需要 CD4⁺T 细胞辅助	低剂量抗原

（一）初次免疫应答

初次免疫应答是未受过抗原刺激的初始 B 细胞发生的应答。抗原刺激后，在血清中能测到特异性抗体之前的时期成为潜伏期（lag phase）。潜伏期的长短与抗原的性质、抗原进入机体的途径等有关，如颗

粒性抗原的潜伏期一般为5～7天,可溶性抗原一般为2～3周。潜伏期后,进入抗体产生的对数期,血液中开始出现特异性抗体,并呈幂次方增加。随后进入平台期(stead-state phase),血清中抗体浓度不升高也不降低。平台期可以很短,也可以长达几周。此后进入下降期(decline phase),抗体合成速度低于分解速度,血清中抗体浓度逐渐下降。初次免疫应答的特点是潜伏期长;产生的抗体滴度低;在体内持续的时间短;抗体与抗原的亲和力低,以IgM为主,后期可产生IgG。

(二) 再次免疫应答

再次免疫应答是记忆性B细胞再次接受相同抗原刺激后的细胞克隆扩增过程,机体免疫系统可以迅速、高效地产生特异性免疫应答。再次免疫应答与初次免疫应答的不同之处为:再次免疫应答比初次免疫应答发生快速,潜伏期短;可以产生更大量的抗体(平台期高);在体内持续的时间长(平台期长);可以发生抗体的重链类别转换和亲和力成熟,因此抗体的亲和力高,一般以IgG为主(图13-13)。

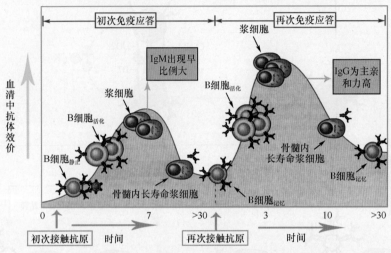

图 13-13　初次和再次免疫应答抗体产生规律示意图

三、TI抗原的免疫应答

许多非蛋白类抗原,如聚糖和脂类,在没有Th细胞的辅助下刺激B细胞产生抗体,这些抗原称为胸腺非依赖(TI)抗原。TI抗原与TD抗原在引起机体免疫应答上有很多不同(表13-2)。TD抗原诱导抗体产生过程中需要Th细胞参与提供活化第二信号,还需要Th细胞作用下进行Ig类别转换和亲和力成熟、形成长寿命记忆性细胞。而TI抗原刺激机体产生抗体不需要Th细胞辅助,一般产生低亲和力抗体,且抗体类型通常为IgM,很少发生类别转换。

不能被MHC分子处理和提呈,因此这些抗原不能被Th细胞识别。大多数TI抗原都是多价抗原,具有多个重复的表位。这些重复的表位可以诱导特异性B细胞表面膜Ig的最大交联,可以在没有Th细胞的辅助下活化B细胞。

四、体液免疫应答的效应

体液免疫由抗体介导,其生物学功能为抵抗细胞外微生物及其毒素。B细胞活化后分化成可产生抗体的浆细胞。浆细胞所分泌的抗体的效应功能表现在中和微生物及其毒素、调理吞噬、ADCC、激活补体等。抗体的效应功能由于其重链类型的不同而不同(表13-3)。体液免疫应答效应的主要作用总结如下图(图13-15)。

表 13-2　TD抗原与TI抗原的特点

抗原	TD	TI
化学特点	蛋白质	聚合物,如聚糖、糖脂、核酸
抗体类别转换	有,IgM、IgG、IgA、IgE	少或无
亲和力成熟	有	少或无
再次免疫应答(记忆细胞)	有	只见于个别抗原,如聚糖
诱导迟发型超敏反应的能力	有	无

表 13-3　不同类型抗体的效应功能

抗体类型	效应功能
IgG	调理吞噬,经典途径激活补体,ADCC,新生儿免疫,B细胞活化的反馈抑制物
IgM	经典途径激活补体,初始B细胞的抗原受体
IgA	黏膜免疫
IgE	ADCC,肥大细胞脱颗粒(介导I型超敏反应)
IgD	初始B细胞抗原受体

最重要的TI抗原是多糖、聚酯和核酸,这些抗原

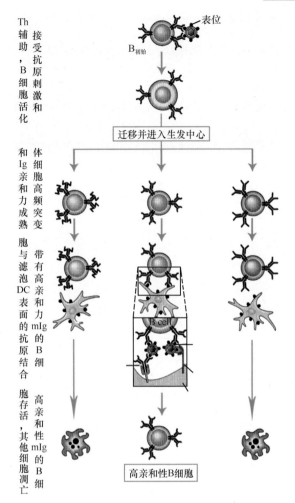

图 13-14 B细胞的激活与生发中心的形成

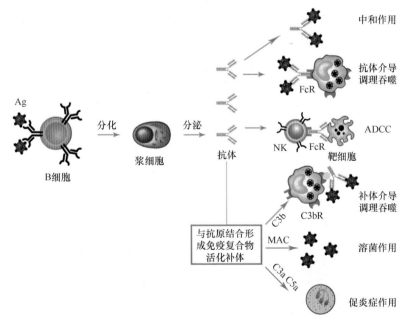

图 13-15 抗体分子的生物学效应

案例 13-1 分析讨论：

该患者患甲型肝炎。根据抗体产生的规律，IgM 型抗体出现早，消失快，IgG 型抗体出现晚，消失慢。对于甲型肝炎的诊断，首先应检测 HAV IgM。HAV IgM 在发病后 1 周左右即可在血清中测出。其出现与临床症状及生化指标异常的时间一致，第 2 周达高峰。一般持续 8 周，少数患者可达 6 个月以上。HAV IgG 是既往感染的指标，因其是保护性抗体，可保护机体免于再次感染，故可作为流行病学调查指标，以了解易感人群。

（刘杰麟）

第十四章 固有免疫
Chapter 14 Innate Immunity

案例 14-1：　　　　　　　　　　　流行性脑脊髓膜炎

　　患儿，男，3岁1个月，因高热，嗜睡，于2005年3月7日入住广东××医院，病史母亲代述可靠。患儿于2天前开始出现低热(37.4℃)、咳嗽、流鼻涕、纳差，到医院门诊就医，医生作感冒治疗处理；第3日出现高热、频繁呕吐、烦躁不安入住医院儿科后转感染科。体格检查：T 40.1℃，P 148次/分，R 46次/分，发育正常，营养中等，精神委靡，皮肤黏膜可见1～1.5cm大小不等紫红色斑点及瘀斑；听诊心脏未闻杂音，两肺未闻及干、湿啰音，有颈项强直、凯尔尼格征及布鲁津斯基征等脑膜刺激征。实验室检查：WBC计数 $20×10^9/L$[参考值$(4～10)×10^9/L$]、中性粒细胞85.2%(参考值51%～75%)，脑脊液检查：颅压升高，脊液外观混浊，WBC计数 $1000×10^6/L$，以多核细胞增高为主，脑膜炎球菌培养阳性。临床诊断：流行性脑脊髓膜炎。入院后经用青霉素、氯霉素及对症治疗3天病情好转，第10天患儿痊愈出院。

问题：

1. 从固有免疫的角度考虑，本病例发病涉及哪些免疫屏障防线及因素？
2. 为何该病好发于儿童？

　　机体免疫应答可分为固有性和适应性两种类型，他们之间相互协同共同维持机体的免疫功能(图14-1)。固有免疫(innate immunity)亦称为天然免疫(natural immunity)，是人类长期进化过程中逐渐形成的，生而具有的一种天然防御功能。其作用迅速、广泛，但它并不专门针对某一种病原体，故又称为非特异性免疫(non-specific immunity)。固有免疫是机体抗感染免疫的第一道防线，亦可参与对体内损伤、衰老或畸变细胞的清除。同时在适应性免疫应答中也发挥重要的作用，如可启动适应性免疫应答并影响其强度等。近年来研究发现，固有免疫主要依靠细胞表面的模式识别受体(pattern recognition receptors，PRR)，如Toll受体、甘露糖受体和清道夫受体等，可识别某些微生物表面病原相关的分子模式(pathogen associated molecular pattern，PAMP)，即模式识别受体所识别结合的配体分子。模式识别受体与病原相关的分子模式之相互作用，启动一系列炎症反应，以清除入侵的病原微生物。为此，固有免疫细胞发挥的免疫效应是通过模式识别受体(PRR)或有限多样性抗原识别受体对"非已物质"表面某些共有结构的识别，而启动的免疫应答。

　　固有免疫系统包括免疫屏障、细胞和分子。固有免疫屏障包括体表屏障和内部屏障；固有免疫细胞包括各类吞噬细胞、自然杀伤细胞、NKT细胞、γδT细胞和B1细胞等；固有免疫分子包括正常体液中能够识别或攻击病原体的可溶性分子，如补体、溶菌酶和细胞因子等。其中补体和细胞因子在本书有专门章节介绍。

本章重点介绍固有免疫系统的组成及主要功能。

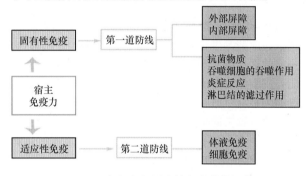

图 14-1　固有免疫与适应性免疫的协同作用

第一节　固有免疫屏障

　　固有免疫屏障是人类经过漫长的进化和自然选择，形成了能维持内环境稳定和防御病原体和有害物质入侵的保护性机制。机体为了防御病原体侵入体内，在其发生和发展过程中逐步地形成了各种特殊结构，如皮肤和黏膜，皮肤包括表皮和真皮。表皮外层为已死亡的表皮细胞，带有防水的角蛋白；其下方的真皮层由结缔组织组成，带有血管、毛囊、汗腺和皮脂腺，后者分泌油性的皮脂。皮脂含乳酸和脂肪酸，抑制大部分微生物的生长。结膜、消化道、呼吸道、生殖道的表面由黏膜层及下方的结缔组织层构成。黏膜是病原体进入体内的主要部位。其中起屏障作用的成分：一是唾液、眼泪、黏膜分泌物，它们可洗去入侵物并具有抗菌和抗病毒物质；二是黏膜上皮细胞，这些细胞可分泌黏液,捕获病原体。另外,下呼吸道和肠道的黏膜还覆盖着纤毛,有清除微生物的作用。最后,非致病性微生物可在黏膜表面上皮细胞构成正常菌群,可竞争性地使病原体无定位之地。屏障结构是固有免疫屏障最重要的组成部分,而且屏障作用同年龄有密切的关系,幼年较差,到成年更加完善。因此它也不是固定不变的。屏障结构根据存在部位的不同可分为体表屏障和内部屏障两大类。

一、体表屏障

皮肤不但是一个完整的覆盖层,而且经常分泌杀菌物质,一直到有机体死亡即停止分泌作用。黏膜也是机体防御微生物的重要屏障。皮肤、黏膜及其附属腺体构成机体阻止病原体侵入的主要外部屏障。发挥以下主要作用:

1. 物理屏障作用　人体与外界接触或与外界相通之处被覆皮肤和黏膜,健康完整的皮肤和黏膜可有效机械阻挡病原体的作用。如皮肤烧伤或损伤时,易于发生感染,就体现了皮肤屏障作用的重要性。呼吸道黏膜的纤毛不停地向上摆动、肠的蠕动等,均有助于清除黏膜表面的病原体。

2. 化学屏障作用　皮肤和黏膜除机械阻挡和排除作用之外,其分泌物尚有多种杀菌和抑菌物质。皮肤的汗腺分泌乳酸使汗液成酸性(pH $5.2 \sim 5.8$),不利于病原菌等生长。皮脂腺分泌的不饱和脂肪酸,有一定的杀灭细菌和真菌的作用。儿童易患发癣就可能与皮脂腺发育不完善、脂肪酸分泌量少有关,到青春期大多会自愈。胃液中胃酸可杀死大多数细菌,是抗消化道感染的重要天然屏障。呼吸道、消化道分泌的黏液中含有溶菌酶、抗菌肽和天然抗体等抗菌物质,也具有杀菌抑菌的作用。

3. 微生物屏障作用　黏膜和皮肤寄居的众多微生物(正常菌群)也发挥重要的屏障作用。例如:口腔中的唾液链球菌由于能够产生过氧化氢,可杀死白喉杆菌、脑膜炎球菌等;肠道中的大肠杆菌能分泌细菌素,抑制某些厌氧菌和革兰阴性细菌定居和繁殖。因此,消化道正常菌群在抗感染中发挥重要作用。临床若不适当大量或者长期应用广谱抗生素,有可能抑制或杀死大部分正常菌群,破坏后者对致病菌的制约和干扰作用,从而引发耐药性葡萄球菌性肠炎、口腔或肺部念珠菌感染等,即所谓"菌群失调症"。

二、内部屏障

内部屏障主要包括血-脑屏障和血-胎屏障。

1. 血-脑屏障　血-脑屏障由软脑膜、脉络丛的脑毛细血管壁和包在壁外的星形胶质细胞形成的胶质膜所组成,其结构致密,能阻挡血液中病原微生物及其代谢产物,以及其他大分子物质进入脑组织及脑室,从而保护中枢神经系统。血-脑屏障是随个体发育而逐渐成熟,婴幼儿该屏障尚未发育完善,较易发生中枢神经系统感染性疾病,故临床儿童脑炎和脑膜炎发病率较高。

2. 血-胎屏障　由母体子宫内膜的底蜕膜和胎儿的绒毛膜滋养层细胞共同构成。此屏障可防止母体内病原微生物进入胎儿体内,保护胎儿免受感染。妊娠早期(3个月以内)此屏障尚不完善,此时孕妇若感染某些病毒(风疹病毒、巨细胞病毒等)可致胎儿畸形、流产或死胎等。

第二节　固有免疫细胞

固有免疫细胞既参与机体的固有免疫应答,又能为适应性免疫应答提供启动条件。执行固有免疫应答的细胞主要包括单核-吞噬细胞、中性粒细胞、树突状细胞、自然杀伤细胞、NKT 细胞、$\gamma\delta$T 细胞、B1 细胞及其他免疫细胞(嗜酸粒细胞、嗜碱粒细胞和肥大细胞等)。

一、吞噬细胞

当病原体突破机体屏障结构进入体内时,吞噬细胞(phagocyte)即可发挥强大的吞噬杀伤作用。吞噬细胞主要分为两大类,一类是单核-吞噬细胞,属大吞噬细胞;另一类是中性粒细胞,属小吞噬细胞。单核-吞噬细胞主要包括血液中单核细胞(monocytes)和组织器官中的巨噬细胞(macrophage, MΦ),它们具有很强的吞噬能力(图 14-2)。单核-吞噬细胞是机体固有免疫的主要组成细胞,同时又是一类主要的抗原提呈细胞,在机体适应性免疫应答的诱导与调节中起着关键的作用。另外,单核-吞噬细胞具有较强的黏附于玻璃或塑料表面的能力,借此可将单核-吞噬细胞与淋巴细胞彼此分离。

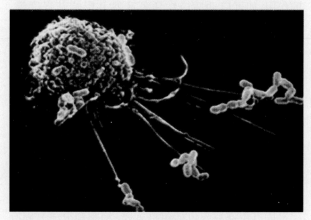

图 14-2　巨噬细胞在吞噬细菌

单核细胞约占血液中白细胞总数的 $3\% \sim 8\%$。其体积较淋巴细胞略大,胞质中富含溶酶体颗粒,其内含有多种酶类物质。单核细胞在血液中仅停留12～24 小时,经毛细血管进入脾、淋巴结、肝脏、胸腺、腹腔、皮肤、神经系统及其他结缔组织等,进一步分化为巨噬细胞,并被赋予特定的名称,例如:肺中的肺泡巨噬细胞(alveolar marophages),肝中的库普弗细胞(kupffer cells),结缔组织中的组织细胞(histiocytes),肾中的肾小球系膜细胞(mesangial cells),脑组织中的小胶质细胞(microglial cells)。还有部分巨噬细胞仍然保持运动特性,成为游走或游离型巨噬细胞,如腹腔巨噬细胞。中性粒细胞(neutrophils)(图14-3A)来源于骨髓的髓样前体细胞,是血液中数目最多的白细胞,约占外周血白细胞总数50%~70%。中性粒细胞属于终末细胞,从骨髓进入外周血循环7~10小时后进入组织不再返回血液,存活期短,约为2~3天。中性粒细胞胞浆中含有初级和次级两种颗粒。初级颗粒较大,即溶酶体颗粒,内含髓过氧化物酶、酸性磷酸酶和溶菌酶;次级颗粒较小,内含碱性磷酸酶、溶菌酶、防御素等。中性粒细胞具有很强的趋化作用和吞噬功能,当病原体在局部引发感染时,它们可迅速穿越血管内皮细胞进入感染部位,对侵入的病原体发挥吞噬杀伤和清除作用。感染发生时它是首先到达炎症部位的效应细胞,6小时左右细胞数量达到高峰,约增加10倍以上,故是机体急性炎症反应

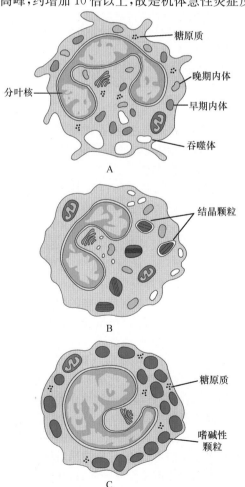

图 14-3 粒细胞系的种类及模式图
A. 中性粒细胞;B. 嗜酸粒细胞;C. 嗜碱粒细胞

的重要成分。中性粒细胞表面具有 IgG Fc 受体和补体 C3b 受体,也可通过调理作用促进和增强其吞噬杀菌作用。而对于具有荚膜的细菌,可通过细菌荚膜刺激机体产生的 IgM 与之结合,激活补体,借助补体受体将其吞噬清除。因此,中性粒细胞作为一种固有免疫系统细胞,主要功能是巡视、清除侵入机体的病原微生物。

上述两类吞噬细胞对于侵入体内的微生物的应答均极为快速,其中巨噬细胞是参与固有免疫晚期应答的主要效应细胞。现将两类吞噬细胞发挥作用的主要过程归纳如下:

1. 募集与迁移 吞噬细胞向炎症灶募集与迁移,此乃其发挥天然免疫功能的前提。

(1)吞噬细胞穿越血管内皮:感染发生的最初 1~2 小时内,在炎性细胞因子(如 TNF 等)、某些细菌组分或产物(如脂多糖等)作用下,血管内皮细胞可表达 E-选择素。中性粒细胞等吞噬细胞可表达相应配体,借此与血管内皮细胞发生黏附,并沿内皮细胞表面滚动。随感染过程的延续(6~12 小时后)吞噬细胞表面的 LFA-1、Mac-1 与内皮细胞表面的 VCAM-1、ICAM-1 相互作用,发生黏附,以致吞噬细胞穿越血管内皮而渗出至组织间隙。

(2)吞噬细胞趋化作用:能够介导吞噬细胞定向运动的化学介质称为趋化因子(chemokine),包括一大类细胞因子、补体激活产生的裂解片段(C3a,C5a 等)、某些细菌菌体成分及其产物等。中性粒细胞、单核-吞噬细胞表面均表达不同的趋化因子受体,可识别相应趋化因子,从而向炎症灶募集和迁移(图 14-4)。

2. 识别 吞噬细胞表达多种表面受体,可识别并结合微生物及其分泌产物,所致效应是:①使微生物与吞噬细胞膜发生黏附;②启动、传递胞内活化信号;③启动吞噬细胞的杀菌效应。参与吞噬细胞识别作用的主要表面受体如下:

(1)IgG Fc 受体:IgG 抗体可与相应微生物结合成为复合物,通过其 Fc 段与巨噬细胞表面相应 IgGFc 受体结合,从而增强巨噬细胞对致病微生物的吞噬作用。此效应即 IgG 介导的调理作用。

(2)补体受体:补体激活产生的某些活性片段(如 C3b),它们被覆于微生物,并通过与吞噬细胞表面相应补体受体结合,促进吞噬细胞对微生物的吞噬作用。即为补体受体介导的调理作用。

(3)甘露糖受体(mannose receptor,MR):在巨噬细胞表面的 MR 有 8 个 C 型凝集素结构域。此类受体属凝集素,可识别并结合糖蛋白及糖脂分子的末端甘露糖和岩藻糖残基,这些残基乃微生物细胞壁的典型组分。

(4)Toll 样受体(Toll-like receptor,TLR)是一类跨膜受体,因其胞外段与一种果蝇蛋白 Toll 同源而得名。TLR 通过识别并结合相应 PAMP,可启动激活信号转导途径,并诱导某些免疫效应分子(包括炎性细胞因子)表达。TLR 与 I 型 IL-1 受体结构同源,

图中标注:
糖原质、晚期内体、早期内体、吞噬体、分叶核(A)
结晶颗粒(B)
糖原质、嗜碱性颗粒(C)

信号传导途径相同,其在免疫应答的诱导和炎性反应中发挥重要作用。

1) 模式识别受体(pattern recognition receptors,PRR):是指存在于巨噬细胞和树突状细胞等固有免疫细胞表面、胞内器室膜上和血清中的一类能够直接识别结合病原微生物或宿主凋亡细胞表面某些共有特定分子结构的受体。表达于固有免疫细胞表面和胞内器室膜上的模式识别受体称为模型模式识别受体(M-PRR)。此类受体是胚系基因直接编码(未经重排)的产物,较少多样性,主要包括甘露糖受体、清道夫(清除)受体和 Toll 样受体。存在于血清中的模式识别受体称为分泌型模式识别受体(S-PRR),主要包括某些急性期蛋白,如甘露糖结合凝集素和C反应蛋白。

Toll 样受体可分为两类,即表达于细胞膜上的 TLR 1、2、4、5、6 和表达于胞内器室膜上的 TLR 3、7、8、9;前者主要识别病原微生物表面某些共有特定的子结构;后者主要识别胞质中病毒双/单链 RNA(ds/ssRNA)和胞质中细菌或病毒非甲基化 CpG DNA。

2) 病原相关分子模式(pathogen associated molecular patterns,PAMP):是病原体及其产物或凋亡细胞表面所共有的可被模式识别受体识别的某些高度保守的特定分子。固有免疫细胞可通过表面模式识别受体对病原体识别并产生应答。分泌型 PRR 如甘露聚糖结合凝集素和C反应蛋白能与病原微生物表面的甘露糖残基和磷酸胆碱结合,并通过激活补体产生溶菌和调理作用。

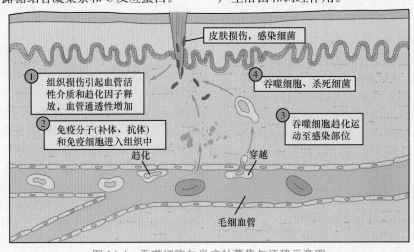

图 14-4　吞噬细胞向炎症灶募集与迁移示意图

3. 吞噬与杀菌　微生物及其产物通过吞噬细胞表面受体识别、结合,经内化被摄入细胞内,形成吞噬体,继而与胞浆中的溶酶体融合为吞噬溶酶体。在吞噬溶酶体内,微生物通过氧依赖或氧非依赖两条途径被杀伤(图 14-5)。

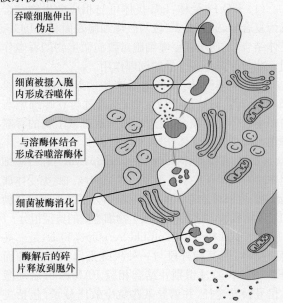

图 14-5　吞噬细胞的吞噬和杀菌过程

(1) 氧依赖的杀菌途径:吞噬细胞在吞噬微生物的同时,即启动胞内不同的酶系统,通过产生反应性氧中介物而杀灭微生物。

1) 氧化酶系统:激活的吞噬细胞可活化胞内的膜结合氧化酶,后者使还原型辅酶Ⅱ(nicotinamide adenine dinucleotide phosphate,NADPH)氧化,继而催化分子氧还原为反应性氧中介物(reactive oxygen intermediate,ROI)等,此过程亦称为呼吸爆发(respiratory burst)或氧爆发(oxygen burst),所产生 ROI 为强氧化剂,可杀伤吞噬细胞吞噬的微生物。

2) 诱导型 NO 合酶(inducible nitric oxide synthase,iNOS)系统:iNOS 属胞浆酶,可经 LPS 和 IFN-γ 诱导产生。iNOS 可将精氨酸水解为胍氨酸,从而释放 NO。NO 与吞噬细胞氧化酶所产生的过氧化氢或过氧化物酶结合,在吞噬体的酸性环境中产生可杀伤细菌的过氧化亚硝酸盐基。

(2) 氧非依赖的杀菌途径:激活的吞噬细胞合成溶菌酶和多种蛋白水解酶,这些物质发挥杀菌作用不依赖于氧。病原体被杀伤或破坏后,在吞噬溶酶体内多种水解酶如蛋白酶、核酸酶、脂酶和磷酸酶等作用下,可被进一步消化降解,其产物大部分通过胞吐作用排出胞外。其中有些被加工处理为具有免疫原性的小分子肽段,此肽段能与 MHC 分子结合形成抗原肽-MHC 分子复合物,表达于巨噬细胞表面供 T 细胞识别,启动适应性免疫应答。总之,吞噬细胞在机体的免疫功能中发挥着极其重要的作用。

二、树突状细胞

树突状细胞(dendritic cells,DC)是专职抗原提呈细胞,其主要功能是摄取、加工处理和提呈抗原,启动适应性免疫应答。未成熟 DC 和成熟 DC 其表面的特征性标志和免疫功能也不尽相同(见第十二章)。树突状细胞也是体内重要的免疫调节细胞,可通过分泌不同的细胞因子参与固有性和适应性免疫应答。例如:①分泌以 IL-12 为主的细胞因子,诱导或促进初始 T 细胞分化为 Th1 细胞,增强细胞免疫应答;②分泌 I 型干扰素,发挥抗感染和免疫调节等作用;③分泌 IL-10 和 TGF-β 等,诱导 B 细胞发生 Ig 类别转换,产生 IgA 类抗体;也可通过分泌 IL-1β 的作用促进 T、B 细胞活化。显然,树突状细胞不像单核巨噬细胞那样具有吞噬能力,但它是目前所知的体内最强的专职抗原提呈细胞,能有效地刺激 T 细胞和 B 细胞活化,从而将固有免疫和适应性免疫有机联系起来。

三、自然杀伤细胞

自然杀伤细胞(natural killer cells,NK)是机体重要的免疫细胞,无需抗原预先致敏,即可直接杀伤某些肿瘤细胞和病毒感染的靶细胞,因此它与抗肿瘤、早期抗病毒感染和抗胞内寄生虫免疫有关,不仅如此,NK 细胞还参与免疫调节,某些情况下与超敏反应以及自身免疫性疾病的发生、发展密切相关。NK 细胞确切的来源还不十分清楚,一般认为直接从骨髓中衍生,其发育成熟依赖于骨髓的微环境。由于 NK 细胞具有部分 T 细胞分化抗原,如 80%~90% NK 细胞表达 CD2,20%~30% NK 细胞表达 CD3(CD3ζ 链),30% NK 细胞表达 CD8$^+$ 和 75%~90% NK 细胞表达 CD38,而且 NK 细胞具有 IL-2 中亲和性受体,在 IL-2 刺激下可发生增殖反应,活化 NK 细胞可产生 IFN-γ,因此一般认为 NK 细胞与 T 细胞在发育上关系更为密切。

(一) 主要特征

NK 分布较广,在正常外周血中约占淋巴细胞总数的 5%~10%。淋巴结和骨髓中也有其存在。NK 细胞不表达特异性抗原识别受体,是不同于 T、B 淋巴细胞的一类淋巴样细胞。NK 细胞可表达多种表面标志,其中多数为其他免疫细胞表面所共有。目前临床将 TCR$^-$、mIg$^-$、CD3$^-$、CD56$^+$、CD16$^+$ 淋巴样细胞鉴定为 NK 细胞。此外,NK 细胞表面还具有多种与其杀伤抑制有关的受体。如:①杀伤细胞活化受体(killer activated receptor,KAR),是一类可激发 NK 细胞杀伤作用的受体;②杀伤细胞抑制受体(killer inhibitory receptor,KIR),是一类能抑制 NK 细胞杀伤作用的受体。

(二) 表面受体

NK 细胞通过活化型和抑制型两类受体识别靶细胞。活化型受体向胞内转导杀伤信号,而抑制型受体转导杀伤抑制信号。在没有杀伤抑制信号的情况下 NK 细胞才能杀伤靶细胞。

1. 识别 HLA-I 类分子的活化或抑制性受体 包括杀伤细胞免疫球蛋白样活化性和抑制性受体(killer immunoglobulin-like receptors,KIR)和杀伤细胞凝集素样活化性和抑制性受体(killer lectin-like receptors,KLR)。活化性 KIR/KLR 及抑制性 KIR/KLR 均可识别正常表达于自生组织细胞表面的 HLA-I 类分子。在正常生理情况下,NK 细胞表面的杀伤抑制性受体作用占主导地位,表现为对正常组织细胞不能产生杀伤作用。当靶细胞表面 HLA-I 类分子表达异常,如肿瘤和某些病毒感染细胞表面 HLA-I 类分子表达下降、缺失或突变时,NK 细胞表面 KIR 和 KLR 丧失识别"自我"的能力,即抑制性受体功能丧失,NK 细胞表面的另一类杀伤活化受体(NKG2D 和自然细胞毒性受体)则可通过与靶细胞表面的相应配体结合,从而产生杀伤细胞的作用。

2. 识别非 HLA-I 类分子杀伤活化受体 包括 NKG2D 和自然细胞毒性受体,他们所识别的配体在肿瘤细胞和某些病毒感染的靶细胞膜表面高表达,而在正常组织细胞表面的表达缺失或低下。因此,当机体内有肿瘤细胞或某些病毒感染的细胞产生时,此类受体可以选择性地杀伤靶细胞而不影响正常组织细胞。

(三) 主要生物学效应

NK 细胞主要发挥以下生物学效应:

1. 细胞毒效应 NK 细胞主要杀伤感染胞内寄生微生物(如病毒、李斯特菌等)的靶细胞,其效应的出现远早于特异性 CTL。炎症细胞和 NK 细胞自身产生的细胞因子(如 IFN 等)可促进 NK 细胞的细胞毒作用,增强其抗感染效应。NK 细胞毒效应机制主要是:

(1) ADCC 的作用:当 IgG 抗体与靶细胞表面相应表位特异性结合后,可通过其 Fc 段与 NK 细胞表面的 Fc 受体结合,激发 NK 细胞产生定向非特异性杀伤作用。

(2) 分泌穿孔素、颗粒酶:在钙离子存在条件下,多聚穿孔素在靶细胞膜上形成"孔道",使水电解质迅速进入胞内,导致靶细胞崩解破坏;颗粒酶通过激活凋亡相关的酶系统导致靶细胞凋亡。

（3）Fas 与 FasL：活化 NK 细胞可表达 FasL，当 NK 细胞表达的 FasL 与靶细胞表面的相应受体即 Fas(CD95)结合后导致靶细胞发生凋亡。

（4）TNF-α 与 Ⅰ 型 TNF 受体(TNFR-Ⅰ)：TNF 与靶细胞表面相应 TNFR-Ⅰ 结合导致胞浆内的死亡结构域(DD)相聚成簇，诱导靶细胞发生凋亡。

2. 产生细胞因子 活化的 NK 细胞可产生多种细胞因子，从而在天然免疫中发挥重要作用。感染早期，NK 细胞可早于活化的 T 细胞产生 IFN-γ，从而诱导吞噬细胞活化并产生 NO、氧自由基等效应分子。在 IL-12 和 TNF-α 共同作用下，可诱导 NK 细胞产生大量 IFN-γ。另外，活化的 NK 细胞还可通过分泌 IFN-γ、IL-2 和 TNF 等来明显增强其杀伤效应以及免疫调节作用。故临床可以应用上述生物制品来提高机体的免疫监视功能。

四、NKT 细胞

NKT 细胞为 TCR-CD3$^+$ T 细胞，多为 TCRαβ 型，少数为 TCRγδ 型。主要分布于骨髓、肝和胸腺，在脾、淋巴结和外周血中也有少量存在。NKT 细胞绝大多数为 CD4$^-$CD8$^-$ 双阴性 T 细胞，少数为 CD4$^+$ 单阳性 T 细胞；其表面抗原识别受体(TCR)表达密度较低，而且识别抗原种类很有限（识别谱较窄），激活后通过穿孔素机制杀伤受微生物感染的细胞。此外，可通过分泌细胞因子等调节免疫应答。其主要生物学功能归纳如下：

（1）细胞毒作用：NKT 细胞可组成性表达 IL-12、IL-2 和 IFN-γ 等细胞因子的受体。在相应抗原或细胞因子作用下 NKT 细胞活化，通过分泌穿孔素溶解及破坏病毒、胞内寄生菌感染的靶细胞和肿瘤细胞，也可通过表达 FasL，经 Fas/FasL 途径使上述靶细胞发生凋亡。

（2）免疫调节作用：活化 NKT 细胞可分泌多种细胞因子，参与机体免疫调节作用。如分泌 IL-4 可诱导 CD4$^+$ Th2 细胞定向分化成熟，参与体液免疫应答或诱导 B 细胞发生 IgE 类别转换，参与速发型超敏反应，分泌 IFN-γ，并在 IL-12 协同作用下，可使 CD4$^+$ Th0 细胞定向分化为 CD4$^+$ Th1 细胞，以增强细胞免疫应答。此外 NKT 细胞可分泌多种趋化性细胞因子，如 MCP-1α，MIP-1β 等，参与炎症反应。

五、γδT 细胞

γδT 细胞广泛分布于黏膜和上皮组织细胞间，故称上皮内淋巴细胞(intraepithelial lymphocytes)，在肠黏膜细胞间约占 10%～37%（有报道高达 60%）。γδT 细胞属于胸腺非依赖途径成熟分化的细胞，形成最原始的细胞免疫应答。

（一）表面标志

γδT 细胞表面标志有 TCRγδ、CD2、CD3、CD11a (LFA-1)、CD16、CD25 和 CD45，少数表达 CD4 或 CD8，其中以 CD8$^+$ γδT 细胞为主。γδT 细胞的抗原受体的 V 区缺乏多样性，特异性差，识别抗原种类有限，多为共同抗原，不受 MHC 分子限制。在炎症部位发现 γδT 细胞数量增多，说明该细胞在抗感染方面有一定的作用。同时已知 γδT 细胞能对结核杆菌发生增殖反应。

（二）生物学功能

γδT 细胞具有抵抗早期感染、杀伤肿瘤细胞和免疫调节作用。此处仅重点讨论其在抗感染中的作用。

1. 抗原识别 γδT 细胞不通过 APC 而直接识别受感染细胞所表达的热休克蛋白(heatshock protein, HSP)、CD1 分子提呈的脂类抗原和胞内寄生病原体在靶细胞膜上所表达的蛋白或非肽类物质。

2. 抗感染 γδT 细胞经抗原激活后可杀伤病毒、结核杆菌和李斯特菌等感染的靶细胞，在防御皮肤和黏膜的感染发挥重要作用。

3. 免疫调节 γδT 细胞经抗原激活可分泌 IL-2、TNF-α 和 IFN-γ 增强细胞免疫应答；分泌 IL-4、IL-5 和 IL-6 增强体液免疫应答；分泌 IL-3 和 GM-CSF 增强骨髓的造血功能等以调节机体的免疫应答。

六、B1 细胞

B1 细胞主要分布于肠黏膜固有层、腹腔和胸腔，表达 CD5，CD11 和 mIgM。B1 细胞分为两类：一类是 B2 细胞的前体，是处于发育阶段不具有功能的不成熟 B 细胞；另一类是一种原始成熟的 B1 细胞，是在物种进化和个体发育过程中出现最早的 B 细胞，具有自我更新的能力，执行特定的免疫功能。同 γδT 细胞和 NKT 细胞一样，它属于兼有特异性与非特异性的中间过渡型细胞。B1 细胞 BCR 特异性差，在抗感染免疫中仅识别有限的 TI 抗原(TI-1 抗原如 LPS，TI-2 抗原如荚膜多糖和葡聚糖等)。B1 细胞免疫应答有以下特点：①受抗原刺激后约 48 小时便可产生 IgM；②抗体亲和力低；③不发生抗体类别转换；④无免疫记忆；⑤对抵抗早期感染，清除自身衰老、损伤和变性的细胞起到重要作用。

七、其他固有免疫细胞

其他固有免疫细胞包括：嗜酸粒细胞(图 14-3B)、嗜碱粒细胞(图 14-3C)和肥大细胞等。嗜酸粒细胞(eosinophil)占血液白细胞总数的 1%～3%，在血液中停留时间较短，仅 6～8 小时，进入结缔组织后可存活 8～12 天。嗜酸粒细胞胞浆内含粗大的嗜酸性颗粒,颗粒内含主要碱性蛋白、嗜酸粒细胞阳离子蛋白、嗜酸粒细胞过氧化物酶、组胺酶和芳基硫酸酯酶。嗜酸粒细胞具有趋化作用及一定的吞噬杀菌能力,尤其是在抗寄生虫感染中具有重要作用(图 14-3C)。此外,嗜酸粒细胞可通过释放组胺酶和芳基硫酸酯酶,灭活肥大细胞脱颗粒释放的组胺和白三烯,故其具有阻抑炎症反应的作用。嗜碱粒细胞(basophil)占血液白细胞总数的 0.2%,具有趋化作用,当招募到组织中可存活 10～15 天。肥大细胞存在于黏膜和结缔组织中。嗜碱粒细胞和肥大细胞虽然形态特征和分布有所不同,但二者的功能非常相似,它们均为参与 I 型超敏反应的重要效应细胞。其细胞表面均表达高亲和力 IgE Fc 受体,胞质内含有类似的嗜碱性颗粒,颗粒内含有肝素、组胺和过敏性嗜酸粒细胞趋化因子(eosinophil chemotactic factor of anaphylaxis,ECF-A)。此外,这两类细胞经变应原激活后,新合成的生物活性介质(白三烯、前列腺素 D2 和血小板活化因子)也基本相同。

第三节 固有免疫分子

一、补 体 系 统

补体系统通过经典途径、旁路途径和 MBL 途径激活发挥其生物学效应。感染早期抗体尚未产生时,补体即可经 MBL 或旁路激活途径产生溶菌作用,发挥第一道防御功能。经典途径主要由抗原抗体复合物激活,因此其发挥细胞毒效应的作用时相较迟。补体激活后产生的活性片段还可发挥趋化(C3a、C5a、C567)、调理(C3b)、免疫黏附(C3b)及促炎作用(C3a、C5a)。不过补体激活过强时可引起免疫病理损伤。有关补体系统的详细内容见第五章。

二、溶 菌 酶

溶菌酶(lysozyme)属不耐热碱性蛋白质,主要来源于巨噬细胞,广泛存在于各种体液、外分泌液和巨噬细胞溶酶体中。溶菌酶主要裂解革兰阳性细菌细胞壁的 N-乙酰葡糖胺与 N-乙酰胞壁酸之间 β-1,4 糖苷键,使细胞壁的重要组分肽聚糖破坏,从而导致菌细胞溶解破坏。革兰阴性细菌由于在其肽聚糖外还有脂多糖和脂蛋白包裹,所以对溶菌酶不敏感。但在相应抗体和补体存在条件下,革兰阴性细菌也可被溶菌酶溶解破坏。

溶菌酶是一种无毒、无副作用的蛋白质,又具有一定的溶解作用。近年来,科学工作者根据溶菌酶的溶菌特性,将其应用于医疗、食品防腐及生物工程中,特别是在食品防腐方面,以代替化学合成的食品防腐剂。如现已广泛应用于水产品、肉食品、蛋糕及饮料中的防腐剂。此外,溶菌酶作为一种存在于人体正常体液及组织中的天然免疫因素,具有多种药理作用,如抗菌、抗病毒、抗肿瘤的功效。目前国际上已生产出医用溶菌酶,其适应证为出血、血尿和鼻炎等。

三、防 御 素

在多细胞个体中(包括动物、植物、昆虫)已发现 400 余种具有非特异免疫效应的多肽,其中以防御素最为重要。防御素(defensin)是一组富含精氨酸耐受蛋白酶的小分子多肽,对细菌、真菌和有包膜病毒具有广谱的直接杀伤活性。真核细胞中已发现 4 种防御素,即 α-防御素、β-防御素、昆虫防御素和植物防御素。人和哺乳动物体内的 α-防御素属阳离子多肽,由中性粒细胞和小肠 Paneth 细胞产生,主要作用于某些细菌和有包膜病毒,其机制为:①通过与病原体带负电荷的成分(如革兰阴性菌的 LPS、革兰阳性菌的磷壁酸、病毒包膜脂质等)的静电相互作用,使病原体膜屏障破坏及膜通透性增高,最终导致死亡;②刺激病原体产生自溶酶,干扰 DNA 和蛋白质合成;③致炎和趋化作用:可诱导 IL-8、白三烯 B4(LTB4)、IL-6 和 IL-10 等产生,可增强吞噬细胞对病原体的吞噬、杀伤和清除作用。

四、细 胞 因 子

病原微生物感染机体后,可刺激免疫细胞和非免疫细胞(如感染的组织细胞)产生多种细胞因子,发挥多种非特异性效应,包括致炎、致热、引发急性期反应、趋化炎症细胞、激活免疫细胞、抑制病毒复制、细胞毒作用等。例如:IL-1 可激活血管内皮细胞和淋巴细胞,增强白细胞黏附性;IL-8 和 MCP-1 可分别介导中性粒细胞和单核吞噬细胞向炎症灶聚集;TNF-α 可激活血管内皮细胞,增强血管通透性,有助于 Ig 和补体向感染灶聚集,也可促进巨噬细胞向组织间隙渗出;IL-12 可激活 NK 细胞;IL-1、IL-6 和 TNF-α 在诱导肝脏急性期反应中发挥重要作用,它们可作为内源性致热原作用于下丘脑体温调节中枢引起发热;IFN-α 可抑制病毒复制,激活 NK 细胞等。

五、固有免疫的其他效应因子

巨噬细胞还可释放氧自由基、一氧化氮、脂质介质(如前列腺素、LTB4、血小板活化因子)、C 反应蛋白(C-reactive protein,CRP)等非特异性效应分子参与机体抗感染。

第四节　固有免疫应答

一、固有免疫应答作用时相

1. 瞬时固有免疫应答阶段　发生于感染0~4小时之内，主要包括以下几个方面的作用：

（1）屏障作用：皮肤、黏膜及其分泌液中的抗菌物质和正常菌群构成物理化学和微生物屏障，可阻挡外界病原体对机体的入侵，具有即刻免疫防卫作用。

（2）少量病原体突破机体屏障结构进入皮肤或黏膜下组织，可及时被局部存在的巨噬细胞清除。

（3）某些病原体可通过直接激活补体旁路途径而被溶解破坏。

（4）中性粒细胞是机体抗细菌和抗真菌感染的主要效应细胞。在感染部位组织细胞所产生的促炎细胞因子（IL-8、IL-1和TNF-α等）和其他炎性介质作用下，局部血管内中性粒细胞被活化，并迅速穿过血管内皮细胞进入感染部位，发挥强大吞噬杀菌效应，通常绝大多数病原体感染终止于此时相。

2. 早期固有免疫应答阶段　发生于感染后4~96小时，包括以下几个方面的作用：

（1）巨噬细胞募集：在某些细菌成分如脂多糖（LPS）和感染部位组织细胞产生的IFN-γ、MIP-1α和GM-CSF等细胞因子作用下，感染周围组织中的巨噬细胞被募集至炎症反应部位并被活化，以增强局部抗感染应答。

（2）巨噬细胞活化：活化的巨噬细胞可产生大量促炎细胞因子和其他炎性介质，进一步增强、扩大机体固有免疫应答和炎症反应，如白三烯和前列腺素D2等炎性介质使局部血管扩张、通透性增强，有助于血管内补体、抗体和吞噬细胞进入感染部位，使局部抗感染免疫作用显著增强；TNF-α和血小板活化因子可使局部血管内皮细胞和血小板活化，引起凝血、血栓封闭血管，从而阻止局部病原体进入血流向全身扩散。

（3）B-1细胞活化：B-1细胞受某些细菌共有多糖抗原（如脂多糖、荚膜多糖等）刺激后，在48小时内可产生以IgM为主的抗菌抗体。

（4）NK细胞、γδT细胞和NK T细胞的活化：活化NK/γδT/NK T细胞可对某些病毒感染和胞内寄生菌感染的细胞产生杀伤作用，在早期抗感染免疫中发挥效应。

3. 适应性免疫应答诱导阶段　发生于感染96小时后，此时巨噬细胞等抗原提呈细胞（APC）可将病原体加工、处理为多肽，并以抗原肽-MHC分子复合物的形式表达于APC表面，同时APC表面B7和ICAM等共刺激分子表达上调，为激活T细胞启动适应性免疫应答创造条件。

二、固有免疫应答的特点

（一）固有免疫细胞的识别特点

吞噬细胞和树突状细胞等不表达特异性抗原识别受体，但可通过表面模式识别受体识别表达相应配体的病原体和凋亡细胞，或通过调理性受体识别IgG或C3b结合的病原体等抗原性异物。NK细胞表面活化性受体（NKG2D）和自然细胞毒性受体可识别表达于某些肿瘤和病毒感染细胞表面的相应配体而被激活，并发挥杀伤作用。NK T细胞、γδT细胞和B-1细胞可通过表面抗原识别受体，直接识别肿瘤和病毒感染细胞表面某些特定分子或病原体表面共有的脂类、多糖类抗原和某些变性的自身抗原，而被激活并产生免疫效应。

（二）固有免疫细胞的应答特点

吞噬细胞和肥大细胞等固有免疫细胞表面具有多种趋化因子（IL-8、MCP-1、MIP-1α/β）或炎性介质（LTs、PGD2）的受体。在趋化因子或炎性介质作用下，吞噬细胞等固有免疫细胞被招募到感染炎症部位，并通过模式识别受体（PRR）对相应病原相关模式分子（PAMP）的识别结合而被激活。固有免疫细胞与T、B细胞不同，通常它们未经克隆扩增即可迅速产生免疫效应。此外，固有免疫细胞寿命较短，在对病原微生物的应答过程中不能产生免疫记忆。

三、固有免疫应答与适应性免疫应答的关系

1. 启动适应性免疫应答　树突状细胞是体内唯一能够启动初始T细胞活化的抗原提呈细胞，是机体特异性免疫应答的始动者。巨噬细胞不仅具有吞噬、杀伤和清除病原微生物的作用，还具有抗原加工和提呈功能。上述两类固有免疫细胞直接参与适应性免疫应答的启动。

2. 影响适应性免疫应答的类型　不同种类的病原体可诱导固有免疫细胞，产生不同类型的细胞因子，从而决定了特异性免疫细胞的分化和适应性免疫应答的类型。

3. 协助适应性免疫应答产物发挥免疫效应　B细胞增殖分化为浆细胞后，可通过分泌抗体发挥免疫效应。但抗体本身不具备直接杀菌和清除病原体的作用，只有在固有免疫细胞及分子参与下，通过调理吞噬、ADCC和补体介导的溶菌效应等作用机制才能有效杀伤、清除病原体。此外，效应Th1细胞主要通过分泌Th1型细胞因子发挥免疫效应，其中IFN-γ和IL-2可通过活化吞噬细胞和NK细胞等作用方式，增强其吞噬杀伤功能，有效发挥免疫防御和监视功能。固有免疫应答和适应性免疫应答的主要特点见表14-1。

表 14-1　固有免疫应答和适应性免疫应答的主要特点

	固有免疫应答	适应性免疫应答
参与细胞	黏膜上皮细胞、吞噬细胞、树突状细胞、NK 细胞、NKT 细胞、γδT 细胞、B-1 细胞	αβT 细胞、B-2 细胞
参与分子	补体、细胞因子、抗菌蛋白、酶类物质	特异性抗体、细胞因子
作用时相	即刻～96 小时	96 小时后启动
识别受体	模式识别受体,胚系基因直接编码,较少多样性	特异性抗原识别受体,胚系基因重排编码,具有高度多样性
识别特点	直接识别病原体某些共有高度保守分子结构(即 PAMP),具有泛特异性	识别 APC 提呈的抗原肽-MHC 分子复合物或直接识别 B 细胞表位,具有高度特异性
作用特点	未经克隆扩增和分化,迅速产生免疫作用,没有免疫记忆功能	经克隆扩增和分化,成为效应细胞后发挥免疫作用,有免疫记忆功能
维持时间	维持时间较短	维持时间较长

案例 14-1 分析讨论:

　　流行性脑脊髓膜炎是由脑膜炎奈瑟菌引起经呼吸道传播的急性化脓性脑膜炎,本病全年均可发生,但有明显的季节性,多发生在 11 月至次年 5 月,3 月至 4 月为高峰。该病菌经呼吸道传播,带菌者和患者都是其传染源。人群普遍易感,其中儿童发病率高,以 5 岁以下儿童尤其是 6 个月到 2 岁的婴幼儿发病率最高。婴幼儿及儿童固有免疫的血-脑屏障尚未发育完善,不能有效阻挡血液中病原微生物及其代谢产物进入脑组织及脑室,因此易发生中枢神经系统感染。

　　脑膜炎奈瑟菌属奈瑟菌属,为专性需氧菌,裂解可释放内毒素,为其致病的重要因素。临床表现:潜伏期为 1～10 天,一般为 2～3 天,前驱期主要表现为上呼吸道感染症状,持续 1～2 天;败血症期体温迅速达 40℃ 左右,伴明显毒血症症状,如头痛,全身不适,精神萎靡等,常有皮肤,眼结膜或软腭黏膜的瘀点,瘀斑;脑膜炎期主要是神经系统症状,剧烈头痛,频繁呕吐,呈喷射状,烦躁不安,可因神经根受刺激出现颈项强直、克氏征及布氏征阳性等脑膜刺激征,重者可有谵妄、神智障碍及抽搐。恢复期经治疗后,体温逐步下降,瘀点、瘀斑消失,症状逐渐好转,一般 1～3 周内痊愈。

　　脑膜炎奈瑟菌的细菌体和其产物可以激活补体旁路途经,被补体攻膜复合物(MAC)溶解破坏。在细菌感染部位组织细胞所产生的促炎细胞因子,活化中性粒细胞,其数量增多,并可穿过血管内皮细胞进入感染部位,发挥吞噬杀菌效应,因此该患儿实验室检查:白细胞计数多在 $20×10^9/L$ 以上,中性粒细胞明显增高明显。

（丁剑冰）

第十五章 免疫调节
Chapter 15 Immunoregulation

案例 15-1：

　　患儿，女，年龄 2 月 25d。因发热、咳嗽、口吐泡沫 5 天入院。入院前 5 天始阵发性喘咳，伴喉中痰鸣、不规则中低热，门诊口服"头孢氨苄"4 天，无好转，近 1 天精神反应差，咳嗽加重，伴气促。入院查体：T 36.7℃，HR 140/min，RR 36/min，口周发绀，咽充血，两肺多量中、细湿啰音及中量痰鸣音，心律齐，心音有力，未闻及杂。皮肤及巩膜中、重度黄染。全身皮疹，淋巴结及肝、脾肿大。腹胀明显，肝右肋下 7cm，质中等，脾肋下 7cm，质中等。肝、肾功能正常。IgG 7.05g/L，IgM 1.18g/L，IgA 0.22g/L；血常规 WBC 69×10⁹/L，Hb 46g/L，PLT 24×10⁹/L。胸片示右下肺心缘旁散在斑片状阴影。骨髓片示感染性骨髓像。淋巴结活检镜下图像符合反应性增生，副皮质区 DNT 细胞浸润、淋巴滤泡增生、生发中心进行性转化及浆细胞增多。

问题：

　　1. 对该患者的诊断及诊断依据是什么？

　　2. 发病机制是什么？

免疫系统是一个非常复杂的生理系统，它能对环境中千差万别的抗原刺激作出相应的反应，并涉及多系统、多器官、多细胞、多分子的相互作用。这种反应的发生、发展、强度和类型受着多种因素的影响和调节，以使反应和谐而协调地进行，从而维持机体内环境的稳定，即通过免疫调节来控制免疫应答的正常进行。所谓的免疫调节（immunoregulation）就是指机体通过多方面、多系统、多层次的正负反馈机制控制免疫细胞的活化或抑制，免疫细胞与免疫分子之间协同或拮抗，以及免疫系统与其他系统之间的相互协调作用，使免疫应答维持在适宜的强度和时限，以保证机体免疫功能的稳定。

机体的免疫调节机制十分复杂，包括正、负反馈两个方面，由多因子参与，涉及分子、细胞、独特型网络、整体及群体不同水平的免疫调节。本章重点从分子水平、细胞水平以及整体水平来阐述免疫应答的调节。

第一节　分子水平的免疫调节

一、抗原的调节作用

抗原刺激是产生免疫应答的前提。抗原的性质与剂量、抗原进入机体的途径以及抗原的竞争现象等均对免疫应答具有直接的调节作用，主要作用于免疫应答的起始阶段。

1. 抗原的性质对免疫应答的调节作用　抗原的性质直接影响免疫应答的类型和强度。如蛋白质抗原既可诱导体液免疫应答又可诱导细胞免疫应答，而 LPS 和荚膜多糖等 TI 抗原只能诱导产生体液免疫应答，且抗体大多为低亲和性 IgM 类抗体；而且后者诱导的体液免疫与前者相比，无论是参与的细胞、抗体类型，还是记忆性的建立都存在较大差异。又如，颗粒性抗原一般免疫原性强，能引起较强的免疫应答，而可溶性抗原免疫原性较弱，易引起低应答或免疫耐受。此外，聚合状态的蛋白质比单体蛋白质分子的免疫原性强。

2. 抗原的剂量对免疫应答的调节作用　抗原的剂量也可影响免疫应答的类型与强度。通常适量的抗原可刺激免疫细胞增殖分化，有增强机体免疫功能的作用，如抗原量过高或过低，常常可诱导产生负免疫应答，即对该抗原形成免疫耐受，减弱机体对抗原的反应。随着抗原在体内的降解和清除，免疫应答的强度也随之降低或终止。

3. 抗原的免疫途径对免疫应答的调节作用　经皮下或皮内接种可激发较强的免疫应答，若口服或雾化吸入有可能引起免疫耐受，其机制尚在探讨之中。

4. 抗原竞争现象对免疫应答的调节作用　先进入机体结构相似的抗原可抑制随后相隔 1~2 周进入的另一种结构近似的抗原所产生的免疫应答的强度，称抗原竞争现象。研究表明，如改变抗原肽结构，使其对抗原特异性受体（TCR）的亲和力下降，也可对相应 T 细胞的增殖、分化产生抑制作用。其机制是高浓度低亲和性抗原肽通过数量优势，可优先与 T 细胞表面特异性抗原受体(TCR)结合,从而对相应低浓度高亲和性抗原肽与 TCR 的结合产生竞争抑制作用,此种低亲和力抗原肽与 TCR 的结合不足以诱导 T 细胞产生活化第一信号,因此使相应 T 细胞的增殖分化受到抑制。

二、抗体的调节作用

IgG 类抗体主要表现对免疫应答的负调节,其发挥反馈作用的机制是通过游离抗体与 BCR 竞争抗原,或引起受体交联来反馈性抑制免疫应答。IgM 类抗体则主要表现为对免疫应答的正向调节。

(一)IgG 类抗体

1. 封闭抗原 在免疫应答后期,抗体量多,抗原量少,体内高浓度游离的 IgG 类抗体与 BCR 竞争性结合抗原,通过封闭抗原结合部位而降低体内抗原水平,从而抑制 B 细胞应答。同时,形成的免疫复合物对免疫应答也起抑制作用(图 15-1)。

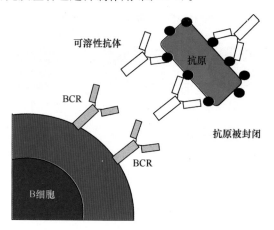

图 15-1 抗体封闭抗原的作用

2. 受体交联 抗体通过其 Fc 段与 B 细胞表面 FcγRⅡ-B 结合,Fab 段与抗原表位结合;同时,B 细胞表面的 BCR 也与抗原表位结合,从而导致 B 细胞表面的 FcγRⅡ-B 和 BCR 交联,启动抑制性信号,抑制 B 细胞活化(图 15-2)。

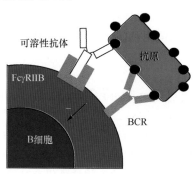

图 15-2 抗体介导的受体交联

(二)IgM 类抗体

在免疫应答初期,抗原量多,抗体量少,IgM 类抗体的 Fab 段与抗原结合,Fc 段与 APC 表面的 FcR 结合,从而促进 APC 摄取抗原和递呈抗原(调理作用),表现为对免疫应答的正向调节。此外,该期产生的 IgM 类免疫复合物也可促进免疫应答。

三、补体的调节作用

(一)补体介导的调理作用

补体活化过程中产生的 C3b、C4b、iC3b 等可作为重要的调理素,促进 APC 对抗原的捕获和递呈。例如:滤泡树突状细胞(FDC)可高表达 C3b 受体,因而能捕获 C3b-Ag-Ab 复合物,促进 FDC 对抗原的提呈,而活化 B 细胞;B 细胞表面的 BCR 共受体复合物中 CD21 分子可与 C3d 或 C3dg 结合,而 C3d 又可与抗原分子共价结合,形成 Ag-C3d-CD21-BCR 交联,从而活化 B 细胞(图 15-3)。

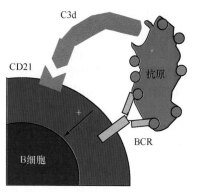

图 15-3 补体介导的正向免疫调节作用

(二)补体介导的炎症反应

补体激活产生的许多活性片段属炎症介质可趋化、激活免疫细胞,并介导炎症。其结果是:清除抗原异物,降低体内抗原水平而下调免疫应答;促进 APC 吞噬抗原,递呈抗原而上调免疫应答。

四、细胞因子的调节作用

多数细胞因子对免疫应答起正调节作用。例如:IL-2 可激活多种免疫细胞;IL-2、4、5、6、10、13、IFN-γ 等可刺激 B 细胞增殖、分化和抗体产生;TNF-β 促进 Tc 细胞的增殖、分化、成熟。IFN-γ 可刺激巨噬细胞活化,正向调节免疫应答。

少数细胞因子对免疫应答起负调节作用。例如:TGF-β 可抑制淋巴细胞增生;IL-10 能抑制巨噬细胞的活化。

五、激活性受体和抑制性受体的免疫调节作用

多种免疫细胞表面表达激活性受体和抑制性受体。二者的胞内段分别含免疫受体酪氨酸活化基序(ITAM)和免疫受体酪氨酸抑制基序(ITIM)。通过ITAM和ITIM的磷酸化可分别传递活化信号和抑制信号,进而启动免疫细胞的活化和抑制过程。例如:B细胞表达FcγR,当IgGFc段与此受体结合后,可通过ITIM传递抑制性信号,从而发挥负调节作用;NK细胞可表达KIR,通过与自身MHCⅠ类分子结合而产生抑制性信号,抑制NK细胞活化。

六、Fas和FasL介导细胞凋亡的负向免疫调节作用

Fas和FasL介导的细胞凋亡在特异性免疫应答调节中起重要作用。Fas可广泛表达于多种细胞表面,FasL仅表达于T细胞(尤其是激活的T细胞)和NK细胞表面,通过Fas与FasL的结合,可以诱导Fas阳性细胞发生凋亡,从而清除过多活化的T细胞和NK细胞,维持效应T细胞的数量。这种作用称为活化诱导的细胞死亡(activation induced cell death, AICD)。

七、MHC分子对免疫应答的调节

T细胞在胸腺的发育过程中经历了阳性选择和阴性选择。其中正是MHC分子的作用才保证了免疫应答针对抗原的异物性和识别抗原的MHC限制性。

T细胞识别抗原时,TCR并不直接识别天然抗原蛋白,而仅识别APC或靶细胞表面与MHC分子结合成复合物的抗原肽,由此MHC分子通过其限制性而实现对T细胞识别抗原的调节。

第二节　细胞水平的免疫调节

一、APC的免疫调节作用

APC摄取、处理和递呈抗原是诱导特异性免疫应答的前提。成熟DC、激活的巨噬细胞和激活的B细胞均高表达MHC分子及协调刺激分子,可有效递呈抗原,启动免疫应答;未成熟DC、静止的巨噬细胞和初始B细胞则不能有效表达协调刺激分子,不能激活T细胞,故APC通过调节MHC分子和协调刺激分子的表达,可有效调节免疫应答。

二、T细胞的免疫调节作用

T细胞是重要的免疫调节细胞,可发挥正、负两方面的调节作用。

(一) CD4+T细胞的调节作用

CD4+T细胞按所分泌的细胞因子可分为Th1和Th2细胞两个亚群。Th1细胞分泌IL-2、IFN-γ,不仅促进其本身的发育而且抑制Th0向Th2细胞分化,主要介导细胞免疫,抑制Th2细胞及其介导的体液免疫应答;反之,Th2细胞分泌IL-4、IL-10不仅促进其本身的发育而且抑制Th0向Th1分化,主要介导体液免疫应答,抑制Th1细胞及其介导的细胞免疫应答(图15-4)。可以说Th1和Th2细胞互为抑制细胞,二者处于动态平衡状态,从而调节机体的细胞免疫和体液免疫应答。

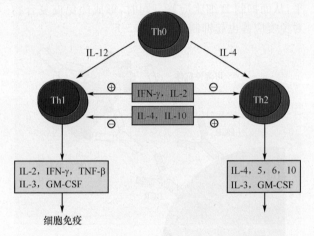

图15-4　细胞因子对Th1和Th2细胞分化的调节作用

(二) CD8+T细胞的调节作用

CD8+Ts细胞不是一个独立的细胞亚类或细胞群,这只是功能含义上的命名。即Ts细胞被视为在具体微环境中发挥抑制效应的一类功能含义上的T细胞,它在免疫负调节方面起着一定的作用。但必须强调的是:难以将某一T细胞亚群归属于效应细胞或调节细胞,也难以将具有调节作用的T细胞限定为辅助性或抑制性细胞,这取决于机体病理生理状况和T细胞所处的微环境。

三、B细胞的免疫调节作用

B细胞主要通过三条途径发挥免疫调节作用。

(1) B细胞作为抗原递呈细胞,具有很强的提呈抗原能力,即使对极低浓度的抗原仍有高效的递呈作用,进而显示对免疫应答的正调节。

(2) B细胞通过分泌多种细胞因子而发挥免疫调

节作用,例如:B 细胞分泌 IL-12 而促进 T 细胞增生。

(3) B 细胞通过分泌抗体而发挥免疫调节作用(如前所述)。

四、NK 细胞的免疫调节作用

NK 细胞可通过释放干扰素、IL-1、IL-2 等促进 T/B 细胞增生、分化和成熟,起正调节作用;NK 细胞可显著抑制 B 细胞分化及产生抗体,有些 NK 细胞株可杀伤 LPS 激活的 B 细胞,而起负调节作用。

五、活化诱导的细胞死亡对效应功能的反馈调节

(一) 活化诱导的细胞死亡的机制及免疫调节作用

Fas 分子一旦和其配体 FasL 结合,可启动死亡信号转导,最终引起细胞凋亡。Fas 作为一种普遍表达的受体分子,可以出现在包括淋巴细胞在内的多种细胞表面,但 FasL 的大量表达通常只见于活化的 T 细胞(特别是 CTL)和 NK 细胞。因而已被激活的 CTL,往往能够最有效地以凋亡途径杀伤表达 Fas 分子的靶细胞。

被抗原激活而大量表达 FasL 的效应性 CTL,在采用所分泌的 FasL 杀伤 Fas 阳性的靶目标之后,对于同样表达 Fas 分子的 T、B 淋巴细胞,必然存在自我杀伤的潜在危险。这种活化的 T、B 淋巴细胞同时被清除的一种自杀程序,称为活化诱导的细胞死亡(activation-induced cell death, AICD)。因而 AICD 属于一类高度特异性的生理性反馈调节,其目标是限制抗原特异淋巴细胞克隆的容量。所以,淋巴细胞一旦被激活,也就为自身死亡创造了条件。

(二) AICD 失效引发的临床疾病

自身反应性淋巴细胞增生综合征(autoimmune lymphoproliferative syndrome, ALPS)为一种因 Fas-FasL 基因发生突变后,其信号转导途径失效引起 T 细胞凋亡不足、导致非恶性淋巴器官肿大和自身免疫紊乱的遗传性疾病,男女发病比例相同,5 岁以内患病多见,多在青少年期和青春期缓解,也有成人起病的报告。患者出现淋巴细胞大量扩增、淋巴结和脾脏肿大,并有溶血性贫血和中性粒细胞减少等症状。诊断需具备慢性非恶性淋巴组织增生和(或)脾大、血 DNT 细胞($CD3^+$ $CD4^-$ $CD8^-$ T 细胞)比例升高(>1%)、体外抗原诱导 T 细胞凋亡缺陷(Ⅰa 型)三特征。

第三节 独特型网络的免疫调节

一、独特型、抗独特型、独特型网络的概念

抗原可刺激免疫系统产生特异性抗体(Ab1),而抗体分子又可作为抗原在自身体内诱导产生抗抗体(Ab2)。T、B 细胞表面表达特异性 TCR、BCR,二者均属于 Ig 超家族成员,其 Ig 可变区的独特型(Id)也可刺激机体产生相应抗独特型抗体(AId)。所谓独特型(idiotype, Id),是存在于 Ig、TCR、BCR 分子中,与同一个体内其他 Ig、TCR、BCR 分子相区别的表位的结合。针对独特型的抗体(Ab2)称为抗独特型抗体(antiidiotype, AId)。

独特型主要分布于抗体 Fab 段的 CDR 和 FR 区,针对 FR 区独特型的 AId 称为 α 型(Ab2α),而针对 CDR 区独特型的 AId 称为 β 型(Ab2β)。Ab2β 的结构与抗原表位相似,能与抗原竞争性结合 Ab1,故 Ab2β 又被称为体内的抗原内影像(internal image)。根据独特型和抗独特型原理,1974 年 Jerne 提出了由 Id-AId 相互作用的独特型网络学说。

二、独特型网络的形成

(一) 独特型网络的形成

所谓独特型网络是指免疫系统内所有抗体分子或淋巴细胞的 BCR/TCR 上都存在着独特型(Id),它能被体内另一些淋巴细胞所识别并产生抗独特型抗体(AId)。当外来抗原刺激机体而发生应答产生 Ab1,Ab1 上的 Id 又可刺激产生 Ab2,进而又刺激产生 Ab3。其中,Ab2 可与 Ab1 特异性结合,调节 Ab1;Ab3 可与 Ab2 特异性结合,调节 Ab2,进而间接调节 Ab1。如此循环往复,这种由 Id-AId 相互作用的独特型网络对免疫应答进行着调节。此外,应该指出的是在抗原进入机体之前体内已经存在 Ab2、Ab3、Ab4……构成的网络(抗原进入体内之前,体内就存在带有 BCR/TCR 的,能识别将要进入体内抗原的 B/T 细胞),只是各个 Ab 在数量上并未达到能引起免疫应答连锁反应的阈值。抗原一旦出现,Ab1 上升,打破原来的平衡,进入一个新的平衡。

(二) 独特型网络的细胞学基础

Id-AId 相互作用的独特型网络是建立在 Id 和 AId 细胞克隆相互作用的基础上,参与独特型免疫网络组成的细胞分 4 组:①具有 Id 并识别抗原的淋巴细胞,即能与抗原结合并产生应答的抗原反应细胞

（antigen reaction cell，ARC），可产生 Ab1；②识别 ARC 表面 Id 的淋巴细胞，即抗独特型细胞，可产生 Ab2α；③独特型与抗原表位相同的细胞，即内影像细胞，其产生 Ab2β；④具有和 ARC 相同独特型的细胞，即非特异性平行组细胞，可产生 Ab3。4 组细胞中，

内影像细胞对 ARC 起促进作用，抗独特型细胞对 ARC 起抑制作用，非特异平行组细胞又加强抗独特型细胞对 ARC 的抑制作用（图 15-5）。4 组细胞在体内构成一个调节网络。

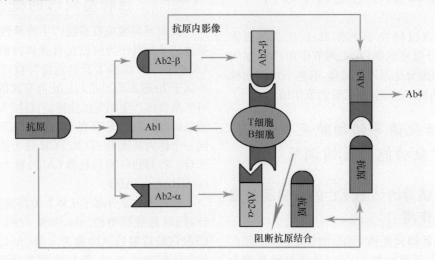

图 15-5　独特型网络的免疫调节

三、独特型网络的免疫学意义

由 Id-AId 相互作用的独特型网络存在的意义首先在于，其中的每一个成员都和其他成员相互作用，如 Ab2α 可与 Ab1 结合而抑制其产生，进而减弱对抗原的应答；Ab2β 作为抗原内影像，可模拟抗原，增强、放大抗原的免疫效应；Ab3 又可调节 Ab2……通过这种相互作用进行免疫调节，由此独特型网络成为机体免疫调节的重要机制之一。此外，已尝试以抗独特型抗体（抗原内影像）作为疫苗，代替相应抗原用于疾病的防治。对于某些不易获得其抗原成分的病原体，或难以精确分离、纯化抗原的肿瘤组织，研制抗独特型疫苗具有重要意义。在自身免疫病的防治中，将自身应答性 T 细胞克隆灭活后体内注射，可诱生一组相当于 Ab2α 的调节性 T 细胞克隆，从而清除体内自身反应性 T 细胞。

第四节　整体水平的免疫调节

机体是一个有机的整体，免疫系统行使功能时，必然受其他系统的影响和调节，其中影响最大的是神经-内分泌系统。例如紧张和精神压力可加速、加重疾病的过程，内分泌失调也制约疾病的发生和发展，这就是一种整体水平的调节。

一、神经-内分泌系统对免疫系统的调节

（1）交感或副交感神经支配胸腺、骨髓、脾脏、淋巴结等免疫器官，而发挥对免疫细胞发育、成熟及效应的调节作用。

（2）神经-内分泌系统可分泌多种神经递质（如肾上腺素、多巴胺、胆碱等）及激素（如胰岛素、生长激素、性激素等）作用于免疫细胞表面及胞内可表达的多种神经递质和激素受体，从而调节免疫应答。

（3）神经-内分泌细胞可产生多种细胞因子（如白介素、MHC 分子）而作用于免疫细胞。

二、免疫系统对神经-内分泌系统的调节

（1）免疫细胞分泌 20 余种神经肽和激素，直接影响神经-内分泌系统。

（2）淋巴细胞可产生多种细胞因子，如 IL-1、2、6 等，它们作用于神经-内分泌系统，从而影响和调节神经-内分泌系统的功能。

第五节　群体水平的免疫调节

一、BCR 及 TCR 库多样性与免疫调节

抗原进入机体后，选择性地使带有相应 BCR 或 TCR 的细胞克隆发生扩增，产生特异性的免疫应答。自然界存在数量巨大的抗原种类，而机体免疫系统可针对不同抗原产生特异性应答，这就要求体内存在数量巨大的 T/B 细胞克隆库，其中每一克隆均表达可与不同抗原表位结合的特异性 BCR/TCR。即 BCR/TCR 库的多样性使不同种群或群体对不同抗原的应答及其强度各异，免疫应答特异性的分子基础也是在

群体水平显示免疫调节的遗传学机制。

二、MHC多态性的免疫调节作用

不同种群对不同抗原的免疫应答各异,这不仅取决于群体水平BCR/TCR库多样性,也与MHC等位基因多态性相关。

群体中MHC分子具有高度的多态性,众多MHC等位基因产物及其分子结构,尤其是抗原结合槽的氨基酸组成各不相同,由此决定其选择性结合或提呈某些抗原肽,并且结合的亲和力不同。个体所携带的MHC等位基因型别不同,其编码的MHC分子结构就不同,也就决定此个体是否对该抗原产生应答或应答的强弱。简言之,由于MHC的高度多态性实现了群体水平免疫应答的调控。例如:非洲尼日利亚和冈比亚人群中HLA-B53等位基因频率高,显示了对疟疾的抗性;白人和黄种人群中该等位基因频率低,显示对疟疾的易患性。这是由于在长期进化过程中,因疟疾阳性的自然选择压力(非洲人群患疟疾较多,在进化过程中,逐渐选择抗疟疾相关基因),导致群体HLA-B53基因频率上升。即通过对人群中HLA-B53等位基因的高频选择,上调了该群体针对疟疾的免疫应答能力。

案例15-1分析讨论:

自身反应性淋巴细胞增生综合征(ALPS)为AICD失效引发的遗传性疾病,因Fas—FasL基因发生突变后,其信号转导途径失效引起T细胞凋亡不足,导致非恶性淋巴器官肿大和自身免疫紊乱。5岁以内患病多见,多在青少年期和青春期缓解。本例患者出现淋巴结和脾脏肿大,并有溶血性贫血和中性粒细胞减少等临床表现。诊断需具备慢性非恶性淋巴组织增生和(或)脾大、血DNT细胞(CD3$^+$CD4$^-$CD8$^-$T细胞)比例升高(>1%)、体外抗原诱导T细胞凋亡缺陷(Ⅰa型)三特征。

(王华民)

第十六章 免疫耐受
Chapter 16 Immunological Tolerance

案例 16-1：　　　　　　　　　　　　　　乙肝病毒感染免疫耐受

患者,女,30 岁,病史:发现 HbsAg(＋)16 年,6 年来定期检查,有时 ALT 稍高。无自觉症状,最近 ALT 明显增高。其兄也是慢性 HBV 携带者。症状:厌食、恶心、呕吐,肝区疼痛明显,无巩膜黄染,无肝、脾脏肿大。检查:HBsAg(＋)、HBeAg(＋)、HBV DNA(斑点杂交)200pg/ml,ALT 246U/L,AST 137U/L,Alb 49g/L,Glob 29g/L。肝组织学:腺泡内多点、灶性坏死,汇管区炎细胞浸润,部分界面模糊,汇管区中度炎细胞浸润,部分界面炎症。

治疗:此例患者系婴幼儿时期家庭内感染,长期处于免疫耐受的无症状携带状态。随年龄增长免疫耐受性逐渐降低,6 年前开始轻微活动,最近发病,病变仍较轻(G2)。IFN-α 6 个月常规疗程无效应,又延长 5 个月,当时仍无应答,随访中才有血清 HBe 转换。故轻度肝炎治疗常不顺利,停药后病毒复制标志才转阴,是干扰素诱导和病人免疫加强的协同效果。IFN-α 5MU 3 次/周,6 月时 ALT 43U/L,病毒复制标志仍阳性,疗程 11 个月停药时仍未转阴。停药后 6 个月随访 ALT 53U/L,HBeAg(－)、HBV DNA(PCR)(－)。12 个月随访疗效稳定。

随访:电话跟踪指导患者巩固治疗 3 个月后,无复发,病情稳定。

问题:
1. 联系本章内容,导致免疫耐受的发生机制是什么?
2. 查阅相关资料,分析导致 ALT 升高的原因是什么?
3. 联系前面知识,分析干扰素治疗的目的和涉及的分子机制。

识别抗原并对抗原物质产生免疫应答是免疫系统的重要功能之一。理论上,机体的免疫系统可对所有抗原物质产生免疫应答,但实际上在生理条件下,免疫系统仅对"非己"抗原刺激产生较强的免疫应答,称为免疫正应答;而对自身组织细胞表达的自身抗原一般不产生较强的应答或无应答,称免疫负应答。一定条件下,机体免疫系统接触某种抗原刺激后所表现出的特异性免疫低应答或无应答状态,称为免疫耐受(immunological tolerance or immunotolerance)。其特征是机体再次接触同一抗原,不发生可查见的免疫反应,但对其他抗原仍保持正常的免疫应答。诱导免疫耐受形成的抗原称为耐受原(tolerogen)。同一抗原物质在不同情况下既可以是耐受原,也可以是免疫原(immounogen),这主要取决于抗原的理化性状、剂量、进入机体途径和被免疫个体的遗传背景等因素。免疫耐受具有免疫特异性,即仅对某一特定的抗原无应答或低应答,但对其他抗原仍保持正常免疫应答能力。免疫耐受的作用与机体的正免疫应答相反,但两者均是免疫系统的重要功能组成。免疫耐受与免疫应答之间的平衡对于保持免疫系统和机体的自身稳定(homeostasis)相当重要。对自身抗原的耐受可以避免自身免疫病的发生,但若对外来抗原如病原体或突变的细胞产生耐受,将可导致严重的慢性持续感染和肿瘤的形成。

第一节　免疫耐受的形成及特性

免疫耐受的产生是抗原刺激机体免疫系统的结果。在胚胎发育期不论是接触自身抗原或外来抗原,免疫系统都容易建立免疫耐受,这种免疫耐受会长期持续,不会轻易被打破。但在后天过程中,受多种因素形成的免疫耐受,部分耐受可能随诱导因素的消失,耐受随之解除,而重新恢复对相应抗原的免疫应答。

一、免疫耐受的建立

(一) 天然免疫耐受

随着对机体免疫应答认识的深入,人们一直关注这样一个问题,即非己抗原刺激机体可引起较强的免疫应答,而自身物质或外源抗原在生命早期为何不引起机体的免疫系统产生较强的应答。1945 年,Owen 观察到遗传背景不同的异卵双生小牛各有不同的血型抗原,但在其胎盘血管吻合而发生血液相互交流时不仅不相互排斥,反而呈天然联体共生;并且在出生后,每一孪生个体均含有对方不同血型的血细胞,成为血型嵌合体(chimeras);Medawar进而发现它们彼此间相互进行植皮也不发生排斥反应,表明在胚胎期接触抗原可诱导免疫耐受的形成(图16-1)。这种与生俱有的对某一抗原特异性的无应答,称为天然免疫耐受。Burnet推测这种免疫耐受的形成与免疫系统早期发育阶段接触抗原导致反应性淋巴细胞缺失或失活有关。

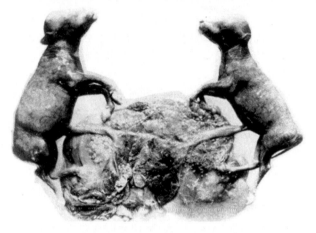

图16-1 异卵双生小牛构成血型嵌合体

(二) 人工诱导免疫耐受

为证实Burnet的这一假设,根据Owen等的观察,1954年,Bilingham、Bren和Medawar将B(H-2^k)品系小鼠的骨髓输给新生期的A品系(H-2^a)的小鼠,在A系小鼠出生6周后,移植B系鼠的皮肤,此移植的皮肤能长期存活,不被排斥,而移植C系鼠的皮肤则出现明显的排斥反应(图16-2)。

Medawar等的实验不仅证实了Owen的现象,并揭示当体内的免疫细胞处于早期发育阶段,人工诱导可产生对"非己"抗原的耐受。再次证实了Burnet等提出的胚胎期的淋巴细胞接触抗原可导致免疫耐受形成的假设。据此,Burnet于1957年提出了克隆选择学说(clonal selection theory),认为:体内事先存在具有不同抗原受体的免疫细胞克隆(clone),不同抗原选择性地与相应受体结合并激活该克隆,使之增殖分化,产生特异性免疫应答;免疫系统在胚胎期受抗原刺激,可导致该克隆的清除或抑制,称为禁忌克隆(forbidden clone),从而产生免疫耐受;在某些情况下,禁忌克隆可复活或突变,成为与自身成分反应的克隆,导致自身免疫应答或自身免疫性疾病(图16-3)。由于并非所有的免疫细胞均在出生前成熟,许多淋巴细胞在产生后仍不断发育直至成熟,因此,Ledergerg(1959)完善了该学说,认为抗原作用机体的免疫细胞是产生免疫耐受抑或免疫应答的关键并非免疫细胞的发育阶段,而依赖于免疫细胞的成熟度:成熟的免疫细胞接受抗原刺激后产生免疫应答,而不成熟的免疫细胞受抗原刺激则产生克隆流产(clonal abortion),引起免疫耐受。

二、免疫耐受的诱导条件

(一) 机体因素

免疫耐受是机体对抗原所呈现的一种负应答现象。因此,机体免疫功能状态、免疫系统发育成熟程度、遗传背景等在很大程度上影响免疫耐受的形成和维持。

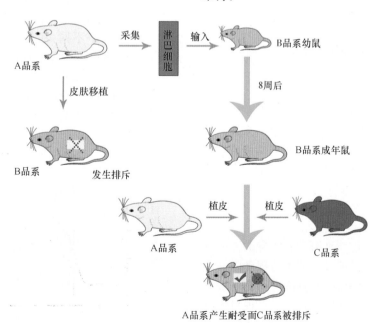

图16-2 Medawar人工诱导的小鼠免疫耐受实验

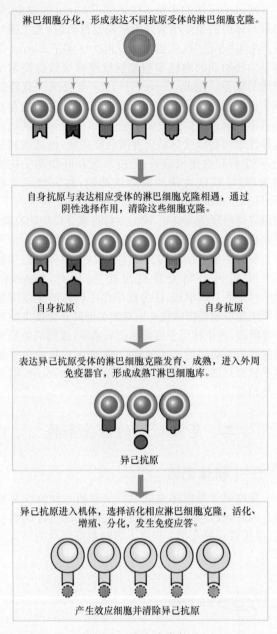

淋巴细胞分化，形成表达不同抗原受体的淋巴细胞克隆。

自身抗原与表达相应受体的淋巴细胞克隆相遇，通过阴性选择作用，清除这些细胞克隆。

自身抗原   自身抗原

表达异己抗原受体的淋巴细胞克隆发育、成熟，进入外周免疫器官，形成成熟T淋巴细胞库。

异己抗原

异己抗原进入机体，选择活化相应淋巴细胞克隆，活化、增殖、分化，发生免疫应答。

产生效应细胞并清除异己抗原

图 16-3　克隆清除学说

1. 免疫系统发育成熟程度低易诱导免疫耐受
胚胎期或新生儿期个体的免疫系统不成熟，未成熟的免疫细胞较成熟者易诱导免疫耐受；免疫功能成熟的成年个体则不易致耐受，因为成熟的免疫细胞诱导耐受所需的抗原量较未成熟细胞大 30 倍。新生儿免疫系统较新生小鼠免疫系统成熟得多，故人类出生不久即可接种疫苗，而不产生免疫耐受。

2. 动物种属与品系间对免疫耐受诱导的易感性差异较大　免疫耐受诱导和维持的难易程度随动物种属、品系而异。通常家兔、猴及有蹄类动物一般仅在胚胎期才能建立免疫耐受性，而小鼠、大鼠对诱导耐受敏感，即使在出生后也能诱发产生耐受。即使同一种属动物的不同品系，其诱导耐受的难易程度也各异。

3. 抑制成人免疫功能易诱导免疫耐受　单独应用抗原难以诱导健康成年个体产生耐受，联合照射、抗淋巴细胞血清、抗 Th 细胞抗体、环磷酰胺、环孢素 A 糖皮质激素等则可人为破坏已成熟的免疫淋巴系统，造成类似新生期的免疫不成熟状态，使诱导免疫耐受成为可能。

（二）抗原因素

免疫耐受因抗原刺激而诱导，又为抗原特异性，故抗原在诱导和维持免疫耐受中扮演着十分重要的角色。抗原的理化性状、剂量、接种途径、接种方式及刺激的持续时间等是决定是否能诱导免疫耐受建立的决定因素。

1. 抗原理化性状　一般而言，小分子、可溶性、非聚合单体物质（如非聚合的血清蛋白、多糖、脂多糖等）以及与机体遗传背景接近的抗原，常为耐受原，易诱发免疫耐受。分子量小的抗原较分子量大的抗原容易诱发免疫耐受；可溶性抗原较颗粒抗原容易诱发免疫耐受。颗粒性大分子及蛋白质的聚合物（如血细胞、细菌及丙种球蛋白聚合物）为良好的免疫原，易为抗原提呈细胞（APC）摄取、处理并以强免疫原性的形式提呈给免疫活性细胞。例如，以牛血清白蛋白（BSA）免疫小鼠，可产生抗体。若将 BSA 先经高速离心，去除其中的聚体，再行免疫小鼠则致耐受，不产生抗体。BSA 单体不易被巨噬细胞吞噬处理和提呈，继而 T 细胞不能被活化，而 BSA 是 TD-Ag，没有 Th-B 细胞协同，B 细胞则不能活化进而产生抗体。

2. 抗原剂量　过高或过低的抗原剂量易引起免疫耐受。诱导免疫耐受所需的抗原剂量因抗原的种类、性质及机体的免疫状态不同而异。1964 年 Mitchison 发现不同剂量的 BSA 免疫小鼠，产生抗体应答的水平不同：注射低剂量（10^{-8} mol/L）及高剂量（10^{-5} mol/L）BSA 均不引起抗体产生，只有注射适宜剂量（10^{-7} mol/L）才诱导高水平的抗体产生（图 16-4）。这种因抗原剂量太低及太高引起的免疫耐受，分别称为低带耐受（low zone tolerance）及高带耐受（high zone tolerance）。低带耐受与高带耐受在

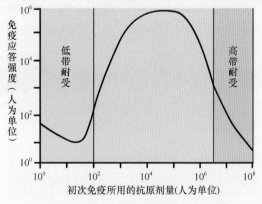

图 16-4　抗原剂量与免疫耐受的关系

诸多方面各异(表 16-1)。如 APC 活化 T 细胞时,其表面必须有 10～1000 个相同的多肽-MHC 分子,与相应数目的 TCR 结合;低于此数目不足以使 T 细胞活化。抗原剂量太高,则诱导应答细胞凋亡或可能诱导 T 抑制细胞活化,抑制免疫应答,致高带耐受。

表 16-1　低带与高带耐受主要特征比较

	低带耐受	高带耐受
参与细胞	T 细胞	T、B 细胞
产生速度	快	慢
持续时间	长	短
抗原	TD-抗原	任何抗原

诱导 T 及 B 细胞免疫耐受的抗原剂量和 T、B 细胞的免疫耐受特性不同(表 16-2)。

表 16-2　T、B 细胞免疫耐受性比较

	T 细胞	B 细胞
耐受形成	较易	较难
抗原	TD-Ag(高、低剂量)	TD-Ag(高剂量) TI-Ag(高剂量)
诱导期	较短(1～2 天)	较长(数十天)
维持时间	较长(数月)	较短(数周)

通常,T 细胞致耐受所需抗原剂量较 B 细胞小 100～

10 000 倍,发生快(24h 内达到高峰),且持续久(数月);B 细胞形成耐受不但需要抗原量大,且发生缓慢(1～2 周),持续时间短(数周)。低、高剂量 TD 抗原均可诱导耐受;TI 抗原高剂量才能诱导 B 细胞高带耐受。此外,致耐受所需抗原剂量因抗原种类、动物种属及年龄等而异。致耐受所需的抗原量与个体年龄有关,即随年龄增长而相应增大,个体年龄越幼,一般则越易诱导耐受。与抗原的类别也有关,强免疫原性抗原大量注入时也能致耐受,再注入少量抗原,可延长耐受性。T 及 B 细胞产生耐受所需抗原剂量明显不同。TI 抗原高剂量才能诱导 B 细胞耐受,而 TD 抗原低剂量与高剂量均可诱导耐受。低剂量可诱导 T 细胞低带耐受,高剂量诱导 T 及 B 细胞高带耐受(图 16-5)。

3. 抗原的免疫途径　抗原免疫途径与免疫耐受诱导密切相关。通常,经口服和静脉注射抗原最易诱导免疫耐受;皮下及肌内注射易诱导免疫应答。口服诱导耐受的机制是:口服抗原经胃肠道消化作用可能使抗原大分子降解而降低其免疫原性。不同部位静脉注射引起的后果不尽相同,循门静脉进入机体的抗原易诱发免疫耐受。例如:IgG 或白蛋白注入门静脉能致耐受,注入周围静脉则引起免疫应答。另外,抗原辅以佐剂易诱导免疫应答,而单独免疫原刺激易致耐受;低剂量抗原长期在体内存在易诱导免疫耐受。

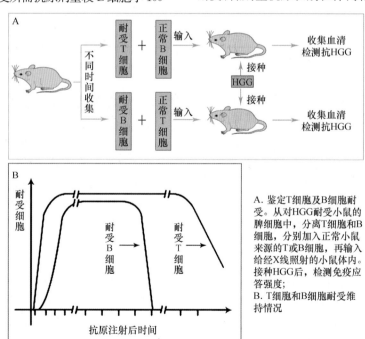

A. 鉴定 T 细胞及 B 细胞耐受。从对 HGG 耐受小鼠的脾细胞中,分离 T 细胞和 B 细胞,分别加入正常小鼠来源的 T 或 B 细胞,再输入给经 X 线照射的小鼠体内。接种 HGG 后,检测免疫应答强度;
B. T 细胞和 B 细胞耐受维持情况

图 16-5　体内 T 及 B 细胞耐受的特点

第二节　免疫耐受的形成机制

免疫耐受的产生是抗原诱导的免疫负应答现象。目前,对免疫耐受产生的机制尚未完全明了。然而,典型的免疫正应答产生的机制已较为熟知,涉及抗原的摄取和提呈、Th 细胞的活化和效应细胞如 CTL、B 细胞的诱生。由于免疫耐受与免疫正应答均为抗原特异诱生,仅表现为作用相反,因此,抗原作用于机体不诱生免疫正应答而导致免疫耐受的产生,其发生机制可能也存在于抗原的摄取和提呈,T、B 细胞的活化和效应的诱生。另外,中枢免疫耐受和外周免疫耐受因其针对的免疫细胞状态不同(前者为未成熟的免疫细胞,而后者则为成熟的免疫细胞),因而诱导中枢耐受和外周耐受的机制也不尽一致。

一、中枢免疫耐受机制

(一) 克隆清除(clonal deletion)

胚胎期的免疫细胞由于高度突变分化,形成无数具有不同反应特异性的细胞克隆,每个克隆均表达与其他克隆不同的抗原识别受体,可与相应抗原表位发生反应,但胚胎期和新生期个体的淋巴细胞尚未发育成熟,此时接触抗原则相应的克隆即被破坏清除,通过阴性选择而发生凋亡(详见免疫细胞的分化与发育章节)。由骨髓而来的前T细胞在胸腺皮质经历阳性选择后,进一步发育并表达功能性抗原识别受体(TCR-CD3),TCR通过与微环境中如巨噬细胞、DC等细胞接触,凡能识别这些APC所携带自身抗原-MHC复合物,并呈高亲和力结合的T细胞,则启动细胞程序性死亡而被淘汰,导致克隆清除(图16-6)。

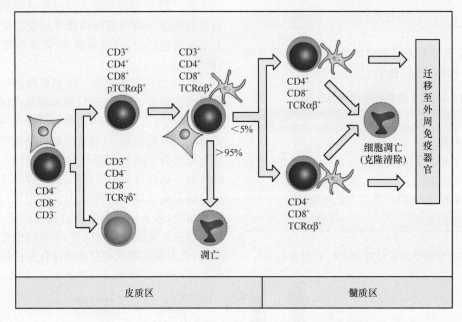

图 16-6　胸腺细胞阴性选择导致的 T 细胞克隆清除

在胚胎发育阶段,免疫系统主要接受自身抗原刺激,导致自身反应性淋巴细胞克隆在早期即被淘汰,故发育成熟的免疫系统因缺乏该特异性淋巴细胞克隆,不会对自身抗原产生应答,导致对自身抗原的终身耐受,但却仍保留对异物抗原的应答能力。

(二) 克隆禁忌(clonal forbidden)

免疫系统在其发育早期或胚胎发育阶段接受抗原刺激,不但不能使其发生克隆性增生,相反被禁闭而成为禁忌克隆(forbidden clone)。当该个体出生后接触同一抗原时,则表现为对该抗原的无反应性,即天然免疫耐受。特异性淋巴细胞克隆接触抗原后不发生克隆扩增,反而被抑制的现象,称为克隆禁忌。

(三) 克隆流产(clonal abortion)

Nossal 于 1974 年提出,在骨髓 B 细胞发育早期,若前 B 细胞在发育为成熟 B 细胞前接触抗原,则 B 细胞发育终止,导致 B 细胞中枢耐受,此为克隆流产。由此可见,T、B 细胞通过克隆清除和克隆流产可显著减少出生后的自身免疫病的发生。如胸腺及骨髓微环境基质细胞缺陷,生后易患自身免疫病。

(四) 克隆失能(clonal anergy)

在 B 细胞的分化发育过程中,Vitetta 认为可能存在 BCR(mIgM)抑制机制。未成熟的 B 细胞表面表达的 mIgM-Igα/IgβBCR 复合物,在骨髓及外周血中高亲和力结合可溶性自身抗原时,可产生胞内抑制信号,抑制 mIgM 继续表达,使抗原特异性 B 细胞的发育终止,这时 B 细胞虽未死亡,但不再对相应抗原产生应答,形成克隆失能。失能的 B 细胞对有丝分裂原刺激仍可发生应答。此外,骨髓未成熟 B 细胞(仅表达 mIgM)接触膜型自身抗原后,也可通过内源性轻链基因重排的受体编辑而改变其 BCR 特异性,避免对自身抗原的识别,从而产生免疫耐受。

二、外周耐受机制

在中枢发育过程中,虽然 T 细胞的中枢免疫耐受机制主要以克隆清除为主,但也发现存在有克隆失能现象,这可能与阴性选择和胸腺内固有调节性 T 细胞的存在有关。外周免疫耐受机制包括克隆忽略、克隆失能、克隆清除、抑制性调节、信号转导障碍和免疫隔

的重要原因。因此，重新唤起机体对该病原的免疫应答、打破免疫耐受性，对清除持续感染的病原以及治疗慢性感染具有重要作用。通过疫苗的分子设计，构建新型治疗性疫苗是近年打破免疫耐受、防治病原慢性感染的重要途径。

案例 16-1 分析讨论：

慢性 HBV 感染一般是指血清乙型肝炎表面抗原(HBsAg)持续阳性 6 个月以上。2000 年美国国立卫生研究院慢性乙型肝炎防治研讨会将慢性 HBV 感染分为 3 期，即免疫耐受期、慢性乙型肝炎期和非活动性或无症状 HBV 携带期。免疫耐受期慢性 HBV 感染最常见是由母亲于围产期将 HBV 传染给新生儿，如新生儿不接种乙肝疫苗，则 90％以上可发展为免疫耐受期 HBV 感染，其特点是：乙型肝炎 e 抗原(HBeAg)阳性，血清 HBV DNA 高水平($>10^5$ 拷贝/ml，相当于$>20000IU/ml$)，丙氨酸氨基转移酶(ALT)正常，肝活检示轻度或无炎症。慢性乙型肝炎期：患者一般见于幼儿或成年时期感染 HBV 者。此外，由母婴传播而感染 HBV 者，在早期为免疫耐受期，尔后常发展为慢性乙型肝炎。此类感染者的特点是：ALT 升高，HBV DNA 高水平($>10^5$ 拷贝/ml，相当于$>20000IU/ml$)，肝活检可见活动性肝病的病理学改变。非活动性 HBV 携带期：患者抗-HBe 阳性，血清 HBV DNA 低水平或检测不到($<10^5$ 拷贝/ml)，ALT 正常，肝活检示轻度或无炎症。

免疫耐受分中枢耐受和外周耐受，本例患者属于新生期感染，此时中枢免疫器官如胸腺等发育不完全，接触 HBV 后机体没有有效启动免疫应答，使病毒能长期在肝组织细胞低水平表达复制，故早期表现为免疫耐受。成年后，免疫系统发育完善，容易出现肝炎典型症状。在肝炎发作期间，乙肝病毒抗原活化机体免疫系统、如 CTL、Th1、NK、NKT 等细胞活化，攻击自身肝细胞是导致 ALT 升高的主要原因。

干扰素治疗乙型肝炎是目前临床仍然广泛使用的治疗策略，已有 30 年历程。干扰素抗病毒治疗的时机选择非常重要，目前公认，慢性 HBV 感染的免疫清除期是适合抗病毒治疗的时期，ALT、HBV DNA 拷贝数是主要指征。本例患者在行干扰素治疗时 ALT 升高，DNA 拷贝数高，治疗后 6 个月 ALT 下降，停药 6 个月后 DNA 检测阴性，ALT 降低至接近正常值，提示治疗有效。

（李晋涛）

第二篇 临床免疫学

第十七章 超敏反应
Chapter 17 Hypersensitivity

案例 17-1:

患者,男,47 岁,其妻 45 岁。二人清扫自家阳台时无意间触碰了蜂巢,患者右臂被蜇伤一处,而妻子除臂部外,面部也有多处被蜇。妻子除感觉伤口红肿、瘙痒、灼痛外,未见其他症状。而丈夫出现周身皮肤瘙痒,烦躁不安,大汗淋漓,胸闷不适,头晕呕吐,而后意识不清,被紧急送往医院,10 分钟后进入抢救室。查体:神志浅昏迷,脸色苍白,四肢湿冷,体温 35.3℃,心律不齐,呼吸浅促 26 次/分,血压降至 70/42mmHg,进入休克状态。立即使其平卧、保持呼吸道畅通、给予吸氧。迅速将受蜇的局部用 0.005% 肾上腺素 4ml 封闭注射,肌内注射 0.1% 肾上腺素 0.4ml。同时,20mg 地塞米松(dexamethasone)+10mg 扑尔敏(氯苯那敏,chlorphenamine)溶于生理盐水注射液,静脉注射。半小时后,休克症状逐渐缓解。次日,患者完全恢复正常。

问题:

1. 患者患了哪类疾病? 致病机制是什么?
2. 被同样的蜂叮咬,且叮咬程度明显轻于妻子,为何只有患者出现严重休克症状?
3. 针对该类疾病应如何进行预防和治疗?

超敏反应(hypersensitivity)是指已被某种抗原致敏的机体,再次接触或持续受到相同抗原刺激时所导致的以生理功能紊乱和(或)组织损伤为主的病理性免疫反应。

超敏反应分类方法较多。目前被普遍接受的分类体系由 Cell 和 Coombs 创立,即根据超敏反应发生的机制和临床特点,将其分为 Ⅰ~Ⅳ型:①Ⅰ型,即速发型超敏反应;②Ⅱ型,即细胞溶解型或细胞毒型超敏反应;③Ⅲ型,即免疫复合物型超敏反应;④Ⅳ型,即迟发型超敏反应。Ⅰ~Ⅲ型超敏反应由抗体介导,可经血清被动转移;Ⅳ型超敏反应由 T 细胞介导,与抗体无关,可经细胞被动转移,反应发生较慢,故称迟发型超敏反应。

正常的生理反应过程中,抗原的刺激引起免疫系统的保护性免疫应答,抵御病原体的侵袭。在超敏反应中,抗原物质刺激成为诱导机体产生超敏反应的先决条件。此类能够诱发超敏反应的抗原亦称为变应原(allergen)。在分子结构上,变应原既可以是完全抗原,也可以是半抗原。机体的正常分子受到病原体感染、电离辐射、烧伤等生物、理化因素影响而使结构或组成发生改变,以及由于外伤或感染而释放的自身隐蔽抗原,也可以成为变应原诱发超敏反应。

变应原并非对人群中每一个体均能诱发超敏反应。事实上,接触相同抗原后发生超敏反应者只占少数,即超敏反应的发生也与机体的反应性有关。这在Ⅰ型超敏反应发生中尤为突出。例如:摄入动物蛋白、吸入植物花粉或使用青霉素,一般个体不产生超敏反应,仅少数人对上述抗原物质高度敏感,可发生Ⅰ型超敏反应,临床上称这些人为过敏体质者。过敏体质具有遗传倾向,但Ⅳ型(如对结核菌素的迟发型超敏反应)和某些Ⅱ型超敏反应(如溶血性输血反应)的发生无明显个体差异。

第一节 Ⅰ型超敏反应

Ⅰ型超敏反应(type Ⅰ hypersensitivity)因反应速度明显快于其他三型超敏反应,故称速发型超敏反应(immediate hypersensitivity)。当变应原再次刺激时,仅需数分钟即可发生反应。在临床上,亦称作过敏反应(allergy),是最多见的一种变态反应性疾病,其发病率可达世界人口的 30% 以上。我国近年来的发病率也处于上升趋势。Ⅰ型超敏反应由 IgE 介导,所致疾病可发生于局部,造成充血、水肿、出血、炎细胞浸润、支气管痉挛、黏液分泌亢进等基本病理改变；亦可发生于全身，导致过敏性休克等。

一、参与Ⅰ型超敏反应的主要成分

（一）变应原

Ⅰ型超敏反应的主要变应原可分为三大类：吸入性变应原、食物变应原和药物变应原。检出变应原是预防和治疗Ⅰ型超敏反应的重要环节。

1. 吸入性变应原 是引起支气管哮喘、过敏性鼻炎以及过敏性皮炎等疾病的重要过敏原。

（1）花粉：花粉可经呼吸道接触机体后引起超敏反应性疾病，也称作花粉症。自然界存在的开花植物种类很多，而能够引起超敏反应的主要是风媒花植物的花粉，包括各种树木和花草。豚草是目前世界公认的重要致敏花粉。其花粉产量高，颗粒小，能随风传播至百公里之外。豚草花粉的提取物中含有 20 种以上变应原，致敏作用强烈。

（2）真菌：能够经呼吸道引起Ⅰ型超敏反应的真菌种类可达数千种之多，且分布较花粉更为广泛。因而，真菌孢子和其他菌体成分是室内外空气中数量最大的微粒，是引起呼吸道超敏反应的主要变应原之一。

其他吸入性变应原还包括螨类，昆虫、蟑螂等碎片及其排泄物，动物皮屑、毛发、羽毛等。这类物质常与真菌成分掺杂在一起组成屋尘，并悬浮于空气中成为吸入性变应原。

2. 食物变应原 主要引起呼吸道、皮肤黏膜及消化道症状。该类变应原主要来自各种动物源性食品的某些成分，如鱼的肌浆蛋白质、牛奶中的 β 乳球蛋白等都是过敏原，鸡蛋中的卵白蛋白、黏蛋白和溶菌酶等。当食用海产品、蛋类、乳制品等食品时，可经消化道进入机体，引发Ⅰ型超敏反应。此外，豆类、坚果等植物源性食物也可成为食物变应原，但造成的发病率远低于上述动物源性食品。

3. 药物变应原 是引起过敏性休克的主要原因。也可引起呼吸道以及皮肤症状。该类变应原主要包括抗生素及化学药物。青霉素及其他 β 内酰胺类抗生素是临床上最为常见的药物变应原。该类药物分子 β 内酰胺环上的羧基属于半抗原，单独存在时无免疫原性，当与体内蛋白质分子的氨基共价结合后，形成青霉噻唑蛋白，这是一种具有强免疫原性的变应原。青霉素降解产物青霉烯酸能够与体内组织蛋白结合而成为变应原。临床使用的抗毒素多为动物源性抗血清，其中含有的某些蛋白分子可刺激人体产生相应 IgE 抗体，重复使用时可导致超敏反应。

（二）IgE 和 FcεR

1. IgE 在Ⅰ型超敏反应中 IgE 类抗体是起关键

作用的分子。

（1）IgE 的生物学活性及特点：IgE 的产生以及生物学在五类 Ig 中，IgE 的血清含量远低于其他各类 Ig，正常人的血清 IgE 含量仅为 0.1~0.4μg/ml。IgE 水平与个体遗传背景相关，在过敏患者体内变应原刺激产生的特异性 IgE 异常增高，重症过敏患者可升高 1000 倍。IgE 主要由鼻咽、扁桃体、支气管、胃肠等处黏膜固有层的浆细胞产生，这些部位也是变应原侵入并引起超敏反应的好发部位。

IgE 的重要生物学特点是具有同种组织细胞的亲嗜性，即 IgE 与肥大细胞和嗜碱粒细胞具有亲和力，在与相应抗原结合之前便可通过其 Fc 段结合于肥大细胞和嗜碱粒细胞的 IgE Fc 受体（FcεR），从而使机体进入致敏状态（图 17-1）。有证据表明，除 IgE 类抗体外，IgG4 也能通过与肥大细胞和嗜碱粒细胞结合，使之致敏，进而导致过敏介质的释放，引发Ⅰ型超敏反应。而且在某些过敏患者体内也检测到 IgG4 水平升高。但目前观察到的只是对个别变应原的反应，其在Ⅰ型超敏反应的发生中更为全面的功能及作用机制尚需进一步研究。

（2）影响 IgE 产生的主要条件：①遗传因素：Ⅰ型超敏反应常表现为家族易感性；②接触过敏原的机会：反复接触某一变应原可引起对该过敏原的特应性反应；③抗原的性质：变应原本身的特性，特别是分子中 T 细胞表位的特性，与机体对该过敏原产生超敏反应的强弱有关。

（3）IgE 的产生机制：Th2 在辅助 B 细胞产生 IgE 类抗体时起主要作用。通过分泌 IL-4 和 IL-13，Th2 可诱导 B 细胞的 Ig 基因发生类别转换产生 IgE。Th2 分泌的 IL-4、IL-5 和 IL-13 也能通过够诱导 B 细胞增殖而促进 IgE 的产生。

2. FcεR IgE Fc 受体（FcεR）有两类，两类受体的表达细胞、分子结构及生物学作用均有差异。

（1）FcεR I：是由四条肽链组成的膜蛋白分子（图 17-1），主要表达于肥大细胞和嗜碱粒细胞膜表面。为高亲和力受体，浓度很低的 IgE 便可与之结合形成 IgE-FcεR I 复合物。当相应变应原与结合状态的 IgE 结合后，FcεR I 发生交联，即可引起复杂的生化反应，继而释放出各种与变态反应和炎症有关的生物活性介质。

（2）FcεR II：即 CD23，是单链分子（图 17-1），除膜蛋白形式外，该膜受体还可经自溶作用形成可溶性 FcεR II（sCD23）。FcεR II 不仅表达于肥大细胞和嗜碱粒细胞，还表达于 B 细胞、单核-巨噬细胞、嗜酸粒细胞、NK 细胞、DC 和血小板等。FcεR II 与 IgE 结合的亲和力仅为为 FcεR I 的 5%，属于低亲和力受体，目前已知的主要功能是对 IgE 的合成进行正向或负向调节。

（三）参与的细胞

1. 肥大细胞 不成熟的肥大细胞出骨髓多能干

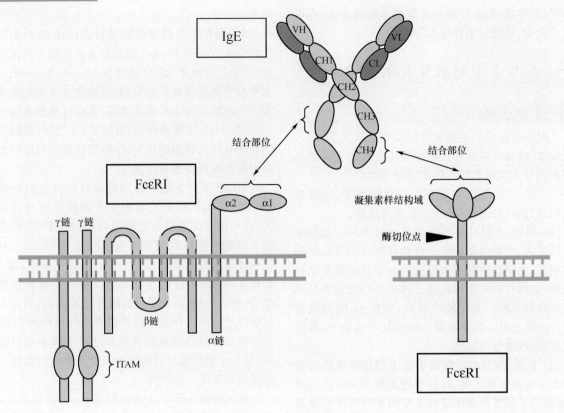

图 17-1　IgE、FcεRⅠ和 FcεRⅡ分子结构及结合部位示意图

FcεRⅠ是由 α、b 和两条 g 链组成的四聚体分子，通过 α1 和 α2 结构域与 IgE 的 CH3 结合。g 链含有一个 ITAM，可由此将 IgE-Ag 结合的活化信号转导至细胞内。FcεRⅠ为单体分子，可通过胞外区的三个凝集素样结构域与 IgE 的 CH4 结合

细胞分化发育产生，经血流进入不同组织后，进一步发育成熟并定居于此，而外周血中不存在成熟的肥大细胞。该细胞广泛分布于呼吸道、消化道和泌尿生殖道黏膜上皮下及皮肤下的结缔组织内微血管周围以及内脏器官的被膜下。超敏反应发生部位的肥大细胞数量会明显高于正常组织，反复发作的局部组织变化尤为明显。肥大细胞活化后，主要通过合成和释放多种生物活性物质，包括组胺、肝素、前列腺素（PG）、5-羟色胺、白三烯（LT）等，以及多种细胞因子，引起过敏性炎症反应，造成靶器官和组织的病理改变。

2. 嗜碱粒细胞　嗜碱粒细胞由骨髓多能干细胞分化发育产生，在骨髓内成熟后进入血液。嗜碱粒细胞与肥大细胞在形态上非常相似，主要分布于外周血中，数量极少，仅占循环中白细胞总数的 0.2%～2%，但当Ⅰ型超敏反应发生时，可通过募集作用造成反应局部组织中嗜碱粒细胞浸润。嗜碱粒细胞受刺激时可释放各种生物活性物质，如组胺、白三烯、血小板活化因子（PAF），以及 IL-4 等细胞因子，在Ⅰ型超敏反应中发挥重要作用这些物质主要引起平滑肌收缩、毛细血管扩张和通透性增强等反应，还可造成组织损伤。

3. 嗜酸粒细胞　主要分布于呼吸道、消化道和泌尿生殖道黏膜上皮下的结缔组织内，循环血中的嗜酸粒细胞数量很少，仅为结缔组织的 0.3%～1%。在Ⅰ型超敏反应发生时，嗜酸粒细胞可被募集至反应部位

的组织中，造成局部组织细胞数量的明显增加，说明该细胞在Ⅰ型超敏反应中具有明显作用。在Ⅰ型超敏反应中，嗜酸粒细胞既有促进过敏性炎症作用，也有负向的抑制效应。在一方面：可通过释放①脂类介质，如血小板活化因子（platelet activating factor，PAF）；②颗粒蛋白，如主要碱性蛋白（major basic protein，MBP）、阳离子蛋白（ECP）、嗜酸粒细胞过氧化物酶（EPO）、嗜酸粒细胞神经毒素（EDN）等；③细胞因子，如 IL-1、TGF-β、TNF 等对反应部位组织细胞造成损伤和刺激其他炎症细胞，加重过敏反应。另一方面：可通过释放多种降解酶，破坏肥大细胞和嗜碱粒细胞释放的炎症介质，从而对Ⅰ型超敏反应产生负反馈调节作用。

（四）参与Ⅰ型超敏反应的介质

参与超敏反应细胞产生的介质可根据其在细胞内合成时间的先后分为两类，即细胞颗粒内预先贮备的介质和受刺激后新合成的介质。下面主要讨论肥大细胞和嗜碱粒细胞介质。

1. 颗粒内预先形成的贮备介质　它们通常以复合物的形式存在于颗粒内，当颗粒排至胞外后，即可通过与细胞外离子交换而释放。

（1）组胺：是肥大细胞和嗜碱粒细胞颗粒的主要成分，通常与肝素、蛋白质等分子结合为复合物，呈无活性状态。以呼吸道、消化道、皮肤含量较高。颗粒中组胺在胞外条件下可通过与颗粒外钠离子交换而

与颗粒基质解离。组胺具有多种生物学活性:①使小静脉和毛细血管扩张,通透性增高;②刺激支气管、子宫和膀胱等处的平滑肌收缩;③促进黏膜、腺体分泌增多。组胺在体内作用十分短暂,释放后迅即被血浆中及嗜酸粒细胞释出的组胺酶破坏。因而,少量的组胺主要作用于局部组织,当大量释放时,可造成全身毛细血管通透性增高、血压下降引起过敏性休克。

(2)激肽释放酶:亦称激肽原酶。可将血液中的激肽原裂解,生成缓激肽(bradykinin),成为具有生物学活性的激肽分子。缓激肽在急性炎症中起重要作用。其主要生物学效应是:①刺激平滑肌收缩,使支气管痉挛;②使血管扩张,毛细血管通透性增强,其作用强度超过组胺;③对嗜酸粒细胞、中性粒细胞等的趋化作用;④刺激痛觉神经纤维,引起疼痛。

2. 细胞内新合成的介质 这类介质主要是细胞膜磷脂代谢产物,主要有白三烯(leukotriene,LT)、前列腺素(prostaglandin,PG)、血小板活化因子(PAF)。

(1)白三烯:LT 是花生四烯酸经脂氧化酶途径代谢生成的介质,包括 LTB4、LTC4、LTD4、LTE4。LT 是一种含硫的酸性脂类,其特点是能使支气管平滑肌强烈而持久地收缩,是引起支气管哮喘的主要生物活性介质。此外,LT 还有增强毛细血管通透性和促进黏膜分泌等功能。

(2)前列腺素:PG 是花生四烯酸经环氧化酶途径代谢生成的介质。PG 类型多达十余种,其中与 I 型超敏反应有关的主要为 PGE2、PGH2、PGI2、PGD2 和 PGF2。PGD2 和 PGF2 能使支气管平滑肌收缩,而 PGE2 使支气管平滑肌扩张。此外,PG 还能调节某些介质的释放,通常高浓度 PGE 抑制组胺释放,而低浓度则促进组胺释放。

(3)血小板活化因子:PAF 是花生四烯酸衍生物,具有凝聚和活化血小板的作用,能使之释放组胺、5-羟色胺等血管活性介质,引起毛细血管扩张和通透性增高。

3. 细胞因子 多种细胞因子在 I 型超敏反应的不同环节上发挥重要作用。IL-1、IL-6、CSF、TGF-β、TNF 参与迟发相反应,造成组织细胞损伤,并且刺激其他炎症细胞,加重过敏反应。IL-3 是肥大细胞、嗜碱粒细胞和嗜酸粒细胞的生长因子,促进上述细胞生长和成熟。IL-4、IL-6 和 GM-CSF 除能够促进上述细胞生长外,还具有募集嗜酸粒细胞作用。IL-4 和 IL-13能通过够诱导 B 细胞增殖而促进 IgE 的产生,并诱导 Ig 基因发生 IgE 类别转换。IL-9 促进肥大细胞和嗜酸粒细胞生长和分化。

二、I 型超敏反应的发生机制

(一) 变应原使机体致敏

变应原进入机体后,诱发变应原特异性 B 细胞克隆增殖分化,产生特异性 IgE 抗体。此种抗体具有亲细胞特性,以其 Fc 段与机体组织中靶细胞(肥大细胞、嗜碱粒细胞)表面 FcεR I 结合,使机体进入致敏状态。致敏状态可维持数月甚至更长时间。如果长期不接触相应抗原,致敏状态可逐渐消失。通常将变应原进入机体后,诱发机体产生 IgE 并结合到靶细胞上的过程称作致敏阶段。

(二) 细胞激活和介质释放

即相同变应原再次进入,与已经结合在靶细胞上的 IgE 发生特异反应,使细胞活化脱颗粒释放生物活性介质的过程。当特异性双价或多价抗原(一个变应原分子含 2 个以上相同表位)与靶细胞上两个以上的 IgE 分子结合,可使 IgE 分子相互靠近,FcεR I 发生桥联和构型改变,启动后续信号分子活化的级联反应,将变应原刺激信号转导进入肥大细胞和嗜碱粒细胞导致细胞脱颗粒释放生物活性介质(图 17-2)。

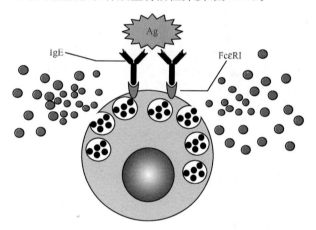

图 17-2 IgE 及 FcR 桥联介导的肥大细胞活化脱颗粒
致敏后的肥大细胞,再次遇到相同变应原(Ag),使 IgE 发生桥联,进而导致 FcεRI 的桥联,肥大细胞激活,脱颗粒并释放生物活性介质

致敏肥大细胞、嗜碱粒细胞激活和脱颗粒机制为:①FcεR I 桥联使酪氨酸激酶(PTK)活化,进而使异构型磷脂酰肌醇特异性磷脂酶 CPLC 激活,水解膜二磷酸肌醇(PIP2),产生三磷酸肌醇(IP3)和甘油二酯(DAG)。IP3 激活内质网(ER)钙通道,使细胞内 Ca^{2+} 浓度升高,促进细胞脱颗粒和介质释放;PIP2 刺激产生的 DAG 活化蛋白激酶 C(PKC),PKC 作用于微管蛋白和微丝,导致脱颗粒和介质释放。②FcεR I 桥联使激活丝裂原激活蛋白(MAP)激酶(MAK),使磷脂酶 A2(PLA2)激活,PLA2 催化膜磷脂胆碱(PC)形成花生四烯酸。进而生成前列腺素 D2(PGD2)和白三烯 C4(LTC4)。

除变应原外,能使 IgE 桥联的其他刺激信号,如抗 IgE 抗体、抗 FcεR I 抗体、丝裂原(刀豆蛋白)、IgE 双聚体或抗 IgE 独特型抗体等,均可作为刺激信号导致脱颗粒和活性介质的释放(图 17-3)。

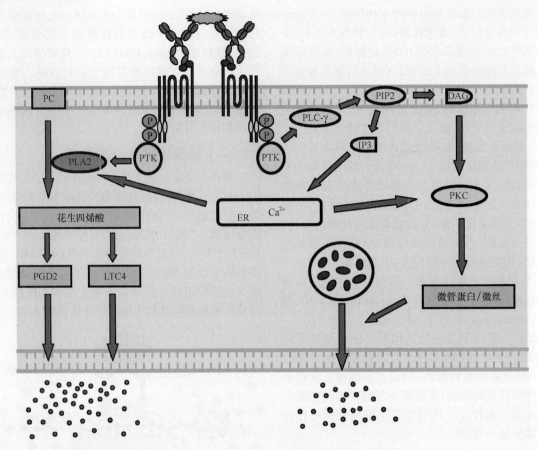

图 17-3　致敏肥大细胞、嗜碱粒细胞激活和脱颗粒机制

（三）局部或全身过敏反应

脱颗粒后，释放的生物活性介质作用于效应组织和器官，引起局部组织或全身性的过敏反应。细胞脱颗粒后释放血管活性物质及某些酶类，可引起平滑肌收缩、黏液分泌、血压降低及组织损伤等。根据发生的快慢和持续时间的长短，可分为早期反应和晚期反应两种类型。早期反应，亦称速发相反应（immediate reaction），可在接触过敏原后几分钟内发生，持续30～60 分钟，主要由组胺引起。其病理改变主要是毛细血管扩张、通透性增强、平滑肌收缩、腺体分泌增加等。由此引起呼吸道症状如哮喘；消化道症状如腹痛，腹泻；全身性反应表现为血压下降、过敏性休克。晚期反应，即迟发相反应（late phase reaction），是在经典的速发型超敏反应后还有一个更长的反应过程，在刺激后2～8 小时内发生，持续1～2 天或更长，主要由新合成的脂类介质如白三烯、血小板活化因子和某些细胞因子引起。易发组织主要有皮肤、支气管黏膜、鼻黏膜和胃肠黏膜等，其共同点是早期以渗出性炎症为主，长期反复发作后可导致增生性炎症，并造成不可逆的组织损伤。

肥大细胞和嗜碱粒细胞是主要的启动细胞；嗜酸粒细胞是局部浸润的主要的炎症细胞，嗜酸粒细胞激活后释放大量炎症因子，这是造成持续性超敏反应的

重要因素；中性粒细胞也可被激活，并分泌多种蛋白酶；血小板在发敏阶段的晚期可直接或间接地被血管内皮释放的腺苷二磷酸（ADP）激活，发生聚集并释放血栓素、5-羟色胺、PAF 及某些可损伤组织的酶类。

Ⅰ型超敏反应在发敏阶段后期多种炎症细胞参与迟发相反应：除肥大细胞与嗜碱粒细胞外，中性粒细胞、嗜酸粒细胞、巨噬细胞、血小板等也可受致敏原刺激而发生脱颗粒反应，分泌生物活性物质及酶类，发挥生物效应及引起组织损伤。现将Ⅰ型超敏反应图示归纳如下（图 17-4）。

三、常见的Ⅰ型超敏反应性疾病

Ⅰ型超敏反应性疾病可表现为全身性超敏反应和局部超敏反应。

（一）过敏性休克

这是一种最严重的Ⅰ型超敏反应性疾病。致敏患者通常在接触过敏原后数分钟内即出现症状，若抢救不及时，可导致死亡。

1. 药物过敏性休克　以青霉素过敏性休克最为常见。青霉素分子量较小，通常无免疫原性，但青霉素制剂在弱碱性溶液中易形成青霉噻唑醛酸或青霉烯酸与组织蛋白结合后获得免疫原性，可刺激机体产

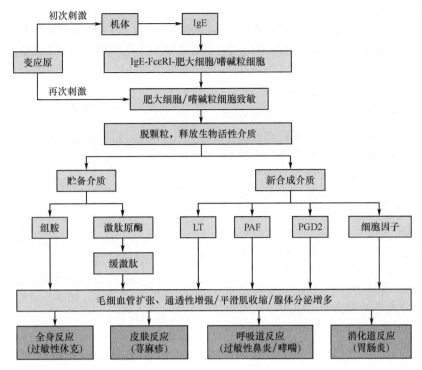

图 17-4 Ⅰ型超敏反应发生机制示意图

生特异性 IgE 抗体,使机体致敏。当再次接触青霉素时,即可能发生过敏性休克。因此使用青霉素时应临用前配制,放置 2 小时后不宜使用。青霉素降解产物很稳定,经煮沸或灭菌处理后不被破坏。在少数情况下,初次注射青霉素也可发生过敏性休克,这可能与患者曾经无意中接触过青霉素或青霉素样物质有关。为防止过敏性休克发生,无论以往是否使用过青霉素,在注射之前都必须做皮肤过敏试验。

2. 血清过敏性休克(血清过敏症) 临床上应用动物免疫血清进行治疗或紧急预防时,可能诱发过敏性休克。这是因为动物免疫血清能使少数具有过敏体质的人产生特异性 IgE 抗体。当再次注射同种动物免疫血清时,即可出现与药物过敏性休克类似的症状。因此临床应用动物免疫血清制剂,如破伤风抗毒素和白喉抗毒素进行治疗或紧急预防时,必须做皮肤过敏试验。若皮试阳性,应尽量避免使用。在必要情况下,可采取脱敏或减敏疗法进行注射。

(二) 呼吸道超敏反应

可因吸入植物花粉、细菌、动物皮毛和尘螨等抗原物质后引起。主要表现为支气管哮喘和过敏性鼻炎。

1. 支气管哮喘 常因吸入过敏原或呼吸道病毒感染引起。由于支气管平滑肌痉挛,肺部毛细血管扩张,通透性增强,黏膜腺体分泌增多而引起患者胸闷、呼吸困难发生哮喘,并出现大量黏液性分泌物。组胺等生物活性介质对早期哮喘发作起作用,而白三烯及细胞释放的酶类引起的炎症反应,则在哮喘持续发作和疾病延续过程中起重要作用。

2. 过敏性鼻炎 也称花粉症或枯草热,由于吸入植物花粉致敏引起,具有明显的季节性和地区性。病理变化主要是眼结膜充血、鼻黏膜水肿和分泌物增多。表现为流泪、流涕和打喷嚏等症状。

(三) 皮肤超敏反应

主要包括皮肤荨麻疹、特应性皮炎(湿疹)和血管性水肿。可由药物、食物、羽毛、花粉、油漆、肠道寄生虫或冷热刺激等引起。

1. 荨麻疹 也称风疹。临床特点为剧烈瘙痒,发生快,消失也快,可反复发作。另外,荨麻疹也可能累及胃肠道和喉头黏膜等处。

2. 特应性皮炎 也称湿疹。病变以皮疹为主,多发生于肘窝、颈部和面部,特点是剧烈瘙痒。约70%的病人有阳性家族史。特应性皮炎对理化等刺激因素敏感,可间歇发作。

(四) 消化道超敏反应

有些人摄入鱼、虾、蟹、蛋、奶等食物或服用某些药物后,可发生胃肠道过敏症,主要表现为恶心、呕吐、腹泻、腹痛等症状。有研究表明,易患食物过敏症者其胃肠道分泌型 IgA 含量明显减少,并多伴有蛋白水解酶缺乏。故患者肠黏膜防御作用减弱,肠壁易受损伤,同时肠内某些食物蛋白尚未完全分解即通过黏膜而被吸收,从而作为过敏原诱发消化道超敏反应。

四、Ⅰ型超敏反应的防治原则

Ⅰ型超敏反应的防治应着眼于过敏原和机体免

疫状态两个方面：一方面，尽可能查出过敏原，使过敏者避免与其接触；另一方面，可针对Ⅰ型超敏反应发生、发展的过程，通过切断或干扰其中某些环节，达到防治目的。

（一）检出过敏原，避免与之接触

检出过敏原，避免与之接触是预防Ⅰ型超敏反应最有效的方法。检测方法主要有皮肤试验和血清特异性 lgE 检测。①皮肤试验：通常是将容易引起过敏反应的药物、生物制品、昆虫毒素（如蜂毒）、花粉等疑为变应原的成分稀释后，取 0.1ml 在受试者前臂内侧作皮内注射，观察结果。若在 15～20 分钟内注射局部皮肤出现红晕，风团直径大于 1cm 者，为皮肤试验阳性。皮肤试验属于体内试验，能够反映机体的实际免疫状态，是临床检测过敏原最常用的方法。②血清特异性 IgE 检测：是在体外条件下，用已知变应原检测受试者体内的特异性 IgE 的含量。主要方法有放射变应原吸附试验（radioallergosorbent test，RAST）和酶联免疫吸附试验。根据 IgE 含量可确定患者变应原种类。此外，对疾病的鉴别诊断、患者过敏状态评价、治疗效果判定等均有重要意义。

（二）变应原特异性脱敏治疗

该疗法常用于异种血清或某种特定过敏原引起的超敏反应。

1. 异种血清脱敏疗法 在应用抗毒素时，若皮肤试验呈阳性反应，可采用小剂量多次注射的方法进行脱敏治疗。其机制可能是：小量过敏原进入体内与致敏靶细胞上 IgE 结合后，释放的生物活性介质较少，不足以引起明显的临床症状，并能及时被体内某些物质所灭活。经过短时间内少量多次反复注射，可使体内靶细胞上 IgE 大部分甚至全部被消耗。当再次注入大剂量过敏原时，即不会发生超敏反应，从而达到暂时脱敏的目的。

2. 特异性过敏原脱敏疗法 对已检出而难以避免接触的过敏原如花粉或尘螨等，可采用少量多次反复皮下注射的方式，达到脱敏的目的。其机制可能是：该法可诱导机体产生特异性 IgG 类循环抗体，后者能与再次进入的过敏原结合，阻止过敏原与肥大细胞或嗜碱粒细胞表面相应 IgE 作用，从而阻断Ⅰ型超敏反应的发生。

（三）抗过敏药物治疗

1. 抑制活性介质合成药物 齐留通（zileuton）为 5-脂加氧酶抑制剂，能阻断 LT 的合成；阿司匹林为环氧合酶抑制剂，能阻断 PG 的合成。

2. 抑制活性介质释放药物

（1）稳定细胞膜，阻止脱颗粒：色苷酸二钠、肾上腺糖皮质激素可稳定肥大细胞膜，阻止肥大细胞脱颗粒，从而抑制活性介质释放。

（2）提高 cAMP 浓度，抑制活性介质释放：儿茶酚胺类药物、沙丁胺醇、甲基黄嘌呤、氨茶碱等药物均能通过不同的作用环节提高细胞内 cAMP 浓度，抑制组胺等生物活性介质释放。反之，变应原与靶细胞上 IgE 结合后，通过对胞膜上腺苷酸环化酶具有抑制作用，降低细胞内 cAMP 浓度，从而导致生物活性介质释放。

3. 生物活性介质拮抗药物

（1）阻断靶细胞介质受体的药物：①H1 抗组胺药物：如扑尔敏（氯苯那敏，chlorpheniramine）、特非那定（terfenadine）等，可通过与组胺竞争效应器官细胞膜上的组胺受体而发挥抗组胺作用。目前已投入临床使用的该类 H1 抗组胺药物种较多，是具有代表性的抗过敏药物。在抢救速发型过敏性休克患者时，多以此为拮抗抗过敏生物活性介质的首选药物。②白三烯受体阻断药：如孟鲁司特钠（montelukast sodium）、扎鲁司特（zafirlukast），可阻断白三烯与其受体的结合。

（2）生物活性介质拮抗药：乙酰水杨酸为缓激肽拮抗药；苯噻啶具有抗组胺和 5-羟色胺的作用；多根皮苷酊磷酸盐对白三烯有拮抗作用。

4. 改变效应器官反应性药物 肾上腺素可解除平滑肌痉挛，使支气管快速舒张，并能减少腺体分泌以及使皮肤、黏膜小血管收缩，是抢救过敏性休克的重要药物；葡萄糖酸钙、氯化钙、维生素 C 等可解痉，还能降低毛细血管通透性，减轻皮肤和黏膜的炎症反应。

第二节 Ⅱ型超敏反应

Ⅱ型超敏反应又称细胞溶解型（cytolytic type）或细胞毒型（cytotoxic type）超敏反应。其发生机制是细胞上的抗原与相应抗体结合，激活补体导致细胞溶解；靶细胞-抗体复合物也可被吞噬细胞吞噬或被 NK 细胞杀伤而溶解。

一、Ⅱ型超敏反应的发生机制

（一）靶细胞表面抗原

诱发Ⅱ型超敏反应的抗原包括：细胞表面固有的抗原、改变的自身分子成为抗原和吸附于组织细胞的外来抗原。携带上述抗原的细胞即可成为靶细胞，在Ⅱ型超敏反应中受到攻击。

1. 同种异型抗原 属于细胞表面固有的抗原，如来源于同种但不同血型个体的红细胞血型抗原，主要有 ABO 血型抗原和 Rh 抗原。前者是引起血型不相符输血反应的关键成分；后者在 Rh 阴性妇女妊娠时可引起 Rh 阳性胎儿的溶血反应。

2. 改变的分子成为自身抗原 在外界因素影响下，某些自身分子可发生构象或结构改变，以至被免疫系统视为"非己"而成为抗原,刺激自身抗体产生,引发Ⅱ型超敏反应。各种理化因素,如辐射、化学制剂、温度等,都可能引起体内细胞自身分子的改变,成为自身抗原。

3. 交叉反应性抗原 外源性抗原与正常组织细胞之间具有的共同抗原,如乙型溶血性链球菌细胞壁的成分与心脏瓣膜、关节组织之间的共同抗原。

4. 吸附在组织细胞上的外来抗原或半抗原 某些化学制剂可作为载体或半抗原进入机体,体内的细胞或血清中某些成分(如血细胞碎片、变性DNA等)可作为半抗原或载体,二者构成完全抗原,刺激机体产生抗体,从而诱发Ⅱ型超敏反应。

(二)抗体结合

上述各类抗原与其相应抗体特异性结合后,抗体发挥其生物学活性,介导后续反应,造成细胞损伤。

可激活免疫应答反应参与Ⅱ型超敏反应的抗体主要是IgG(IgG1、IgG2或IgG3)和IgM,少数为IgA。

(三)细胞损伤

抗体与细胞膜上的相应抗原结合后,可通过下列三条途径杀伤靶细胞:①补体攻膜复合体(MAC)的溶细胞作用:抗原-抗体复合物固激活补体经典途径,形成MAC,使靶细胞(多为血细胞)膜发生不可逆性破坏或直接溶解靶细胞;②调理吞噬作用:靶细胞膜抗原-抗体复合物通过抗体的Fc段与吞噬细胞上的Fc受体(FcR)结合,促进吞噬细胞对靶细胞的吞、杀,即抗体的调理吞噬作用;激活补体,产生C3b,与吞噬细胞表面C3b受体结合而被吞噬,此即补体的调理吞噬作用;③ADCC作用:NK细胞、吞噬细胞及中性粒细胞表面的FcrR与靶细胞膜抗原-抗体复合物中的IgGFc段结合,通过ADCC作用而杀伤靶细胞(图17-5)。

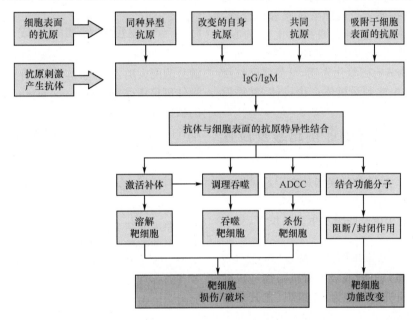

图17-5 Ⅱ型超敏反应发病机制示意图

二、常见的Ⅱ型超敏反应性疾病

(一)同种异型抗原引起的Ⅱ型超敏反应性疾病

1. 输血反应 一般多发生于ABO血型不符合的输血。如将A型供血者的血误输给B型受血者,由于A型血红细胞上有A抗原,B型血清中有抗A抗体,两者结合后在补体参与下,引起溶血反应。

2. 新生儿溶血症 可因母子间Rh血型不符引起。Rh血型抗原中RhD抗原具有很强的免疫原性,在临床上更重要。血型为Rh⁻母亲因输血、流产或分娩等原因接受Rh抗原刺激后,可产生Rh抗体。当母体第二次妊娠而胎儿仍是Rh⁺时,则母亲的IgG类

抗Rh抗体可通过胎盘进入胎儿体内,与胎儿Rh⁺红细胞结合,激活补体,使胎儿红细胞溶解,导致流产或发生新生儿溶血。

由ABO血型不合也能够引发新生儿溶血症,但多数症状较轻。主要原因是:①天然血型抗体为IgM型,不能通过胎盘;②ABO血型抗原除存在于红细胞表面外,在其他组织的细胞也可表达,且血清中有游离的血型抗原,故进入胎儿体内的血型抗体首先与游离血型抗原结合,减少了对胎儿红细胞的影响。因此,临床上以预防Rh抗原引起的新生儿溶血症为主。可于初产后72小时内给母体注射抗Rh(或抗D)免疫球蛋白,以免胎儿Rh抗原使母体致敏。

(二)药物过敏性血细胞减少症

青霉素、磺胺、安替比林、奎尼丁和非那西汀等药

物与体内细胞或蛋白结合,成为完全抗原,刺激机体产生抗体,导致超敏反应的发生。以溶血性贫血为例,药物(如非那西丁、对氨基水杨酸及青霉素等)多为半抗原,先与体内蛋白质或细胞膜结合形成完全抗原,然后刺激机体产生抗体。除青霉素外,都是循环抗体(IgG、IgM)先与药物半抗原结合,形成抗原抗体复合物,然后吸附于红细胞上,通过激活补体而引起细胞溶解。由青霉素引起者,首先是青霉素半抗原吸附或结合在细胞膜上,刺激机体产生抗体。当同样药物再次进入机体时,抗体与结合在红细胞上的药物作用,激活补体而引起溶血。

(三) 改变的自身抗原引起的Ⅱ型超敏反应性疾病

自身免疫性溶血性贫血可能与遗传因素有关,或因病毒、药物或酶类等作用于红细胞,使其免疫原性发生变化,构成新的抗原表位或隐藏抗原表位暴露,诱导机体产生自身抗体,这种自身抗体主要是IgG类,也可以是IgM类,由此发生自身免疫应答。如甲基多巴或某些类似物具有强氧化作用,可使成熟红细胞膜表面抗原变性,由此刺激机体产生抗体,并诱发溶血性贫血。

(四) 共同抗原引起的Ⅱ型超敏反应性疾病

1. 肾小球肾炎 此类免疫损伤是由于乙型溶血性链球菌(A 族)含有与肾小球基底膜共同抗原成分,抗链球菌抗体可与肾小球基底膜发生交叉反应,导致组织损伤。

2. 肺-肾综合征 本病病因尚未确定,可能因病毒(如 A2 型流感病毒)感染,或吸入有机溶剂造成肺损害而引起。其发病机制可能为:肺组织(尤其是肺泡壁基膜)和肾小球基底膜有共同抗原。肺组织损伤导致肺脏抗原性改变,由此诱生的自身抗体,这种自身抗体能与肺泡壁基膜和肾小球基膜结合,激活补体,引起肺泡壁基膜、肾小球基膜损伤。

(五) 免疫系统异常引起的Ⅱ型超敏反应性疾病

由于免疫系统异常,机体把"自己"视为"非己",对自身组织细胞产生抗体而导致Ⅱ型超敏反应,例如特发性血小板减少性紫癜。此外,由甲基多巴引起的自身免疫性溶血性贫血,也可能是药物诱发B细胞突变,因而产生抗自身红细胞的抗体。

(六) 甲状腺功能亢进

本病是一种特殊的Ⅱ型超敏反应,即抗体刺激型超敏反应。该患者体内可产生针对甲状腺细胞表面甲状腺刺激素(thyroid stimulating hormone,TSH)受体的IgG类自身抗体,此抗体能与甲状腺细胞表面

TSH 受体结合,并持续刺激甲状腺细胞产生大量甲状腺素,引起甲状腺功能亢进,而不是破坏甲状腺细胞。

第三节 Ⅲ型超敏反应

Ⅲ型超敏反应的主要特点是游离抗原与相应抗体结合形成免疫复合物(IC)后,若 IC 不能被及时清除,则可在血管壁或其他局部组织沉积,通过激活补体,并在血小板、中性粒细胞及其他细胞参与下,引起以血管炎为主的炎症。因此,Ⅲ型超敏反应,造成血管壁纤维素样坏死、血栓形成、出血、组织缺血性坏死等组织损伤反应又称免疫复合物型(immune complex type)或血管炎型超敏反应。

一、Ⅲ型超敏反应的发生机制

(一) 免疫复合物的形成

1. 抗原 引起Ⅲ型超敏反应的抗原可根据其来源分为两大类:①自身抗原:自身异常的分子,如系统性红斑狼疮(systemic lupus erythematosus,SLE)患者的核抗原、类风湿关节炎(rheumatoid arthritis,RA)患者的变性 IgG、肿瘤细胞释放或脱落的抗原等;②外源性抗原:如动物血清、药物、微生物和寄生虫等。

(1) 抗原的结构和理化性状:①抗原表位数量:单价和 2 价抗原易于形成可溶性免疫复合物。而多价抗原可以结合多个抗体分子,形成大的复合物,易被吞噬细胞捕获和清除。②可溶性抗原:可与相应抗体形成可溶性免疫复合物,不易被吞噬细胞捕获。反之,颗粒性抗原本身及其形成的免疫复合物均易于被吞噬细胞吞噬和清除。

(2) 抗原持续存在:这是形成可沉积性免疫复合物的先决条件。大量抗原持续存在,致使免疫复合物不断形成,使机体不能迅速将其排出体外,造成免疫复合物蓄积并沉积于血管壁。如当持续感染时,病原体持续地繁殖,在血流中可持续形成大量免疫复合物。

2. 抗体 在免疫复合物形成过程中,抗体的浓度、比例和抗体的分子特性也是其能否引发Ⅲ型超敏反应的重要条件。参与Ⅲ型超敏反应的抗体主要是 IgG 和 IgM,也可见 IgA 的参与。

抗体的性质:当抗原抗体形成免疫复合物时,抗体的分子量越大,形成的免疫复合物也越大。如抗体与抗原的亲和力越高,形成的免疫复合物越稳定。反之,将易形成分子量较小的可溶性免疫复合物,长期循环于血流中,在一定条件下便可沉积于组织。

3. 抗原抗体的比例 抗原抗体的比例不同,形成的复合物分子大小亦不同,当抗原过剩时,形成小

分子可溶性免疫复合物,能通过肾小球滤膜而随尿排出体外。当抗原抗体比例合适时,形成大分子不溶性免疫复合物,被吞噬细胞清除。当抗原稍过剩时,形成中等大小(19S)免疫复合物,难以通过上述方式清除,而长期循环于体内,在条件适当时即可沉积于组织。

(二) 免疫复合物的沉积

在正常的免疫应答中,抗体与抗原结合形成免疫复合物,是排除抗原的重要环节。只有当免疫复合物在局部组织沉积时才能引起Ⅲ型超敏反应。影响免疫复合物沉积的因素主要有以下几个方面:

1. 免疫复合物的数量 当一次进入的抗原量多或持续感染致使免疫复合物不断形成,与抗体形成大量免疫复合物,从而不易完全被清除,可导致复合物的沉积。

2. 血管壁通透性 这是免疫复合物沉积的重要条件。当血管壁通透性增强时,循环免疫复合物便可沉积在某些部位毛细血管壁或嵌积在血管壁基底膜上,激活补体。如炎症细胞释放的组胺、PG 等血管活性介质可引起毛细血管扩张和通透性增强形成间隙,

有助于免疫复合物嵌入,造成沉积。

3. 局部的解剖学特点和血流动力学 血流缓慢、出现涡流、血管细且曲折、流体静压大等因素都是促成复合物沉积的原因。

(三) 组织损伤

复合物并不是造成组织损伤的直接原因,免疫复合物的致病机制有如下方面:

1. 激活补体 复合物可经传统经典途径激活补体系统产生过敏毒素,使嗜碱粒细胞和肥大细胞脱颗粒,释放组胺等炎性介质引起局部水肿。

2. 中性粒细胞的作用 中性粒细胞浸润是Ⅲ型超敏反应的病理组织学的主要特征之一。局部聚集的中性粒细胞在吞噬复合物过程中,可通过释放蛋白水解酶、胶原酶、弹性纤维酶和碱性蛋白等,使血管基底膜和周围组织细胞发生损伤。

3. 血小板的作用 复合物和C3b可使血小板活化,产生 5-羟色胺等血管活性胺类物质,导致血管扩张,通透性增强,引起充血和水肿。同时血小板聚集并通过激活凝血机制形成微血栓,造成局部组织缺血进而出血,从而加重局部组织细胞的损伤(图 17-6)。

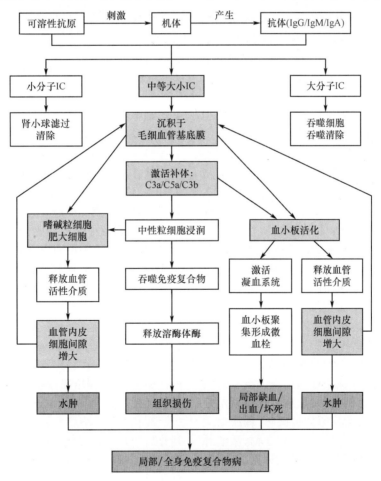

图 17-6　Ⅲ型超敏反应发病机制示意图

二、常见的免疫复合物性疾病

(一) 局部免疫复合物病

Arthus 反应是指给家兔皮下注射无毒抗原(如马血清)4 次以后,局部出现细胞浸润,表现为局部红晕、水肿、出血坏死等剧烈炎性反应。这是由于抗原和抗体在局部形成复合物,激活补体并引起中性粒细胞和血小板聚集,破坏血管,造成水肿、坏死等炎症。反复注射胰岛素或生长激素的患者,其注射局部在 1~3 小时内出现水肿、充血、出血、坏死等,数日后逐渐恢复,这也是局部免疫复合物病。另外,多次注射狂犬病疫苗或使用动物来源的抗毒素,亦可出现上述现象。

(二) 全身性免疫复合物病

1. 血清病 血清病是指初次注入较大剂量含抗毒素的马血清 1~2 周发病。其临床表现为发热、皮疹、淋巴结肿大、关节痛、一过性蛋白尿等,病程一般较短,能自愈。该反应的机制是:一次大量注入抗毒素马血清后,机体产生抗马血清抗体,由于所注入的马血清尚未完全清除,两者在抗原量多于抗体量的条件下结合,形成可溶性复合物,随血流运行至全身,嵌入肾小球基底膜,或沉积于关节滑囊、心、肺及皮下组织毛细血管壁中,激活补体,并引起相应部位的组织损伤,出现上述血清病症状。

此外,大量使用磺胺及青霉素等药物时,也可能引起类似血清病样的反应,其发生机制与血清病相似。

2. 链球菌感染后肾小球肾炎(免疫复合物型肾炎) 80% 以上的链球菌感染后肾小球肾炎属Ⅲ型超敏反应,此病一般发生于链球菌感染后 2~3 周,主要由 A 族溶血性链球菌引起。免疫复合物型肾小球肾炎也可由多种微生物感染如葡萄球菌、肺炎链球菌、某些病毒或疟原虫,注入异种血清或某些药物引起。

3. 系统性红斑狼疮 系统性红斑狼疮(systemic lupus erythematosus,SLE)病因复杂,患者体内可检出多种自身抗体。其发病主要是体内持续出现 DNA-抗 DNA 复合物。这种复合物通过血流反复沉积于肾小球、关节、皮肤或其他部位的血管内壁,表现为肾小球肾炎、关节炎、皮肤红斑和脉管炎等症状。

4. 过敏性休克 当血流中迅速出现大量复合物时,可发生过敏性休克。例如,大量注射青霉素治疗钩端螺旋体病时,由于大量病原体被破坏,释放出大量抗原,在血流内与相应抗体结合成复合物,激活补体,产生大量过敏毒素,从而引起过敏性休克。

第四节 Ⅳ型超敏反应

Ⅳ型超敏反应是由 T 细胞介导的细胞免疫应答,而前述Ⅰ~Ⅲ型超敏反应是抗体介导的体液免疫应答,在发生机制上明显不同。Ⅳ型超敏反应起始于致敏 T 细胞与相应抗原的特异性结合,表现为以单个核细胞浸润和细胞变性坏死为特征的局部超敏反应性炎症。因反应发生较迟缓,一般在再次接触抗原后 48~72 小时发生,故称为迟发型超敏反应(delayed hypersensitivity)。

一、Ⅳ型超敏反应的发生机制

(一) T 细胞致敏

1. 抗原 引起Ⅳ型反应的抗原主要是胞内寄生菌、病毒、真菌、寄生虫、组织抗原和某些化学物质等。某些胞内寄生菌(如结核杆菌)是最常见引起Ⅳ型超敏反应的抗原。此外,某些某些原虫和蠕虫、多数病毒以及某些化学物质也能引起Ⅳ型超敏反应。异种蛋白质也可引起Ⅳ型超敏反应,但一般需要与化学物质结合(如苦味酸结合的牛血清白蛋白)。

2. T 细胞 外来抗原进入机体后,经 APC 处理并提呈给 T 细胞,刺激 T 细胞增殖分化,成为针对某一特定抗原的效应 T 细胞。引起Ⅳ型反应的 T 细胞以 CD4$^+$ Th1 细胞为主,但 CD8$^+$ Tc 也是效应 T 细胞之一。二者的效应机制不同。

(二) 效应 T 细胞介导炎症和组织损伤

1. CD4$^+$ Th1 细胞 在Ⅳ型超敏反应中,CD4$^+$ Th1 细胞主要通过释放炎性细胞因子和活化单核-巨噬细胞发挥效应功能。

(1) 释放炎性细胞因子:活化的 CD4$^+$ Th1 细胞可释放多种引起炎症反应的细胞因子,如 IFN-γ、TNF-α、TNF-β、GM-CSF 等,分别导致血管通透性增强、渗出增多,或发挥趋化作用,使大量淋巴细胞、单核-吞噬细胞及中性粒细胞聚集于炎症部位,在局部形成以单个核细胞浸润为主的炎症反应,甚至可进一步引起局部小血管栓塞,血管变性坏死。此外,TNF-β可直接诱导靶细胞凋亡。

(2) 活化单核-巨噬细胞:由致敏 CD4$^+$ Th1 细胞活化的巨噬细胞①分泌多种细胞因子,如 TNF-α、IL-1、IL-6 等促进炎症反应;IL-8 等趋化因子,募集其他炎症细胞。②在吞噬清除抗原的同时,加速合成溶酶体酶,氧化代谢增强,释放溶酶体酶,导致邻近组织变性坏死。

2. CD8$^+$ Tc 细胞 在初次受到 DC 提呈的抗原活化后,CD8$^+$ Tc 细胞可直攻击携带该抗原的靶细胞,通过细胞毒作用将其杀死。此外,CD4$^+$ Th1 细胞活化后,可通过释放的 IL-2 活化 CD8$^+$ Tc 细胞,加强 Tc 细胞的细胞毒作用(图 17-7)。

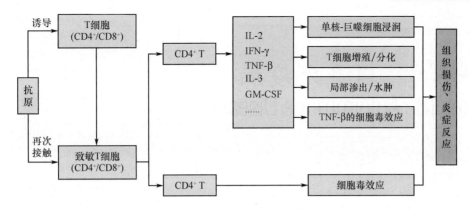

图 17-7 Ⅳ型超敏反应发生机制示意图

二、常见的Ⅳ型超敏反应性疾病

（一）传染性超敏反应

这是由病原微生物或其代谢产物作为变应原，在传染过程中引起的以细胞免疫为基础的Ⅳ型超敏反应，常出某些细胞内寄生微生物引起。机体在感染某种病原体后，由于病原体的刺激而使 T 细胞致敏。病原体在体内长期存留，可持续与致敏 T 细胞接触，使其释放淋巴因子，引起一系列反应。但是，若应答过强也可能引起组织损伤。

有传染性超敏反应的个体往往代表机体已获得对特定病原体的细胞免疫力。例如，结核菌素试验阳性者，表示已感染过结核杆菌，出现了传染性超敏反应，对再次感染结核杆菌具有免疫力。临床上可见，肺部再次感染结核杆菌时，形成的病灶范围比初次感染为局限，这是细胞免疫的作用；而局部组织的强烈反应，如坏死、液化以至空洞的形成，则归之于超敏反应的结果。

（二）接触性皮炎

这是一种经皮肤致敏的迟发型超敏反应，变应原是小分子化学物质，包括药物、染料、油漆、升汞、碘、青霉素、磺胺药、某些农药和塑料等。这些物质与皮肤长期接触，即可发生湿疹和皮炎。此类小分子化学物质与皮肤细胞有亲和力，在与皮肤接触时能通过与表皮细胞角质蛋白或胶质结合，形成完全抗原，进入淋巴结使 T 细胞致敏。致敏 T 细胞由淋巴循环转入血流，并分布于全身皮肤，以后与经各种途径（如口服、注射、皮肤接触）进入体内的同一变应原再次接触时，即可出现Ⅳ型超敏反应。一般是 24 小时后发生皮炎，48～96 小时达高峰，表现为局部红肿、硬结、水泡，严重者可发生剥脱性皮炎。

（三）移植排斥反应

在临床实践中，有时需要自体或异体组织或器官进行移植，但是往往会发生移植排斥反应。这是由于同种异体间组织及细胞的组织相容性抗原的不同。异体组织移植后，供体的个体特异 HLA 就成为受体的抗原，能刺激受体产生相应的致敏 T 细胞，最终导致Ⅳ型超敏反应，使移植物遭到排斥。

案例 17-1 讨论分析：

经询问得知，王某此前无任何过敏史，包括花粉、屋尘、抗生素及其他药物、食物等。但一年前曾经受到过蜂蜇，不过当时除叮咬处红肿、灼痛外，未感觉到其他不适。此次为再次接受蜂毒，可能属于超敏反应。因而，以蜂毒为抗原为王某做了皮肤试验，结果为阳性；进一步，用蜂毒抗原检测其血清中的抗蜂毒特异性IgE，结果为阳性；血清总 IgE 含量为 300IU/ml（正常值为≤80IU/ml）。由此可诊断为速发型过敏性休克，变应原为蜂毒。

（韦星呈）

第十八章 自身免疫病
Chapter 18 Autoimmune Disease

正常情况下，机体一般不对自身组织成分产生免疫应答，或仅产生微弱的免疫应答，这种现象称为自身耐受（self-tolerance）。在一定的条件下，自身耐受遭到破坏，机体对自身组织产生过度的免疫应答，造成器质性损害及功能障碍，从而产生自身免疫病。

第一节　自身免疫病的基本概念及分类

一、基本概念

1. 自身免疫与自身免疫病　自身免疫（autoimmunity）是指机体免疫系统针对自身组织成分产生免疫应答，体内出现自身抗体（autoantibody）或自身反应性T淋巴细胞（autoreactive T lymphocyte）的现象。在正常情况下，机体也存在微弱的自身免疫应答，它可以促进体内衰老和残损组织的清除，帮助机体的更新和维持其自身稳定。如果自身免疫应答超过一定的水平，导致自身正常组织结构的破坏并引起相应临床症状时，就会发生自身免疫病（autoimmune disease，AID）。

2. 自身抗体　是指机体产生的抗自体组织成分的抗体。它在健康人血清中亦可测出，且出现的频率和效价随年龄增长而增高，60岁以后半数以上的人可检出多种自身抗体，如抗核抗体、抗DNA抗体、抗线粒体抗体、类风湿因子等。正常情况下，这些自身抗体由于效价低，不会引起自身组织的破坏，还可发挥清除衰老退变的自身组织成分等多种生理功能，故被称为"生理性自身抗体"。某些人体内的自身抗体与自体组织成分有较高的亲和力，可激发高水平自身免疫应答，导致疾病的发生，称为"病理性自身抗体"。如抗血小板抗体、抗甲状腺球蛋白抗体、抗肾上腺皮质细胞抗体等，分别与特发性血小板减少性紫癜、慢性淋巴细胞性甲状腺炎（桥本甲状腺炎）和原发性Addison病等AID的发生有关。此外，自身抗体作为AID的重要标志在这类疾病的诊断中有重要价值。

3. 自身反应性T淋巴细胞　与自身抗体一样，自身反应性T淋巴细胞也可在正常人体内出现。如果自身反应性T淋巴细胞与自身免疫病的发生有关，它就被称为"自身攻击性T淋巴细胞"（auto—aggressive T lymphocyte）。这种细胞有如下特性：①能在器官特异性AID组织中被分离；②将这种淋巴细胞转输给健康受者，可引起相应AID；③在受者病变器官中也可分离出同样的自身反应性 T 淋巴细胞。动物实验证明将髓鞘碱性蛋白(myelin basic protein, MBP)免疫携带易感基因的鼠,可诱发实验性自身免疫性脑脊髓炎(experimental autoimmune encephalomyelitis,EAE)。将从病鼠体内分离出的 MBP 特异性 T 淋巴细胞,转输给健康动物后,可导致其在中枢神经系统出现 EAE 的特异性损害。

二、自身免疫病的分类与特征

(一)自身免疫病的分类

1. 按病变分布的范围分类 是 AID 的常用分类方法,据此自身免疫病可分为器官特异性(organ specific)与非器官特异性(non-organ specific)两类(表 18-1)。器官特异性自身免疫病(organ specific autoimmune disease)是指患者病变通常局限在某一特定的器官。而非器官特异性自身免疫病(non-organ specific autoimmune disease)的特点是患者的病变见于多种组织和器官。AID 患者病变的分布与自身抗原在体内的分布范围、自身抗体的性质和种类数量等因素有关。

表 18-1 自身免疫病的举例

器官特异性	非器官特异性
慢性淋巴细胞性甲状腺炎	系统性红斑狼疮(SLE)
甲状腺毒症(Graves 病)	类风湿关节炎(RA)
胰岛素依赖型糖尿病	皮肌炎
自身免疫性萎缩性胃炎	硬皮病
交感性眼炎	特发性血小板减少性紫癜
晶状体源性葡萄膜炎	自身免疫性溶血性贫血
重症肌无力	特发性白细胞减少症
寻常天疱疮	原发性胆汁性肝硬化
Addison 病	慢性活动性肝炎
原发性黏液性水肿	溃疡性结肠炎
绝经过早	Sjögren 综合征

2. 按发病原因分类 分为原发性和继发性自身免疫病。某些 AID 由特定的外因所致,如眼外伤后生产的交感性眼炎、外伤后睾丸炎所致的男性不育症等,属于继发性自身免疫病。但是,大多数自身免疫病的发生无明显外因,属于原发性自身免疫病。

3. 按病程分类 可分为急性和慢性自身免疫病。

(二)自身免疫病的主要特征

在临床上,自身免疫病有如下主要特征:

(1)多数 AID 病因不明,属"自发"性免疫性疾病。

(2)患者以女性多见,发病率随年龄而增高,且有遗传倾向。

(3)患者体内有针对自身组织成分的自身抗体和(或)自身反应性 T 淋巴细胞存在。

(4)多数自身免疫病病情迁延,发作与缓解反复交替,有的成为终身疾患。

(5)疾病有重叠现象,即一个病人可同时患一种以上自身免疫病。

(6)用免疫抑制药物治疗有一定效果。

第二节 自身免疫病发生的相关因素

迄今,自身免疫病发生的确切原因并未真正阐明。但研究显示下述因素可能与自身免疫病的发生有关。

一、自身抗原方面的因素

人体内存在的自身抗体或自身反应性 T 淋巴细胞所针对的自身组织成分,称为自身抗原(autoantigen)。在一定的条件下,自身抗原及其发生的变化可能诱发机体强烈的免疫应答,引起自身免疫病。

1. 自身抗原的改变 生物因素(如细菌、病毒、寄生虫等)、物理因素(如冷、热、电离辐射)或化学因素(如药物等)都可改变自身组织抗原的性质。其表现为:暴露新的抗原表位;使抗原发生构象改变;抗原被修饰或发生降解,成为具有免疫原性的分子;外来半抗原(如某些药物)、完全抗原(如微生物毒素)与自身组织中的完全抗原(如蛋白质)、半抗原(如多糖)分子相结合,等等。由于自身抗原的改变,使机体的免疫系统将其视为"异己"物质而予以排斥。例如:变性的自身 IgG 作为抗原刺激机体产生的自身抗体,称为类风湿因子(RF),自身变性 IgG 与 RF 结合形成的免疫复合物可在组织器官中沉积,引起关节炎等多种疾病。肺炎支原体感染可改变人红细胞的抗原性,使其刺激机体产生抗红细胞的抗体,引起红细胞溶解和贫血。

2. 隐蔽抗原的释放 由于存在于人体的特殊部位,某些器官或组织(如脑、眼晶状体、睾丸、精子、心肌等)成分在正常情况下不与免疫细胞接触,称为**隐蔽抗原**(sequestered antigen)。根据 Burnet 的克隆排除学说,这些抗原在胚胎期未与免疫系统接触,故相应淋巴细胞克隆未被消除或抑制。在外伤、感染等情况下,若隔绝屏障被打破,这些隐蔽抗原可能释放入血液或淋巴系统,激活相应的自身反应性淋巴细胞,导致自身免疫病的发生。如眼外伤时,伤侧眼球的晶状体蛋白(隐蔽抗原)可"释放"入血,激发机体产生针对晶状体蛋白的抗体或激活特异性淋巴细胞,进而引起健侧眼球发生交感性眼炎。

3. 分子模拟(molecular mimicry) 即针对外来

抗原的抗体与自身抗原发生交叉免疫反应。由于某些外来抗原(尤其是病原微生物)与人体特定组织成分具有相同或相似的抗原表位,由前者激发人体所产生的抗体,可与这些自身组织成分发生交叉免疫反应,从而导致 AID 的发生(表 18-2)。如 A 族溶血性链球菌的胞壁成分与人体心肌间质、心瓣膜、肾小球基底膜及其他结缔组织具有相似抗原表位,此型链球菌感染人体后所产生的抗体,能与心脏、肾脏及其他部位的结缔组织发生交叉免疫反应,从而导致风湿性心脏病、急性肾炎等疾病;柯萨奇病毒感染后激发的免疫应答反应可攻击胰岛 B 细胞引起糖尿病。

表 18-2　自身组织与微生物具有交叉抗原举例

微生物抗原	自身抗原
链球菌 M 蛋白	心肌球蛋白
Yersinia 菌氧化酶	HLA-B27
结核菌热休克蛋白(HSP)	人 HSP
EB 病毒 GP110	HLA-Dw4
EB 病毒 BBLF1 蛋白	HLA-DQw8
EB 病毒 EBNA-1	类风湿关节炎滑液细胞
反转录病毒 P30GAG	U1RNA
乙肝病毒多聚酶	髓鞘碱性蛋白

二、淋巴细胞方面的因素

1. 淋巴细胞突变　由于理化、生物或某些目前未知因素的影响,使淋巴细胞突变,导致其抗原识别能力异常,可对自身组织成分产生免疫应答。

2. 自身反应性淋巴细胞逃避"克隆丢失"　在胸腺(或骨髓)内的分化成熟过程中,自身反应性 T 细胞(或 B 细胞)通过识别基质细胞所提呈的自身抗原肽-MHC II 类分子而发生凋亡,此即阴性选择所致的"克隆丢失"。由于胸腺(或骨髓)功能障碍或微环境发生改变,一些自身反应性淋巴细胞可能逃避阴性选择,免于被"排除"。当该克隆进入外周血循环后即可对相应自身抗原产生免疫应答,引起 AID。此外,正常情况下少数在胸腺中逃避了阴性选择的自身反应性 T 细胞可能进入外周血液中,一旦识别自身抗原后,还可通过活化机体的细胞死亡(AICD)机制而被清除。研究证实,该机制与 Fas/FasL 途径介导的细胞凋亡有关。若 Fas 基因突变而使该途径受阻,未被清除的自身反应性 T 细胞则有可能破坏机体的自身耐受,引起自身免疫病的发生。

3. 淋巴细胞旁路活化　正常情况下,体内存在针对自身抗原的 T/B 淋巴细胞克隆,但由于机体中对免疫应答起重要作用的 Th 细胞易产生免疫耐受,故不出现自身免疫应答。在某些致病因子作用下,可通过旁路途径绕过耐受的 Th 细胞激活静止的效应淋巴细胞,导致 AID 的发生。

(1) Th 细胞旁路(Th cell bypass)活化:某些外来抗原具有与自身抗原相同或相似的 B 细胞表位,但它们具有的 T 细胞表位却不同。这些外来抗原进入人体后,可与自身反应性 B 细胞结合,同时激活相应的 Th 细胞;在活化的 Th 细胞辅助下,绕过耐受的自身反应性 Th 细胞,使自身反应性 B 细胞转化为浆细胞并产生自身抗体,此机制称为 Th 细胞旁路活化(图18-1)。

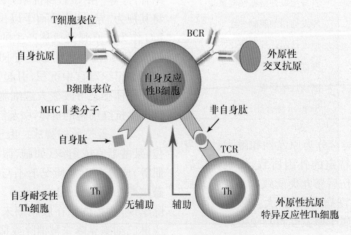

图 18-1　Th 细胞旁路激活 B 细胞

(2) 独特型旁路活化:某些致病因子(如病毒、寄生虫等)本身或其刺激机体产生的抗体,可激活特异性独特型 Th 细胞(绕过耐受 Th 细胞),使之辅助相应的自身反应性淋巴细胞发生自身免疫应答。现已发现,多数 AID 病人体内的自身反应性 T 细胞表面均存在与独特型 Th 细胞发生作用的结构。

(3) 多克隆激活:某些病毒或细菌产物(如内毒素)等可绕过耐受的特异性 Th 细胞,非特异性地直接激活多克隆 T、B 细胞。例如,EB 病毒感染后,感染者体内可出现多种自身抗体,如抗平滑肌、抗核蛋白、抗淋巴细胞和抗红细胞等的自身抗体。

三、免疫调节机制紊乱

正常机体具有一个精密且控制严格的免疫调节系统,故体内虽存在针对自身抗原的 T、B 细胞,却不出现 AID。即使机体在各种外在因素的影响下,启动了自身免疫应答,但由于这个调控系统的作用,也不致引起组织损伤的发生。若该调控系统发生紊乱,使自身免疫应答的发生、持续与强度失去控制,则可能发生 AID。

1. **MHCⅡ类抗原表达异常** 正常情况下,人体多数组织器官仅表达 MHCⅠ类抗原,而不表达 MHCⅡ类抗原。在某些因子(如 IFN-γ)作用下,组织细胞表面可异常表达 MHCⅡ类抗原,从而可能将自身抗原提呈给 Th 细胞,启动自身免疫应答,引起自身免疫病。现已发现,甲状腺毒症的甲状腺上皮细胞、原发性胆汁性肝硬化的胆管上皮细胞、糖尿病的胰腺 B 细胞和内皮细胞表面均异常表达 MHCⅡ类抗原。

2. **细胞因子产生失调** 细胞因子产生失调可导致异常自身免疫应答。其致病机制可能是:诱导 MHCⅡ类抗原表达量增加或表达异常;诱导黏附分子表达量增加,使抗原提呈细胞与 T 细胞的亲和力增强,从而促进自身免疫应答的发生。例如,类风湿关节炎的关节滑膜 T 细胞可自发性产生大量 TNF-α 和 GM-CSF,继而大量激活巨噬细胞,从而引起慢性炎症和持续性组织损伤。

3. **抑制性免疫调节作用减弱** 抑制性 T 细胞功能减弱曾被认为是自身免疫病的发病机制之一。但目前免疫学界对人体内是否存在一个具有特定表面标志的、独立的抑制性 T 细胞亚群尚存在争论。不管怎样,在人体的整个的免疫调节机制中,抑制性调节作用的减弱应与自身免疫病的发生有关。该机制涉及的范围较广泛,主要包括调节性、效应 T 细胞和巨噬细胞功能失调、胸腺功能异常(如病毒感染、增生、肿瘤等)以及神经-内分泌-免疫网络调节功能紊乱等方面。

4. **Th1 细胞和 Th2 细胞功能失衡** 在感染或组织损伤所致炎症反应时,机体能通过产生的细胞因子而影响 Th0 细胞的分化方向,导致 Th1 细胞/Th2 细胞的数量和功能失衡,从而引发自身免疫病。

四、遗传因素

1. **AID 发病有家族性倾向** 表现为:AID 常有家系发病的现象;单卵双生子和双卵双生子可能具有类似的 AID 发病模式;某些 AID 的发病与性染色体相关。此外,易在家系中发病的 AID 常属器官特异性,遗传因素在选择受累器官中往往起主要作用。

2. **MHC 与 AID 易感性关联** 在遗传因素与 AID

发病的关系中,MHC 因素受到特别重视。对各种 AID 病人进行大样本的 HLA 型别分析发现,携带特定 HLA 等位基因或单倍型的个体患某些 AID 的频率远高于正常人群。如:慢性活动性肝炎与 HLA-B8 关联;某些器官特异性 AID 常与 HLA-B8-DR3 单倍型关联。目前发现的其他一些与 HLA 明显关联的 AID 及其关联程度(相对危险率)见表 18-3。一般认为,MHC 与自身免疫病关联的原因可能是由于:①抗原提呈作用:特定的 MHC 等位基因产物使机体可有效地提呈特定的致病性自身抗原肽,从而导致携带该 MHC 等位基因的个体对某种自身免疫病易感;②MHC 影响自身反应特异性 TCR 和 BCR 的表达;③MHC 影响细胞因子的表达和自身耐受的维持。

表 18-3 与 HLA 相关的一些自身免疫病

疾病	抗原	相对危险率(RR)
强直性脊柱炎	B27	>100
胰岛素依赖型糖尿病	DR3/DR4	20.0
	DR4	6.4
艾迪生(Addison)病	DR3	6.3
类风湿关节炎	DR4	6.0
系统性红斑狼疮	DR3	5.8
恶性贫血	DR5	5.4
多发性硬化病	DR2	4.0
慢性淋巴细胞性甲状腺炎	DR5	3.2
Graves 病	DR3	3.0
重症肌无力	DR3	2.5

五、生 理 因 素

1. **年龄** AID 发病率随年龄增长而升高,这可能是由于老年人胸腺功能衰退导致免疫系统功能紊乱,从而有利于 AID 的发生。

2. **性激素及其水平** 许多实验研究与临床资料提示,AID 可能与性激素有关。例如:一些 AID 在女性和雌性实验动物的发病率较高。女性和男性患者之比,在 SLE 为 10∶1,RA 为 4∶1,Sjögren 综合征为 3∶1。另外,AID 的发病也与体内激素水平的波动相关。

AID 的发生原因十分复杂,表现为:在不同的 AID,其参与的发病因素各异;对患有同一种 AID 的不同个体,其发病因素也可能有差别;即使在同一患者,其 AID 发生发展的不同阶段,也可能受到不同因素的影响。总的来说,每种 AID 的发生均可能是多种因素综合作用的结果;在诸多因素中,遗传背景可能是其中最重要的因素,但绝非唯一的因素。如某些 AID 在单卵双生子发生的一致性为 50% 左右,即提示除遗传因素外,尚需环境因素参与,才能引起 AID。在继发性 AID 中,环境因素的影响是明确的,例如风湿病的发生与 A 族溶血性链球菌感染有关。但即使如此,在不具备相应遗传背景的个体,A 族溶血性链球菌感染并不会引起风湿病。而在原发性 AID 中,作为诱因的环境因素往往难以确定,这方面尚有待进一步深入研究。

第三节　自身免疫病的免疫损伤机制

AID 的免疫损伤是由自身抗体和自身反应性 T 淋巴细胞介导的 II、III、IV 型超敏反应所致,因此其机制与超敏反应对组织的损伤机制相同。在组织损伤的过程中,参与的免疫学因素包括抗体、补体、抗原抗体复合物、T 细胞、巨噬细胞、NK 细胞等。此外,各种自身免疫病的免疫损伤机制也不尽相同(表 18-4)。

一、自身抗体的作用

不同的自身抗体可能通过不同的免疫学机制造成自身组织损伤和功能障碍。例如:甲状腺毒症时机体产生的针对甲状腺滤泡细胞上促甲状腺激素受体的自身抗体,可模拟促甲状腺素的作用,刺激甲状腺持续合成与分泌甲状腺素;安眠药司导眠可与血小板结合,刺激机体产生抗血小板抗体,继而在补体参与下引起血小板裂解,出现血小板减少性紫癜;恶性贫血者出现的自身抗体可与胃壁细胞产生的内因子发生免疫反应,导致肠道维生素 B12 吸收障碍。

即使在同一疾病,自身抗体造成组织损伤的机制亦可不同。如重症肌无力时,作用于神经肌肉接头处的乙酰胆碱受体的自身抗体可能通过不同机制干扰神经冲动向肌肉的传导:①可通过与相应抗原结合引起离子通道变构,从而干扰神经冲动的传导;②可作用于乙酰胆碱受体的结合部位,从而阻止乙酰胆碱与受体分子的结合;③通过抗原抗体间的免疫反应,使乙酰胆碱受体从突触后膜上脱落;④形成抗原-抗体复合物激活补体系统,从而破坏乙酰胆碱受体。

表 18-4　自身免疫病及其免疫损伤机制

自身免疫病	自身免疫应答产物	超敏反应类型	主要症状
自身免疫性溶血性贫血	抗红细胞膜蛋白抗体	II	溶血性贫血
自身免疫性血小板减少性紫癜	抗血小板膜蛋白	II	血小板减少和出血
重症肌无力	抗乙酰胆碱受体抗体	II、IV	肌无力
	自身反应性 T 淋巴细胞		
类风湿关节炎	抗变性 IgG 抗体	III、IV	关节炎
	抗 HSP 致敏淋巴细胞		
系统性红斑狼疮	抗 DNA、核蛋白、各种血细胞膜抗原等的抗体	II、III	全血细胞减少多器官损伤
肺肾综合征	抗肾小球 IV 型胶原抗体抗肺泡膜 IV 型胶原抗体	II	肾炎和肺出血
弥漫性甲状腺肿	抗 TSH 受体抗体	II	甲状腺功能亢进
胰岛素抗性糖尿病	抗胰岛素受体抗体	II	高血糖,酮症酸中毒
多发性硬化症	抗 MBP 致敏 T 淋巴细胞	IV	神经系统受损症状

二、免疫复合物的作用

若自身抗体结合的是可溶性自身抗原,则所形成的循环免疫复合物可随血流到达某些组织器官并沉积下来,其引起的免疫反应可激活补体、促进炎性细胞浸润,从而干扰相应器官的正常生理功能,并造成组织损伤。如 SLE 患者体内存在抗 DNA、核蛋白和凝血因子的多种自身抗体,它们与机体相应的组织成分结合形成的循环免疫复合物,可沉积在关节、肾小球、皮肤及其他多种器官的毛细血管,引起关节炎、肾小球肾炎、皮肤红斑及多部位脉管炎。

三、T 淋巴细胞的作用

自身反应性 T 细胞在某些 AID 的免疫损伤中也起重要作用。实验研究发现,被动转移髓鞘碱性蛋白(MBP)特异性的 Th1 细胞克隆,可在受体小鼠的中枢神经系统造成严重损伤,诱发实验性自身免疫性脑脊髓炎。另外,在慢性淋巴细胞性甲状腺炎、恶性贫血及胰岛素依赖型糖尿病等器官特异性 AID 中,常见相应组织器官出现大量的单核淋巴细胞浸润,这也是 T 淋巴细胞参与 AID 组织损伤的证据。Th(其中包括新发现的 Th17 细胞)和 CTL 细胞都可能与 AID 的组织损伤有关:Th 细胞可辅助 CTL,或通过释放细胞毒性淋巴因子（如 TNF-β）及释放促进其他炎症细胞（如巨噬细胞）聚集和活化的淋巴因子，直接或间接造成组织损害；而 CTL 可直接攻击相应靶器官组织。

四、巨噬细胞、NK 细胞的作用

巨噬细胞被激活后，即具有细胞毒作用。此外，活化的巨噬细胞亦可通过释放溶酶体酶和细胞毒性细胞因子造成自身组织损伤。而 NK 细胞则可通过 ADCC 等机制造成靶组织损伤。如慢性淋巴细胞性甲状腺炎患者的甲状腺内含有大量抗甲状腺球蛋白的自身抗体，后者与甲状腺球蛋白结合形成抗原抗体复合物，并沉积于甲状腺上皮细胞表面，其中抗体的 Fc 段可与邻近 NK 细胞的 Fc 受体结合，从而通过 ADCC 效应损伤甲状腺组织。

第四节　自身免疫病的实验室检查和防治

一、自身免疫病的实验室检查

自身免疫病的诊断除了根据病人的遗传背景和临床表现等资料外，相关的实验室检查也是其诊断的重要手段；检查结果可用于预测个体罹患该类疾病的风险和作为判断病人预后的参考。

1. 检测靶标

（1）自身抗体的检测：由于大部分 AID 病人体内均存在相应的自身抗体，因此，自身抗体的检测是目前 AID 实验室诊断的主要手段，对疾病诊断（包括早期诊断）有重要意义，并可用于 AID 高风险人群的预防性筛查和预测。

（2）HLA 基因型别的检测：对 AID 的诊断、风险预测和预后判断有意义。

2. 检测方法　自身抗体的免疫学检测方法包括：免疫荧光法、ELISA、免疫印迹法、Microarray（芯片法）等。其中，前两者是目前自身抗体检查的常用方法，而 Microarray 技术则属于新的诊断方法，目前尚处于实验室研究和开发阶段。

3. 注意事项

（1）检查结果一般只能作为诊断的参考依据。实验室检查虽然是 AID 诊断的重要依据，但单凭其阳性结果尚不能确诊 AID。

（2）结果判断应与自身抗体的效价或滴度联系。由于正常人体内也可检测到自身抗体，但这些抗体的量和活性均较低。因此，只有检测到高效价的自身抗体，诊断价值才较大。

（3）阳性结果也存在分析和鉴别的必要。由于某些自身抗体如抗核抗体可在多种 AID 病人体内出现，因此最终确定病人患的是哪一种自身免疫病（或者是多种 AID 同时存在）还需要综合临床表现和其他检查结果等资料才能作出正确的判断。

二、自身免疫病的防治

1. 自身免疫病的预防

（1）控制感染：多种微生物可诱发自身免疫性疾病，所以采用疫苗和抗生素控制微生物的感染，尤其是慢性持续的微生物感染，可降低某些自身免疫性疾病的发生率。

（2）避免外伤和各种理化因素的刺激：这些因素可能成为 AID 的诱因，避免它们的发生可减少患 AID 的机会。

2. 自身免疫病的治疗　因为 AID 的致病机理是由自身免疫应答引起的组织损伤和功能障碍，因此，临床上主要使用一些作用于人体免疫系统的药物（特别是免疫抑制剂）进行治疗，并取得了一定的疗效。目前常用治疗药物及其治疗原理见表 18-5。

表 18-5　自身免疫病治疗的常用药物及其治疗原理

常用药物	治疗原理
注射甲状腺素、胰岛素等	补充缺失的内分泌激素
非激素类抗炎药 NSAIDs（阿司匹林）	抑制前列腺素
糖皮质激素（prednisone）	抑制炎症反应
环孢素 A（cyclosporin A）	抑制 T 细胞产生 IL-2
细胞毒类药物：azathioprine cyclophosphomide	抑制 T 细胞分裂及其活性抑制 B 细胞增殖及抗体产生
抗细胞因子单克隆抗体	降低细胞因子活性
细胞因子受体阻断剂	阻断细胞因子作用

案例 18-1 分析讨论：

系统性红斑狼疮（SLE）作为一种重要的自身免疫病（AID）其发病机制尚未完全阐明。目前认为，其发病可能与下述因素有关：

（1）雌性激素及其水平：女性 SLE 患者明显多于男性，女性和男性患者之比约为 10：1。

（2）遗传因素：SLE 在同一家族中的发病率远高于一般人群；同卵双胞胎患 SLE 者 5～10 倍于异卵双胞胎的 SLE 发病率。目前已发现多个 SLE 易感基因。

（3）环境因素：①阳光：紫外线使皮肤上皮细胞出现凋亡,新抗原暴露而成为自身抗原；②药物：某些药物进入人体后,与自身组织成分相结合,而成为新的抗原；或者是药物使自身抗原发生改变,从而激发自身免疫应答；③微生物感染：有研究证实某些病毒感染与 SLE 的发生有关。

（4）SLE 的组织损伤和发病主要与下述因素有关：①多种自身抗体形成；②免疫复合物的形成和沉积；③T 细胞和 NK 细胞功能失调：导致免疫系统的抑制性调节作用减弱,使 SLE 患者体内出现高强度的、广泛的持续自身免疫应答。

该病例多器官功能损害的临床表现特点和实验室检查结果符合 SLE 的诊断。至于患者皮肤、关节、心脏、肺脏、肾脏、肝和脾等实质器官的不同程度损害,全血细胞减少,伴贫血、皮肤和上消化道出血等发生的原因是：①多种自身抗体形成：SLE 患者体内可出现高亲和力的抗 DNA、抗核蛋白、抗线粒体等细胞成分的自身抗体,上述成分又存在于人体所有组织器官的细胞中,因此这些自身抗体与机体组织器官的自身抗原结合,激发自身免疫应答,导致多个器官出现损害。同时,患者体内还存在抗红细胞、白细胞和血小板的自身抗体,它与这些血细胞成分结合后激发的免疫反应,可导致血细胞大量破坏,出现贫血、感染和出血等。②免疫复合物的形成和沉积：SLE 患者体内的自身抗体与自身抗原结合形成大量的免疫复合物,这些免疫复合物可出现在血液中,随血循环沉积于多个组织器官,激活补体和吞噬细胞等,导致组织损伤。

（陈代雄）

第十九章 免疫缺陷病
Chapter 19 Immunodeficiency Disease

案例 19-1　　　　　　　　　　获得性免疫缺陷综合征(AIDS)

　　32 岁男性患者,半年前出现无明显诱因的持续周期性低热(38℃左右),伴全身不适、乏力、厌食和口腔溃疡反复发作,每天排稀便 2～3 次,无脓血,无腹痛、恶心、呕吐,逐渐消瘦,不咳嗽。病初曾到医院就诊,胸片检查及化验血、尿、粪便常规均未见异常,持续对症治疗未见好转。半年来体重下降约 8kg,睡眠尚可。自述间断注射海洛因 3 年,无肝肾疾病及结核病史,无药物过敏史。查体:T 37.5℃,P 84 次/分,R 18 次/分,BP 120/80mmHg,皮肤未见皮疹和出血点,右颈部和左腋窝各触及一个 2cm×2cm 大小淋巴结,活动、无压痛。巩膜无黄染,甲状腺不大。双肺叩清音,心界叩诊不大,律齐,无杂音。腹软无压痛,肝肋下 2cm,软无压痛,脾侧位肋下刚触及,移动性浊音阴性,下肢不肿。实验室检查:Hb 122g/L,WBC $3.5×10^9$/L,N 72%,L 13%,M 15%,PLT $78×10^9$/L;梅毒特异性抗体(TPHA)阴性,血清 HIV(1+2)抗体(ELISA 法-筛查实验)阳性待复查,血清 HIV-1 抗体(免疫印迹法-确证实验)阳性。

问题:
　　1. 简述 AIDS 的主要特点和发病机制?
　　2. 从本案例中哪些指标可诊断出患者为 HIV 感染? 需进一步做哪些实验室检查?
　　3. AIDS 的传播途径有哪些? 应该怎样做好预防工作?

　　免疫缺陷病(immunodeficiency disease,IDD)是免疫系统中任何一个成分因先天发育不全或后天损害而使免疫细胞的发育、增殖、分化和代谢异常并导致免疫功能障碍所出现的临床综合征。免疫缺陷涉及免疫器官、免疫细胞、免疫分子、信号传导分子的缺陷(图 19-1)。

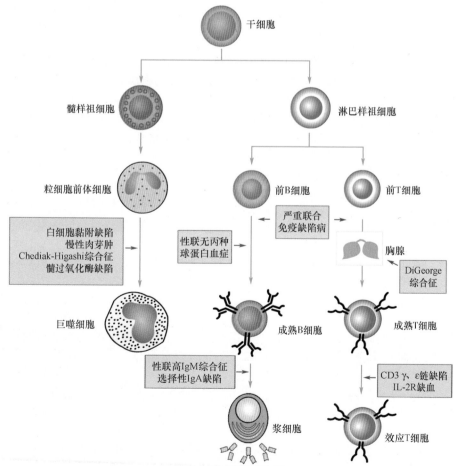

图 19-1　免疫细胞的发育异常与重要免疫缺陷病

161

第一节　免疫缺陷病的分类和特征

一、免疫缺陷病的分类

1. 根据病因不同分类　免疫缺陷病按病因不同可分为原发性免疫缺陷病和获得性免疫缺陷病两大类型。由于免疫系统基因遗传异常或先天性免疫系统发育不全而致免疫功能障碍引起的疾病，称为原发性免疫缺陷病（primary immunodeficiency disease，PIDD）或先天性免疫缺陷病（congenital immunodeficiency disease，CIDD）；由于后天因素（如营养不良、感染、肿瘤、药物、放射线、创伤等）造成的免疫功能障碍而引起的疾病，称为获得性免疫缺陷病（acquired immunodeficiency disease，AIDD）或称继发性免疫缺陷病（secondary immunodeficiency disease，SIDD）。

2. 根据缺陷的免疫系统成分不同分类　按照缺陷的免疫系统成分不同可分为细胞免疫缺陷（或T细胞缺陷）、体液免疫缺陷（或B细胞缺陷）、联合免疫缺陷（体液和细胞免疫同时发生缺陷）、吞噬细胞缺陷和补体缺陷五大类。

二、免疫缺陷病的一般特征

免疫缺陷病的主要临床特点比较复杂，其一般特征如下：

1. 反复的慢性感染　患者对各种病原体的易感性增加以及难以控制的反复感染，是免疫缺陷病最主要、最常见的临床特征，也是造成患者死亡的主要原因。患者年龄越小，感染频率越高，病情也越严重。感染的性质主要取决于免疫缺陷的类型。体液免疫、吞噬细胞和补体缺陷时，主要是由化脓性细菌，如葡萄球菌、链球菌和肺炎链球菌等病原体引起的感染。

临床表现常为气管炎、肺炎、中耳炎、化脓性脑膜炎和皮肤疖肿等疾病。细胞免疫缺陷患者易发生病毒、真菌、胞内寄生菌和原虫的感染。感染免疫缺陷病患者的病原体毒力往往不强，而且多为条件致病菌感染。

2. 常伴发恶性肿瘤及自身免疫性疾病　经统计报告，原发性免疫缺陷尤其是细胞免疫缺陷患者，恶性肿瘤的发病率比同龄正常人群高100～300倍，且以白血病和淋巴系统肿瘤居多。原发性免疫缺陷患者还有高度伴发自身免疫病的倾向，正常人群的自身免疫病发病率约0.001%～0.01%，而免疫缺陷患者可高达14%，其主要以系统性红斑狼疮、类风湿性关节炎和恶性贫血等较常见。

3. 临床表现复杂多样　因免疫系统损伤的成分不同，使得临床病理损伤各异，并可同时累及多器官、多系统，表现出复杂的功能障碍和临床症状。

4. 遗传倾向性　大多数原发性免疫缺陷病有遗传倾向性，约1/3为常染色体遗传，1/5为性染色体隐性遗传，15岁以下原发性免疫缺陷病多为男性患者。

第二节　原发性免疫缺陷病

原发性免疫缺陷病的种类较多，目前已知病种达90多种，其发生机制比较复杂，主要是由免疫系统遗传基因的异常引起，可通过常染色体显性/隐性遗传或X性连锁隐性遗传。原发性免疫缺陷病是一类较为罕见的疾病，在人群中总的发病率约为0.01%，婴幼儿居多。其中体液免疫缺陷约占50%～70%，细胞免疫缺陷占10%～20%，联合免疫缺陷占10%～25%，吞噬细胞缺陷占5%～10%，补体缺陷占1%～2%。随着实验诊断技术的发展，目前75%以上的原发性免疫缺陷病已可确诊，但有些免疫缺陷病的发病机制仍不甚清楚（表19-1）。

表19-1　常见原发性免疫缺陷病

代表性疾病	发病机制	基因缺陷位点与遗传方式	血清水平	主要临床表现
1. B细胞缺陷				
X性联无丙种球蛋白血症	Btk基因缺陷，B细胞发育障碍	Xq21，XL	各类Ig均降低	缺乏Ig，对胞外菌、病毒易感
选择性IgA、IgM、IgG缺陷	未确定	不详，AR或AD	IgA或IgM或IgG低	低或无IgA、IgM或IgG，易发生呼吸道感染
X性联高IgM综合征	CD40L缺陷，无Ig类别转换	Xq26，XL	IgM，IgD高其他低	IgM增高，其他类别Ig缺乏，胞外菌易感
2. T细胞缺陷				
DiGeoge综合征	胸腺发育不全导致T细胞发育障碍	22q11，AD	各类Ig正常	T细胞低，细胞免疫障碍，病毒、胞内菌易感
T细胞活化和功能缺陷	CD3分子ε或γ链基因缺陷，TCR-CD3表达或功能受阻	不详	各类Ig正常或降低	病毒、胞内菌易感

续表

代表性疾病	发病机制	基因缺陷位点与遗传方式	血清水平	主要临床表现
3.联合免疫缺陷				
ADA 或 PNP 缺陷	ADA 或 PNP 基因缺陷导致 T、B 细胞发育障碍	20q13 或 14q13AR	各类 Ig 正常或降低	反复出现病毒、真菌、胞内菌感染
X 性联 SCID	IL-2Rγ 链基因缺失导致 T 细胞发育障碍	Xq13.1～13.3,XL	各类 Ig 降低	反复出现病毒、真菌、胞内菌感染
共济失调毛细血管扩张	同源 PI3 激酶缺陷	11q22,AR	IgA、E、G 亚类降低	T 细胞、Ig 减少或缺失,共济失调,反复感染
Wiskott-Aidrich 综合征	WASP 基因缺陷,T 细胞和血小板受损	Xp11,XL	IgM 降低	T 细胞减少,出现反复感染
4.吞噬细胞缺陷				
慢性肉芽肿病	编码 NADPH 氧化酶基因缺陷	Xp21,XL	血清 ANCA 升高	反复感染形成肉芽肿,吞噬细胞杀菌过程障碍,反复化脓性细菌感染
白细胞黏附缺陷	整合素 β2 基因突变,致白细胞黏附障碍	21q22,AR	各类 Ig 水平正常	皮肤黏膜反复细菌性感染
Chediak-Higashi 综合征	细胞间转运蛋白缺陷	1q42,AR	各类 Ig 水平正常	吞噬细胞有异常巨大颗粒,出现反复化脓感染
5.补体缺陷				
补体固有成分缺陷	补体任一固有成分缺陷	AR	相应 Ig 水平降低	免疫复合物病,反复化脓菌感染
遗传性血管神经性水肿	C1-抑制物缺乏,产生 C2a 过多	AD	补体 C4 和 C2 降低	反复发作皮下组织、黏膜水肿
夜间阵发性血红蛋白尿	Pig-α 基因缺陷,导致红细胞膜缺乏 DAF 和 MIRL	不详	CD16,CD55CD59 降低	慢性溶血性贫血,血红蛋白晨尿

注:AR—常染色体隐性遗传,AD—常染色体显性遗传,XL—X 连锁遗传,ANCA—抗嗜中性粒细胞胞浆抗体

一、原发性 B 细胞缺陷

原发性 B 细胞缺陷是指先天性 B 细胞发育不全或 B 细胞对 T 细胞传递的信号反应低下,而导致抗体产生障碍,以体内 Ig 水平降低或缺失为主要特征的一类疾病。该病患者外周血 B 细胞可减少或缺失,但 T 细胞数目正常,临床表现为反复化脓性细菌感染,以及对某些病毒(如脊髓灰质炎病毒)的易感性增加。其 Ig 缺陷可涉及单一类别,也可累及全部类别。临床实验室检查成人血清 IgG<6000mg/L 为低丙种球蛋白血症,<2000mg/L 可诊断为无丙种球蛋白血症。

(一) X 性联无(低)丙种球蛋白血症(X-linked agammaglobulinemia,X-LA)

首例病人于 1952 年由 Bruton 报道,又称 Bruton 病,是最常见的原发性 B 细胞缺陷病。其发病机制为 B 细胞的信号传导分子 Bruton 酪氨酸激酶(Bruton's tyrosine kinase,Btk)基因缺陷。正常 B 细胞成熟分化早期,胞浆中 Btk 被磷酸化后,与 G 蛋白、Src 家族成员结合,参与细胞内活化信号传导。若 BtK 基因突变或缺失,导致酪氨酸激酶合成障碍,B 细胞发育停滞于前 B 细胞,则成熟 B 细胞数目减少甚至缺失,患者各类 Ig 均降低或缺失。BtK 基因位于 X 染色体长臂 q21.3～22 区带,由含有一条 X 染色体上携带有缺陷基因但表现型正常的母亲传给儿子,为 X 性连锁隐性遗传。此病多见于男孩,约 50% 患儿有家族史。出生时通过母体胎盘获得性 IgG 保护不发病;6～9 个月后,患儿开始发病,临床上出现反复化脓性细菌感染或伴有自身免疫病。

(二) 选择性免疫球蛋白缺陷(selective Ig deficiency)

此类疾病多为单一类型 Ig 水平低下或缺失,其他类型的 Ig 基本正常,最为常见的是选择性 IgA 缺陷,多为常染色体隐性或显性遗传。选择性 IgA 缺陷患者血清 IgA 水平通常低于 50mg/L,而 IgM、IgG 水平正常或略高。其临床特征呈多样性,轻者无症状,或仅表现为轻度呼吸道、消化道、泌尿生殖道感染,部分患者可伴发自身免疫病和超敏反应性疾病。

（三）X性连锁高IgM综合征（X-linked hyper-immunoglobulin M syndrome，XHM）

X性连锁高IgM综合征是一种罕见的免疫球蛋白缺陷病，为X性连锁隐性遗传。其发病机制是由于X染色体上CD40L基因突变造成T细胞表面CD40L表达缺陷，使T细胞与B细胞表面的CD40结合受阻，导致B细胞活化、增殖障碍，IgM不能发生类别转换，以致患者IgG、IgA、IgE缺乏而IgM升高，患者极易发生以呼吸道感染为主的反复感染等症状。

二、原发性T细胞缺陷

原发性T细胞缺陷是累及T细胞发生、分化和功能障碍的遗传性缺陷病。T细胞缺陷不仅影响效应T细胞，也会间接影响单核/吞噬细胞和B细胞，因此，体液免疫缺陷常为其伴发疾病。以T细胞缺陷为主的疾病主要有以下两种：

（一）DiGeorge综合征（DiGeorge syndrome）

DiGeorge综合征又称先天性胸腺发育不全（congenital thymic hypoplasia，CTH），其发病机制为22号染色体某区域缺失，胚胎早期第三、四对咽囊发育障碍，导致胸腺、甲状旁腺、主动脉弓、唇和耳等发育不良，T细胞不能成熟、数目降低，T细胞应答缺失而致细胞免疫缺陷。患儿虽T细胞数目减少或功能缺陷但B细胞数目正常，常伴有先天性心脏畸形，以及面部发育畸形的特殊面容。由于细胞免疫缺陷的程度不同，患儿的症状轻重不一，往往对病毒、真菌、原虫及胞内寄生菌易感。

（二）T细胞活化和功能缺陷

T细胞活化和功能缺陷的发生机制与T细胞膜分子表达异常或缺失而导致的T细胞活化和功能缺陷有关。TCR可通过CD3复合分子和ZAP-70（一种酪氨酸激酶）等向细胞内传导活化信号。如CD3分子ε或γ链基因变异或ZAP-70基因变异引起TCR-CD3复合物表达障碍或信号传导功能受损，导致T细胞活化、增殖以及效应缺陷。

三、原发性联合免疫缺陷

联合免疫缺陷（combined immunodeficiency disease，CID）是指T细胞和B细胞均出现发育功能、相互间作用缺陷所引起的一类疾病。临床上往往表现为重症联合免疫缺陷病（severe combined immunodeficiency disease，SCID），多见于新生儿和婴幼儿，其发病机制和临床表现比较复杂，预后较差。

（一）X性连锁重症联合免疫缺陷病

X性连锁重症联合免疫缺陷病（X-linked SCID，XSCID）是SCID中最常见的一种，约占SCID的50%，为X性连锁隐性遗传缺陷。其发病机制是IL-2Rγ链基因突变所致，此基因座位于Xq1.1-13.3。IL-2R与IL-4、IL-7、IL-9和IL-15R共用γ链。IL-2Rγ链参与IL-2、IL-4、IL-7等细胞因子的信号传导并调控T细胞，B细胞的分化和成熟。IL-2Rγ链基因突变使T细胞发育停滞在前T细胞阶段，并阻碍B细胞和NK细胞发育，从而发生SCID。

（二）腺苷脱氨酶和嘌呤核苷磷酸化酶缺陷症

腺苷脱氨酶（adenosine deaminase，ADA）和嘌呤核苷磷酸化酶（purine nucleoside phosphorylase，PNP）缺陷引起的SCID属于常染色体遗传病。由位于20号染色体上ADA或14号染色体上PNP基因缺陷所致。ADA可以催化腺苷和脱氧腺苷转换为肌苷和2-脱氧肌苷；而PNP可使肌苷转换为次黄嘌呤和鸟苷，并使脱氧鸟苷催化为鸟嘌呤。由于缺乏ADA和PNP时细胞内脱氧三磷酸腺苷（dATP）或脱氧三磷酸鸟苷（dGTP）增多，从而抑制核糖核苷酸还原酶活性并阻碍DNA复制。又因ADA和PNP在淋巴细胞内含量较多，活性较高，因此，其缺陷时主要影响淋巴细胞的生长和发育，以致患者反复出现病毒、细菌和真菌感染。

（三）其他SCID

1. MHCⅡ类或MHCⅠ类分子表达缺陷 该病是一种极为罕见常染色体隐性遗传疾病。前者又称裸淋巴细胞综合征，是由于MHCⅡ类分子基因表达调控障碍异常导致的B细胞、巨噬细胞和树突状细胞上低表达或不表达MHCⅡ类分子，因而阻碍CD4⁺T细胞抗原提呈；MHCⅡ分子不表达于胸腺基质上皮细胞，导致T细胞分化发育时阳性选择缺陷，影响CD4⁺T细胞分化成熟。后者发生机制则是由于参与内源性抗原转运的TAP基因缺陷，使未结合抗原肽的MHCⅠ类分子在淋巴细胞表面表达障碍，CD8⁺T细胞介导的免疫应答缺失。

2. Wiskott-Aidrich综合征（Wiskott-Aidrich syndrome，WAS） WAS又称为伴湿疹血小板减少性免疫缺陷病，为X性连锁隐性遗传病。以湿疹、血小板减少和反复感染三联征为主要特点。其发生是由于X染色体短臂编码WAS蛋白的基因缺陷。WAS蛋白表达于胸腺、脾脏淋巴细胞和血小板表面，能调节细胞骨架的组成。该基因缺陷时，使细胞骨架功能发生障碍，并影响免疫应答过程中细胞间的相互作用。

3. 毛细血管扩张性共济失调综合征（ataxia telangiectasia syndrome，ATS） 为常染色体隐性遗传病。该病可累及神经、血管、内分泌和免疫系统,临床表现为共济失调、毛细血管扩张、鼻窦和呼吸道反复感染。其发生机制与同源PI3激酶基因缺陷有关。

四、吞噬细胞缺陷

吞噬细胞缺陷包括先天性中性粒细胞和单核-巨噬细胞数量减少或吞噬功能障碍,影响细胞的趋化游走能力、黏附能力和杀菌能力等各个环节。

(一)慢性肉芽肿病(chronic granulomatous disease,CGD)

约2/3CGD为X性连锁隐性遗传,1/3为常染色体隐性遗传。遗传和生物化学研究表明,慢性肉芽肿病有三种类型:细胞色素b缺陷的X性连锁CGD、细胞色素b正常的常染色体遗传CGD和细胞色素b缺陷的常染色体遗传CGD。该病是由编码NADPH氧化酶系统的基因缺陷所致。NADPH氧化酶是呼吸爆发中的关键酶,能将氧(O_2)转变成过氧化物,而细胞色素b是氧化型NADPH的组分之一,因此缺乏NADPH氧化酶的中性粒细胞和单核细胞吞噬细菌后不能产生呼吸爆发,不能杀灭摄入的致病菌。多数患儿于出生一年内开始出现感染,主要对葡萄球菌、大肠杆菌等低毒力的过氧化氢酶阳性菌易感,其临床特征主要为淋巴结、皮肤、肝、肺、骨髓等器官局部感染部位有大量细胞浸润而形成化脓性慢性肉芽肿,并伴随肝脾肿大。参与慢性肉芽肿病的各种细胞及形成模式见图19-2。

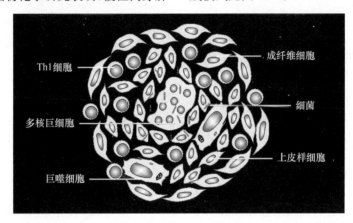

图19-2 参与慢性肉芽肿病的各种细胞及形成模式

(二)白细胞黏附缺陷(leukocyte adhesion deficiency,LAD)

LAD为常染色体隐性遗传病。发病机制是整合素β2亚单位基因缺陷导致LFA-1(CD11a/CD18)、Mac-1(CD11b/CD18)等整合素分子功能缺损,白细胞不能黏附和穿过血管内皮细胞,不能到达局部发挥其正常的功能。而正常的白细胞可黏附在毛细血管壁内,并能够穿过血管内皮细胞(图19-3)。LAD临床表现为患者伤口难愈的细菌和真菌反复感染。

(三)Chediak-Higashi综合征(白细胞异常色素减退综合征)

白细胞异常色素减退综合征为常染色体隐性遗传病,其发病机制是细胞间转运蛋白缺陷导致的吞噬细胞吞噬功能障碍。临床表现为反复的化脓菌感染、眼与皮肤白化病和各器官的淋巴细胞浸润。

五、补体系统缺陷

补体缺陷病多为常染色体隐性遗传,少数为显性遗传。补体系统中补体固有成分(C1~C9)、补体调节因子(C1抑制物、C4结合蛋白、备解素、H因子和I因子)以及补体受体中任一成分缺陷均可导致此类疾病。补体固有成分缺陷患者可表现为抗感染能力低下,易发生严重的化脓性细菌感染,或伴发系统性红斑狼疮、肾小球肾炎等免疫复合物疾病。补体调节因子和补体受体缺陷患者除抗感染能力低下外,还可表现为遗传性血管神经性水肿或阵发性夜间血红蛋白尿等特有的症状和体征。

(一)遗传性血管神经性水肿

此病由补体调节因子C1抑制物(C1-inhibitor,C1-INH)缺陷所致,是较为常见的补体缺陷病。C1-INH缺陷可引起C2裂解失控,C2a产生过多,以致血管通透性增高,因此患者常表现为皮下和黏膜下组织反复发作的水肿,甚至发生喉头水肿而窒息死亡。

(二)阵发性夜间血红蛋白尿

本病发生机制是由编码糖基磷脂酰肌醇(glycosylphosphatidylinositol,GPI)的pig-α基因翻译后修饰缺陷所致。补体调节成分促衰变因子(decay accelerating factor,DAF)和膜反应性溶解抑制物(membrane inhibitor of reactive lysis,MIRL)是补体溶细胞效应的抑制因子,并通过 GPI 锚定在细胞膜上。GPI 缺陷时可导致患者红细胞膜上缺乏 DAF 和 MIRL 对补体溶细胞效应的抑制调控作用,因而易发生补体介导的溶血。临床主要表现为伴随血红蛋白的晨尿,慢性溶血性贫血、全血细胞减少和静脉血栓形成。

第三节　获得性免疫缺陷病

获得性免疫缺陷病(AIDD)又称继发性免疫缺陷病(SIDD),是由后天因素造成、继发于其他疾病或某些药物使用后的理化因素所致的免疫功能障碍性疾病。获得性免疫缺陷病所引起的免疫缺陷多为暂时的,可发生于任何年龄人群,病因去除后多数免疫功能可恢复正常。

一、获得性免疫缺陷病的诱因

1. 感染　是发生获得性免疫缺陷病的常见原因。机体感染病原体(如细菌、病毒、寄生虫)后,均可不同程度地影响其免疫系统,导致继发性免疫缺陷。其中最常见的病原生物有人类免疫缺陷病毒(human immunodeficiency virus,HIV)、麻疹病毒、风疹病毒、EB 病毒、巨细胞病毒、结核杆菌和麻风杆菌等,而 HIV 感染诱发的获得性免疫缺陷综合征是对人类危害最大的疾病之一。

2. 恶性肿瘤　恶性肿瘤病人因细胞和体液免疫损伤或缺陷而易被感染,如霍奇金病(Hodgkin's disease,HD)、骨髓瘤等免疫系统肿瘤,常进行性损害患者的免疫系统,导致免疫功能障碍。

3. 营养不良　蛋白质、脂肪、维生素(如维生素 A、维生素 B_6、维生素 C、维生素 E、叶酸)和矿物质摄入不足会影响免疫细胞的成熟、降低机体对病原生物的免疫应答。在世界范围内尤其是在发展中国家,营养不良都是继发性免疫缺陷病的一个重要原因。

4. 药物　类固醇激素和某些化疗药物等对成熟和非成熟淋巴细胞、粒细胞和单核细胞等均有细胞毒性作用,因此,长期使用类固醇激素或化疗病人易患获得性免疫缺陷。

另外,放射治疗、创伤、烧伤和脾切除手术等均可引起继发性免疫缺陷。

二、常见获得性免疫缺陷病

获得性免疫缺陷的病因很广泛,本节主要讨论人类免疫缺陷病毒(HIV)感染后导致的免疫功能缺陷而引发的获得性免疫缺陷综合征(AIDS),即艾滋病。

（一）AIDS 的流行状况及传播途径

自首例 AIDS 病例于 1981 年发现后,AIDS 已在世界范围内广泛流行。根据报告,截至 2009 年底,全球累计 HIV 感染人数已增至 3860 多万,其中死亡人数已达 2500 多万。我国自 1985 年发现首例 AIDS 患者,据估计中国现有 HIV 感染者约为 24.5 万余,其中 AIDS 病人有 7.5 万之多。

艾滋病的传染源为 HIV 感染者,其主要传播方式有:①性接触传播:包括同性恋、双性恋和异性恋(HIV 感染者精液、阴道分泌物都具有感染性);②血液传播:输入 HIV 污染的血液、血制品,静脉毒瘾者共用 HIV 污染的针头或注射器;③母婴垂直传播:HIV 可经胎盘或产程中婴儿接触母体血或阴道分泌物传播,产后还可通过母乳传播;④其他:医源性感染,职业暴露等,如接受 HIV 感染者的器官移植或人工受精;医务人员在医疗过程中接触并被感染。

（二）HIV 生物学性状

HIV 是引起 AIDS 的病原体,属于逆转录病毒,是一种有包膜的球形 RNA 病毒(图 19-3)。HIV 分为 HIV-1 和 HIV-2 两型,95% 的艾滋病由 HIV-1 感染所致。HIV 由 gag、pol、env 三个结构基因,tat、rev 两个调节基因以及其他附属基因构成。Gag 基因编码核心蛋白 p17,p24,p9,p7;pol 基因编码反转录酶、整合酶、蛋白酶;env 基因编码包膜上刺突蛋白 gp120 和 gp41。

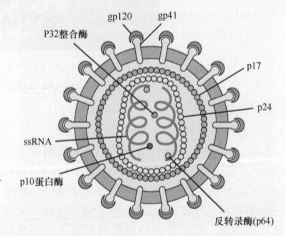

图 19-3　HIV 病毒的结构模式图

（三）AIDS 的发病机制

1. HIV 进入免疫细胞　HIV 选择性地侵犯 CD4T 淋巴细胞、表达 CD4 分子的单核巨噬细胞、树突状细胞等,也可感染 B 细胞、NK 细胞、巨核细胞、朗格汉斯细胞、神经胶质细胞等。HIV 通过包膜蛋白 gp120 与靶细胞膜上 CD4 分子结合,在 gp41 分子的介导下,靶细胞细胞膜与病毒包膜融合,HIV 被卷入细胞膜,形成小囊,然后 HIV 进入靶细胞向细胞质释放内容物发挥破坏作用(图 19-4)。

2. HIV 损伤免疫细胞　HIV 在靶细胞中增殖复制,通过多种途径损伤靶细胞。

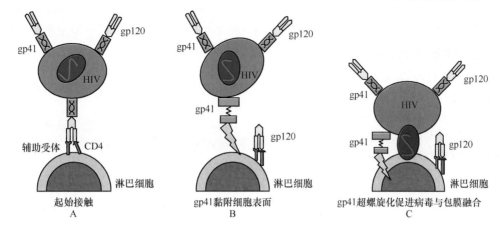

图 19-4 HIV 侵入免疫细胞机制示意图

A. HIV gp120 与靶细胞膜表面 CD4 分子及受体结合;B. gp120 构象改变,被其覆盖的 gp41 暴露;C. gp41 的 N 末端与
细胞膜直接作用,连接 HIV 与靶细胞膜,形成 HIV 融合肽,促使病毒核心进入靶细胞

（1）HIV 直接杀伤靶细胞:HIV 病毒的包膜糖蛋白直接插入细胞膜或病毒颗粒以出芽方式直接损伤细胞膜,使细胞溶解破坏死亡。蛋白质的合成抑制也能造成感染细胞的死亡。通过大量未整合的 HIV 核酸在靶细胞内蓄积,也可干扰细胞正常代谢,影响细胞正常生理功能。

（2）感染细胞与未感染细胞融合:已感染 HIV 的 CD4 T 细胞表面表达 gp120 分子,可与未感染细胞的 CD4 分子结合,造成细胞融合或形成多核巨细胞,促使细胞死亡。

（3）HIV 诱导特异性 CTL:被 HIV 感染的细胞膜产生的病毒抗原与特异性抗体结合,通过激活补体或 ADCC 作用将靶细胞破坏。HIV 感染的靶细胞也可通过特异性 CTL 方式发挥细胞毒杀伤效应。

（4）HIV 诱导免疫细胞凋亡

1）HIVgp120 与 T 细胞表面 CD4 分子交联,通过激活钙通道使胞内 Ca^{2+} 浓度增高,诱导 T 细胞凋亡;或促进感染细胞表达 Fas 抗原,从而通过 Fas/FasL 途径诱导靶细胞凋亡;另外也可通过 HIV 基因编码的 tat 蛋白增强 CD4 T 细胞对 Fas/FasL 途径凋亡效应的敏感性。

2）gp41 的羧基末端肽段能诱导激活多克隆 B 细胞,导致高丙种球蛋白血症,产生多种自身抗体。由于 B 细胞功能失常并且 Th 细胞对其辅助免疫功能降低,患者的免疫应答能力缺乏。

3）$CD4^+$ T 细胞:$CD4^+$ T 细胞是 HIV 在体内感染的主要靶细胞。AIDS 患者可导致体内 $CD4^+$ T 数量减少且功能发生改变,对各种抗原刺激的应答能力减弱。

4）巨噬细胞:HIV 感染单核/巨噬细胞,可损伤其趋化,黏附和杀菌功能,同时使细胞表面 MHC II 类分子表达减少,使抗原提呈能力下降。

5）树突状细胞:树突状细胞是 HIV 感染的重要靶细胞和病毒的庇护所。HIV 感染后,组织和外周血中树突状细胞数目大幅减少,功能下降。

6）NK 细胞:HIV 感染后,NK 细胞的数目并不明显减少,但其分泌细胞因子的能力下降,细胞毒活性下降。HIV 患者体内 CD16 弱阳性 $CD56^-$ NK 细胞数目增多,其 ADCC 活性及分泌细胞因子的能力下降。

（5）自身免疫机制:MHC II 类分子与 HIV-gp120 及 gp41 具有结构同源性,抗 gp120 和 gp41 的抗体与 MHC II 分子可发生交叉反应。其机制类似于自身免疫病发病机制。

3. HIV 免疫逃逸机制 HIV 感染机体后可通过不同机制逃逸宿主免疫系统的识别和攻击,使病毒在体内长期存活并不断复制。①病毒包膜蛋白基因在体内通过不断变异形成新抗原而逃脱机体免疫系统的识别与清除;②病毒基因组通过与宿主细胞染色体整合,得以长期处于潜伏感染状态,致使细胞不表达或仅表达少量病毒结构蛋白而形成无"抗原"状态;③受感染的单核/巨噬细胞可作为 HIV 的长期储存细胞,可携带 HIV 游走至全身许多组织细胞,造成多器官损害;④滤泡树突状细胞能完整地包裹病毒颗粒,通过其表面的 HIV 受体高亲和力地与 gp120 结合,使病毒免于失活和被吞噬,并成为其庇护所。因此,宿主感染 HIV 后,宿主基因组可被病毒基因整合,或以非整合形式存在于感染细胞中,并且在胞内主要呈潜伏感染,当宿主细胞被细菌、病毒、丝裂原激活后,病毒即进行复制。其潜伏期长、病程发展缓慢。以 $CD4^+$ T 细胞缺损为中心的严重免疫缺陷是 HIV 感染的主要特征。患者外周血 $CD4^+$ T 细胞数可降至 $200/\mu l$ 以下,而且随着疾病进展中辅助 T 细胞的大量减少,B 细胞产生抗体的免疫功能也直接和间接地受到影响。由于免疫功能严重缺损,AIDS 患者常合并细菌、真菌、病毒、原虫等严重的机会感染,最后导致病情无法控制而死亡。

少数病例还可并发 Kaposis 肉瘤或恶性淋巴瘤，以及神经系统损害。

（四）AIDS 的治疗和预防

1. 治疗　由于 HIV 基因组序列的迅速突变，HIV 复制部位药物浓度偏低以及临床耐药株的产生，目前许多针对 HIV 不同阶段感染的药物都不能将 HIV 从体内彻底清除。常用的抗 HIV 药物包括：①反转录酶抑制剂（reverse transcriptase inhibitor, RTI）通过抑制 HIV 反转录酶活性，干扰 HIV 的 DNA 合成从而达到抑制病毒复制的效果；②蛋白酶抑制剂（protease inhibitor, PI）其作用机制是抑制病毒的蛋白水解酶活性，使病毒的大分子聚合蛋白不被裂解而影响病毒的成熟与装配。目前临床常用的治疗方法是高效抗逆转录病毒治疗法，选择一种蛋白酶抑制剂与两种逆转录酶抑制剂联合用药，可以增强抗病毒疗效，对清除病毒血症、延长病人的生命有显著作用，但停药后会复发。

2. 预防　主要的预防措施包括：广泛开展宣传教育；控制并切断传播途径，如禁毒、控制不洁性行为、对血液及血制品进行严格检验和管理等；加强个人防护和疫苗接种；防治医院交叉感染。最新研究表明常用于治疗艾滋病的鸡尾酒疗法还可以显著降低艾滋病病毒的传播风险，其原因在于鸡尾酒疗法联合使用多种抗逆转录病毒药物，可降低艾滋病患者血液中的病毒浓度，从而降低其传染能力。目前，临床工作中已开展研究的 HIV 疫苗主要包括亚单位疫苗、重组疫苗、减毒活疫苗、多肽疫苗、抗独特型抗体疫苗和基因疫苗等。但对于 HIV 变异株的不断出现而发生的抗原变异问题，尚无理想的 HIV 疫苗面世。

最新研究成果显示，PPARγ 和 LXR 可成为同时抑制 HIV 传播过程中，包括炎症、树突细胞迁移和树突细胞介导的 HIV 传播等方面药物的作用靶点。因此，把针对 PPARγ 和 LXR 的药物与传统的针对 HIV 传播其他方面的抗病毒药物结合在一起进行治疗有望提高 HIV 的治疗效果。

第四节　免疫缺陷病的治疗原则

一、一般处理原则

1. 抗感染　对免疫缺陷病患者要加强护理，注重营养，应用抗生素及时控制并治疗感染。对长期抗感染治疗无效的病例，应考虑抗深部真菌、结核杆菌、病毒或原虫感染治疗。

2. 慎重进行减毒活疫苗接种　有一定的抗体合成能力的患者，可接种如百白破三联疫苗等死疫苗。但细胞免疫缺陷的患者不宜接种减毒活疫苗，因为口服脊髓灰质炎减毒疫苗可导致细胞免疫缺陷患儿的潜在感染危险。

3. 输血　确诊为 T 细胞缺陷的患者，不宜输血或新鲜血制品，以防止发生外来物抗宿主反应，造成巨细胞病毒感染。

4. 遗传学咨询　孕妇的家庭成员中已发现原发性免疫缺陷患者，应接受遗传学咨询，孕期应作产前检查，必要时终止妊娠。

二、免疫制剂替代治疗

免疫成分（免疫细胞和免疫分子）缺陷情况决定原发性免疫缺陷病的临床表现，应根据缺陷状况补充各种免疫分子（免疫球蛋白、细胞因子）采取替代治疗方式缓解患者的临床症状。大约 80% 以上的原发性免疫缺陷病患者伴有不同程度的抗体缺乏，因此，补充 Ig 是最主要的替代治疗方法。如针对低（无）丙种球蛋白血症或补体等成分缺失患者，可注射人丙种球蛋白、胎盘球蛋白或人血浆；另外，特异性免疫血清治疗，输注白细胞，以及胸腺肽、转移因子、IFN-γ、IL-2 等细胞因子也是重要的替代治疗方式。

三、免疫重建

通过造血干细胞或免疫器官移植以补充免疫细胞，重建机体免疫功能。目前已经用于 SCID、WAS、DiGeorge 综合征和 CGD 等免疫缺陷病的治疗。

四、基因治疗

将功能正常的目的基因片段整合到患者干细胞基因组内，使其在患者体内复制而持续存在，能有效治疗单基因缺陷的原发性免疫缺陷病。如：转染正常的 ADA 基因于患者的 CD34 T 细胞，并回输患者体内，可以成功治疗 ADA 缺陷的 SCID。

五、T 细胞疗法

HIV 治疗的巨大挑战是其具有通过变异逃脱检测的能力，从而使免疫系统不能使用 TCR。最新研究成果能够利用遗传技术制造出一种 T 细胞受体，使免疫系统利用 T 细胞受体来寻找被感染细胞，并引发对感染细胞的清除，并且利用这种特殊的指纹来识别 HIV 的已知变种，若被转移到病人细胞中时能够引发更具效力的免疫反应。

案例 19-1 分析讨论：

1. 简述 AIDS 的主要特点和发病机制

HIV 是引起 AIDS 的病原体，属于逆转录病毒，是一种有包膜的球形 RNA 病毒，可分为 HIV-1 和 HIV-2 两型。HIV 由 *gag*、*pol*、*env* 三个结构基因，*tat*、*rev* 两个调节基因以及其他附属基因构成。

AIDS 的常见发病机制为：①HIV 直接进入免疫细胞，选择性地侵犯 CD4$^+$ T 淋巴细胞、CD4 分子的单核巨噬细胞、树突状细胞等，靶细胞细胞膜与病毒包膜融合，使 HIV 进入靶细胞发挥破坏作用；②HIV 在靶细胞中增殖复制，通过 HIV 病毒直接杀伤靶细胞，感染细胞与未感染细胞融合，HIV 诱导特异性 CTL，HIV 诱导免疫细胞凋亡，自身免疫机制等多种途径损伤免疫靶细胞。

2. 从本案例中哪些指标可诊断出患者为 HIV 感染？需进一步做哪些实验室检查？

此案例中血清抗 HIV 抗体检测阳性是诊断的 HIV 患者的最佳指标，并且患者有明显的吸毒史，且伴随持续半年的低热，稀便，体重减轻，并有淋巴结肿大，可诊断为 HIV 感染者。需进一步做免疫功能检查，如 CD4$^+$ T 绝对值等。

3. AIDS 的传播途径有哪些？应该怎样做好预防工作？

HIV 感染者是 AIDS 的主要传染源，其主要传播方式有：性接触传播，血液传播，母婴垂直传播及其他医源性感染等。

艾滋病主要的预防措施包括：①广泛开展宣传教育；②控制并切断传播途径，如禁毒、控制不洁性行为、对血液及血制品进行严格检验和管理等；③加强个人防护和疫苗接种；④防治医院交叉感染。

（鲍依稀）

第二十章 抗感染免疫
Chapter 20 Anti-Infectious Immunity

案例 20-1　　　　　　　　　　　　　结 核 病

　　患儿,男,10 岁,最近 3 周食欲减退、体重减轻、午后潮热、睡眠不佳、夜间盗汗、觉倦怠乏力。曾间断服用药物治疗,未见好转而就诊。查体:37.9℃,P 96 次/分,R 30 次/分,发育正常,营养稍差。左侧颈部淋巴结肿大,无压痛。双肺呼吸音清,心律齐。胸部 X 线检查正常。结核菌素皮试 48 小时后出现直径为 20mm 的肿胀和硬结(硬结直径≤4mm 为阴性)。淋巴结穿刺物作结核杆菌培养,6 周后,培养结果为阳性。

　　临床诊断:淋巴结结核。

问题:

　　1. 结合抗感染免疫的知识思考,患儿结核菌素皮试 48 小时后出现肿胀和硬结的原因是什么?

　　2. 患儿结核菌素皮试结果呈阳性反应有什么临床意义? 为什么?

第一节　概　　述

　　抗感染免疫即机体免疫系统识别和清除病原体的一系列生理性防御功能。当病原体侵入宿主,免疫系统受到触发产生免疫防御。机体抗感染能力的强弱,取决于机体(如遗传因素、年龄、营养状况等)和病原体两方面。抗感染免疫的研究是免疫学形成和发展的基础,并对传染病的诊断、治疗和预防发挥重要作用。如何有效控制和最终消灭严重危害人类健康的传染病(如结核、艾滋病、SARS、甲型 H1N1 流感等),有待于继续加强对抗感染免疫的深入研究。机体抗感染免疫可分为固有免疫和适应性免疫两大类。

一、抗感染免疫的类型

　　根据机体免疫系统参与感染免疫的机制,抗感染免疫的类型可分为固有免疫和适应性免疫。前者抗感染作用迅速且广泛,无免疫记忆性;后者对病原体的识别和排除有严格针对性(即特异性)和免疫记忆性,但作用发挥较慢。机体固有免疫和适应性免疫的组成及效应机制已在第十三章和十四章中详细阐明,本章将不作过多重述。必须指出:人体是一个复杂而又统一的整体,在抗感染过程中,固有免疫和适应性免疫不是孤立的,它们既有各自的独特作用,彼此之间又相互配合,相辅相成,共同完成机体的防御功能。

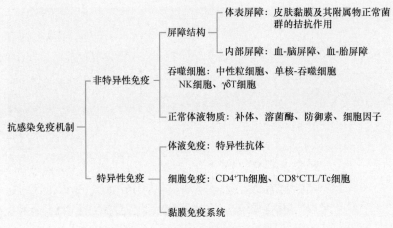

图 20-1　抗感染免疫的类型及特点

二、抗感染免疫的特点

固有免疫的作用迅速、稳定而广泛,但抗感染作用较弱,对一些毒力强的病原体难以排除,必须依赖于适应性免疫才能将其有效清除。而适应性免疫应答过程中产生的免疫效应物质(抗体、细胞因子等)又能增强固有免疫的作用。通过两者的协作,共同完成机体的防御功能。因此,病原体感染激发机体产生的适应性免疫,能明显增强机体抗感染能力,其具体表现是能终止初次感染、抵御病原体的再次感染和防止潜伏感染的发作。但在特定条件下,感染亦可造成免疫病理损伤(详见本章第四节)。

固有免疫和适应性免疫的类型与特点归纳见图20-1。

第二节 抗感染的免疫机制

病原体是含有多种抗原表位的复合体,其感染人体后均能激发机体产生免疫。由于病原体的抗原组成、致病因素与致病机制等方面的差异,故机体对各类病原体感染的免疫机制及其特点也不尽相同。根据机体所针对的病原体类别不同,抗感染免疫可分为抗细菌免疫、抗病毒免疫、抗真菌免疫和抗寄生虫免疫。它们的免疫机制既有其共性,又各自的特点。

一、抗细菌免疫

细菌种类繁多,按病原体侵入机体后停留的主要部位不同,可将其分为胞外菌和胞内菌两大类。胞外菌(如大肠杆菌、金黄色葡萄球菌和链球菌等)感染人体后,一般在细胞外液、组织间隙及各种腔道中寄居与繁殖,主要引起急性感染。胞内菌(如结核杆菌、麻风杆菌等)则主要在感染宿主的体细胞内寄居、繁殖,多引起慢性感染,机体抵抗胞外菌和胞内菌的主要免疫机制有所不同。

(一) 抗细菌的固有免疫

细菌突破体表或黏膜屏障侵入局部组织,可诱发炎症反应。炎症早期,在某些细菌及其产物(如LPS)、补体活化的片段C3a、C5a和促炎细胞因子(IL-1、IL-6、TNF-α、MCP-1)等的作用下,血液的中性粒细胞和单核细胞向病原体感染部位趋化、迁移与聚集。而后通过所表达的模式识别受体(如甘露糖受体、Toll样受体)或调理性受体(如C3bR、FcR)识别病原体表面相应配体,吞噬和杀伤细菌。在促炎细胞因子的刺激下,局部血管通透性增加,补体、溶菌酶等随血浆外渗至炎症区域,增强对细菌感染的防御功能。中性粒细胞与补体是清除细菌的重要因素。尤其前者对细菌的吞噬能力较强,数量多及反应迅速,为抗细菌感染

固有免疫的主要细胞,若中性粒细胞或补体缺陷,均易发生细菌感染,故适度的炎症反应有助于对细菌的清除。但多数情况下需适应性免疫的参与才能彻底清除病原微生物。

(二) 抗胞外菌的适应性免疫

机体抵抗胞外菌感染的适应性免疫效应主要依赖特异性体液免疫,即抗体的作用。针对胞外菌及其毒素的抗体主要为IgG、IgM和sIgA抗体,可通过以下机制发挥其作用。

1. 中和毒素 针对细菌外毒素的抗体简称抗毒素。抗毒素与相应细菌的外毒素特异性结合,使之失去对易感细胞的毒性,此称中和毒素作用。外毒素由A、B两个亚单位组成,A亚单位为毒素毒性的活性部分;B亚单位能与易感细胞表面的相应受体结合,而后进入易感细胞并发挥毒性作用。研究表明,针对B亚单位的抗体对完整外毒素的中和作用一般强于针对A亚单位的抗体,提示抗毒素抗体的功能主要是封闭外毒素的毒性部位,而使外毒素不能呈现其毒性作用。此外,抗毒素与外毒素结合形成的免疫复合物可被吞噬细胞吞噬而清除,如血液循环中IgG抗体,黏膜表面sIgA抗体对外毒素均有中和作用。机体在抵御以外毒素致病的胞外菌如白喉杆菌、破伤风杆菌等时,抗毒素具有无可替代的重要作用。但其仅能中和游离外毒素,若外毒素已与细胞结合,则不能中和其毒性。因此,提示应用抗毒素治疗时,必须把握早期和足量的原则。

2. 调理与促进吞噬 抗体可经不同途径发挥调理促吞噬作用。IgG(IgG1与IgG3)通过Fab段与胞外菌表面抗原表位结合,能降低细菌与吞噬细胞间静电斥力;IgG Fc段则可与吞噬细胞表面的FcγR结合,从而促进吞噬细胞吞噬胞外菌。此调理方式对清除有荚膜的细菌,如肺炎链球菌等具有特殊意义。IgG、IgM均可通过激活补体经典途径产生C3b、C4b等覆盖于细菌表面,并与吞噬细胞表面CR1或CR3结合而发挥调理吞噬杀菌功能。

3. 阻抑黏附 多数胞外菌如沙门菌属、奈瑟菌属、霍乱弧菌等,经黏膜感染机体的先决条件是该类菌能黏附于黏膜表面。它们通过表面黏附素(如菌毛)与黏膜细胞表面受体结合而发生黏附。黏膜局部sIgA能阻断其黏附,防御对机体的感染。

4. 溶菌或杀菌 IgG、IgM抗体可通过激活补体经典途径溶解、杀伤G⁻菌(如霍乱弧菌、奈瑟菌等)。若有溶菌酶参与,则可使细菌完全溶解。G⁺菌对抗体、补体协同的溶菌作用不敏感,可能与细菌胞壁结构特点有关。补体活化的片段(如C3a、C4a、C5a)可介导炎症反应发挥防御功能。

(三) 抗胞内菌的适应性免疫

胞内菌包括结核杆菌、麻风杆菌、伤寒沙门菌、布

鲁菌和嗜肺军团菌等。胞内寄生菌进入细胞之后可避开抗体和补体的攻击，体液免疫应答难以发挥作用，并能抵御吞噬细胞的胞内杀伤机制。故机体抗胞内菌感染以细胞免疫为主。

机体抗胞内菌主要依赖效应 T 细胞（CD4$^+$ Th1 和 CD8$^+$ CTL/Tc 细胞）发挥作用。Th1 细胞通过分泌 IFN-γ、TNF 等，以及表达 CD40L 与巨噬细胞表面 CD40 结合激活巨噬细胞，增强巨噬细胞对胞内菌的杀伤能力。此外，Th1 细胞产生的 IFN-γ、IL-2 可激活 NK 细胞杀伤感染胞内菌的靶细胞。总之，Th1 细胞介导迟发型炎症反应而清除病原菌。CTL 细胞主要杀伤感染的靶细胞，其作用机制：分泌胞毒物质，裂解细菌感染的靶细胞，释放细胞因子，活化巨噬细胞。需要指出，所有病原菌感染，体液免疫和细胞免疫均发挥作用，只不过是不同病原菌诱导反应的侧重不同。CD4$^+$T 细胞和 CD8$^+$T 细胞在抗胞内菌感染中的协同作用十分重要。

二、抗病毒免疫

病毒是专性细胞内寄生的非细胞型微生物，个体微小，结构简单，但仍具有复杂的抗原组成。病毒结构蛋白（如衣壳蛋白、包膜糖蛋白等）及感染细胞表达的病毒抗原均能激发特异性体液免疫和细胞免疫。显然，病毒的感染方式、致病机制均有其特点。

（一）抗病毒的固有免疫

病毒感染早期机体只能依靠固有免疫效应阻止病毒扩散。受病毒感染的细胞分泌广谱抗病毒的细胞因子（如 IFN 等），以及主要免疫细胞（如 NK 细胞、巨噬细胞等）发挥作用。

1. 抗病毒的效应分子

（1）干扰素（IFN）：机体组织细胞受病毒感染后，可产生 I 型干扰素（IFN-α/IFN-β），而活化 NK 细胞可产生 II 型干扰素（IFN-γ），其与细胞表面干扰素受体结合，激活受体细胞的抗病毒蛋白基因合成抗病毒蛋白，通过降解病毒 mRNA 及阻断病毒蛋白质合成而发挥抗病毒效应。干扰素诱导细胞建立的抗病毒活性并非仅针对某一特定病毒，而是对多种病毒均有作用，即具有广谱抗病毒活性。另外，干扰素也能激活 NK 细胞和巨噬细胞，增强其对病毒感染细胞的杀伤作用。IFN-γ 能诱导巨噬细胞高表达 MHC I 类和 MHC II 类分子，提高其抗原提呈效率，增强抗病毒的特异性免疫。故干扰素为病毒感染早期机体抑制病毒增殖与扩散的重要因素。

（2）细胞因子：TNF-α、IL-1、IL-6、IL-8 和 IL-12 等炎症细胞因子和趋化因子，促进毛细血管内皮细胞上调黏附分子（便于中性粒细胞和单核细胞浸润感染局部），促进炎症反应，并加强 APC 的抗原提呈作用。

此外，体液中的补体系统也是构成固有免疫防御病毒感染的成分之一，它既能致敏病毒体，使其更容易被吞噬细胞吞噬，又能裂解有包膜的病毒体。补体、干扰素、NK 细胞和巨噬细胞的共同作用使得侵入体内的病毒不能迅速扩散。

2. 抗病毒的免疫细胞

（1）NK 细胞：NK 细胞是机体早期抗病毒感染的重要非特异性效应细胞。它在病毒感染 3 天左右即被活化，而病毒特异性 CTL 则在 10 天后才出现。多种细胞受病毒感染后 MHC I 类分子表达下调，影响 NK 细胞表面杀伤细胞抑制受体（KIR）对相应配体的识别，使 NK 细胞表面杀伤细胞活化受体（KAR）的作用占主导地位，从而活化 NK 细胞发挥杀伤效应。IFN-α/IFN-β 和 IL-12 等也可激活 NK 细胞，通过其分泌穿孔素、颗粒酶等杀伤并清除病毒感染的细胞。

（2）巨噬细胞（MΦ）：巨噬细胞能吞噬、清除某些病毒，亦可释放 TNF-α、NO 等胞毒活性物质。TNF-α 有干扰素样抗病毒作用，可阻止病毒早期蛋白合成，抑制病毒复制；NO 可损伤病毒感染细胞。巨噬细胞在阻止病毒扩散和促进病毒性疾病恢复中有较重要的作用。若巨噬细胞缺少或功能受损，病毒易侵入血流并扩散。例如，新生小鼠缺少巨噬细胞，单纯疱疹病毒（HSV）易使之引起全身感染，若将同系成年小鼠的巨噬细胞输入其体内，则可增强该小鼠对 HSV 的抵抗力。另外，γδT 细胞在抗某些病毒的感染中亦有一定的作用。

（二）抗病毒的适应性免疫

病毒感染机体随时间延长或感染趋于严重，主要依赖适应性免疫而发挥作用。病毒的衣壳蛋白和包膜糖蛋白，以及病毒感染细胞表达的病毒抗原均能激发特异性体液免疫和细胞免疫形成。前者主要针对细胞外病毒；后者则主要针对细胞内病毒发挥作用。

1. 体液免疫的作用
病毒是多种抗原的复合体，在病毒特异性 Th 细胞的辅助下，识别病毒抗原的 B 细胞被活化、分化为浆细胞分泌针对病毒的 IgM、IgG 和 IgA 抗体。多数病毒感染后 3~5 天即可在患者血清中检出特异性 IgM 抗体，约 7 天后 IgG 抗体滴度明显高于 IgM，且在 10~20 天到达高峰，可在体内维持几个月甚至几年之久。抗体在病毒感染过程中具有重要作用，可通过对病毒的中和作用和介导对病毒感染细胞的溶解作用而发挥免疫效应。但有些情况下，抗体与某些病毒（登革病毒、呼吸道合胞病毒等）结合后，反而促进病毒在细胞内复制，由此造成对机体的损害，其机制尚不明确。

（1）中和病毒：特异性抗体与病毒结合后，能消除病毒的感染能力，此称中和病毒作用。对病毒有中和能力的抗体即中和抗体(neutralizing antibody)。中和抗体与病毒结合可改变病毒表面构型或封闭病毒吸附易感细胞受体的表位,从而阻止病毒吸附,使病毒不能进入细胞内增殖。中和抗体与病毒形成的免疫复合物易被巨噬细胞吞噬、清除。中和抗体包括IgG、IgM、sIgA 三类。体液中的中和抗体主要为IgG,能通过胎盘,新生儿体内的抗病毒抗体即经此途经获自母体。IgM 也是机体受病毒初次感染后首先产生的抗体,故可用于早期诊断。sIgA 主要在黏膜局部发挥抗病毒作用,新生儿可通过初乳从母体获得sIgA,能增强其消化道抗病毒能力。中和抗体在清除细胞外游离病毒中起主要作用,故对限制病毒感染和阻止病毒经血流或细胞外液扩散,以及预防病毒的再次感染中有极其重要的意义。

（2）激活补体溶解病毒:病毒感染的靶细胞表面表达病毒编码的蛋白,靶细胞及有包膜的病毒与相应抗体结合后,能激活补体经典途径形成 MAC,导致靶细胞和病毒的溶解。此也可称为由抗体介导对病毒感染细胞的溶解作用。

（3）促进吞噬与杀伤病毒:抗体与病毒特异性结合后,其 Fc 段与吞噬细胞或 NK 细胞表面 Fc 段受体结合,可通过调理作用和 ADCC 途径杀伤病毒感染细胞,发挥一定的抗病毒效应。抗体的主要作用是清除胞外病毒,对已进入细胞内的病毒和经细胞间扩散的病毒,体液免疫的作用则受到限制,主要依赖细胞免疫的作用。

2. 细胞免疫的作用　机体抗病毒细胞免疫的效应细胞主要为 CD8$^+$ CTL 细胞和 CD4$^+$ Th1 细胞。病毒蛋白质兼为内源性抗原和外源性抗原。作为内源性抗原,可被感染细胞 MHC Ⅰ类分子提呈,诱导效应性 CTL 细胞形成;作为外源性抗原,由专职 APC 的 MHC Ⅱ类分子提呈,诱导 Th1 细胞的生成。

（1）CTL 细胞直接杀伤:CTL 细胞为机体抗病毒感染的主要效应细胞,其 TCR 能特异性识别病毒感染细胞表达的病毒肽-MHC Ⅰ类分子复合物,而发挥细胞毒效应。CTL 细胞杀伤靶细胞的机制与 NK 细胞基本相同,但 CTL 细胞杀伤效率极高,具有特异性。因此,靶细胞膜表面表达少量病毒抗原,CTL 细胞即可将其杀伤。

（2）Th1 细胞分泌细胞因子:主要通过分泌 IFN-γ、TNF-β、IL-2 等细胞因子发挥抗病毒作用。此类细胞因子能激活并增强 NK 细胞、巨噬细胞杀伤病毒感染细胞的功能;可诱导 CTL 细胞活化,增强机体抗病毒能力。细胞免疫在控制病毒感染及促进病毒性疾病痊愈中发挥主要作用。

三、抗真菌免疫

真菌属于真核细胞型微生物,其菌体组成较细菌更为复杂,可为多细胞和单细胞真菌。真菌感染常见:致病性真菌和机会致病性真菌感染。近年来,由于艾滋病、治疗癌症和移植排斥所引起的免疫缺陷患者增多,机会致病性真菌感染逐渐增多。此外,食入某些真菌毒素也可引起食物中毒,甚至导致恶性肿瘤。尽管如此,人们对抗真菌免疫的认识却远不及抗细菌和抗病毒免疫的认识详尽。目前认为,机体抗真菌的免疫机制是以固有免疫和特异性细胞免疫为主,体液免疫也有一定的作用。

（一）抗真菌的固有免疫

1. 黏膜屏障及效应分子的作用　皮肤、黏膜及其附属成分是构成防御真菌感染的天然屏障。例如,皮脂腺分泌的脂肪酸能抑制真菌的生长。人体手、足的掌跖部缺乏皮脂腺,为癣病好发部位。正常菌群产生的代谢产物对白假丝酵母菌等也有一定的抑制作用,故菌群失调时,易发生白假丝酵母菌感染。防御素能直接杀伤某些真菌(如新生隐球菌);真菌某些组分能激活补体旁路途径,可加强对真菌的清除。淋巴细胞合成的转铁蛋白能抑制真菌的生长,促进吞噬肽能与中性粒细胞结合,增强中性粒细胞吞噬和杀伤真菌的能力,发挥非抗体的调理作用。

2. 免疫细胞的作用　中性粒细胞是抗真菌的有效细胞。体外实验表明,中性粒细胞可杀死白假丝酵母菌等真菌,其杀伤作用主要依赖呼吸爆发形成的活性氧及活性氯化物(如 Hclo)等。因此中性粒细胞缺乏者,易发生播散性念珠菌病。活化的巨噬细胞能吞噬新生隐球菌等真菌,但不同部位的巨噬细胞其吞噬能力有明显差别,如小鼠肺泡巨噬细胞吞噬杀伤新生隐球菌的能力明显强于腹腔巨噬细胞。NK 细胞对某些真菌具有杀伤或抑制生长的作用,其对感染小鼠中的隐球菌也有杀伤效应,但对荚膜组织胞浆菌则无作用。

（二）抗真菌的适应性免疫

1. 抗真菌细胞免疫　机体抗真菌感染主要依赖细胞免疫,其作用机制与抗胞内细菌免疫基本相同。效应性 CTL 细胞和 Th1 细胞协同能发挥对白假丝酵母菌、新生隐球菌等真菌的清除。临床艾滋病患者、进行化疗的癌症病人及长期应用免疫抑制剂治疗的移植患者等常伴有细胞免疫功能低下或缺陷,易发生严重的真菌感染,由此,提示 T 细胞起到十分关键的作用。Th1 细胞分泌 IFN-γ 和 IL-2 能有效地激活巨噬细胞、NK 细胞等效应细胞杀伤真菌或真菌感染细胞。此外,T 细胞分泌的细胞因子能加速表皮角化和皮屑形成,随皮屑脱落,将真菌排除。

2. 抗真菌体液免疫　体液免疫对部分真菌感染有一定保护作用,如特异性抗体可阻止真菌转为菌丝相以提高吞噬细胞的吞噬率;抗白色念珠菌抗体与菌表面甘露醇蛋白质复合物结合,阻止真菌黏附宿主细胞。通过调理作用促进吞噬细胞对致病性真菌的吞噬。实验表明,特异性抗体可促进部分吞噬细胞吞噬新生隐球菌,如将抗新生隐球菌荚膜的抗体注射到实验性小鼠体内,对该鼠具有一定的保护作用。

机体抗细菌、抗病毒和抗真菌特异性免疫的特征归纳如表 20-1。

表 20-1　机体抗细菌、抗病毒和抗真菌适应性免疫的主要机制

抗感染类型	免疫机制	效应分子或细胞	作用机制
抗胞外菌	体液免疫为主	抗体(IgG,IgM,sIgA)	阻止细菌黏附、中和外毒素、促进吞噬及补体协同溶菌作用
抗胞内菌	细胞免疫为主	Th1 分泌 IFN-γ 等	活化 MΦ 清除胞内菌
		Tc(CTL)	杀伤胞内寄生菌细胞
抗病毒	体液免疫	抗体(IgG,IgM,sIgA)	阻止病毒吸附与穿入促进吞噬、补体协同溶解包膜病毒或病毒寄生细胞
	细胞免疫	Th1 分泌 IFN-γ、IL-2	抑制病毒复制、活化 MΦ、NK,杀伤病毒感染细胞
		Tc(CTL)	杀伤病毒感染细胞
抗真菌	细胞免疫为主	Th1 分泌 IFN-γ、IL-2	活化 MΦ、NK,杀伤病毒感染细胞
		Tc(CTL)	杀伤菌或真菌感染细胞

四、抗寄生虫免疫

寄生虫引起的感染多为慢性感染。由于其生活史复杂,侵入门户多样,在不同发育阶段所表达的特异性抗原可不相同。因此,宿主对寄生虫感染产生的免疫应答也十分复杂。同样包括固有免疫和适应性免疫,但有其特点。

（一）抗寄生虫固有免疫

黏膜是防御寄生虫感染的有效天然屏障。如肠黏液中有些成分可阻止溶组织阿米巴滋养体对肠上皮细胞的黏附和胞溶作用,构成阻止阿米巴原虫侵袭肠壁组织的屏障。中性粒细胞能吞噬某些寄生虫,并经有氧或无氧途径杀伤之。该细胞还可经 ADCC 效应杀灭曼氏血吸虫、某些线虫和旋毛虫。激活的巨噬细胞能直接吞噬和杀伤某些小型寄生虫;其分泌的细胞毒因子,能杀伤部分胞外寄生虫(如疟原虫)和大的寄生虫(如血吸虫幼虫)。巨噬细胞分泌的 IL-1、IL-2、TNF-α 和 CSF 等炎性细胞因子,可增强其吞噬能力和杀伤效应。嗜酸粒细胞在抵抗寄生虫(如蠕虫)的感染中具有较重要的作用。另外,γδT 细胞也参与机体早期抗某些寄生虫的感染。细胞因子、补体等均可通过介导炎症、促进吞噬等参与抗寄生虫感染的免疫。

（二）抗寄生虫适应性免疫

1. 抗寄生虫体液免疫　寄生虫感染宿主后可诱导产生针对多种寄生虫抗原的特异性抗体,主要为 IgG、IgM、IgE。其作用机制如下:

（1）激活补体溶解寄生虫:抗体与非洲锥虫表面抗原特异性结合,激活补体经典途径,使虫体溶解。

（2）阻止寄生虫黏附和侵入:通过抗体与寄生虫或宿主细胞表面受体结合发挥其作用。如抗体与疟原虫裂殖子结合,能阻断裂殖子入侵红细胞;针对子孢子的抗体与之结合,使其丧失黏附和侵入肝细胞的能力。

（3）调理吞噬寄生虫:IgG 抗体结合寄生虫表面抗原,其 Fc 段与效应细胞(如巨噬细胞、嗜酸粒细胞等)的 Fc 受体结合,促使效应细胞吞噬寄生虫;IgM 与犬丝虫微丝蚴表面抗原结合,可激活补体产生 C3b 而结合于中性粒细胞的 C3b 受体,促使中性粒细胞杀死虫体。

（4）ADCC 作用杀伤寄生虫:IgG、IgE Fab 段与虫体结合,Fc 段结合于效应细胞(巨噬细胞、嗜酸粒细胞或中性粒细胞)通过 ADCC 的作用杀伤寄生虫(如锥虫、弓形虫、丝虫、曼氏血吸虫童虫等)。在组织、血管或淋巴系统寄生的蠕虫,ADCC 可能是宿主杀伤其的重要效应机制。IgE 与抗原结合,还能刺激肥大细胞释放活性介质,增强嗜酸粒细胞抗虫活性。它们通过协同等作用发挥对虫体的杀伤效应。

2. 抗寄生虫细胞免疫　细胞免疫在抗细胞内寄生虫的感染中具有重要的作用。寄生虫感染的不同时期,参与抗感染的 T 细胞亚群可不同。例如,机体免疫系统对红细胞内的疟原虫以 CD4$^+$ Th 细胞应答为主;对肝细胞内的疟原虫则以 CD8$^+$ CTL 细胞应答为主。

（1）CD4$^+$ Th 细胞的作用:一般认为,CD4$^+$ Th1 细胞主要依靠分泌多种细胞因子发挥其作用。如分泌 IFN-γ 等激活巨噬细胞,活化的巨噬细胞则通过释放活性氧分子、NO、水解酶等杀伤寄生虫(如血吸虫童虫);分泌 IL-4 和 IL-5 可活化嗜酸粒细胞和肥大细胞,从而控制多种肠道线虫感染。

（2）CD8$^+$ CTL 的胞毒作用:CTL 是抵抗胞内原虫感染的重要细胞。例如,CTL 能直接杀伤疟原虫感染的肝细胞、枯氏锥虫感染的成纤维细胞等。由于成熟红细胞表面不表达 MHC I 类分子,因此,CTL 细胞不

能杀伤疟原虫感染的红细胞。在抗寄生虫感染过程中,多种防御因素的参与和共同协作十分重要。

第三节　病原体的免疫逃逸机制

通常机体免疫系统能通过上述机制抵御自然界中各类病原体的侵扰,但某些情况,机体固有免疫和适应性免疫不能清除病原体,进而在机体内繁殖与扩散,引起持续感染、慢性感染或重复感染。侵入病原体可通过不同途径逃逸免疫系统的攻击与杀伤,如病原体通过抗原变异、抵抗吞噬、削弱特异性免疫等机制逃逸免疫攻击。

一、抗原变异、隐蔽或脱落

（一）抗原变异

某些病原体感染机体后,可发生表面抗原变异,导致已产生的特异性免疫无效。例如,甲型流感病毒包膜表面的血凝素(HA)和神经氨酸酶(NA)易发生抗原变异而形成新的亚型病毒,机体针对原亚型病毒的特异性免疫就不能抵挡新亚型病毒的感染。因此,每当该病毒因抗原变异而形成新的亚型时,便在人群中引起一次流感大流行。据报道,在 HIV 感染者中发现,自患者不同病期分离的病毒,其包膜糖蛋白 gp120 的氨基酸序列发生变异。同样,回归热螺旋体感染人体引起的反复发热,也是因其抗原变异所致。此外,淋球菌的菌毛蛋白、非洲锥虫的鞭毛糖蛋白、疟原虫的某些虫体抗原均可发生变异,逃避特异性免疫的攻击。

（二）抗原隐蔽或脱落

有些病原体可利用机体组织成分包被自身而形成隐蔽状态,逃避免疫系统的识别。如盘尾丝虫能诱导宿主皮肤形成胶原小结,包裹虫体,掩盖自身。HIV 感染宿主细胞后,可进入潜伏状态,形成潜伏感染的细胞不表达 HIV 抗原。因此,病原体便可逃避免疫系统的识别和杀伤。而有的病原体受到免疫系统攻击时,可发生表面抗原脱落而逃避攻击。例如,许多线虫包被有松动的表面组织,受到宿主免疫攻击时则易脱落,从而避免受到伤害。

二、抵御吞噬细胞的吞噬

病原体一旦进入体内,机体首先由吞噬细胞发挥防御作用。吞噬细胞的吞噬过程包括趋化、调理、摄取、杀死与消化等阶段。有毒力的病原体可凭借自身产物,在一个或多个阶段对吞噬细胞的活性表现出抑制或抵抗,从而抵御吞噬细胞的吞噬。

（一）抑制吞噬细胞的趋化

有些病原体能抑制吞噬细胞的趋化。如伤寒沙门菌、铜绿假单胞菌等 G^- 菌的内毒素及破伤风杆菌的外毒素等可麻痹吞噬细胞,阻止其移动与趋化。又如某些蠕虫可分泌弹性蛋白酶抑制因子,抑制弹性蛋白酶对中性粒细胞的趋化作用。

（二）对抗调理作用

金黄色葡萄球菌能对抗调理作用。其产生的 A 蛋白(SPA)能与 IgG Fc 段结合,从而可与吞噬细胞竞争 IgG 抗体的 Fc 段,阻止 IgG 与吞噬细胞表面的 Fc 受体结合。这样,既能抑制 IgG 介导的调理作用,又能阻断其与补体的结合而抑制 C3b 介导的调理作用。

（三）抵抗摄入作用

许多病原体有对抗吞噬细胞摄取的表面物质。例如,细菌荚膜多糖能抵抗摄入,原因可能与其亲水性强和带负电荷有关。荚膜物质与细菌毒力的有关,动物实验证实:有荚膜肺炎链球菌只需几个细菌即能杀死一只小鼠;而无荚膜肺炎链球菌则需几亿个才能达到同样的效果。

（四）抵抗细胞内的杀伤作用

某些病原体能抵抗细胞内的杀伤。例如,结核杆菌、麻风杆菌能阻止溶酶体与吞噬体的融合;产单核细胞李斯特菌能产生一种特殊的溶素(lysin)逃脱吞噬体的"扣押"。光滑型沙门菌和军团菌能抑制吞噬细胞的呼吸爆发;弓形虫则以非吞噬方式进入吞噬细胞,可避免触发呼吸爆发。因此,吞噬细胞不能将这些吞入胞内的病原体杀死。

（五）杀死吞噬细胞

有些病原体能释放杀死吞噬细胞的可溶性物质。如病原性链球菌的溶血素和葡萄球菌的杀白细胞素即为此类物质。有些病毒可在吞噬细胞内繁殖,并随吞噬细胞游走最终使吞噬细胞裂解,病毒可随之而扩散。又如 HIV 能感染表达 CD4 分子的淋巴细胞和巨噬细胞,在细胞内低度增殖,这些细胞可将 HIV 播散到中枢神经系统及其他部位。

三、干扰或破坏免疫分子的效应

多种病原体能抵抗固有免疫和适应性免疫效应分子的作用。举例,大肠埃希菌多糖中的唾液酸与补体系统的 H 因子有高度亲和力,并能增强 H 因子与 C3bBb 复合物中的 C3b 结合,促使 C3bBb 解离,从而抑制补体替代途径的活化;G^+ 菌细胞壁的肽聚糖层能阻挡补体 MAC 插入细菌的胞膜,故可抵抗补体的溶菌作用;枯氏锥虫的鞭毛糖蛋白可激活衰变加速因子(DAF)而抑制补体激活;淋球菌能产生分解 sIgA 的蛋白酶,使黏膜局部的 sIgA 失活。因此,尽管患者泌尿生殖道分泌液中含有高水平的特异性 sIgA,却仍不能阻止淋球菌的再感染。

四、阻碍抗原提呈

CTL 细胞杀伤病原体感染的靶细胞时,需识别靶细胞表面 MHC I 类分子提呈的病原体抗原肽。某些病原体能通过不同方式阻止抗原提呈。例如,腺病毒能产生抑制 MHC I 类分子转录的蛋白酶,降低 MHC I 类分子的表达;单纯疱疹病毒产生的一种蛋白质能与 APC 的抗原加工相关转运体(TAP)结合,阻止 TAP 将抗原肽转运至内质网腔中,使之不能与 MHC I 类分子结合。

五、感染淋巴细胞

有些病原体能直接感染淋巴细胞。例如,HIV 主要感染 CD4$^+$T 细胞,引起继发性免疫缺陷,由此导致机会性感染的频繁发生,成为艾滋病患者的重要死因。

第四节　感染相关的其他免疫病理现象

一、炎 症 反 应

炎症反应适度具有杀菌效应,但过度炎症反应可导致休克、弥散性血管内凝血(DIC)等严重并发症。机体受病原体感染可产生大量炎性细胞因子,如巨噬细胞分泌的 IL-1、IL-6、IL-8、TNF-α、IFN-γ 等,它们可激活补体系统、凝血系统、激肽系统和纤溶系统导致系统性炎症反应综合征。

二、超 敏 反 应

机体与病原体相互作用可导致不同类型超敏反应,并造成相应的免疫损伤(疾病)。如某些寄生虫(蠕虫和血吸虫尾蚴)感染诱生 IgE 抗体,可出现局部或全身性 I 型超敏反应。又如疟原虫和肺炎支原体感染产生的抗体附着于红细胞可引发 II 型超敏反应,导致红细胞的溶解。链球菌感染后肾小球肾炎;分枝杆菌感染诱发的结节性红斑;乙肝病毒感染诱发的肝外病变等,均为病原体与抗体结合引发 III 型超敏反应的结果。另外,常见的结核病、乙型肝炎、血吸虫所致的肉芽肿等属典型的 IV 型超敏反应。

三、其 他 反 应

(一)自身免疫应答

由于某些病原体感染机体可成为自身免疫病的重要诱因,即导致自身免疫应答。主要原因:①分子模拟:病原体与自身组织结构相似。例如 A 族链球菌 M 蛋白所含的 α 螺旋结构与肌动蛋白重链等高度同源,该菌感染产生的抗体可与心肌球蛋白发生交叉反应,引发风湿热。②隐蔽抗原释放:正常情况下与血液和免疫细胞相对隔绝的自身组织成分称为隐蔽的自身抗原,主要有眼晶状体蛋白、眼葡萄膜色素蛋白、甲状腺球蛋白和精子等。它们所处解剖位置特殊,在胚胎期未曾与自身淋巴细胞接触,机体未能对其建立免疫耐受。某些病原体感染可破坏机体某些组织器官的解剖屏障,使这些隐蔽的自身抗原释放,引起自身免疫应答。

(二)恶性肿瘤

现已发现有些病原体感染与肿瘤发生、发展及转归有关。超过 15% 的人类恶性肿瘤与感染有关,尤其是病毒感染,长期慢性炎症倾向可增加恶性肿瘤风险。可能的机制:某些病毒 DNA 与宿主细胞基因组 DNA 整合,通过病毒基因转化而诱导宿主细胞恶变。

案例 20-1 分析讨论:

　　根据患儿病史、主诉、临床表现及查体,应考虑慢性感染的可能。但服用药物未见好转,考虑为非一般的细菌感染。淋巴结穿刺物检查显示肉芽肿性病变和干酪样坏死,此为典型的结核杆菌感染引起病理损伤的结果,即 IV 型超敏反应(迟发型)。故确诊为:淋巴结结核。结核菌素皮试的原理即 IV 型超敏反应的发生机制,以此解释皮试局部如 48 小时后出现阳性反应;肿胀和硬结为淋巴细胞和巨噬细胞在局部的浸润,同时说明该患儿已感染过结核杆菌,此为再次接触之。通常机体受结核杆菌感染的同时伴随着细胞免疫功能的建立,因此,临床常用结核菌素皮试作为体内检测细胞免疫功能的方法,皮试阳性表示机体的细胞免疫功能正常。

(邓维秀)

第二十一章 肿瘤免疫
Chapter 21 Tumor Immunity

案例 21-1　　　　　　　　　　　　　　　　肝　癌

患者，男，51 岁。因上腹部钝痛两年余收入院。患者自两年前无明显诱因下出现右上腹部疼痛，以持续性钝痛和胀痛为主，有时可有右肩背部疼痛。自诉近年来体重减轻约 5kg，有乏力、食欲减退，有时长期低热，近 3 年腹泻、恶心症状较频，无黄疸，无下肢浮肿。患者自发病以来，精神可，纳差，有腹泻，小便可，睡眠可。

体格检查：巩膜及皮肤无黄染，腹平软，未见蠕动波。全腹无压痛和反跳痛。右肋下可及肝缘，质较硬，未及肿块，Murphy 征（一），脾脏肋下未及，双肾区无扣压痛。肠鸣音 4~5 次/分。

实验室检查：总蛋白 77.5g/L，白蛋白 29g/L，CEA 1.01ng/ml，CA50 159.98U/ml，AFP 2448.78ng/ml。

影像学检查：B 超见肝右叶一大小约 4cm×5cm 肿块。CT 见 5.1cm×6.3cm 肿块，门静脉未见癌栓。

经诊断为：肝癌（肝右叶）。

问题：

在以上一系列实验室检查中，你认为哪些指标对于明确肝癌诊断具有意义？

肿瘤免疫学（tumor immunology）是研究肿瘤抗原的性质、机体的免疫功能与肿瘤发生发展的相互关系、机体对肿瘤的免疫应答和抗肿瘤免疫效应机制以及肿瘤的免疫诊断和免疫防治的科学。肿瘤细胞是一群失去正常生长调控机制、发生恶性转化的自身细胞。肿瘤的形成是机体的组织细胞自发性或在各种致癌因素（某些化学物质、放射线照射和感染等）的作用下过度增生的结果，常表现为肿块。

肿瘤是严重危害人类健康的重大疾病之一。肿瘤免疫研究始于 20 世纪初，当时，人们认为肿瘤细胞可能存在着与正常组织细胞不同的抗原成分，通过检测这些不同的组织抗原或利用此抗原诱导机体产生抗肿瘤免疫应答，可以达到诊断和治疗肿瘤的目的。早期，人们采用各种方法试图证明肿瘤特异性抗原的存在，但未取得明显的研究进展，直到 20 世纪 50 年代，随着纯种小鼠的培育成功，才以确切的实验结果证实了化学致癌剂**甲基胆蒽**（methylcholanthrene，MCA）可诱导小鼠表达特异性肿瘤抗原。随后，在其他致癌因素导致的肿瘤中亦证实了肿瘤抗原的存在，并证明所诱导的机体免疫应答具有抗肿瘤作用，使免疫学作用在肿瘤的诊断和治疗中引起了重视。据此，Burnet 和 Thomas 提出了"免疫监视"（immune surveillance）学说，该学说认为：免疫系统可监视肿瘤的发生并通过细胞免疫机制杀灭肿瘤细胞，特别是在"突变克隆"形成肿瘤之前识别并将其破坏，若机体的免疫功能低下或缺陷，更容易形成肿瘤。1975 年，杂交瘤技术建立以及单克隆抗体的制备，极大地推动了肿瘤免疫学诊断和免疫学治疗的发展。随着分子生物学和分子免疫学的迅速发展和交叉渗透，人们对于肿瘤抗原的性质、MHC 分子在肿瘤抗原识别和提呈中的作用、T 细胞的活化和杀伤机制及肿瘤逃避机体免疫监视的机制等方面有了更深入了解，制备了大量可临床应用的基因工程型细胞因子和基因工程型抗体，为肿瘤免疫治疗增添了新的手段。

随着人类多种肿瘤抗原基因的发现并克隆成功以及肿瘤干细胞的发现，进一步丰富了肿瘤免疫学理论，极大地促进了肿瘤免疫学进展，拓宽了肿瘤免疫学诊断和治疗的应用前景。

第一节　肿瘤抗原

肿瘤抗原（tumor antigen）即指肿瘤细胞在发生、发展过程中出现或过度表达的物质的总称。肿瘤抗原的存在是肿瘤免疫的重要理论基础之一，寻找肿瘤特异性抗原是成功诱导肿瘤免疫的关键。肿瘤抗原产生的分子机制目前尚未完全清楚，可能涉及以下几种途径：①肿瘤发生、发展过程中合成的新的蛋白质分子；②由于糖基化异常等原因导致细胞产生特殊降解产物；③由于基因突变等使正常蛋白质分子的结构发生改变；④隐蔽的自身抗原表位暴露；⑤多种膜蛋白分子的异常聚集；⑥胚胎性抗原或分化抗原的异常表达。

目前，人们已在自发性和实验性动物以及人类肿瘤细胞表面发现了多种肿瘤抗原。肿瘤抗原的分类方法有多种,被普遍接受的是按肿瘤抗原的特异性或肿瘤抗原的产生机制进行分类。

一、根据肿瘤抗原特异性分类

根据肿瘤抗原的特异性,可将肿瘤抗原分为肿瘤特异性抗原和肿瘤相关抗原两大类。

(一)肿瘤特异性抗原

肿瘤特异性抗原(tumor specific antigens,TSA)是指肿瘤细胞特有的或只存在于部分肿瘤细胞而不存在于正常细胞的新抗原。此类抗原大多为突变基因的产物,是人们于 20 世纪 50 年代利用遗传背景基本相同的近交系小鼠,通过肿瘤移植排斥反应试验发现,因此又称为**肿瘤特异性移植抗原**(tumor specific transplantation antigens,TSTA)或**肿瘤排斥抗原**(tumor rejection antigens,TRA)。如图 21-1 所示,应用化学致癌剂甲基胆蒽诱发小鼠皮肤发生肿瘤,当肿瘤长至一定大小时切除肿瘤,将分离的肿瘤细胞移植给正常纯系小鼠后可发生肿瘤,但是,若将此肿瘤细胞回输给原来经手术切除肿瘤的同系小鼠,或者植入预先用放射线灭活的此肿瘤细胞免疫过的同系小鼠,则不发生肿瘤。该实验结果表明:肿瘤细胞表达可诱导机体产生特异性肿瘤排斥的抗原。

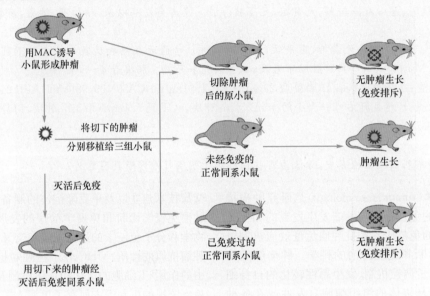

图 21-1　用移植排斥实验证实肿瘤特异性抗原的存在

用移植排斥实验所发现的仅仅是肿瘤细胞表面存在的部分抗原。近年来,人们应用肿瘤特异性 CTL 克隆并结合分子生物学技术,成功地从基因水平上证实了 TSTA 的存在。其原理如图 21-2 所示:人们将小鼠肿瘤细胞株注入同系小鼠体内,该肿瘤细胞株在小鼠体内生长并形成肿瘤。由于该细胞株缺乏免疫原性,在小鼠体内能形成肿瘤(tumor),故命名为 tum$^+$。tum$^+$ 细胞株在体外用化学致癌剂处理并进行克隆,其中某些肿瘤细胞克隆注入同系小鼠后并不形成肿瘤,故将此类不能形成肿瘤的变异株称为 tum$^-$。Tum$^-$ 细胞株不能形成肿瘤的机制是:tum$^-$ 肿瘤细胞基因变异,表达 TSTA,这些 TSTA 可诱导特异性 CTL 将其排斥;而 tum$^+$ 细胞株不表达 TSTA,因此不具备免疫原性。而用 tum$^-$ 肿瘤细胞制备基因文库(其中含编码 TSTA 的基因),将该基因转染 tum$^+$ 肿瘤细胞株,使之表达 TSTA,将其注入同系小鼠体内则不再诱生肿瘤。应用 tum$^-$ 特异性 CTL 克隆为探针,可鉴定出编码 TSTA 的基因,通过基因克隆可分析其产物的特性。

目前,应用肿瘤特异性 CTL 克隆以及单克隆抗体技术,已在人类黑色素瘤、结肠癌、乳腺癌等肿瘤细胞表面检测多种 TSTA。此类抗原可存在于不同个体的同一组织学类型肿瘤中;亦可为不同组织学类型的肿瘤所共有。如**黑色素瘤相关排斥抗原**(melanoma associated rejection antigen,MARA)可见于不同个体的黑色素瘤细胞,但正常黑色素细胞不表达此类抗原;而突变的 ras 癌基因产物也可见于消化道癌、肺癌等。

(二)肿瘤相关抗原

肿瘤相关抗原(tumor associated antigens,TAA)是指并非肿瘤细胞所特有的,正常细胞或其他组织上也可表达的抗原物质,但其含量在细胞癌变时明显增高。此类抗原只表现出量的变化而无严格的肿瘤特异性,主要包括:胚胎性抗原、分化抗原、某些癌基因高表达的抗原以及过量或异常表达的糖脂或糖蛋白抗原等。

1. 胚胎抗原　胚胎抗原(fetal antigen)是在胚胎发育阶段由胚胎组织产生的正常成分,出生后逐渐消失,至成年期几乎不表达,当有细胞癌变时,此类抗原又重新出现。该抗原可表达于肿瘤细胞表面,也可分泌或脱落到体液中,成为诊断肿瘤的重要标志物。一般情况下,由于此类抗原在胚胎期曾出现过,故宿主已对胚胎性抗原产生免疫耐受,而胚胎性抗原对异种动物具有很强的免疫原性,可借此制备抗体,用于临床诊断。在人类肿瘤中已发现多种胚胎抗原(表 21-1),其中研究最多的是**甲胎蛋白**(alpha-fetoprotein,AFP)和**癌胚抗原**(carcinoembryonic antigen,CEA)。

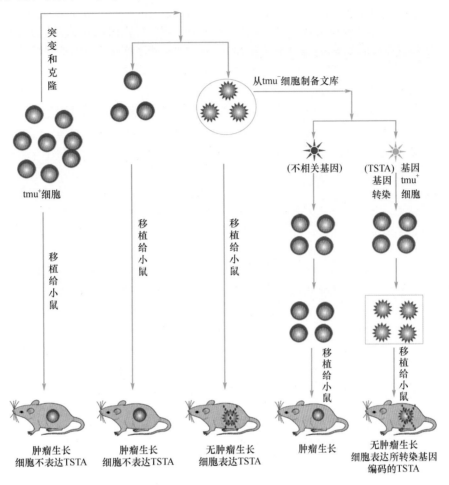

图 21-2 肿瘤特异性抗原基因的确认

表 21-1 与人类肿瘤有关的胚胎抗原

抗原	相关肿瘤
甲胎蛋白(AFP)	原发性肝癌、畸胎瘤、肺癌、胃癌
癌胚抗原(CEA)	结肠癌等消化道肿瘤、肺癌、乳腺癌、胰腺癌
胚胎硫糖蛋白抗原(FSA)	胃癌
α_2-H 铁蛋白	小儿畸胎瘤、肝癌、淋巴瘤、神经母细胞瘤、肾母细胞瘤
异型(或丙种)胎儿蛋白(γFP)	结肠、卵巢、肾、肌肉、骨、神经等的实体瘤
B_S 胎蛋白	肝癌、胆管癌、胃癌、白血病、淋巴肉瘤
S_2 肉瘤抗原	肉瘤、巨细胞瘤、乳腺癌、肺癌、卵巢癌、消化道肿瘤、黑色素瘤
胎盘碱性磷酸酶	肿瘤组织

续表

抗原	相关肿瘤
胰癌胎儿抗原(胰腺癌胚胎抗原,POA)	胰腺癌(孕妇血清中也可出现)
β_S 胎蛋白	肝癌、胆管癌、胃癌、白血病、淋巴瘤等
时相专一性胚胎抗原(SSEA-1)	多种人体肿瘤(正常人除粒细胞和单核细胞外,皆不表达)
Tenna Gen 抗原	肿瘤患者血清含量增高(正常人 <5.0μg/ml)

2. 分化抗原 分化抗原(differentiation antigen)又称**组织特异性抗原**(tissue-specific antigen),是机体组织细胞在正常分化、发育的不同阶段,出现或消失的细胞表面标志。恶性肿瘤细胞通常停留在细胞发育的某个幼稚阶段,其形态和功能均类似于未分化的胚胎细胞,称为**肿瘤细胞的去分化**(dedifferentiation)

或逆分化（retro-differentiation）。某些恶性肿瘤细胞可以表达其他正常组织细胞特异性分化抗原，如胃癌细胞可表达 ABO 血型抗原；某些恶性肿瘤细胞可表达未分化的或幼稚细胞的分化抗原，如某些急性 T 细胞白血病细胞中可检出胸腺白血病抗原（TL 抗原），由于这些抗原是正常细胞的成分，因此亦不能刺激机体产生免疫应答。由于肿瘤细胞所表达的分化抗原的量与正常组织细胞有明显的差异，且某些分化抗原具有组织特异性，故该类抗原对肿瘤诊断和确定肿瘤组织来源有重要意义。典型的例子如各种类型的白细胞分化抗原可作为白血病的诊断标志。表达于某些肿瘤的组织特异性抗原见表 21-2。

表 21-2　某些组织特异性肿瘤抗原

组织细胞来源	肿瘤	抗原
B 细胞	B 细胞白血病和淋巴瘤	CD10、Ig
T 细胞	T 细胞白血病和淋巴瘤	IL-2R、TCR、CD45R、CD4/CD8、TL 抗原
前列腺	前列腺癌	前列腺特异性抗原、前列腺酸性磷酸酶
神经嵴	黑色素瘤	S-100 等黑色素瘤相关抗原
上皮细胞	多种癌	细胞角蛋白

二、根据肿瘤抗原产生机制分类

根据肿瘤抗原产生机制分类，肿瘤抗原包括理化因素诱发的肿瘤抗原、病毒诱发的肿瘤抗原、自发性肿瘤抗原等。

（一）理化因素诱发的肿瘤抗原

化学致癌物（如 MCA、氨基偶氮染料、二乙基亚硝胺等）或物理致癌因素（如紫外线、X 射线、放射性粉尘等）可引起基因突变或激活潜伏的致癌病毒而诱发肿瘤。该类抗原特点是特异性强而抗原性弱，常表现出明显的个体特异性，即用同一化学致癌物或同一物理因素诱发的肿瘤，在不同的宿主体内，甚至在同一宿主不同部位发生肿瘤，其抗原特异性及免疫原性各异。由于此类肿瘤抗原间很少出现交叉反应，故难以用免疫学技术诊断和治疗此类肿瘤。人类很少暴露于这种强化学、物理的诱发环境中，因此，大多数的人类肿瘤抗原不属于此类抗原。

（二）病毒诱发的肿瘤抗原

某些肿瘤与病毒感染密切相关。例如人乳头状瘤病毒（HPV）与人宫颈癌的发生有关，EB 病毒（EBV）与 B 细胞淋巴瘤和鼻咽癌的发生有关，乙型肝炎病毒（HBV）和丙型肝炎病毒（HCV）与原发性肝癌的发生有关，人嗜 T 淋巴细胞病毒 1（HTLV-1）与成

人 T 细胞白血病的发生有关。致癌病毒的 DNA 或 RNA 可以整合到宿主细胞基因组中，从而诱导宿主细胞恶变并表达突变基因编码的蛋白形成肿瘤抗原。此类肿瘤抗原与理化因素诱导的肿瘤抗原不同，其无种系、个体和器官特异性，但具有病毒特异性，即同一种病毒诱发的不同类型肿瘤，无论其组织来源或动物种类，均可表达相同的肿瘤抗原且具有较强免疫原性。此类肿瘤抗原是由病毒基因编码的，但又不同于病毒自身所表达的抗原，因此称为病毒相关的肿瘤抗原。

（三）自发性肿瘤抗原

自发性肿瘤是指迄今尚未阐明其发生机制的肿瘤，人类大多数肿瘤属于此类。自发性肿瘤细胞表面具有肿瘤特异性抗原。其中某些自发性肿瘤类似于理化因素诱发的肿瘤，具有各自独特的肿瘤抗原特异性，很少或几乎完全没有交叉反应；另一些自发肿瘤则类似于病毒诱发的肿瘤，具有相同的抗原特异性和免疫原性。自发性肿瘤表达的抗原大部分可能是突变基因的产物，包括癌基因（如 ras）、抑癌基因（如 p53）的突变产物以及融合蛋白（如 bcl/abl）变异等。在多种人类肿瘤中已发现此类抗原，但其导致基因突变的诱因不详。

第二节　机体抗肿瘤的免疫效应机制

机体的免疫功能与肿瘤的发生发展密切关联，当宿主免疫功能低下或受抑制时，肿瘤发生率增高，而在肿瘤进行性生长时，患者免疫功能受到抑制，两者互为因果，双方各因素的消长对肿瘤的发生发展均可起重要的作用。当肿瘤发生后，机体可通过免疫效应机制发挥抗肿瘤作用。机体抗肿瘤的免疫效应机制十分复杂，涉及多种免疫成分，包括固有免疫和特异性免疫抗肿瘤效应，二者共同参与抗肿瘤免疫。肿瘤细胞组织来源和产生方式各不相同，免疫原性各异。对于多数免疫原性较强的肿瘤，特异性免疫应答起主要作用，一般认为在抗肿瘤免疫中细胞免疫发挥主要作用，体液免疫通常仅起协同作用；对于免疫原性较弱的肿瘤，固有免疫可能具有更重要的意义。

一、抗肿瘤的固有免疫效应

（一）补体介导的肿瘤细胞溶解

病灶局部巨噬细胞、肿瘤细胞等能分泌 IL-6、C 反应蛋白（C-reaction protein，CRP）等炎症介质，通过激活补体 MBL 途径而溶解肿瘤细胞。

（二）NK 细胞的杀瘤效应

NK 细胞在早期抗肿瘤免疫机制中起重要作用，

其抗肿瘤效应无需抗原的致敏,不需预先活化即可直接杀伤肿瘤细胞且不受 MHC 限制,故 NK 细胞被视为机体抗肿瘤的第一道防线。其杀伤机制是:①肿瘤细胞不同于正常组织细胞,其表面 MHC-Ⅰ类分子表达水平低下、缺失或构型发生改变以及糖基类分子表达水平显著上升;②当 NK 细胞与肿瘤细胞通过黏附分子接触,NK 细胞抑制受体不能获得瘤细胞表面足够的 MHC-Ⅰ类分子,抑制信号传导受限,而 NK 细胞表面活化性受体与瘤细胞高表达的糖基类分子相互作用,活化信号占主导地位;③活化的 NK 细胞通过释放穿孔素和颗粒酶、释放 NK 细胞毒因子和 TNF 等可溶性介质以及 ADCC 作用杀伤肿瘤细胞。

（三）巨噬细胞的杀瘤效应

研究表明,肿瘤灶所浸润的 MΦ 数量与肿瘤的转移率呈负相关,即肿瘤组织周围出现明显 MΦ 浸润者,肿瘤扩散转移发生率较低,预后较好;MΦ 浸润不显著者,则肿瘤扩散转移发生率高,预后较差。静止期 MΦ 抗肿瘤作用微弱,活化后的 MΦ 抗肿瘤效应明显增强。MΦ 的抗肿瘤作用具有选择性,即仅杀伤肿瘤细胞而不损伤正常细胞,其杀伤效应与肿瘤抗原分子结构及瘤细胞增殖周期无关,且可杀伤对化疗、放疗呈抗性的肿瘤细胞。

MΦ 杀伤肿瘤的机制是:①活化的 MΦ 可产生、释放多种抗肿瘤效应分子,如 TNF-α、蛋白水解酶、一氧化氮(NO)和氧自由基等,直接杀伤肿瘤细胞;②活化的 MΦ 分泌 IL-1、IL-2、CSF 等细胞因子,通过调控其他免疫细胞的活化产生间接杀伤肿瘤效应;③MΦ 通过非特异性吞噬作用杀伤肿瘤细胞,同时发挥抗原提呈功能启动特异性抗肿瘤免疫效应;④MΦ 细胞膜表面表达 Fc 受体,也可通过 ADCC 效应杀伤肿瘤。

（四）γδT 细胞的杀瘤效应

γδT 细胞杀伤肿瘤的效应不受 MHC 限制,也不依赖抗原的处理与提呈,可直接识别表达在多种肿瘤细胞表面的抗原杀伤肿瘤,其杀伤机制类似于 CTL 和 NK 细胞。γδT 细胞还可分泌多种细胞因子发挥抗肿瘤作用。

此外,NKT 细胞、中性粒细胞和多种细胞因子如 IFN-γ、穿孔素(perforin)、FasL 和肿瘤坏死因子相关凋亡诱导配体(TRAIL)等效应分子也参与抗肿瘤的非特异性免疫。

二、抗肿瘤的特异性免疫效应

抗肿瘤的特异性免疫效应在免疫监视和抗肿瘤效应中占主导地位,尤其对免疫原性较强的肿瘤(如病毒诱导的肿瘤)作用更为重要(图 21-3)。

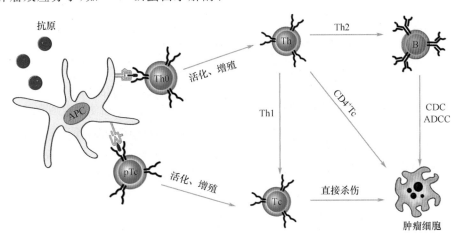

图 21-3 机体特异性抗肿瘤的免疫学机制

（一）抗肿瘤的细胞免疫机制

T 细胞介导的细胞免疫比体液免疫在机体抗肿瘤效应中发挥着更为重要的作用。抗原活化的 T 细胞可特异性杀伤、溶解表达相应抗原的肿瘤细胞,或释放细胞因子直接或间接参与抗肿瘤免疫效应。

1. CD4+ T 细胞 肿瘤细胞分泌的可溶性抗原、肿瘤细胞表面脱落的抗原以及肿瘤组织脱落的肿瘤细胞,可被专职 APC 摄取,经加工处理后,以肿瘤抗原肽-MHCⅡ分子复合物的形式表达在 APC 表面。肿瘤抗原特异性 CD4+ T 细胞识别该复合物并被激活,分泌多种细胞因子如 IL-2、IFN-γ、TNF-α 等参与肿瘤免疫。其机制为:IL-2、IFN-γ 等可激活 B 细胞、单核-吞噬细胞、NK 细胞和 CD8+ CTL 细胞,增强机体抗肿瘤功能。近期还发现,体内存在一类 CD4+ CTL,也具有直接杀伤肿瘤细胞的作用,其杀伤效应受 MHCⅡ类分子限制。

2. CD8+ T 细胞 CD8+ CTL 是抗肿瘤免疫的主要效应细胞,可识别肿瘤细胞表面的 MHCⅠ类分子-肿瘤抗原肽复合物而激活,通过以下机制杀伤肿瘤细胞:①释放穿孔素、颗粒酶等,通过细胞溶解机制直接杀伤肿瘤细胞;②CD8$^+$ CTL 高表达 FasL,与肿瘤细胞表面 Fas 结合,介导肿瘤细胞凋亡;③可分泌多种细胞因子如 IFN-γ、TNF-α 直接或间接杀伤肿瘤细胞。

(二) 抗肿瘤的体液免疫机制

针对特异性肿瘤抗原,免疫系统可产生特异性抗体发挥抗肿瘤效应,但此效应并非机体抗肿瘤的主要机制。

1. 补体依赖的细胞毒效应(CDC) 特异性抗体与肿瘤细胞表面抗原结合,通过激活补体经典途径,溶解肿瘤细胞。

2. 抗体依赖的细胞介导的细胞毒作用(ADCC) 抗肿瘤抗体(IgG)能与多种效应细胞如巨噬细胞、NK 细胞、中性粒细胞等表面 FcγR 结合,发挥 ADCC 效应,介导肿瘤细胞溶解。

3. 抗体的免疫调理作用 抗肿瘤抗体与吞噬细胞表面 FcR 结合,增强吞噬细胞对肿瘤细胞的吞噬作用。此外,抗肿瘤抗体与肿瘤抗原结合能活化补体,补体活化过程中所产生的 C3b 可与吞噬细胞表面 CR1 结合,促进其吞噬作用。

4. 抗体的封闭作用 例如转铁蛋白可促进某些肿瘤细胞生长,其抗体可通过封闭肿瘤细胞表面的转铁蛋白受体,阻碍转铁蛋白与肿瘤细胞的结合,从而抑制肿瘤细胞生长。

5. 干扰肿瘤细胞的黏附作用 某些抗肿瘤抗体与肿瘤细胞表面抗原结合后,可使肿瘤细胞黏附特性发生改变甚至丧失,从而有助于控制肿瘤细胞的生长和转移。

综上所述,机体抗肿瘤的免疫学效应机制十分复杂,特异性和非特异性抗肿瘤机制相互交错,细胞免疫与体液免疫机制相互协调和补充,从而共同执行免疫监视功能,发挥抗肿瘤效应。

第三节　肿瘤的免疫逃逸机制

正常人体每天约有 10^{11} 细胞进行分裂,其中约有 $1/(10^7 \sim 10^9)$ 的细胞发生自发突变。机体免疫系统依赖固有免疫和特异性免疫机制以及效应分子发挥关键效应执行免疫监视功能,及时识别和清除突变的细胞。故免疫监视功能正常的个体一般不形成肿瘤,而免疫监视功能低下的个体易发生肿瘤。

尽管免疫监视功能可对随时发生恶性转化的肿瘤细胞发挥免疫应答效应并清除肿瘤,但是仍有一定比例的原发性肿瘤可在宿主体内生长、转移和复发。肿瘤发生发展的过程取决于与免疫系统的相互作用,肿瘤细胞必须不断克服来自宿主的选择压力,才能在体内得以生存。即肿瘤的形成与肿瘤细胞逃避机体免疫系统攻击的能力密切相关,这就是所谓的"**免疫**

逃逸(immune evasion)"。肿瘤细胞的免疫逃逸机制可能通过以下几种方式。

一、肿瘤细胞缺乏刺激机体免疫 应答所必需的成分

(一) 肿瘤细胞的抗原缺失和抗原调变

某些肿瘤抗原乃正常细胞突变基因所表达,与正常细胞所表达的蛋白成分差异很小,故难以诱发机体产生有效的抗肿瘤免疫应答。某些肿瘤抗原乃胚胎期正常机体细胞表达的组分,故机体对其存在先天性免疫耐受。此外,由于宿主免疫系统攻击肿瘤细胞,可能致使其表面抗原决定簇减少或丢失,从而使肿瘤有可能逃逸免疫系统识别和杀伤,此现象即"**抗原调变**"(antigen modulation)。

(二) 肿瘤细胞 MHC I 类分子表达异常

某些肿瘤细胞表面 MHC I 类分子表达降低或缺失,抗原提呈表达能力受限,使 CTL 不能获得肿瘤细胞表面足够的抗原信号,以至肿瘤细胞得以逃避宿主的免疫攻击。某些肿瘤细胞可异常表达非经典 MHC I 类分子(如 HLA-G、HLA-E 等),NK 细胞表面抑制性受体可识别此类分子,从而启动抑制性信号,抑制 NK 细胞杀伤肿瘤。

(三) 肿瘤细胞协同刺激分子表达异常

尽管某些肿瘤细胞可有效表达 MHC I 类分子和肿瘤抗原,但其不表达或低表达协同刺激分子,如 B7、ICAM-1、LFA-3 和 VCAM-1 等,不能为 T 细胞活化提供足够的协同刺激信号,因此亦不能有效激发机体产生免疫应答,从而使肿瘤细胞逃避 CTL 的攻击。

(四) 肿瘤细胞表面"抗原覆盖"

"抗原覆盖"是指某些物质可覆盖细胞表面肿瘤抗原,干扰免疫系统对肿瘤的识别。例如肿瘤细胞可分泌高水平的唾液黏多糖或表达肿瘤激活的凝聚系统,二者均可覆盖肿瘤抗原,从而抑制宿主淋巴细胞对肿瘤细胞的识别和杀伤效应。血清中存在的封闭因子(blocking factor),如**封闭抗体**(blocking antibody)、可溶性肿瘤抗原、肿瘤抗原抗体复合物等,可结合并封闭肿瘤细胞表面的抗原决定簇或效应细胞的抗原识别受体,从而使肿瘤细胞逃脱效应细胞的识别和攻击。

(五) 肿瘤抗原的加工、转运过程发生 障碍

某些肿瘤细胞的 MHC 非经典基因发生改变,使肿瘤细胞的低分子量多肽(low molecular-weight polypeptide,LMP)和抗原加工相关转运体(transporters associated with antigen processing,TAP)产生减少,

影响了肿瘤抗原的加工和提呈。

二、肿瘤细胞的"漏逸"

肿瘤细胞的"漏逸"(sneaking through)是指肿瘤细胞大量增殖,超越了机体抗肿瘤免疫效应的限度,致使宿主不能有效地清除大量生长的肿瘤细胞。

三、肿瘤细胞导致免疫抑制或耐受

肿瘤细胞能直接侵犯免疫器官而抑制免疫效应,也可分泌可溶性免疫抑制因子降低宿主免疫力。如某些肿瘤细胞分泌前列腺素、甲胎蛋白等,这些物质都具有免疫抑制作用;某些肿瘤则通过分泌 TGF-β、IL-10 和 VEGF 等细胞因子抑制机体抗肿瘤免疫应

答的产生;某些肿瘤抗原性弱,反复刺激机体免疫系统则易导致免疫耐受的产生;另外,某些幼稚淋巴细胞接触肿瘤抗原也可能导致机体免疫耐受。

四、肿瘤细胞诱导免疫细胞凋亡或自身抵抗凋亡

某些肿瘤细胞高表达 FasL,与肿瘤特异性 CTL 细胞表达的 Fas 相互作用,诱导肿瘤特异性 CTL 细胞凋亡,使肿瘤逃逸 CTL 的特异性杀伤效应;某些肿瘤细胞高表达多种癌基因产物(如 bcl-2 等),这些分子能抵抗由活化 CTL 介导的肿瘤细胞凋亡,有利于肿瘤细胞异常增殖;某些肿瘤细胞内部分 Fas 信号传导分子缺陷,FasL-Fas 介导的细胞凋亡途径发生障碍,诱导肿瘤细胞逃避免疫攻击(图 21-4)。

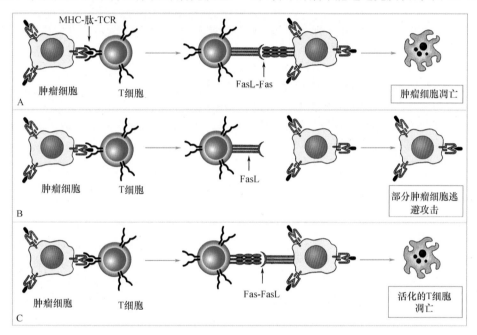

图 21-4　肿瘤细胞诱导免疫细胞凋亡或抵抗凋亡

五、与宿主免疫系统有关的因素

宿主处于免疫功能低下、免疫耐受或免疫缺陷状态,或者是由于宿主体内存在一定量的"增强抗体"等。这些因素均有助于肿瘤细胞逃逸宿主免疫系统的攻击。

综上所述,宿主免疫功能状态与肿瘤发生、发展有密切关系。一方面,机体抗肿瘤免疫机制极为复杂并可受多种因素干扰;另一方面,肿瘤细胞也可能通过多种机制逃避机体的免疫攻击。因此,肿瘤发生与否及其转归,取决于上述两方面作用的综合效应。

第四节　肿瘤的免疫学检验

肿瘤的免疫学检验主要指通过测定肿瘤标记物和其他免疫学指标,对肿瘤进行辅助诊断,或对肿瘤患者免疫功能状态以及预后进行评估。

一、肿瘤标志物的检测

（一）血清肿瘤标志物的检测

肿瘤标志物是细胞癌变过程中所产生的特异性和相对特异性的物质,或是在质和量上与正常状态或良性疾病时明显不同的正常组分。肿瘤标志物可存在于肿瘤细胞表面、血液或体液中,包括肿瘤抗原、激素、酶(同工酶)以及癌基因产物等。

1. 甲胎蛋白（AFP） AFP 是一种分子量约为 70kD 的糖蛋白，等电点为 4.75，沉降系数为 4.7S，电泳时位于白蛋白和 α1 球蛋白之间。在胚胎期由肝细胞和卵黄囊合成，存在于胎儿血清中，其浓度以 4～5 月的胎儿血清含量最高，以后随胎龄增长而逐渐下降，出生后迅速下降几乎消失。正常成人血清中仅有极微量的 AFP（$<25\mu g/L$）。当发生原发性肝癌时，约 80% 的病人血清中 AFP 含量增高，且比临床症状出现提早 3～8 个月。临床检测，AFP 超过 $25\mu g/L$ 可判为阳性，若在 $25～400\mu g/L$ 之间为低浓度阳性，超过 $400\mu g/L$ 即为高浓度阳性。除肝细胞癌外，约 50% 左右的睾丸或卵巢畸胎瘤等生殖细胞肿瘤患者也出现 AFP 阳性，肺癌、胃癌、肝硬化、肝炎、孕妇患者血清中 AFP 含量也可升高，但很少超过 $100\mu g/L$。因此，检测血清 AFP 是肝癌普查、早期诊断、疗效判断和复发预测的重要指标。

2. 癌胚抗原（CEA） CEA 是一种分子量为 180kD 的糖蛋白，等电点为 4.8，沉降系数为 7.8S，电泳位于 β 球蛋白区。CEA 存在于 2～6 个月胎儿的胃肠管、胰腺和肝脏，健康成年个体组织内含量很低（$<2.5\mu g/L$）。胃肠道恶性肿瘤、乳腺癌、肺癌及其他恶性肿瘤患者血清中 CEA 含量升高，是一种广谱的肿瘤标记物。但妊娠期或心血管疾病、糖尿病、非特异性结肠炎等疾病，部分病人血清 CEA 也会升高，所以 CEA 不是恶性肿瘤的特异性标志，在诊断上只有辅助价值，但在恶性肿瘤的鉴别诊断、病情监测和疗效评价等方面仍有重要临床价值。

3. 前列腺特异性抗原 前列腺特异性抗原（prostate specific antigen，PSA）是一种前列腺上皮细胞分泌的单链糖蛋白，分子量为 34kD，正常人血清中 PSA 含量极微。在前列腺癌时，正常腺管结构遭到破坏，血清中 PSA 含量升高。PSA 作为前列腺癌的特异性标志物，对前列腺的诊断特异性达 90%～97%。被认为是最有价值的前列腺癌的肿瘤标志物，被广泛应用于前列腺癌的筛选、诊断及治疗后的监测。

4. 前列腺酸性磷酸酶 前列腺酸性磷酸酶（prostatic acid phosphatase，PAP）是前列腺分泌的一种酶，属糖蛋白，分子量为 102kD，在酸性环境中活性最强，能水解有机磷酸酯。PAP 和 PSA 一样，是诊断前列腺癌、监测疗效和术后复发转移的辅助指标。

5. 糖链抗原 糖链抗原（carbohydrate antigen，CA）主要有以下几种：

（1）CA199：CA199 是分子量为 3000～5000kD 的唾液 Lewisx-α 物质，又称**胃肠癌相关抗原**（gastro-intestinal cancer-associated antigen，GICA），存在于胎儿的胰腺、胆囊、肝、肠等组织，正常人体组织中含量极微。消化道恶性肿瘤患者血清中 CA199 含量明显升高，检测血清 CA199 可作为胰腺癌、胆囊癌、肝癌、胃癌、食道癌等恶性肿瘤的辅助诊断指标，对监测病情变化和复发有很大价值。

（2）CA125：CA125 是一种分子量为 110kD 的糖蛋白，存在于上皮性卵巢癌组织和病人的血清中，主要用于辅助诊断卵巢癌，同时也是术后疗效观察的指标，但在卵巢囊肿、子宫内膜异位症、肺癌、良性和恶性胸腹水中也可见到阳性反应。

（3）CA153：CA153 分子量超过 400kD，属糖蛋白，是一种乳腺癌相关抗原，患者血清 CA153 水平的消长与乳腺癌病情变化相关联，是复发和转移的重要信号，对乳腺癌的诊断和术后随访监察有一定的价值。

（4）CA50：CA50 是一种唾液酸脂和唾液酸糖蛋白，对正常细胞的信息传递、生长和分化具有重要作用。细胞恶变时，由于胚胎期的糖基转化酶重新被激活，造成细胞表面糖基结构发生变化，抗原性质改变，导致肿瘤标志物的 CA50 产生。CA50 主要用于胰腺癌、胆管癌、肝癌、结肠直肠癌、胃癌等的辅助诊断和进展监测。

6. 其他肿瘤标志物的检测 血清中人绒毛膜促性腺激素（human chorionic gonadotropin，HCG）的测定可以辅助诊断绒毛膜上皮癌。血清中鳞状细胞癌抗原（squamous cell carcinoma antigen，SCCA）的测定可用于子宫颈癌、肺癌和头颈部癌的辅助诊断。血清唾液酸是许多恶性肿瘤的共同标志物，对多种肿瘤尤其是肺癌、肝癌、胃癌、结肠癌等有较高的诊断价值。若是病毒诱发的肿瘤，还可通过检测血清中的病毒抗原及其相应抗体，作为肿瘤辅助诊断的指标。

血清肿瘤标志物的检测均可采用放射免疫测定法（RIA）、酶联免疫测定法（ELISA）和荧光免疫法。检测肿瘤标志物的临床意义为：①早期发现和诊断某些肿瘤；②鉴别肿瘤恶性程度；③提示肿瘤的发生部位和组织来源，为选择治疗方案提供依据；④监测抗肿瘤治疗效果；⑤预测肿瘤的复发。

（二）细胞肿瘤标志物的检测

借助免疫组化技术和流式细胞术检测肿瘤细胞表面或胞内 TAA，可用于肿瘤的辅助诊断。例如，检测细胞核抗原可用于评估人类恶性黑色素瘤、乳腺癌和恶性霍奇金淋巴瘤等癌细胞的辅助诊断、监控其增殖及其预后判断；淋巴瘤和白血病细胞表面 CD 分子的检测可用于淋巴瘤和白血病的诊断和组织分型；检测相同组织来源的癌细胞表面抗原，可用于鉴别胃癌患者淋巴结中的微小转移灶，以及探寻腹腔渗出液中的癌细胞；检测角蛋白可辅助诊断小细胞未分化癌和低分化癌；检测上皮细胞膜抗原可辅助诊断各种上皮性肿瘤和淋巴瘤；检测波状蛋白可辅助诊断胸腺癌、甲状腺癌、肾癌和卵巢癌；检测癌胚铁蛋白可辅助诊断肝癌等。

二、肿瘤患者的免疫功能状态评估

肿瘤患者免疫功能状态虽然不能直接反映机体抗肿瘤效应,但有助于判断病情发展、评价治疗效果及判断肿瘤预后。一般情况下,免疫功能正常者预后较好,反之较差;晚期肿瘤或已有广泛转移者,其免疫功能常明显低下;在白血病缓解期,如免疫功能骤然下降,预示该病可能复发。常用的免疫学检测指标包括 T 细胞及其亚群、NK 细胞和吞噬细胞等的功能以及血清中细胞因子的水平等。

第五节 肿瘤的免疫治疗

肿瘤的免疫治疗是通过激发和增强机体的免疫功能,进而控制和杀伤肿瘤细胞。免疫疗法只能清除少量的、播散的肿瘤细胞,对于晚期的实体瘤疗效有限,常作为一种辅助疗法与手术、化疗、放疗等常规疗法联合应用。先用常规疗法清扫实体瘤后,再用免疫疗法清除残存的肿瘤细胞,可提高肿瘤综合治疗的效果。根据机体抗肿瘤免疫效应机制,肿瘤免疫治疗方法可分为主动免疫治疗、被动免疫治疗和肿瘤的基因治疗等。虽然目前已经建立了多种免疫治疗方法,并在动物实验中取得了良好疗效,但当临床应用时受到多因素的影响,其临床治疗的效果不佳,需进一步提高。

一、肿瘤的主动免疫治疗

（一）非特异性主动免疫治疗

应用卡介苗(BCG)、短小棒状杆菌(PV)、酵母多糖、香菇多糖和左旋咪唑等具有佐剂作用的免疫调节剂,可非特异性刺激机体免疫系统,强化抗肿瘤免疫效应。局部或全身给予细胞因子(如 IL-2、IL-12 和 IL-15),可促进免疫细胞活化,增强其抗肿瘤免疫效应。

（二）特异性主动免疫治疗

应用肿瘤抗原或模拟肿瘤抗原制成的瘤苗刺激机体免疫系统,激发或增强机体的抗肿瘤特异性免疫应答,阻止肿瘤生长、扩散和复发,称为肿瘤特异性主动免疫治疗(specific active immunotherapy,SAIT)。肿瘤特异性主动免疫治疗的关键是,通过人为的方法,采用各种有效的免疫手段,特异性增强机体免疫系统对肿瘤抗原的应答,增强宿主抗肿瘤效应。具体方法是给宿主输入具有抗原性的各种形式的瘤苗(包括肿瘤细胞性疫苗、肿瘤抗原肽或基因修饰的 APC疫苗、多肽类疫苗、基因疫苗等),激发患者的抗肿瘤特异性免疫应答。肿瘤主动免疫疗法与传统免疫疫苗的概念不同,主要不是以预防肿瘤为目的,而是刺激机体产生特异性抗肿瘤免疫,达到治疗肿瘤、预防肿瘤转移和复发的目的。该疗法应用的前提是要综合考虑肿瘤细胞的免疫原性和宿主的免疫功能状态,以保证瘤苗免疫后能激发宿主产生抗肿瘤免疫应答。该类方法对于手术后清除微小的转移瘤灶和隐匿瘤可能有较好的疗效。

二、肿瘤的被动免疫治疗

肿瘤的被动免疫治疗是给机体输注外源性的免疫效应物质,包括各种类型的效应性抗体和细胞,由这些外源性的免疫效应物质在宿主体内发挥抗肿瘤作用,该疗法不十分依赖于宿主本身的免疫功能状态,即使在宿主免疫功能低下状态仍能比较快速地发挥治疗作用,如肿瘤的抗体靶向治疗、过继免疫治疗(LAK、TIL)和细胞因子治疗等。

（一）肿瘤的抗体靶向治疗

肿瘤 TSA 或 TAA、独特型表位、某些细胞因子受体、CD 分子等,均可作为肿瘤特异性或相关性靶分子。以这些靶分子的特异性抗体为载体,将化疗药物、毒素、放射性核素、酶或其他效应分子与之耦联,耦联物可靶向性作用于肿瘤灶,高效性发挥抗肿瘤作用。

（二）过继免疫治疗

过继免疫治疗是指将体外经诱导激活和扩增的抗瘤效应细胞输注给患者,直接杀伤肿瘤或激发患者机体抗肿瘤免疫效应,达到治疗和预防复发的目的。常用的免疫效应细胞可来自自身或者他人,主要有外周血单个核细胞及从切除的瘤组织或组织液中分离的淋巴细胞,包括:①淋巴因子激活的杀伤细胞(LAK);②肿瘤浸润淋巴细胞(TIL);③细胞因子诱导的杀伤细胞(CIK);④细胞毒性 T 细胞(CTL);⑤导入外源细胞因子基因并表达相应产物的淋巴细胞。

（三）细胞因子治疗

某些细胞因子具有直接或间接的杀伤效应,故细胞因子治疗成为肿瘤免疫治疗的主要方案之一。目前临床已应用 IL-2、CSF、IFN 等治疗肿瘤。

三、肿瘤的基因治疗

应用适当载体将相关基因导入肿瘤细胞或效应细胞内,借助外源基因及其产物的效应,增强肿瘤的特异性识别,诱发机体产生有效的抗肿瘤应答,抑制和阻止肿瘤相关基因的异常表达或增强肿瘤细胞对药物的敏感性,此为肿瘤的基因治疗。

（一）免疫相关基因治疗

将肿瘤抗原、细胞因子或共刺激分子基因导入肿瘤细胞或 APC,然后回输给患者,以提高肿瘤抗原的免疫原性或免疫效应细胞的杀瘤活性。

（二）与癌基因有关的基因治疗

采用反义技术和核酶技术等,抑制突变的原癌基因和过度表达的癌基因的转录或翻译;选择性酶解肿瘤基因相关 mRNA;或用野生型原癌基因置换突变的基因,通过改变肿瘤的恶性行为,达到治疗肿瘤的目的。

（三）肿瘤化疗药物前体酶基因治疗

将肿瘤化疗药物前体酶的基因靶向导入肿瘤细胞,其表达产物能在肿瘤局部将无毒性的药物前体转化为有毒性的抗肿瘤药物,从而杀伤肿瘤细胞。

（四）提高造血干细胞对化疗药物的耐药性

将化疗药耐药基因导入造血干细胞,提高造血干细胞耐药性,避免化疗对造血干细胞的损伤。

综上所述,肿瘤免疫治疗已成为抗肿瘤综合治疗的一个重要的组成部分,对提高化疗、放疗敏感性及减少肿瘤复发和转移具有一定作用,目前肿瘤免疫治疗仍然被作为治疗肿瘤的一种辅助疗法,尚不能取代传统的抗肿瘤治疗。

案例 21-1 分析讨论:

除肝癌外,妊娠、肝炎、肝炎后肝硬化、胚胎瘤、消化道癌症以及生殖腺恶性肿瘤等诸多因素亦可诱导受检者血清甲胎蛋白升高,但 AFP 检测值通常为低浓度阳性,在 $400\mu g/L$ 以下。例如,肝硬化病人血清甲胎蛋白浓度多在 $25\sim200ng/ml$ 之间,一般在 2 个月内随病情的好转而下降,多数不会超过 2 个月。

本章案例 21-1 中,患者血清检测结果显示 AFP 为 2448.78ng/ml,远高出正常水平,结合患者一般体征及影像学检查,排除肝炎、肝硬化及生殖腺恶性肿瘤,可确诊为:肝癌。因此,在本案例中,AFP 的检测对明确患者肝癌诊断具有重要意义。

（廖纪元）

第二十二章 移植免疫
Chapter 22 Transplantation Immunity

案例 22-1

　　患儿，男，7 岁。一天放学回家后没有像往常去打球，而是躺在沙发上。母亲下班回来，发现他脸色发白，四肢出现小淤血点，急忙带他到医院就诊。查体未发现其他明显阳性体征。实验室检查：血常规：红细胞 2.32×10^{12}/L[正常值 $(3.5 \sim 5.0) \times 10^{9}$/L]，血红蛋白 70g/L（正常值 $110 \sim 150$g/L），白细胞 2.5×10^{9}/L[正常值 $(11.0 \sim 12.0) \times 10^{9}$/L]；白细胞分类：中性粒细胞 79%（正常值 50%～70%），淋巴细胞 10%（正常值 20%～40%）；血小板 20×10^{9}/L[正常值 $(100 \sim 300) \times 10^{9}$/L]；免疫球蛋白 IgG、IgA、IgM 均正常。骨髓涂片检查：骨髓增生低下，小粒非造血细胞增多。诊断为原因不明的急性再生障碍性贫血。幸运的是患儿有一个年长 4 岁的哥哥，为同种血型，且 HLA 抗原配型完全吻合，随后进行骨髓移植手术。术后 3 周，一切恢复良好出院休养。但出院 3 天后，患儿突然出现皮疹伴水样腹泻，急诊入院。体检：除手掌、脚底、头面部、颈部出现不规则皮疹外，其他体征均未见异常。随后采用皮质激素联合免疫抑制剂治疗，几天后皮疹消失，但腹泻加剧伴少量血样便，经肠镜检查发现结肠出现散在出血点，加用抗 CD3 单克隆抗体静脉点滴仍不见缓解，又改用抗 CD2 抗体点滴，肠道症状逐渐缓解，连续用抗 CD2 抗体治疗 2 个月后，症状完全消失而出院，继续低剂量皮质激素治疗 6 个月后完全恢复。

问题：

　　1. 简述患儿术后发生什么病？其发生原因和机制如何？临床上应如何避免发生？

　　2. 为什么首先在皮肤和肠道黏膜出现症状？

　　人类祖先在很早以前就幻想用更换器官的方法对某些疾病进行彻底治疗，以延长生命。500 多年前西班牙的一位画家在油画中栩栩如生地描述了先知们在天使的帮助下为患者进行小腿移植的画面（图 22-1）。近百年来人类也开展了大量关于组织和器官移植的基础研究和临床实践，经历了从自体、异体及异种器官的移植，但一直未能解释移植物被排斥而导致移植失败的原因。直到 20 世纪 40 年代，英国学者 Medawar 用小鼠和家兔等动物进行了一系列皮肤移植实验，揭示移植排斥现象的本质是免疫应答，即宿主对移植物产生的免疫应答是导致移植物被排斥的根本原因。到 60 年代进一步研究发现，小鼠第 17 对染色体上有一组基因（H-2）编码的抗原是引起移植排斥反应的关键分子，而人类的移植抗原基因位于第 6 对染色体上，从而奠定了移植排斥的免疫学基础，促进了临床器官移植突破性进展，使美国医生 Thomas 和 Murphy 首次完成肾移植手术获得成功。如今移植术是治疗组织、器官终末阶段衰竭最为有效的治疗措施，包括各种实质性脏器及骨髓干细胞的移植等。

　　移植（transplantation）是将正常细胞、组织或器官从一个体植入到另一个体（或同一个体的不同部位）的过程，以维持和重建机体生理功能。被移植的细胞、组

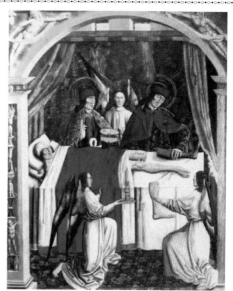

图 22-1　画家描绘的先知们在天使的帮助下为患者进行"小腿移植手术"

织或器官称为移植物（graft）；而提供移植物的个体称为供者（donor）；接受移植物的个体称为受者或宿主（recipient or host）。若移植物植入在宿主的正常解剖位置称为原位移植（orthotopic transplantation）；若移植物植入在不同的解剖位置则称为异位移植（heterotopic transplantation)。移植术后，移植物是否在受者体内存活，与二者的遗传背景密切相关。若供、受者的遗传背景不同，受者免疫系统与供者移植物相互作用可发生免疫应答，导致移植物出现炎症反应和坏死，称为移植排斥反应（graft rejection）。而研究移植排斥反应的发生机制以及如何预防和控制排斥反应，以维持移植物长期存活的科学，称为移植免疫学（transplantation immunology）。移植术并非自然存在的现象，但目前移植术的最大障碍是移植抗原诱导的免疫应答，产生排斥反应。因此阐明移植排斥反应的机制，寻找控制移植排斥反应的方法，提高移植物的成活率，一直是移植免疫学家急待攻克的堡垒。

第一节 移植的一般规律及其免疫应答的类型

一、移植免疫一般规律

早在 20 世纪 40 年代，英国科学家 Medawar 用小鼠进行了一系列皮肤移植实验（图 22-2），结果发现一些规律性的现象：①如 A、B、C 不同品系小鼠之间皮肤移植，在 7～10 天后移植皮肤被排斥，称为初次排斥反应（first set rejection）。若再次接受同一品系小鼠的移植皮肤，则 3～4 天移植皮肤即被排斥，此次称为再次排斥反应（second set rejection）；②若再次接受另一品系小鼠的移植皮肤，仅产生初次排斥反应；③如 B 系小鼠接受 A 系小鼠移植物后出现初次排斥反应，将该 B 系小鼠的淋巴细胞输注给另一只 B 系小鼠，输注后的 B 系小鼠再接受 A 系小鼠移植物时，被移植物将在 3～4 天即被排斥，出现再次排斥反应类型。表明移植排斥反应的实质是宿主免疫系统对移植器官产生的一种特异性免疫应答，与淋巴细胞相关，具有特异性和记忆性。

二、移植免疫的类型

根据移植供、受者之间的遗传背景不同，可将移植分为四种基本类型（图 22-3）。

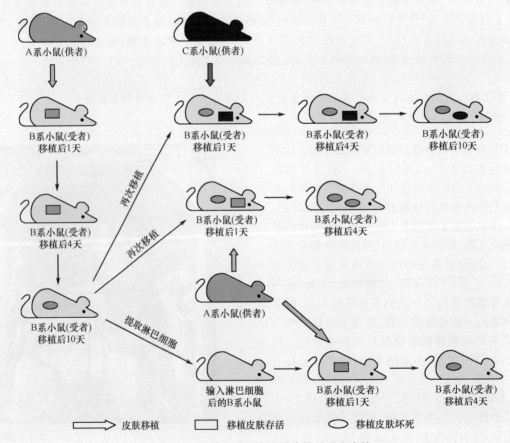

图 22-2 皮肤移植初次和再次排斥反应实验

1. 自体移植（autologous graft） 移植物来自受者本身，如自体皮肤移植，这种移植不发生排斥反应。

2. 同种同基因移植（syngeneic graft） 又称同系移植。移植物来自遗传基因与受者完全相同或非常相似的供者，如同卵双生的个体或近交系动物间的移植。这种移植一般不发生排斥反应。

3. 同种异基因移植（allogeneic graft） 又称同种异型移植。移植物来自同种但遗传基因不同的个体，这种移植常出现排斥反应，其反应的强弱取决于供、受者之间遗传差异的程度，差异越大，排斥反应越强。

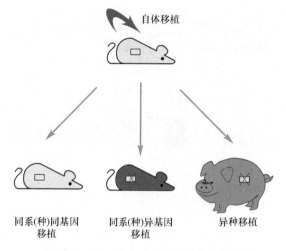

图 22-3　组织器官移植的四种基本类型

临床移植大多属于此类型。

4. 异种移植（xenogeneic graft）　是指不同种属个体之间的移植。如将动物的器官移植给人。由于供、受者间遗传背景差异甚大，移植后可产生强烈的排斥反应。目前，此类移植尚无长期存活的报道。

第二节　同种异型移植排斥反应的免疫学基础

移植排斥反应在临床上主要指同种异型的移植排斥反应，其本质是受者机体免疫系统产生的针对移植物的特异性免疫应答。存在于移植物中的抗原，是刺激受者免疫系统发生免疫应答，导致排斥反应的根本原因。同时移植物中存留的抗原提呈细胞（如树突状细胞）和淋巴细胞也参与免疫应答。

一、介导同种异型移植排斥反应的抗原

移植抗原是指移植物表达的、引起宿主抗移植物免疫应答的抗原。在同种属个体间，由等位基因表达差异造成的多态性产物，均可成为同种异型移植抗原。

（一）主要组织相容性抗原

是引起同种异型移植排斥反应的主要抗原，在人类最重要的是 HLA 抗原，即经典的 MHC Ⅰ 类和 Ⅱ 类分子，所致的排斥反应强烈而迅速。由于编码 HLA 抗原的基因群（HLA 复合体）具有多基因性和多态性，因此，除了单卵双生外，在随机人群中很难找到 HLA 基因型或表型完全相同的供者和受者。供、受者间 HLA 型别差异是发生急性移植排斥反应的主要原因。

（二）次要组织相容性抗原

实验研究及临床资料显示在主要组织相容性抗原完全相同的情况下，仍可发生较为缓慢且强度较弱的移植排斥反应。表明同种异型移植排斥反应还可由另一类抗原引起，此类抗原为非 MHC 编码的次要组织相容性抗原（minor histocompatibility antigen，mH 抗原）。mH 抗原表达于机体组织细胞表面，可通过 Y 染色体基因编码产生，如雄性小鼠的 H-Y 抗原，主要表达于精子、表皮细胞及脑细胞表面；也可由常染色体编码产生，表达于所有移植物细胞表面。因此，即使供、受者 HLA 完全相配，也可发生移植排斥反应。

（三）红细胞血型抗原

人类的 ABO 血型抗原不仅分布于红细胞表面，也表达于肝、肾等组织细胞和血管内皮细胞表面。当供、受者 ABO 血型不合时，受者血清中血型抗体可与供者移植物血管内皮细胞表面 ABO 抗原结合，激活补体，引起移植物血管内皮细胞损伤和血管内凝血，导致超急性移植排斥反应。除 ABO 血型外，其他血型抗原如 Rh 血型抗原不表达于血管内皮细胞上，故在器官移植中可不考虑该类血型不合引起的移植物损伤。

（四）组织特异性抗原

组织特异性抗原是特异性地表达在某一器官、组织或细胞表面，而独立于 HLA 和 ABO 血型抗原之外的一类抗原。同种异型间不同组织器官移植后发生排斥反应的强度各异，从强到弱依次为皮肤、肾、心、胰、肝等，其原因可能与组织特异性抗原的免疫原性不同有关，如皮肤表达的 SK 抗原、血管内皮细胞所表达的 VEC 抗原等，均可诱导受者产生较强的细胞免疫应答，导致排斥反应的发生。

二、同种异型移植物抗原的识别机制

在器官移植实验中，发现对无胸腺裸鼠进行同种或异种移植，不产生排斥反应；新生小鼠去除胸腺，长大后接受同种异型移植物也产生同样的情况，但对上述小鼠，输注同系正常小鼠 T 细胞，则可发生正常排斥反应；将经历过初次排斥反应的小鼠 T 细胞输给同系小鼠，可以使后者过继获得再次排斥反应效果。这些结果证实同种异型移植排斥反应的发生与 T 细胞的存在密切相关。目前认为受者 T 细胞对同种异型 MHC 分子抗原识别可分为直接识别和间接识别两种机制（图 22-4）。

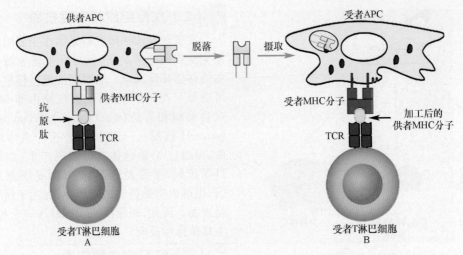

图 22-4 同种异体抗原的直接识别(A)和间接识别(B)

(一) 直接识别

移植物细胞表面完整的 MHC 分子不需要 APC 加工处理,直接被受者 T 细胞的 TCR 所识别,称为直接识别。通常受者 T 细胞只识别自身 MHC 分子和外来抗原肽形成的复合物,而在同种异型移植情况下,受者 T 细胞识别的对象是外来抗原肽-供者 MHC 分子复合物或供者自身抗原肽-供者 MHC 分子复合物。按照 MHC 限制性理论,若同种异型移植供者 APC 与受者 T 细胞间 MHC 型别不一致,两者不应发生相互作用。受者 T 细胞对移植抗原的识别是如何跨越 MHC 限制性而得以实现?目前的观点认为,TCR 对抗原肽-MHC 分子复合物的识别并非严格专一,而是识别带有特定共同基序的肽段,由此构成两者相互作用的包容性。在同种异型移植中,供者抗原肽-MHC 分子与受者自身抗原肽-MHC 分子的构象表位具有相似性,因此,TCR 对抗原肽-MHC 分子复合物的识别具有交叉反应性。通过交叉识别,每一 TCR 可识别多种具有相似性的抗原肽-MHC 分子复合物。对这种机制的认识也可解释受者体内为何存在为数众多的同种异型抗原反应性 T 细胞。

移植物中的过客白细胞(passenger leukocyte),其中最重要的是成熟的树突状细胞和巨噬细胞,两者均高表达 MHC II 类分子和包括 B7 在内的多种黏附分子,可通过直接识别机制激活受者 T 细胞。而参与直接识别的 T 细胞称为同种反应性 T 细胞。由直接识别机制引起的排斥反应具有发生快和强度大的特点,在急性排斥反应中起主要作用。反应发生快是因为它省略了抗原加工处理的时间,反应强度大是因为每一个体的 T 细胞库中都含有大量能识别同种异型 MHC 分子的 T 细胞。实验结果显示,参与直接识别的 T 细胞占 T 细胞库中总数的 1%～10%。而针对一般特异性抗原反应的 T 细胞仅占 T 细胞库中总数

的 $1/(10^4 \sim 10^6)$。由于移植物中的过客白细胞数量有限,并随时间推移而逐渐消失,因此,直接识别在急性排斥反应的中晚期和慢性排斥反应中作用不大。经直接识别所致的排斥反应对免疫抑制剂(如环孢素)敏感。

(二) 间接识别

供者移植物的脱落细胞或 MHC 抗原经受者 APC 加工处理后,以供者抗原肽-受者 MHC 分子复合物的形式提呈给受者 T 细胞识别,称为间接识别。次要组织相容性抗原也通过间接识别机制提呈给受者 T 细胞。间接识别有赖于受者 APC 对同种异型抗原进行加工、处理,所引起的排斥反应比较缓慢且较弱,在急性排斥反应的早期与直接识别协同发挥作用,在急性排斥反应的中晚期和慢性排斥反应中起更重要的作用。此反应对免疫抑制剂相对不敏感。

直接和间接识别同种异型 MHC 抗原的比较见表 22-1。

表 22-1 直接和间接识别同种异型 MHC 抗原的比较

	直接识别	间接识别
被识别分子的形式	未经加工处理的同种异型 MHC 分子	经加工处理的同种异型 MHC 分子
抗原提呈细胞(APC)	供者 APC	受者 APC
被激活的 T 细胞	CD8+CTL、CD4+Th	CD4+Th 为主
排斥反应强度	非常强烈	较弱或未知
参与排斥反应的类型	急性排斥反应(早期)	急性排斥反应(中、晚期)、慢性排斥反应
对环孢素敏感性	敏感	不敏感

同种异型移植排斥反应主要是受者 T 细胞所介导的。研究显示 CD4+T 和 CD8+T 细胞在移植排斥反应中表现出不同的作用。用鼠进行皮肤移植实验

发现：①给裸鼠注射 $CD4^+$ T 细胞可获得急性移植排斥反应能力，而单独注射 $CD8^+$ T 细胞则无此作用；②给裸鼠同时注射 $CD8^+$ T 细胞和少量 $CD4^+$ T 细胞，或单独注射已接受同种抗原致敏的 $CD8^+$ T 细胞，则可获得同样结果；③给正常小鼠分别单独注射抗 $CD8^+$ T 和 $CD4^+$ T 细胞单克隆抗体以去除相应的细胞，则 $CD8^+$ 细胞缺乏时对移植排斥反应无明显影响，而 $CD4^+$ T 细胞去除可使移植物存活时间明显延长。这些结果提示 $CD4^+$ T 细胞在排斥反应中占有更重要的地位。除 T 细胞外，其他免疫效应细胞（如巨噬细胞、NK 细胞等）和免疫效应分子（如抗体、补体等）也参与对移植物的损伤和炎症反应。

三、介导同种异型移植排斥反应的效应机制

（一）细胞免疫应答效应

T 细胞介导的细胞免疫应答在移植排斥反应机制中发挥关键作用。$CD4^+$ T 细胞是主要的效应细胞，Th1 细胞通过直接或间接途径识别移植抗原并被激活，活化的 Th1 细胞释放多种炎性细胞因子（如 IFN-γ、IL-2 等），使移植物中 Th1 细胞和巨噬细胞大量浸润，引起迟发型超敏反应性炎症，造成移植物组织损伤。此外 $CD8^+$ CTL 在移植物的损伤机制中也发挥重要作用。

（二）体液免疫应答效应

移植抗原特异性 $CD4^+$ T 细胞被激活后，增殖分化的 Th2 可辅助 B 细胞分化为浆细胞而产生针对同种异型抗原的特异性抗体，通过免疫黏附、调理作用、ADCC 等，固定补体、损伤血管内皮细胞、介导凝血、血小板聚集、溶解移植物细胞和释放促炎介质，参与排斥反应。

（三）非特异性效应

在同种移植物中通常首先引发天然免疫效应，导致移植物炎症反应及相应组织损伤，随后才发生特异性免疫排斥反应。因此，非特异性效应机制是 T 细胞介导移植抗原特异性应答的前提。参与该效应的细胞主要有中性粒细胞、NK 细胞、NKT 细胞等，效应分子主要有组织损伤相关分子、促炎介质、自由基等，体液中的补体、凝血、纤溶酶、激肽等，也可从多方面造成移植物组织早期损伤。

第三节 同种异型移植排斥反应的类型

同种异型器官移植后，由于供、受者之间的组织相容性抗原不同，可引起移植排斥反应。根据排斥反应发生机制分为宿主抗移植物反应（host versus graft reaction, HVGR）和移植物抗宿主反应（graft versus host reaction, GVHR）两类。前者一般见于实质器官移植，后者主要发生在骨髓移植或其他免疫细胞移植。

一、宿主抗移植物反应（HVGR）

HVGR 是由于受者免疫细胞在移植物抗原刺激下活化，产生针对移植物抗原的特异性免疫应答。根据排斥反应发生的时间、强度、病理变化及其机制不同，大致分为超急性排斥反应、急性排斥反应和慢性排斥反应三类。

（一）超急性排斥反应（hyperacute rejection）

超急性排斥反应是由体液免疫介导的，一般发生在移植器官与受者血管接通后的数分钟或数小时内，也有发生在术后 24～48 小时内。多见于受者反复多次接受输血、长期血液透析、多次妊娠或再次器官移植等。其发生机制是在移植前受者体内预先存在着抗移植物抗体，包括抗供者 HLA 抗原、ABO 血型抗原及 VEC 抗原的抗体等，这种抗体称为预存抗体。当移植物恢复血供，预存抗体即可与移植物细胞表面相应抗原结合，激活补体而直接破坏靶细胞；同时，补体活化所产生的活性片段引起血管通透性增高、中性粒细胞浸润、血小板聚集、纤维蛋白沉积、血管内凝血和血栓形成，从而使移植物发生不可逆性缺血、变性和坏死。此外，移植物灌流不畅或缺血时间过长等非免疫因素，也可导致超急性排斥反应。超急性排斥反应一旦发生，不可逆转，任何免疫抑制剂药物治疗均无效，终将导致移植失败。在移植前，通过 ABO 及 HLA 配型可筛除不合适的供体器官，以预防发生超急排斥反应。

（二）急性排斥反应（acute rejection）

急性排斥反应是临床上最常见的一类排斥反应，一般于移植后数天至两周左右出现，80%～90% 发生于移植术后一个月内。该类反应主要是细胞免疫应答介导的 IV 型超敏反应所致，是急性移植排斥的主要原因。病理学检查可见移植物组织中出现大量淋巴细胞和巨噬细胞浸润，提示 T 细胞发生活化和增殖，$CD4^+$ T 细胞（Th1）和 $CD8^+$ T 细胞（CTL）是主要的效应细胞。受者的 CTL 细胞可以直接识别并杀伤表达同种异型 MHC I 类抗原的移植物血管内皮细胞和实质细胞。Th1 细胞活化后分泌 IL-2、IFN-γ 和 TNF-α 等多种细胞因子，引发迟发型超敏反应性炎症；此外，活化的单核-巨噬细胞、NK 细胞，发挥非特异性杀伤作用和 ADCC 作用。受者可产生针对供者 MHC 分子的抗体和抗血管内皮细胞表面同种异型抗

原的抗体,这些抗体与相应抗原结合,通过补体依赖的细胞毒作用,导致血管内皮细胞损伤。发生急性排斥反应的快慢和轻重,与供、受者 HLA 抗原差异程度、免疫抑制剂使用情况及受者的免疫功能状态有关。一般地讲,急性排斥反应发生越早,其临床表现也越严重,而后期发生的急性排斥反应大多临床症状较轻。及早给予适当的免疫抑制剂治疗,此类排斥反应大多可获得缓解。

（三）慢性排斥反应（chronic rejection）

慢性排斥反应发生于术后数周、数月至数年,多发生于一年左右。一般认为涉及的机制有以下两种:①免疫性损伤,包括 CD4$^+$ T 细胞持续性间断活化,Th1 介导的迟发型超敏反应性炎症,Th2 辅助 B 细胞产生抗体,通过 ADCC 效应或激活补体损伤移植物血管内皮细胞等;血管内皮细胞持续性轻微损伤,导致多种生长因子分泌,刺激血管平滑肌细胞增生、动脉硬化、血管壁炎性细胞浸润等变化。②非免疫性损伤,包括移植手术中局部缺血-再灌注损伤、术后免疫抑制剂毒性作用以及并发的高血压、感染等。此外,移植组织器官退行性变还与供者年龄差异、某些并发症等有关。不同的移植物表现为不同的病理变化:肾移植物的主要病变表现为间质纤维化和动脉狭窄、纤维样变性;心脏移植物主要表现为广泛的心肌增生、冠状动脉纤维化;肺移植物的慢性排斥反应主要影响细支气管,引起进行性气道狭窄,并导致细支气管炎性闭塞。慢性排斥反应的发生机制迄今尚不完全清楚。慢性排斥反应病程进展缓慢,临床症状不明显,往往呈隐匿性,移植物功能逐渐减退,应用抗排斥反应药物无效,是目前移植物不能长期存活的主要原因。

同种异型移植排斥反应的类型及效应机制见表 22-2。

表 22-2 同种异型移植排斥反应的类型及效应机制

排斥反应类型	效 应 机 制	病 理 变 化
超急性排斥反应	受者体内的预存抗体与移植物中血管内皮细胞表面的相应抗原结合,激活补体系统和凝血系统,造成血管内皮细胞损伤、血管内凝血	血管内凝血
急性排斥反应	CD8$^+$CTL 的细胞毒作用是主要的效应机制;炎症性 CD4$^+$T 细胞/巨噬细胞也导致间质细胞的损害	急性间质炎和急性血管炎
慢性排斥反应	急性排斥反应所致的细胞坏死的延续和结果;炎症性 CD4$^+$T 细胞/巨噬细胞介导慢性炎症;抗体或效应细胞介导反复多次内皮细胞损害,致血管壁增厚和间质纤维化	间质纤维化、血管硬化

二、移植物抗宿主反应（GVHR）

GVHR 是由移植物中抗原特异性淋巴细胞在识别受者同种异型抗原后活化,产生针对受者同种异型抗原的特异性免疫应答。GVHR 的发生依赖于下列一些特定的条件:①移植物中含有足够数量具有免疫功能的免疫细胞,尤其是成熟的 T 细胞;②受者处于免疫无能或免疫功能极度低下状态;③供、受者之间的 HLA 型不符。GVHR 主要见于骨髓移植后,此外,富含淋巴细胞的器官如胸腺、脾脏等移植以及新生儿接受大量输血也可能发生。GVHR 损伤机制主要是移植物中成熟 T 细胞被受者特异性抗原激活,增殖分化为效应 T 细胞,并随血循环游走至受者全身,对受者组织或器官产生免疫应答,导致多器官的损伤。由 GVHR 损伤受者而产生的疾病称为移植物抗宿主病（graft versus host disease, GVHD）。根据病程及累及器官情况可分为急性 GVHD 和慢性 GVHD。急性 GVHD 多见于移植术后数天至两个月内发生,主要引起多个靶器官上皮细胞的坏死,累及皮肤、肝脏、肠道等,出现发热、厌食、恶心、腹泻、皮肤瘙痒性斑丘疹等症状和体征;而慢性 GVHD 则出现一个或多个器官的纤维化和萎缩,最终导致累及的器官功能

丧失。因此,去除供者骨髓中成熟 T 细胞,可预防 GVHR 发生,但可能降低移植物(骨髓)的存活率,对于因白血病而接受骨髓移植的患者,可能会增加白血病复发的几率。GVHR 一旦发生,往往难以逆转,不仅导致移植失败,而且给患者造成严重损伤,并危及受者生命。

三、移植排斥反应的特殊情况

机体某些解剖部位尤其是免疫赦免区（immunologically privileged site）接受组织器官移植,往往不发生或仅发生轻微排斥反应,如角膜、眼前房、软骨、脑、胎盘滋养层、某些内分泌腺等。其机制可能是:①这些部位缺少输入血管和淋巴管,故血循环中的淋巴细胞难以到达并识别移植物抗原;②体内特有的屏障,如血-脑屏障能阻止抗体和免疫细胞进入脑组织与之接触;③某些组织如软骨组织的免疫原性较弱,不易引起免疫应答,故软骨移植一般不引起排斥反应;④某些组织可分泌免疫抑制性的细胞因子如 IL-10、TGF-β,使受者 T 细胞在局部活化受抑制,而不产生对移植物免疫应答,如人工受精卵的植入;⑤某些免疫赦免区组织细胞高表达 FasL,移植后即使受者 T 细胞突破组织结构屏障而进入赦免区,识别移植抗原

后活化而高表达 Fas,可通过 Fas/FasL 途径而发生凋亡,导致对移植物的免疫耐受,如近期发现同种异型胰岛移植于胸腺中不易被排斥。

第四节 同种异型移植排斥反应的免疫防治原则

移植排斥反应是决定移植成功与否的关键。同种异型移植术成败很大程度上取决于针对移植排斥反应的防治措施,目前临床上预防移植排斥反应的主要原则为:严格选择与受者 HLA 相配的供者移植物,以降低移植物的免疫原性;使用药物抑制受者对移植物的免疫应答;诱导受者对移植物的免疫耐受,以及加强移植后的免疫检测等。

一、供者的选择

(一) ABO 血型配型(ABO blood typing)

人类红细胞血型抗原不仅表达于红细胞表面,也表达于多种实质性脏器组织细胞和血管内皮细胞表面。若 ABO 血型抗原不符,可导致如输血反应的超急性排斥反应。因此,供、受者的血型必须相配,符合输血原则。同时还要测定受者血清中是否预存 HLA 抗体,尤其对再次接受移植受者更为重要,以防止超急性排斥反应发生。

(二) HLA 抗原配型(HLA typing)

HLA 抗原是引起同种异型移植排斥反应的主要抗原,供、受者 HLA 抗原的匹配程度决定了排斥反应的强度,因而,在很大程度上决定移植的成功与否。因此,在器官移植前,一定要进行供者和受者 HLA 配型,选择合适的供者。HLA 配型一般是鉴定供、受者的 HLA 表现型,即检查 HLA 抗原。临床上,供、受者间 HLA 等位基因相合数目越多,移植排斥反应越弱,移植物存活率越高。一般有亲缘关系供、受者之间 HLA 型别相近的机会大得多。不同 HLA 基因座位产物对移植排斥的影响各不相同,其中 HLA-A 和 -B 相配的位点越多,则移植物存活率越高;而 HLA-DR 相配更重要,因为 HLA-DR 和 DQ 基因有很强的连锁不平衡,通常 HLA-DR 相配者,HLA-DQ 多能相配,如 HLA-DR 配型不合,则器官存活率明显降低。同时 HLA-DR 还是免疫应答基因,参与 T 细胞应答的调控。

(三) 交叉配型(cross typing)

由于目前受 HLA 分型技术限制,尚难以检测某些同种抗原的差异,因此,有必要进行交叉配型,在骨髓移植中尤其重要。其原理是将供者外周血单个核细胞与受者血浆混合或受者外周单个核细胞与供者血浆混合相互反应,即做两组单向混合淋巴细胞培养,无论哪一组淋巴细胞被杀伤溶解均为交叉配型试验阳性,提示供受者不匹配。

二、免疫抑制药物的应用

受者免疫应答功能正常存在是导致同种异型移植物被排斥的关键,因此在移植术前对移植物或受者进行预处理,可有效地预防或减轻 HVGR 和 GVHR 的发生。目前常采用的方法有:①尽可能清除移植物中的淋巴细胞;②借助血浆置换去除受者体内天然抗体;③通过脾脏切除和使用免疫抑制剂或放射照射等方法,使受者的免疫系统功能处于抑制或低下状态,以利于移植物存活。目前,临床上终生使用免疫抑制药物已成为同种异型器官移植术患者的常规治疗方案。常用的免疫抑制剂主要有抑制 T 细胞活化药、抑制细胞代谢药、激素、抗体和其他生物制剂等。

(一) 抑制 T 细胞活化药物

目前临床上最常用的是环孢素 A(cyclosporin, CsA),它主要通过抑制 T 细胞活化过程中 IL-2 基因转录,最终阻断 IL-2 依赖性 T 细胞生长和分化。其主要优点是无骨髓抑制,缺点是有效治疗剂量与肾毒性剂量十分接近。FK506 和西罗莫司(rapamycin)是一类大环内酯类药物,作用机制与 CsA 相似,但免疫抑制作用更强,体外活性约为 CsA 的 100 倍,且对肾毒性明显小于 CsA,故应用范围较广。另一种主要抑制淋巴细胞内鸟嘌呤合成从而抑制淋巴细胞增殖的药物霉酚酸酯也有良好的抑制效果。

(二) 抑制细胞代谢药物和激素

常用的是硫唑嘌呤(azathioprine)和环磷酰胺(cyclophosphamide)。此类药物为抗肿瘤药物,可杀伤快速增殖的细胞,不仅抑制受抗原刺激而增殖、分化的 T 细胞,也对造血干细胞等具有毒性作用。糖皮质激素也是常用药物,可降低移植物炎症反应,减轻排斥反应造成的组织损伤。

(三) 生物制剂

针对 T 细胞表面抗原而生产的特异性抗体等生物制剂也能有效地抑制排斥反应的发生。抗 CD3 抗体与 T 细胞表面的 CD3 分子结合后,通过激活补体溶解 T 细胞,或促进吞噬细胞吞噬杀灭 T 细胞。另外,抗 CD25(IL-2Rα 链)抗体可阻断 IL-2 与 IL-2R 结合,从而发挥抗排斥反应作用。因 CD25 仅短暂表达于活化的 T 细胞表面,所以抗 CD25 抗体能选择性地清除经同种异型抗原激活的 T 细胞。其他抗体,如抗 ICAM 抗体、抗 TNF 抗体等均能有效地抑制急性排斥反应的发生。

三、诱导免疫耐受

尽管免疫抑制药物的应用,可大大地延长移植物的存活期,但免疫抑制药物治疗仍然存在着许多问题,如免疫抑制剂在抑制排斥反应的同时,可导致感染和肿瘤的发生;多数免疫抑制剂本身具有严重的毒副作用等。理论上,诱导受者免疫系统产生针对移植物抗原的免疫耐受是防治排斥反应的最佳方案。

临床上对接受器官移植而长期存活个体进行分析,发现受者皮肤、淋巴结、胸腺等组织中有来自供者的遗传物质(DNA)和淋巴细胞。再将这些受者的淋巴细胞与供者的淋巴细胞在体外进行混合培养,出现无反应状态,提示受者对移植物产生了免疫耐受,这种现象称为微嵌合状态。微嵌合状态的存在是移植物在受者体内长期存活的关键。

目前已有许多诱导移植耐受成功的实验方案,有些方案已进入临床前试验阶段。多数方案主要围绕阻断或防止 T 细胞活化而设计。如根据供者 MHC 分子多态区顺序合成多肽或可溶性 MHC 分子,通过大剂量输入受者,阻断受者特异性 TCR 识别功能而诱导同种异型反应性 T 细胞耐受;又如,给受者输入大剂量可溶性 CTLA-4 和抗 CD40L 单抗分别阻断 B7 和 CD40/CD40L 协同刺激通路,诱导同种反应性 T 细胞进入免疫无能状态;利用细胞因子 IL-4、IL-2 等定向调控 Th 细胞亚群分化,从而诱导免疫耐受产生,等等。

四、移植后的免疫监测

临床上,对接受同种异型移植的患者进行术后免疫监测极为重要,对排斥反应作出早期诊断和鉴别诊断,可及时采取有效的防治措施,对患者预后具有重要指导意义。

目前常用的免疫监测内容包括:①患者血清各种免疫分子水平测定,如细胞因子、细胞表面黏附分子、补体、抗供者 HLA 抗体和抗 B 细胞抗体等;②患者淋巴细胞亚群的百分比和功能测定等。事实上这些监测的实验指标灵敏度不高,特异性不强,但存在有一定的参考价值,因此,一般需要结合多项指标来评价受者的免疫学功能,结合患者的临床表现,尤其是移植器官的功能状态进行综合分析。

第五节　异种移植

器官移植已成为拯救生命或提高生命质量的一种途径,但移植器官的短缺一直是临床上广泛应用器官移植的一大瓶颈,解决供体器官来源已成为当务之急。如果能够利用动物器官给人进行异种移植(xenogeneic transplantation),将极大地改善现状。目前猪的器官大小与人体器官相似,且易于饲养,已成为可提供人体移植组织和器官的最佳来源。但异种移植面临着更复杂的免疫排斥问题。近年来随着分子生物学技术、转基因技术的发展和应用,异种移植研究领域不断取得突破性进展,如转人类基因猪的培育将为人类提供多种移植器官。但异种移植还存在另一种潜在危险,即种属间疾病的转播,如猪的内源性疾病可能在人体内被活化并在人群中转播,猪源性逆转录病毒与人逆转录病毒基因重组后形成新的病毒也可能威胁人类生命安全。

异种移植后首先出现的障碍是人体内一些天然抗体所介导的超急性异种移植排斥反应(hyperacute xenograft rejection,HXR)。这些天然抗体可识别表达于异种移植物血管内皮细胞表面的异种抗原(如1,3-半乳糖苷),结合后激活受者的补体系统,术后几分钟或数小时内就可导致移植器官血管栓塞、坏死。通过免疫吸附清除受者体内预存抗体、使用抑制剂抑制补体活化或构建并繁殖人补体调节蛋白的转基因猪,控制 HXR 的发展已获得实验成功。在 HXR 被克服后,移植物还将面临迟发型异种排斥反应(delayed xenograft rejection,DXR),又称为血管急性排斥反应。常于术后 2～3 天出现的移植物血管栓塞、血管壁坏死。其发生机制尚不完全清楚,可能与天然抗体识别血管内皮细胞表面抗原及 T 细胞活化、巨噬细胞活化分泌细胞因子等介导内皮细胞损伤密切相关。

异种移植所引起的排斥反应强度远大于同种异型移植引起的反应,免疫抑制剂的应用往往不能很好的控制。因此,如何诱导机体产生对异种移植的特异性免疫耐受已称为目前研究焦点,尤其是转基因猪的研究有望实现异种器官移植。

案例 22-1 分析讨论:

GVHR 是由移植物中抗原特异性淋巴细胞在识别受者同种异型抗原后活化,产生针对受者同种异型抗原的特异性免疫应答。引起 GVHR 发生主要是移植物大量免疫细胞、受者免疫功能低下或供、受者之间存在 HLA 配型不符。急性 GVHD 多见于移植术后数天至两个月内,引起多个靶器官上皮细胞的坏死,由于皮肤和肠道表达更高的 MHC 分子,易诱发 CD4$^+$T 细胞产生免疫损伤,以累及皮肤、肝脏、肠道等多见,出现发热、厌食、恶心、腹泻、皮肤瘙痒性斑丘疹等症状和体征;而慢性 GVHD 则出现一个或多个器官的纤维化和萎缩,最终导致累及的器官功能丧失。因此,去除供者骨髓中成熟 T 细胞,可预防 GVHR 发生,但可能降低移植物(骨髓)的存活率。

本患者属于急性再生障碍性贫血而接受骨髓移植术,但术后 4 周发生急性 GVHR。结合病例分析,该患者术前没有采用任何免疫抑制剂治疗,其免疫功能正常,同时骨髓配型也完全吻合,故导致 GVHR 发生主要与供者移植骨髓中存在大量具有免疫功能的免疫细胞有关,尤其是成熟的 T 细胞被患者特异性抗原激活,增殖分化为效应 T 细胞,并随血循环游走至全身。鉴于皮肤和肠道是 GVHR 易损伤部位,往往这些部位出现症状较重,加上受损的肠道黏膜可产生分泌大量细胞因子(IFN-γ 等),引起炎症反应,进一步损伤肠道黏膜,导致患者出现血便。本患者在治疗 GVHD 时,采用 T 细胞活化拮抗剂,用抗 CD3 或 CD2 抗体减少或清除供者成熟 T 细胞活化,但效果 CD2 抗体优于 CD3 抗体,可能与个体差异有关。

（戴亚蕾）

第三篇　免疫学应用

第二十三章　免疫学检测技术及应用
Chapter 23　Techniques and Applications of Immunoassay

案例 23-1

患者,男,31 岁,因近 10 天食欲不佳,乏力,右上腹胀入院。

自述 5 年前体检时发现 HBsAg 阳性,肝功能正常,未治疗。4 年前因疲倦、乏力、眼睛及皮肤黄染、腹胀、纳差住院,诊断为"慢性乙型肝炎急性发作",经住院保肝治疗 30 天后,病情好转出院。1 年前因肝功能异常再次住院治疗。

10 天前出现疲倦,右上腹闷胀不适,伴食欲下降。体格检查:T37℃,R41 次/分,P83 次/分,巩膜无黄染,皮肤呈古铜色、无出血点,肝掌、胸前蜘蛛痣阳性,腹平软,无压痛及反跳痛,肝、脾肋下未及,墨菲征阴性,肝上界右锁骨中线第五肋间,肝、脾区无叩痛,移动性浊音阴性,双下肢无浮肿,无扑翼样震颤。

实验室检查肝功能有改变;血清学检测:HBsAg(+)、抗 HBs(-)、HBeAg(-)、抗 HBe(+)、抗 HBc(+);甲、丙、戊型肝炎及 HIV 检测均阴性;HBVDNA 2.89×10^6/ml。

问题:

1. 根据以上描述,张某可能患有哪种病?
2. 临床确诊需要检测哪些内容? 为什么?
3. 检测 HBV 抗原抗体系统有何实际用途?
4. 目前临床检测"乙肝二对半"最常用的免疫学技术是什么? 有何优缺点?

免疫学检测技术即用免疫学、细胞生物学和分子生物学技术,对抗原、抗体、免疫细胞及细胞因子等进行定性或定量检测,探讨免疫相关疾病的发病机制及诊断、病情监测与疗效评价等,如免疫缺陷病、自身免疫病、肿瘤、超敏反应等;也可用于研究药物的吸收、分布、代谢和临床的药物监测等。本章仅介绍常用免疫学检测技术的原理、基本步骤及其应用方面的问题。

第一节　抗原抗体结合反应

抗原抗体反应(antigen-antibody reaction)是指抗原与相应抗体在体内或体外发生的特异性结合反应。根据抗原的物理性状、抗体的类型及参与反应的介质(例如电解质、补体、固相载体等)不同,可出现凝集反应、沉淀反应、溶血反应及中和反应等各种不同的反应类型。因抗体主要存在于血清中,在抗原或抗体的检测中多采用血清作试验材料,所以体外抗原抗体反应亦称为血清学反应(serological reaction)。

一、抗原抗体反应的基本原理

抗原与抗体结合反应的物质基础是抗原表位(抗原决定基)与抗体超变区(互补决定区)的空间结构互补。

抗原抗体之间的结合力除了空间构象互补外,还包括氢键结合力、静电引力、范德华引力和疏水作用力。

二、抗原抗体反应的特点

1. **特异性**　即一种抗原通常只能与由它刺激所产生的抗体结合。这种特异性是由抗原表位与抗体分子中的超变区互补结合所决定的。空间构型互补程度越高,抗原表位与抗体超变区之间结合力越强,抗原抗体结合的特异性越强。利用这一特点,在体外可对许多未知的生物学物质进行特异性鉴定。如利用已知的抗原(如乙型肝炎病毒)来检测相应的抗体(抗乙型肝炎病毒抗体)。

2. **可逆性**　抗原与抗体的结合为非共价的可逆

性结合,它们之间空间构型的互补程度不同,结合力强弱也不一样,互补程度越高,结合力越高。抗原抗体结合力的大小,常用亲和力(affinity)或亲合力(avidity)来表示。亲和力指单一的抗原表位与抗体分子上单一抗原结合点之间的结合强度。亲合力指一个抗体分子与整个抗原之间的结合强度,与抗原表位的数目有关。因此,抗原抗体结合形成免疫复合物的过程是一种动态平衡,其反应式为 Ag+Ab⇌Ag·Ab,在一定的条件下可以解离,解离程度除环境因素影响外,主要视抗原抗体的互补程度而定。若抗体与抗原的互补性好,结合就牢固,解离倾向就弱,这类抗体称为高亲和力抗体,反之为低亲和力抗体。

3. 比例性 抗原抗体结合后能否出现肉眼可见的反应取决于两者适当的浓度和比例。在反应体系中,若抗原与抗体的浓度和比例适当时,则抗原抗体复合物体积大、数量多,即抗体分子的两个 Fab 段分别结合两个抗原分子,相互交叉连接成网格状复合体,反应体系中基本无游离的抗原或抗体,出现肉眼可见的反应。若抗原或抗体过剩,抗原抗体复合物体积小,数量少,不能出现肉眼可见的反应。故在具体实验过程中要适当稀释抗原或抗体,以调整两者浓度和比例,使其出现最大复合物(图 23-1)。

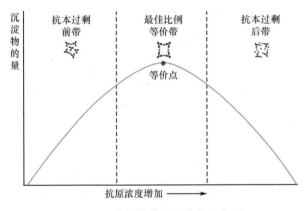

图 23-1 抗原抗体反应曲线示意图

图中曲线出现三个区域:抗体过剩区:抗原总量不足以和全部抗体反应,在上清中可检测到游离的抗体,此为前带(prezone)现象;等价区:加入的抗原量足以结合所有抗体,上清中检测不到游离的抗原或游离的抗体;抗原过剩区:抗原量多于结合所有抗体所需的量,导致被凝集(或被沉淀)的抗体的减少,此为后带(postzone)现象。

应用免疫学技术检测抗原或抗体时,由于带现象的干扰,可导致假阴性的结果。如检测乙型肝炎表面抗原时,由于标本中乙型肝炎表面抗原的含量,超出试验方法检测范围,常会不出现可见反应,导致阴性结果。因此,试验中确定抗原抗体的比例关系十分重要。

4. 抗原抗体反应的两个阶段 第一个阶段为抗原抗体特异性结合阶段。抗原分子与相应抗体分子之间是互补的非共价结合,该反应迅速,仅需数秒至数分钟,一般不出现肉眼可见的反应。第二个阶段为可见反应阶段,是小的抗原抗体复合物之间靠正、负电荷吸引形成较大复合物的过程。此阶段反应慢,往往需要数分钟、数小时至数日不等,且易受多种因素和反应条件的影响。

三、抗原抗体反应的影响因素

1. 电解质 适当电解质是抗原抗体出现可见反应的条件。抗原和抗体通常为蛋白质分子,等电点分别为 pH3~5 和 pH5~6 不等,在中性或弱碱性的环境中,表面均带负电荷,适当浓度的电解质会使他们失去一部分负电荷而相互结合,出现肉眼可见的凝集或沉淀现象。因此,在抗原抗体反应中,常用 0.85% 的氯化钠溶液作稀释液,以提供适当浓度的电解质。

2. 温度 适宜的温度可加速抗原抗体分子的碰撞机会,加速抗原抗体复合物的形成。在一定范围内,温度越高,形成可见反应的速度越快。但若温度高于 56℃,可导致抗原抗体变性或破坏,影响抗原抗体的生物学活性。通常 37℃ 是抗原抗体反应的最适温度。

3. 酸碱度 合适的 pH 是抗原抗体出现可见反应的另一个必要条件。抗原抗体反应的最适酸碱度为 pH6~8,pH 过高或过低都将影响抗原抗体的理化性质。此外,当抗原抗体反应液的 pH 接近抗原或抗体的等电点时,抗原抗体所带正、负电荷相等,由于自身吸引而出现凝集,导致非特异性反应,即假阳性反应。

第二节 检测抗原和抗体的体外试验

抗原和抗体在一定条件下发生特异性结合,出现肉眼可见或通过仪器可检测到的各种现象。因此,通过观察反应现象可以判断是否有相应的抗原或抗体存在。抗原和抗体均具有特异性,确保一种抗原只能和相对应的抗体发生特异性结合,不能与其他抗体发生反应,即反应具有特异性。根据这一原理,人们可以通过已知的抗原检测未知的抗体,相反也可以通过已知的抗体检测未知的抗原。

早期建立的免疫学检测技术通常直接通过抗原抗体反应产生的现象判断实验结果。这些现象包括颗粒性抗原所形成的凝集现象,可溶性抗原所形成的沉淀现象,补体系统参与的溶血现象等,这些试验方法称为经典免疫学检测技术。标记免疫技术则采用高度敏感的示踪物质作为标记物,将示踪物质标记在抗原或抗体分子上。抗原抗体反应后形成的免疫复合物同样携带示踪物质,最后通过检测示踪物质来判断试验结果。由于选择高敏感度的物质作为标记物,使标记免疫技术具有较高的灵敏度,拓宽了免疫检测技术的应用范围,是目前应用最广泛的免疫学检测技术。

一、经典免疫学检测技术

(一) 凝集反应

细菌、红细胞等颗粒性抗原或者吸附有可溶性抗原的非免疫颗粒,与相应抗体在电解质参与下相互作用,两者比例适当时,形成肉眼可见的凝集团块,称为凝集反应(agglutination)。根据参与反应的颗粒不同,凝集反应分为直接凝集和间接凝集两大类。凝集反应既可以是定性的检测方法,也可以是定量的检测方法。

1. 直接凝集 将细菌或红细胞与相应抗体直接反应,出现细菌凝集或红细胞凝集现象。主要有:①玻片法:已知抗体与相应抗原在玻片上进行反应,用于定性检测抗原,如 ABO 血型鉴定,细菌鉴定等(图 23-2);②试管法:首先,在试管中将待检血清作倍比稀释,加入已知的颗粒性抗原,反应后通过凝集效价定量测定抗体含量,如诊断伤寒病的肥达反应。

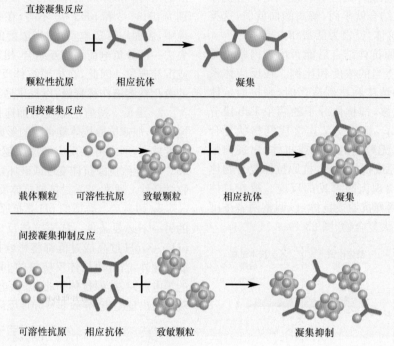

直接凝集反应

颗粒性抗原　＋　相应抗体　→　凝集

间接凝集反应

载体颗粒　＋　可溶性抗原　→　致敏颗粒　＋　相应抗体　→　凝集

间接凝集抑制反应

可溶性抗原　＋　相应抗体　＋　致敏颗粒　→　凝集抑制

图 23-2　凝集试验原理示意图

2. 间接凝集 将可溶性抗原(或抗体)先吸附或偶联在与免疫无关颗粒性载体的表面,形成颗粒性抗原(或抗体),然后再与相应抗体(或抗原)进行特异性结合,在适宜的电解质存在的条件下,出现特异性凝集的现象,称间接凝集反应(indirect agglutination)或被动凝集反应(passive agglutination)(图 23-2)。以乳胶颗粒作为载体的间接凝集称之为乳胶凝集。例如,用变性 IgG 包被的乳胶颗粒,与待检血清反应,检测类风湿患者血清中的类风湿因子。以绵羊红细胞作为载体的间接凝集称之为血球凝集。例如,用抗乙型肝炎表面抗原的特异抗体包被绵羊红细胞,与待检血清反应,可检测乙型肝炎表面抗原。

3. 间接凝集抑制试验 将与待测抗原相同的可溶性抗原吸附在与免疫无关颗粒性载体(如胶乳颗粒)表面,制成致敏载体。试验时先将待测可溶性抗原标本与相应抗体结合,充分作用后,再加入致敏载体。如果标本中存在抗原则与相应抗体结合,抗体不能再与致敏颗粒表面的抗原结合而出现凝集抑制现象,称之为间接凝集抑制试验(indirect agglutination inhibition test)(图 23-2)。

(二) 沉淀反应

沉淀反应(precipitation reaction)是指可溶性抗原(血清蛋白、细胞或组织浸出液等)与相应抗体特异性结合后,在一定条件下出现的沉淀现象。该反应多用半固体琼脂凝胶作为介质,可溶性抗原与抗体在凝胶中扩散并相遇,在比例合适处形成可见的白色沉淀。

1. 单向免疫扩散(single immunodiffusion) 本试验是在琼脂凝胶中混入一定量已知抗体,制备成凝胶板,在适当位置打孔后加入待测抗原,孔内抗原向四周呈环状扩散,在抗原与凝胶中抗体的量达到一定比例时即可形成肉眼可见的沉淀环。在一定条件下,沉淀环的直径与抗原含量呈正比关系。单向免疫扩散为定量试验,可用于测定血清 IgG、IgM、IgA 和补体 C3 等。

2. 双向免疫扩散(double immunodiffusion) 将抗原与抗体分别加入琼脂板相对应的小孔中,二者自由向四周扩散,在相遇且比例适当处形成可见的沉淀线。观察沉淀线的位置、数量、形状,可对抗原或抗体进行定性分析,常用于抗原和抗体的纯度鉴定。

3. 免疫电泳（immunoelectrophoresis，IEP） 是一种对含有多种抗原成分的复合物进行抗原种类分析的方法。其基本原理是将蛋白质抗原在琼脂糖凝胶上进行电泳，样品中不同的抗原成分因所带电荷、分子量不同，电泳迁移率各异，而被分离成若干区带，然后沿电泳方向挖一与之平行的小槽并加入相应抗体。存在于不同区域的各种抗原成分与相应抗体在琼脂中扩散后相遇，在二者比例合适处形成肉眼可见的沉淀弧（图 23-3）。根据沉淀弧的数量、位置和形状，与已知的标准（或正常）抗原形成的沉淀弧比较，即可对样品中所含成分的种类及其性质进行分析、鉴定。该方法常用于血清蛋白的种类分析。

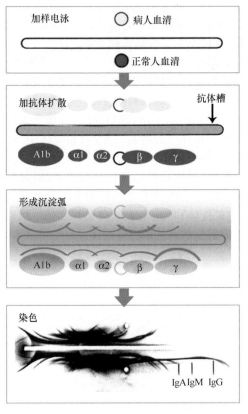

图 23-3 免疫电泳试验原理示意图

4. 免疫比浊（immunonephelometry） 是抗原抗体结合反应的动态测定方法，将液相内的沉淀试验与现代光学仪器和自动分析技术相结合的一项分析技术。在一定浓度的电解质存在条件下，可溶性抗原与定量抗体特异性结合，形成不溶性的免疫复合物，使反应液出现浊度。在一定范围内，免疫浊度与待测抗原含量呈正相关。该方法简便、快速，是近年来定量测定微量抗原物质并广泛使用的免疫分析技术。已基本取代单向免疫扩散用于测定血清 IgG、IgM、IgA 和补体 C3 等物质。

二、免疫标记技术

免疫标记技术（immunolabelling technique）指用荧光素、酶或放射性核素等标记物标记抗体或抗原，进行的抗原抗体反应。通过检测标记物，间接测定抗原抗体复合物。标记物与抗体或抗原连接后，不改变标记物和抗原或抗体的生物活性。因标记物在微量的情况下即可检测，所以此技术极大地提高了抗原抗体反应的灵敏度，不但能对抗原或抗体进行定性和精确定量测定，而且结合光镜或电镜技术，能观察抗原、抗体或抗原抗体复合物在组织细胞内的分布和定位。

（一）免疫荧光技术

免疫荧光（immunofluorescence）是以荧光素作为标记物的免疫标记技术。荧光素与已知抗体结合成为荧光抗体，但不影响抗体的免疫学活性。用已知的荧光抗体与标本中待检的抗原反应，置荧光显微镜下观察，通过检测特异性荧光，对标本中的抗原进行定性或定位。目前常用的荧光素有异硫氰酸荧光素（FITC）和藻红蛋白（PE）等，前者发黄绿色荧光，后者发红色荧光。试验中可单独使用一种荧光素，也可同时使用两种荧光素标记的不同抗体，作双色染色，检查两种抗原。

1. 直接法 荧光素直接标记特异性抗体，对标本进行检测（图 23-4a）。此法可检测不同的抗原，常用于细菌和病毒等病原微生物的快速检测，也可用于检测细胞表面的分化抗原（表面标志），进而对免疫细胞及亚群进行鉴定。

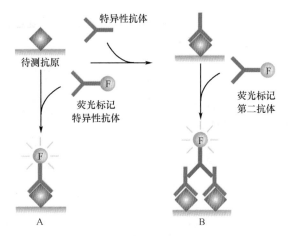

图 23-4 荧光免疫技术试验原理示意图

A. 直接法；B. 间接法

2. 间接法 用一抗与标本中抗原结合，再用荧光素标记的二抗（抗抗体）检测标本中的抗原或血清中的抗体（图 23-4b）。该法的优点是敏感性比直接法高，制备一种荧光素标记的二抗可用于多种抗原的检测。

（二）放射免疫技术

放射免疫技术是以放射性核素为示踪物的标记免疫分析技术。由于此项技术结合了放射性核素分析的高灵敏度和抗原抗体反应的高特异性，使检测的灵敏度达到 pg 水平。常用的标记物为^{125}I,主要包括放射免疫分析(radioimmunoassay,RIA)和免疫放射分析(im-munoradiometric assay,IRMA)。

1. 放射免疫分析 用^{125}I 标记抗原分子,取定量的标记抗原和待测抗原与限量的抗体进行竞争性反应。反应结束后,分离免疫复合物,并通过测定^{125}I 标记抗原-抗体的放射活性(CPM),计算标本中待测抗原的含量。由于是竞争性反应,待测抗原的含量与测定的 CPM 呈反比关系。

2. 免疫放射分析 通常将^{125}I 标记抗体分子,形成标记抗体,用过量的标记抗体与待测抗原反应。检测时,通过一定技术(固相吸附法)去除过剩的标记抗体,再通过测定^{125}I 标记抗体-抗原复合物的放射强度,待测抗原的含量与测定的放射强度呈正比关系。即待测抗原含量越多,复合物放射强度就越强,反之则越弱。

放射免疫技术常用于微量物质,特别是小分子物质的测定,如胰岛素、生长激素、甲状腺素、孕酮等激素,吗啡、地高辛等药物以及 IgE 等,在内分泌学、免疫学、药物学、微生物学、生物化学等多个领域得到广泛应用。

(三)酶免疫技术

酶免疫技术(enzyme immunoassay,EIA)是用酶标记抗体或抗原进行的抗原抗体反应。它将酶催化作用的高效性与抗原抗体反应的特异性相结合,通过

酶作用于底物后显色来判定结果。试验结果可用酶标测定仪测定光密度(OD)值以反映抗原或抗体含量。该方法敏感度可达到 ng~pg/ml 水平。常用的标记物有辣根过氧化物酶(horseradish peroxidase,HRP)和碱性磷酸酶(alkaline phosphatase,AP)等。

酶免疫技术分为酶联免疫吸附试验(enzyme linked im-munosorbent assay,ELISA)和酶免疫组化技术(enzyme immunohistochemistry technique),前者用于测定体液中可溶性抗原或抗体,后者用于测定组织或细胞表面的抗原。

ELISA 是酶免疫测定中应用最广的技术。其基本原理是将已知的抗原或抗体吸附在固相载体(聚乙烯微量反应板)表面,使抗原抗体反应在固相表面进行,用洗涤法去除液相中的游离成分。ELISA 的操作方法较多,以下主要介绍几种基本方法。

1. 双抗体夹心法 用于检查大分子抗原,如病原微生物抗原、肿瘤标志物、多肽类激素等。将已知特异性抗体包被于固相载体表面,然后加入可能含有相应抗原的待检标本,孵育后洗涤,再加入该抗原特异的酶标记抗体一起孵育,形成固相抗体-抗原-酶标记抗体复合物(图 23-5);洗去过剩的酶标记抗体,加底物后显色;抗原含量与颜色呈正相关,通过测定特定波长下的光密度值来计算标本中抗原含量。一般而言,包被抗体和酶标记的抗体是识别同一抗原上的不同抗原表位的两种单克隆抗体。

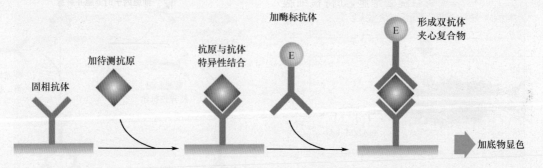

图 23-5 双抗体夹心 ELISA 试验原理示意图

2. 间接法 检测抗体最常用的方法。间接法原理是用酶标记第二抗体(如羊抗人 IgG)形成酶标抗体。首先将抗原连接到固相载体上,加入待检抗体,样品中待检抗体与抗原结合成固相抗原-受检抗体复合物;再加酶标第二抗体并与免疫复合物中的第一抗体结合,形成固相抗原-受检抗体-酶标第二抗体复合物;加底物后显色,通过测定特定波长下的光密度值来计算标本中抗体含量(图 23-6)。

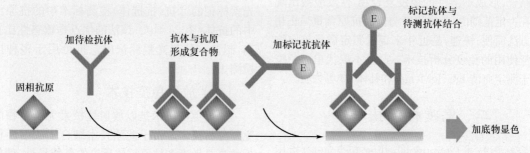

图 23-6 间接法 ELISA 试验原理示意图

3. BAS-ELISA 生物素(biotin,B)是广泛分布在动植物体内的一种小分子生长因子,又称维生素 H 或辅酶 R。亲和素(avidin,A)又称抗生物素,是一种蛋白质,每个分子由 4 个相同的亚基组成,能结合 4 个生物素分子。亲和素与生物素之间的亲和力极强,比抗原与抗体的亲和力至少高 1 万倍,且具有高度特异性和稳定性。用生物素标记酶蛋白分子并与亲和素结合形成亲和素-生物素化酶复合物(avidin-biotin-complex, ABC)。BAS-ELISA 是生物素-亲和素系统(biotin avidin system,BAS)与 ELISA 的组合应用技术。

以检测 IL-2 为例,将抗 IL-2 抗体包被于固相材料表面;加入待检标本,标本中 IL-2 与固相上的抗体结合;再加用生物素标记的抗 IL-2 抗体,形成固相抗体-抗原-生物素标记抗体复合物;再加入亲和素-生物素化酶复合物,ABC 中的亲和素与抗原抗体复合物中的生物素结合(图 23-7);最终测定加底物后的显色程度(OD 值),确定待检 IL-2 含量。因 1 个亲和素可结合 4 个生物素,反应具有放大效应,大大提高了检测的灵敏度,比普通 ELISA 敏感 4～16 倍,常用于检测体液中超微量物质(如细胞因子)。

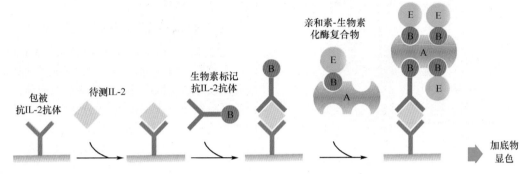

图 23-7 BAS-ELISA 测定 IL-2 试验原理示意图

4. 酶联免疫斑点试验(enzyme-linked immunospot assay,ELISPOT) 该试验主要用于检测单一效应细胞分泌的某类细胞因子,进而对 Th 细胞亚群进行鉴定。用已知的细胞因子抗体包被细胞培养板;加入待检细胞,培养一段时间后洗去细胞,如待检细胞分泌相应的细胞因子,则与培养板表面的细胞因子抗体结合;再加入酶标记的抗该细胞因子抗体,形成双抗体夹心复合物,最后加底物显色(图 23-8)。通常情况下,采用硝酸纤维素膜(NC)作为固相材料,覆盖细胞培养板,测定结束后,在分泌相应细胞因子的细胞所在局部呈现有色斑点。一个斑点表示一个分泌相应细胞因子的细胞,通过计数可推算出分泌某种细胞因子的细胞频率。

酶免疫组化技术是应用酶标记的特异性抗体在组织细胞原位通过抗原抗体反应,结合形态学检查,对相应抗原进行定位、定性、定量检测的技术。可在细胞、亚细胞水平检测各种抗原物质。

(四)胶体金免疫层析技术

金免疫层析试验(immunogold chromatographic assay)是用胶体金标记技术和蛋白质层析技术结合的以微孔滤膜为载体的快速的固相膜免疫分析技术。将各种反应试剂分点固定在测试板相应区域,检测标本加在试纸条的一端,通过毛细管作用使样品溶液在层析材料上泳动,犹如层析一般,在移动过程中被分析物与固定于载体膜上某一区域的抗体或抗原结合而被固相化,无关物则越过该区域而被分离,然后通过胶体金的呈色条带来判定实验结果。以夹心法检

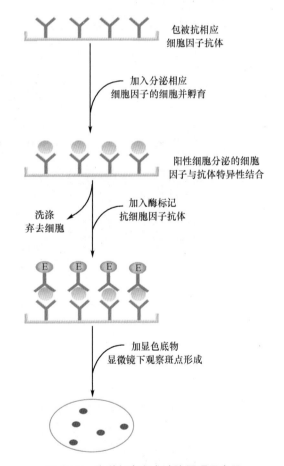

图 23-8 酶联免疫斑点试验原理示意图

测尿液 HCG 为例,其反应原理如图 23-9 所示。

本法具有操作简便、快捷以及操作人员不需技术

培训,无需特殊仪器设备,试剂稳定,便于保存等特点。因此,特别符合"床边检验"项目要求。目前主要应用于病原菌抗原(或抗体)、毒品类药物、激素和某些肿瘤标志物的检测。

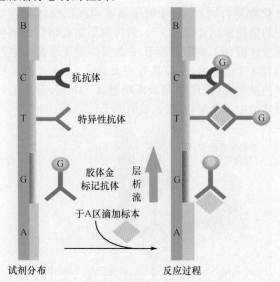

图 23-9　金免疫层析技术试验原理示意图

（五）发光免疫技术

发光免疫技术(luminescence immunoassay,LIA)

是将发光分析和免疫反应相结合而建立的一种新的免疫分析技术,包括发光酶免疫分析、化学发光免疫分析和电化学发光免疫分析。这里简单介绍化学发光免疫分析的原理。化学发光免疫分析是将化学发光物质(如丫啶酯、鲁米诺等)标记抗原或抗体,发光物质在反应剂(如过氧化阴离子)激发下生成激发态中间体,当激发态中间体回到稳定的基态时发射出光子,用自动发光分析仪接收光信号,测定光子的产量,以反映待检样品中抗体或抗原的含量。该法灵敏度高于放射免疫测定法,常用于血清超微量活性物质的测定,如甲状腺素等激素。

（六）免疫印迹技术

免疫印迹(immunoblotting)又称为 Western blotting,是将凝胶电泳的高分辨力与固相免疫标记技术结合而成的抗原抗体反应。其基本原理是:①先将蛋白质样品经 SDS-PAGE 电泳分离;②再经蛋白质转印技术至固相介质上,并保持其原有的物质类型和生物活性不变;③应用抗原抗体反应进行特异性检测。该法能分离分子大小不等的蛋白质,并对其组分进行特异性分析和鉴定,常用于检测多种病毒的抗体或抗原(图 23-10)。

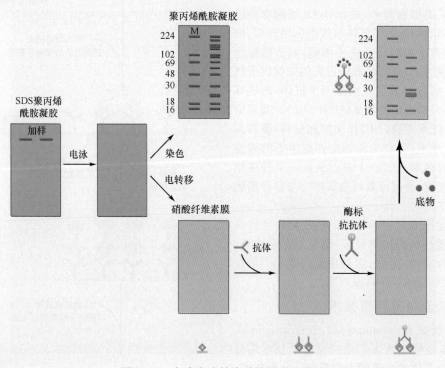

图 23-10　免疫印迹技术试验原理示意图

（七）免疫 PCR 技术

免疫 PCR(immuno-PCR)是将抗原抗体反应的特异性与聚合酶链式反应的敏感性相结合的一种新的检测技术。它运用 PCR 的高敏感性来放大抗原抗体

反应的特异性,使实验中只需数百个抗原分子即可检测,甚至在理论上可检测到 1 至数个抗原分子。这种灵敏度使免疫检测技术达到了一个新的高度。试验原理是:用一段已知的 DNA 分子作为标记物,标记第一抗体或第二抗体后去检测相应抗原或抗体,再用

PCR法扩增该DNA分子。扩增产物通过琼脂糖电泳或分子杂交进行检测,根据该DNA分子的存在与否,确定检测结果。

（八）蛋白芯片技术

蛋白芯片又称蛋白微阵列（protein microarray）,是指固定在支持介质上的大量蛋白质构成的微阵列。根据蛋白质分子间特异性结合的原理,可实现快速、准确、高通量的检测。蛋白芯片的基本原理是将各种蛋白有序地固定于介质载体上成为检测的芯片,再用标记特定荧光物质的抗体与芯片作用,与芯片上的蛋白相匹配的抗体将与其对应的蛋白质结合,在将未与芯片上的蛋白质结合的抗体洗去,然后,利用荧光扫描仪或激光共聚扫描技术,测定芯片上各点的荧光强度。抗体上的荧光将指示对应的蛋白质及其相互结合的程度。抗体芯片是指将抗体固定在芯片表面,利用其特异性结合能力,检测相应的抗原。抗原、抗体芯片在微生物感染检测中具有广泛的应用价值。

第三节　免疫细胞的分离与检测

免疫细胞是免疫系统的重要组分,介导免疫应答的发生,执行免疫系统的功能。检测免疫细胞的数量、功能是观察机体免疫状态的重要手段,对免疫缺陷病、自身免疫性疾病、肿瘤等临床疾病的诊断、疗效的评价有重要的价值。

一、免疫细胞的分离技术

从外周血分离淋巴细胞是对其数量和功能测定的前提。由于检测的目的和方法不同,对细胞数量、活性及纯度的要求不同,选用的细胞分离方法各异。在选择免疫细胞分离方法时,应力求简便、快速及有较高的收获率,并确保后续实验对细胞纯度、数量及细胞活力的要求。

（一）外周血单个核细胞的分离

外周血单个核细胞（peripheral blood mononuclear cell,PBMC）包括淋巴细胞和单核细胞。PBMC是免疫学实验中最常用的细胞群,也是进行T、B细胞分离纯化过程的第一步。常用的分离方法是葡聚糖-泛影葡胺密度梯度离心法,其原理是根据外周血中各种细胞比重不同使不同密度的细胞呈梯度分布。取适量分离液于离心管内,用Hanks缓冲液将肝素抗凝血等倍稀释,再缓慢叠加在分层液上,使两者形成一个清晰的界面。水平离心后,便可形成不同层次的液体和细胞区带（图23-11）。红细胞密度最大,沉至管底;多形核白细胞的密度为1.092,铺于红细胞上,呈乳白色;PBMC的密度约为1.075,分布于淋巴细胞分层液上面;最上面是血浆。用尖吸管吸出单个核细胞,用Hanks液洗涤1~2次,取少量计数并用台盼蓝染色检查细胞活力。

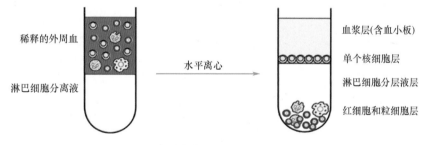

图23-11　密度梯度离心法分离单个核细胞示意图

稀释的外周血　淋巴细胞分离液　水平离心　血浆层(含血小板)　单个核细胞层　淋巴细胞分层液层　红细胞和粒细胞层

（二）淋巴细胞与单核细胞的分离

单核细胞具有黏附玻璃和塑料的能力,利用这一特性,可以将单核细胞与淋巴细胞分开,从而获得纯淋巴细胞悬液。通常情况下,将分离获得的单个核细胞用细胞培养液配制成一定浓度,并将此细胞悬液置入细胞培养瓶或细胞培养皿中,于细胞培养箱培养45~60分钟。取出培养瓶,轻轻晃动,收集悬浮细胞即为淋巴细胞,贴壁细胞为单核细胞。

（三）淋巴细胞及亚群的分离

淋巴细胞及其亚群的分离有多种方法,如玻璃黏附法、尼龙毛分离法、E花环形成分离法等。由于单克隆抗体的应用和免疫学技术的发展,可通过以下方法进行分离。

1. 免疫磁珠分离法　此法是将特异性抗体吸附在磁性微珠上,与细胞悬液反应后,磁珠借抗体结合于相应细胞群或亚群表面。再将此反应管置于磁场中,因磁珠被磁场吸引,而将磁珠结合的细胞与未结合的细胞分开（图23-12）。该方法的优点是可同时进行细胞的阳性分选和阴性分选,所获细胞的纯度可达93%~99%,收获率高达90%,细胞活性高于95%。

2. 流式细胞仪分离法　流式细胞仪（flow cytometer）是集光学、流体力学、电力学和计算机技术于一体,可对细胞进行多参数测定和综合分析的一种新技术,这些参数包括细胞大小、核型、表面分子的种类等。首先将样本制备成单细胞悬液,与一种或多种荧光标记的特异性抗体反应。细胞悬液经样品孔加入,在压力作用下促使细胞排成单列经喷嘴喷出,形成细胞液滴射流,每一液滴中包裹一个细胞。但液滴射流与高速聚焦的激光束相交,液滴中的细胞受激发光照射,产生散射光并发出各种荧光信号,后者被接收器检测并转变成电信号。散射光和荧光信号经计算机收集、处理,进而对细胞特征进行统计和分析。

不仅如此,具有细胞分选功能的流式细胞仪,可根据细胞检测结果,对瞬间离开喷嘴的细胞液滴充电,使之带有特定电荷。当此液滴通过分选电场时,微液滴出现不同偏转,通过细胞收集器收集特定细胞群或亚群(图23-13)。

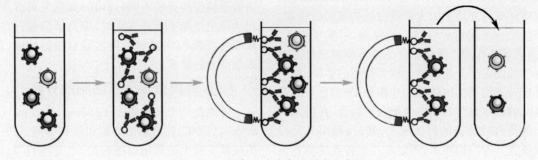

图 23-12　免疫磁珠分离法原理示意图

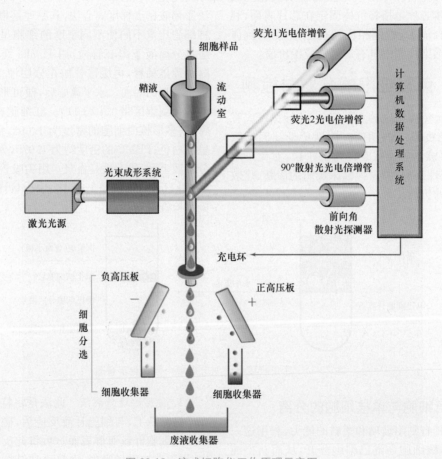

图 23-13　流式细胞仪工作原理示意图

流式细胞仪具有高灵敏度、高精密度、多参数分析、高纯度分选细胞和高速度分析等众多优点。用流式细胞仪进行的细胞免疫表型分析广泛应用于外周血淋巴细胞亚群分析、白血病细胞免疫表型分析以及各类细胞的膜抗原、黏附分子和受体等的检测。

二、淋巴细胞数量测定

不同的淋巴细胞表面具有特定的表面标志,借此可以对不同的淋巴细胞及其亚群进行鉴定和计数。免疫组化染色技术可用于淋巴细胞鉴定、计数,主要有荧光免疫技术和酶免疫组化技术。随着流式细胞仪的普及,使之成为淋巴细胞分类、计数的常用方法。

(一) T 淋巴细胞计数

外周血成熟 T 细胞表达 CD3 分子,因此,通过检测 CD3 抗原对外周血 T 淋巴细胞总数进行测定(即用 CD3$^+$细胞代表成熟 T 淋巴细胞)。外周血 T 淋巴细胞可分为 CD4$^+$ T 细胞和 CD8$^+$ T 细胞,二者通过特异性抗 CD4 抗体和抗 CD8 抗体鉴别。荧光免疫技术和酶免疫组化技术均可对上述指标进行测定。外周血 T 细胞及其亚群的平均正常值为 CD3$^+$ T 细胞 54.5%～74.5%,CD4$^+$ T 细胞 25.5%～51.5%,CD8$^+$ T 细胞 10.0%～24.4%,CD4$^+$ T 细胞与 CD8$^+$ T 细胞的比值约为 1.8～2.2。

(二)B 淋巴细胞计数

1. 膜表面免疫球蛋白检测 膜表面免疫球蛋白(mIg)为 B 细胞所特有,是鉴定 B 细胞的可靠指标。采用荧光素或酶标记的抗人 Ig 抗体通过直接荧光免疫法或酶免疫组织化学法检测 mIg,正常人外周血中 mIg$^+$ 细胞一般为 8%～12%。

2. CD 抗原检测 B 细胞表面抗原有 CD19、CD20、CD21、CD22 和 CD29 等分化抗原,其中有些是全部 B 细胞所共有,而有些仅活化 B 细胞所特有。据此可用相应的系列单克隆抗体,通过间接荧光免疫法或酶免疫组织化学法加以检测。正常成年人外周血 CD20$^+$ 细胞约占淋巴细胞总数的 8%～12%。

(三)NK 细胞计数

自然杀伤细胞(nature killer cell,NK)是参与固有性免疫应答的重要细胞,在早期识别、杀伤肿瘤细胞中具有重要作用。目前多以 CD3$^-$、CD16$^+$、CD56$^+$ 作为 NK 细胞的典型标志。临床上常采用三色荧光标记单克隆抗体(抗 CD3、抗 CD16 和抗 CD56)标记 NK 细胞,通过流式细胞仪进行三参数分析。健康成人外周血 NK 细胞约占淋巴细胞总数的 8%～15%。

三、淋巴细胞功能测定

(一)T 细胞功能测定

1. T 细胞增殖试验 ①非特异性增殖试验:T 淋巴细胞具有丝裂原受体,体外受丝裂原(PHA、Con-A)刺激下,细胞被激活并转化为淋巴母细胞。在细胞转换过程中细胞 DNA 合成增加,细胞形态改变,最终细胞分裂增殖。②特异性增殖试验:已被抗原致敏的 T 淋巴细胞,体外受特异性抗原刺激,致敏 T 淋巴细胞同样表现为增殖反应,从而反应机体对特定抗原的细胞免疫功能。以上两种增殖试验均通过最终的细胞增殖程度(细胞数量)反映 T 淋巴细胞的功能。测定细胞增殖程度主要有两种方法:①^{3}H-TdR 掺入法:此法在终止细胞培养前的 4～6 小时,加入氚标记的胸腺嘧啶核苷(^{3}H-TdR),增殖的细胞需进行 DNA 合成,^{3}H 掺入新增殖的细胞。培养结束后收集细胞,通过检测放射活性(CPM)判断细胞的增殖程度。②MTT 比色法:MTT 为四甲基偶氮唑盐,为琥珀酸脱氢酶的代谢底物。活细胞含有高活性琥珀酸脱氢

酶,MTT 被细胞吸收后经此酶代谢形成紫色结晶产物,经二甲基亚砜彻底溶解后在 570nm 有最高吸收峰。因此,通过测定溶液的 OD 值,可间接测定细胞增殖程度。

2. Tc 细胞介导的细胞毒试验 Tc 细胞(CTL)具有细胞毒活性,能特异性杀伤靶细胞(肿瘤细胞、病毒感染的宿主细胞)。检测细胞毒效应常用 ^{51}Cr 释放法。用 Na$_2$^{51}CrO$_4$ 标记靶细胞,若待检效应细胞能杀伤靶细胞,则 ^{51}Cr 从靶细胞内释出。以 γ 计数仪测定释出的 ^{51}Cr 放射活性,靶细胞溶解破坏越多,^{51}Cr 释放越多,上清液的放射活性越高。应用公式可计算出待检效应细胞的杀伤活性。细胞毒试验常用于肿瘤免疫、移植排斥反应、病毒感染等方面的研究。

3. 皮肤试验 正常机体建立了对某种抗原的细胞免疫后,用相同抗原作皮肤试验时即出现以局部红肿为特征的迟发型超敏反应。细胞免疫正常者出现阳性反应,而细胞免疫低下者则呈阴性反应。皮肤试验方法简便,可帮助诊断某些病原微生物感染(结核杆菌、麻风杆菌)、免疫缺陷病等。例如旧结核菌素(old tuberculin,OT)试验,将定量旧结核菌素注射到受试者前臂皮内,24～48 小时局部出现红肿硬结,以硬结直径大于 0.5cm 者为阳性反应。阳性说明细胞免疫功能正常。

皮肤试验结果常受受试者致敏状况的影响。若受试者从未接触过该抗原,则不会出现阳性反应。因此阴性者也不一定表明细胞免疫功能低下。为避免判断错误,往往需用两种以上抗原进行皮试,综合判断结果。皮肤试验常用的生物性抗原有结核菌素、麻风菌素、链激酶、链道酶、念珠菌素、腮腺炎病毒等。

(二)B 细胞功能测定

1. 血清免疫球蛋白含量测定 免疫球蛋白为 B 细胞接受抗原刺激后转化为浆细胞分泌的球蛋白,检测血清免疫球蛋白水平可判断 B 淋巴细胞功能。常用指标有血型抗体、IgG、IgM、IgA 等。

2. B 细胞增殖试验 同 T 细胞增殖试验相似,B 细胞受丝裂原刺激后,被激活发生分裂、增殖反应,通过检查细胞增殖程度,可反映 B 淋巴细胞的功能。小鼠 B 细胞可用细菌脂多糖(LPS)作为刺激物,人则用含 SPA 的金黄色葡萄球菌菌体及抗 IgM 抗体作为刺激物。

3. 抗体形成细胞测定 常采用溶血空斑试验,即测定对绵羊红细胞(SRBC)产生的抗体的 B 淋巴细胞数目。基本过程是:首先用 SRBC 免疫小鼠,无菌取脾制备成脾细胞(含致敏 B 细胞)悬液;将脾细胞悬液与单层贴壁的 SRBC 混合,如被 SRBC 致敏的 B 细胞在体外培养的过程中,合成并分泌抗 SRBC 抗体(溶血素),与其周围的 SRBC 结合,在补体参与下导致 SRBC 溶解,形成肉眼可见的透明溶血区,即溶血

空斑(图 23-14)。每一个空斑中央含一个抗体形成细胞,空斑数目即为抗体形成细胞数。

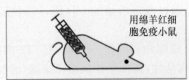

用绵羊红细胞免疫小鼠

取脾制备脾细胞悬液,接种于单层绵羊红细胞的平板内

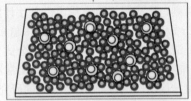

脾细胞分泌抗体,抗体与绵羊红细胞结合

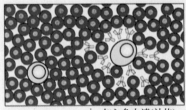

加入兔血清(补体),导致绵羊红细胞溶解并形成空斑

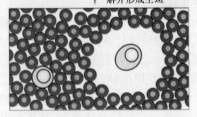

图 23-14 溶血空斑试验原理示意图

（三）NK 细胞功能测定

NK 细胞具有细胞介导的细胞毒作用,能直接杀伤靶细胞。通过细胞毒试验可测定人 NK 细胞细胞毒活性,具体方法与 Tc 细胞的细胞毒试验类似。测定人 NK 细胞活性以 K562 细胞株作为靶细胞,而测定小鼠 NK 细胞活性常采用 YAC-1 细胞株作为靶细胞。

第四节 细胞因子的检测

在临床医学的研究中,当发生某些疾病时,体内细胞因子含量及受体表达可发生异常,这些异常与机体免疫功能异常或发生病理损伤有关。因此,检测患者细胞因子表达水平在临床疾病诊断、病程观察、疗效判断及细胞因子治疗监测方面具有重要价值。另一方面,细胞因子基因工程产品的问世,促进了重组细胞因子的临床应用,这也要求对患者体内相应细胞因子水平进行判断。

从检测的水平来说,细胞因子的检测可分为基因水平检测和蛋白水平检测。基因水平检测包括基因 DNA 的测定和 mRNA 表达水平的测定。蛋白水平测定可分为生物活性测定和蛋白含量的测定。细胞因子具体的测定法有生物学测定法、免疫学测定法和分子生物学测定法。

一、生物学测定法

细胞因子生物学检测法是根据细胞因子特定的生物活性而设计的检测方法。由于各种细胞因子具有不同的活性,例如 IL-2 促进淋巴细胞增殖,TNF 杀伤肿瘤细胞,CSF 刺激造血细胞集落形成,IFN 保护细胞免受病毒攻击,因此选择某一细胞因子独特的生物活性,即可对其进行检测。生物活性检测法又可分为以下几类:

1. 细胞增殖法　许多细胞因子具有细胞生长因子活性,特别是白细胞介素,如 IL-2 刺激 T 细胞生长、IL-3 刺激肥大细胞生长、IL-6 刺激浆细胞生长等。利用这一特性,现已筛选出一些对特定细胞因子起反应的细胞,并建立了只依赖于某种因子的细胞系,即依赖细胞株(简称依赖株)。这些依赖株在通常情况下不能存活,只有在加入特定因子后才能增殖。例如 IL-2 依赖株 CTLL 在不含 IL-2 的培养基中很快死亡,而加入 IL-2 后则可在体外长期培养。在一定浓度范围内,细胞增殖与 IL-2 量呈正比,因此通过测定细胞增殖情况(如使用 ^{3}H-TdR 掺入法、MTT 法等)鉴定 IL-2 的含量。除依赖株外,还有一些短期培养的细胞,如胸腺细胞、骨髓细胞、促有丝分裂原刺激后的淋巴母细胞等,均可作为靶细胞来测定某种细胞因子活性。

2. 靶细胞杀伤法　根据某些细胞因子(如 TNF)能在体外杀伤靶细胞而设计的检测方法。通常靶细胞多选择体外长期传代的肿瘤细胞株,利用同位素释放法或染料染色等方法判定细胞的杀伤率。

3. 细胞因子诱导的产物分析法　某些细胞因子可刺激特定细胞产生生物活性物质,如 IL-2、IL-3 诱导骨髓细胞合成胺,IL-6 诱导肝细胞合成 α1-抗糜蛋白酶等。通过测定所诱生的相应产物,可反映细胞因子的活性。

4. 细胞病变抑制法　病毒可造成靶细胞的损伤,干扰素则可抑制病毒所导致的细胞病变,因此可利用细胞病变抑制法检测这类因子。

二、免疫学测定法

细胞因子均为蛋白或多肽,具有较强的抗原性。随着重组细胞因子的出现,可较方便地获得细胞因子的特异性抗血清或单克隆抗体,因此可利用抗原抗体特异性反应的特性,用免疫学技术定量检测细胞因子。常用的方法包括 ELISA、RIA 及免疫印迹法。目前,几乎所有常见细胞因子的检测试剂盒均有商品供应。此外还可利用酶标或荧光标记的抗细胞因子单克隆抗体,原位检测因子在细胞内的合成及分布情况,如近来发展起来的细胞内染色法和酶联免疫斑点(ELISPOT)技术等。免疫学检测法可直接测定样品中特定细胞因子的含量(用 ng/ml 表示),为大规模检测临床病人血清中细胞因子的含量提供了方便。

三、分子生物学检测法

这是一类利用细胞因子的基因探针检测特定细胞因子基因表达的技术。目前所有公认的细胞因子的基因均已克隆化,故能较容易地得到某一细胞因子的 cDNA 探针或根据已知的核苷酸序列人工合成寡聚核苷酸探针。利用基因探针检测细胞因子 mRNA 表达的方法多种多样,常使用斑点杂交、Northern blot、逆转录 PCR,细胞或组织原位杂交等。实验的关键在于制备高质量的核酸探针和获得合格的待测物(提取的 mRNA 样品或细胞/组织标本)。核酸探针是指一段用放射性同位素或其他标记物(如生物素、地高辛等)标记并与目的基因互补的 DNA 片段或单链 DNA、RNA。根据其来源可分为 cDNA 探针、寡核核苷酸探针、基因组基因探针及 DNA 探针等。其中 cDNA 探针和人工合成寡核苷酸探针常用于斑点杂交及 Northern blot,而 RNA 探针因穿透性好更适用于原位杂交。核酸探针技术的应用已经程序化,以 cDNA 探针为例主要包括:①质粒 DNA 的提取;②靶 DNA 片段的分离;③靶 DNA 片段标记;④待测样品 mRNA 的提取;⑤标记 cDNA 探针对待检样品的杂交;⑥放射自显影或显色分析。近年来出现的 RT-PCR 检测特异性 mRNA 的方法也广泛用于细胞因子研究领域。该法具有灵敏、快速等优点,甚至从 1~10 个细胞中就可检出其中的特异 mRNA。

第五节　免疫学检测技术的临床应用

一、免疫学检测的临床价值评价

免疫学检测结果的价值最终取决于临床的有效性。诊断性试验应准确可靠,尽量减少误诊和漏诊。评估一种试验的临床有效性主要取决于两个重要指标,即敏感性和特异性。敏感性(sensitivity)指采用金标准诊断为"有病"的病例中,诊断性试验检测为阳性例数的比例,真阳性例数愈多,则敏感度愈高,漏诊病例数(漏诊率)越少。特异性(specificity)指采用金标准诊断"无病"的例数中,诊断性试验结果为阴性例数的比例,真阴性例数愈多,则特异度愈高,误诊病例数(误诊率)愈少。选择诊断性试验时应慎重考虑临床对敏感性和特异性的要求。对于疾病筛查应提高敏感度,防止漏诊;对于疾病确诊应注重特异度,防止误诊。

此外,实用性也是评价其临床价值的重要指标。实用性是临床使用环境特性,如价格、侵入性等,好的方法应简便、快速、经济、实用。

在将试验结果用于临床时,实验室和临床医生应该明确:实验室检查只是说明疾病的某个方面,而不能代表疾病和病人的全部。在理解和解释试验结果时,不要把试验方法的灵敏度和特异性误认为是临床诊断的灵敏度和特异性;不要把用标记免疫分析得到的结果误认为是其在体内的生物学活性,也不要把试验的灵敏度、精密度误认为是准确性。

二、疾病的实验室诊断

1. **感染性疾病**　人体受病原体感染后,可诱导特异性抗体的产生,检测病原体抗体及其类别对感染性疾病的诊断、病程判断具有重要意义。同时,利用免疫技术可对病原菌进行血清学分型,直接检测细菌或病毒特异性抗原,确定病原体的种类。由于机体初次感染病原体,特异性抗体产生需要潜伏期,因此,通过检测抗体确定感染情况,存在"临床窗口期"问题,需要引起注意。

2. **免疫缺陷病**　抗体、补体含量的测定有助于低丙种球蛋白血症、抗体缺陷、补体缺陷的诊断。免疫细胞的鉴定、计数以及功能试验可帮助免疫细胞缺陷的诊断。

3. **自身免疫性疾病**　抗核抗体、类风湿因子的检测有助于系统性红斑狼疮、类风湿性关节炎的诊断。通过检测 HLA 分子可探讨 HLA 的基因型别与自身免疫病的相关性,为优生优育提供理论依据。

4. **肿瘤**　免疫标记技术能检测体内微量的肿瘤标志物,从而实现肿瘤的早期诊断。常用的标志物有 AFP、CEA、糖链抗原(CA125、CA153)等。检测肿瘤细胞表面的分化抗原有助于淋巴瘤、白血病的诊断和分型。检测细胞免疫功能能帮助评价肿瘤患者的免疫功能状态,指导临床治疗等。

5. **超敏反应性疾病**　血清总 IgE、特异性 IgE、超敏原的检测有助于 I 型超敏反应的诊断和治疗;抗血细胞抗体有助于诊断血细胞减少症;循环免疫复合物测定有助于 III 型超敏反应的诊断。

6. **内分泌系统疾病**　超敏感免疫学技术能检测机体内微量的激素物质,如 T_3、T_4、TSH 等,这些指标有助于内分泌系统疾病诊断和治疗。

三、免疫学监测

感染性疾病的免疫学监测有助于疾病的转归与预后判定。如 IgM 类抗体检测阳性,说明为初次感染或感染的早期;监测乙型肝炎病毒抗原与抗体的消长有助于乙型肝炎的预后判定。T 淋巴细胞及其亚群的动态观察有助于艾滋病的诊断、病情分析、评价疗效。监测肿瘤标志物的含量可对肿瘤复发作出推测;检测肿瘤患者免疫细胞数量和功能可指导临床治疗和疗效评价。进行组织器官移植的患者,通过监测免疫功能状态可预测移植排斥反应,指导免疫抑制剂的用量。自身免疫性疾病患者,通过检测自身抗体效价的变化,可预测病情的发展、评价治疗效果。

案例 23-1 分析讨论:

患者可能患有慢性乙型病毒性肝炎。

临床诊断乙型病毒性肝炎需要检测乙肝病毒(HBV)抗原抗体系统,即检测 HBsAg、HBeAg 及抗-HBs、抗-HBe、抗-HBc,统称"两对半"。

目前乙型肝炎的病毒学诊断,主要依据血清学方法检测 HBV"两对半"抗原抗体系统。常见的检测结果与意义分析如下:

HBsAg 阳性,是 HBV 感染的指标之一,见于 HBV 感染者或无症状携带者,如果持续阳性 6 个月以上则认为转向慢性肝炎;HBsAg、HBeAg 阳性,见于急性或慢性乙型肝炎,或无症状携带者,如果 HBeAg 持续阳性 10 周则认为转向慢性肝炎;HBsAg、HBeAg、抗-HBc 阳性,见于急性或慢性乙型肝炎(传染性强,"大三阳");HBsAg、抗-HBe、抗-HBc 阳性,见于急性感染趋向恢复("小三阳");抗-HBs、抗-HBe、抗-HBc 阳性或抗-HBs、抗-HBe 阳性,见于既往感染恢复期;抗-HBc 阳性,见于既往感染或"窗口期";抗-HBs 阳性,见于既往感染或接种过乙肝疫苗。

(吴学敏 单 颖)

第二十四章 免疫预防
Chapter 24 Immunoprophylaxis

案例 24-1

某村一日出现一条野狗,该狗见狗、见人即咬,村民老张和小红被咬伤,最后村民齐心协力将野狗打死。老张因被咬创口较小,在家进行了创口的简单清洗消毒,未去医院治疗处理。小红因被咬伤口较大,被送往当地医院,医生及时对小红伤口进行彻底清洗消毒,并在伤口周围及底部注射抗狂犬病血清。医生要求小红于 0 天(第 1 天,当天)、3 天、7 天、14 天、28 天注射狂犬病疫苗,因小红使用了抗狂犬病血清,必须在疫苗注射的 0 天、3 天各加注射 1 剂疫苗,即 0 天、3 天各注射 2 剂,7 天、14 天、28 天各注射 1 剂。三个月后,老张出现发热、恐水、怕风、恐惧不安、咽肌痉挛和进行性瘫痪等症状,被医生诊断为狂犬病,不久死亡。小红则安然无恙。

问题:

1. 抗狂犬病血清及狂犬病疫苗注射各属于哪一种人工免疫方法?

2. 小红为何能安然无恙?

3. 为何使用了抗狂犬病血清则必须在 0 天、3 天各加注射 1 剂疫苗?

免疫预防(immunoprophylaxis)是一种通过主动免疫或被动免疫而增强机体特异性免疫功能的预防疾病的策略。人类用免疫的方法预防传染病有着悠久的历史。受中国人接种人痘苗预防天花启发,英国医生 Edward Jenner 发明了更为安全的牛痘苗并取得成功,这是人类首次利用免疫接种的方法预防传染性疾病。由于这项发明,使人类最终成功消灭了天花这一烈性传染病。随着免疫学理论和技术的飞速发展,高效安全疫苗的成功研制和使用,人类已经能够预防多种传染性疾病,传染性疾病的发病率大幅度下降。如今,免疫预防已超越传染病的范畴,扩展到肿瘤、自身免疫性疾病和移植排斥的防治,以及计划生育等方面。

第一节 人工免疫的概念及种类

人工免疫(artificial immunization)就是有计划、有目的地给人体接种抗原或输入抗体使机体获得某种特异性抵抗力,从而达到预防或治疗某些疾病的方法。人工免疫可分为人工主动免疫和人工被动免疫两种方式,二者主要区别如表 24-1 所示。

表 24-1 人工主动免疫与人工被动免疫的比较

	人工主动免疫	人工被动免疫
输入物质	抗原	免疫效应分子
免疫力出现时间	慢,2~3 周	快,立即生效
免疫力维持时间	长,数月~数年	较短,数周
主要应用	预防	治疗或紧急预防

一、人工主动免疫

人工主动免疫(artificial active immunization)指应用人工接种的方法给机体接种免疫原性物质,刺激机体产生特异性免疫应答。因其免疫力是由自身免疫系统产生,故免疫力出现晚,但维持时间较长。

用于人工主动免疫的生物制品有菌苗、疫苗(vaccine)、类毒素(toxoid)等。菌苗指用细菌制备的生物制品;疫苗指用病毒、立克次体、衣原体或螺旋体等制备的生物制品;类毒素是经甲醛脱毒后仍保留其免疫原性的细菌外毒素,而现今国际上常把菌苗、疫苗和类毒素统称之为疫苗。

二、人工被动免疫

人工被动免疫(artificial passive immunization)是指应用人工方法直接给机体输入免疫效应分子,使机体获得特异性免疫力,以达到紧急预防和治疗的目的。这些效应分子进入机体可立即产生免疫作用,但维持时间短。用于人工被动免疫的生物制品有抗血清与抗毒素、人免疫球蛋白制剂、单克隆抗体等。

1. 抗血清与抗毒素 抗血清(antiserum)即免疫血清,指含有对某一特异性抗原起作用的抗体的血清,是抗毒素、抗细菌、抗病毒血清的总称。凡用细菌或病毒本身免疫马或其他大动物所取得的免疫血清叫抗菌或抗病毒血清,如炭疽血清、狂犬病血清、腺病毒血清等,用于紧急预防和治疗相应的细菌或病毒感染,也可用于免疫诊断。抗毒素(antitoxin)是用细菌外毒素或类毒素免疫动物制备的免疫血清,内含针对外毒素的抗体,具有中和相应外毒素的作用,故称抗毒素。抗毒素主要用于紧急预防和治疗外毒素引起的疾病。常用的抗毒素有破伤风精制抗毒素、白喉精制抗毒素、肉毒抗毒素和气性坏疽多价抗毒素等。因抗血清或抗毒素通常是通过免疫大动物而获得的,对人而言是异种蛋白,注入人体时应注意超敏反应的发生。

2. 人免疫球蛋白制剂 人免疫球蛋白制剂是从大量混合血浆或胎盘血中分离提纯免疫球蛋白而制成的免疫球蛋白浓缩剂。该制剂中含有人群中普遍存在的抗体,因不同地区的人群免疫状况的差异,其所含的抗体种类和效价不尽相同。临床常用的是人丙种球蛋白,可用于麻疹、甲型肝炎、丙型肝炎、脊髓灰质炎等病毒性疾病的紧急预防。特异性免疫球蛋白则是指针对某种抗原具有高效价抗体的血浆制品。有的用于特定病原微生物感染的预防,如乙型肝炎免疫球蛋白;有的用于新生儿溶血病,如抗 Rh 免疫球蛋白。

3. 单克隆抗体 抗细胞表面分子单克隆抗体,如抗 CD3 单抗、抗 CD4 单克隆抗体可用于预防器官移植排斥反应及某些类风湿性关节炎、多发性硬化症等自身免疫病。抗细胞因子单抗,如抗 IL-1 或抗 TNF 的单抗可以中和体液中相应的细胞因子,减轻炎症反应,用于防治类风湿性关节炎等慢性炎症性疾病;抗 IL-4 单抗用于预防Ⅰ型超敏反应。

第二节 疫苗的分类

免疫学预防的主要方式是通过接种疫苗实现的。理想的疫苗应具有安全、有效和实用的特点。安全是指无致病性和尽量少的接种后副作用;有效是指疫苗应具有很强的免疫原性,接种后能诱导正确的免疫应答类型,发挥有效的免疫保护作用;实用是指制备的疫苗容易保存、运输且价格低廉,接种方式可被不同人群所接受。疫苗的类型很多,根据研制技术特点可分为传统疫苗和基因工程疫苗;根据疫苗的成分可分为灭活疫苗、减毒活疫苗、类毒素、亚单位疫苗、合成肽疫苗、多糖交联疫苗等;根据预防疾病的种类可以分为:单一疫苗和联合疫苗。

一、传统疫苗

1. 灭活疫苗(inactivated vaccine) 灭活疫苗又称死疫苗,是选用免疫原性强的病原体经人工培养后,用物理或化学的方法灭活制备而成。灭活疫苗的优点是易于制备、较稳定、易于保存和运输,但死

疫苗在体内不能生长繁殖,对机体刺激时间短,故需要反复接种才能获得较好的免疫力。目前已应用的灭活疫苗有伤寒、霍乱、鼠疫、百日咳、钩端螺旋体、狂犬病、乙脑病毒、流感病毒等。灭活疫苗主要诱导体液免疫应答,因其不能在细胞内产生蛋白,难以通过内源性抗原提呈途径提呈抗原而诱导 CTL 细胞活化,故诱导的细胞免疫较弱。注射灭活疫苗可能引起较重的局部和全身反应;有的灭活疫苗存在传播疾病的危险,如口蹄疫病毒的灭活疫苗可造成口蹄疫的传播,原因可能是灭活疫苗内存在有活性的病毒核酸。

2. 减毒活疫苗(attenuated vaccine) 减毒活疫苗是指用弱毒或无毒的,但免疫原性强的活病原微生物制备而成。传统的制备方法是将病原微生物在培养基或动物细胞中反复传代后其毒力明显降低或消失,例如,卡介苗是用在人工培养基上经长期多次传代后的牛型结核杆菌制成,脊髓灰质炎疫苗是以在猴肾细胞中反复传代后得到减毒的脊髓灰质炎病毒制成。减毒活疫苗接种于人体后,在适当的组织系统中产生一定的或短暂的增殖,类似隐性或轻症感染过程,除诱导机体产生特异的体液免疫外,还可产生细胞免疫,经自然感染途径还可产生局部黏膜免疫,因此免疫效果持久,往往只需接种 1 次,即可产生较牢固的免疫力。但活疫苗稳定性差,不易保存和运输,且在体内有恢复突变的可能。免疫缺陷患者和孕妇一般不接种减毒活疫苗。目前已应用的减毒活疫苗有:天花、卡介苗、脊髓灰质炎(口服)、麻疹、腮腺炎、风疹、伤寒(Ty21a)、水痘等。活疫苗与死疫苗的主要区别见表 24-2。

表 24-2 死疫苗和活疫苗的比较

区别点	死疫苗	活疫苗
制剂特点	死、强毒株	活、弱毒或无毒
接种剂量及次数	较多,2～3 次	较少,1 次
副作用	较大	较小
保存及有效期	易保存,1 年	不易保存,4℃数周
免疫效果	较差,维持数月至 2 年	较好,维持 3～5 年或更长

3. 类毒素 类毒素是细菌外毒素经 0.3%～0.4% 的甲醛处理后失去毒性但保留其免疫原性而制成,接种后能诱导机体产生特异性的抗体。常用的类毒素有破伤风类毒素与白喉类毒素。类毒素还可与死疫苗混合,制成联合疫苗。如计划免疫用的白、百、破三联疫苗(白喉类毒素、百日咳死疫苗、破伤风类毒素)。另外,类毒素还可以接种动物以制备抗毒素血清,经纯化后可用于相应疾病的紧急预防和治疗。

二、新型疫苗

1. 亚单位疫苗（subunit vaccine） 亚单位疫苗是指从病原体提取免疫有效成分,去除与诱导保护性免疫无关的甚至有害的成分而制作的疫苗。如用乙型肝炎病毒表面抗原制备的乙肝亚单位疫苗、用霍乱肠毒素 B 亚单位制备的霍乱毒素 B 亚单位疫苗、用流感病毒血凝素和神经氨酸酶制备的流感亚单位疫苗、用脑膜炎球菌夹膜多糖制备的脑膜炎球菌亚单位疫苗等。亚单位疫苗免疫效果好、安全度高(不含核酸)、不良反应小。

2. 结合疫苗（conjugate vaccine） 结合疫苗是将细菌多糖与蛋白质载体偶联而制成的多糖-蛋白结合疫苗。细菌多糖是重要的致病物质,但其属于 TI 抗原,不需要 T 细胞的辅助而能够直接刺激 B 细胞产生 IgM 类抗体,但不能产生免疫球蛋白的类别转换和免疫记忆,因此免疫效果差。将此类多糖与蛋白载体偶联使其成为 TD 抗原,即能产生免疫球蛋白的类别转换和免疫记忆,增强免疫效果。结合疫苗常用的载体蛋白有:破伤风类毒素、白喉毒素无毒变异蛋白(CRM197)和 B 群脑膜炎球菌外膜蛋白等。目前已获准使用的结合疫苗有肺炎球菌疫苗、B 型流感杆菌疫苗和脑膜炎球菌疫苗。

3. 合成肽疫苗（synthetic peptide vaccine） 合成肽疫苗又称抗原肽疫苗,是依据可诱导保护性免疫应答的有效免疫原氨基酸序列,人工设计和合成的多肽。由于人工合成的多肽的分子量较小,免疫原性较弱,使用时常需加入载体或佐剂。合成肽疫苗的优点是可对诱导免疫应答的多个表位进行合理组合,而且氨基酸序列一旦合成后即可大量生产,无需培养微生物,无回复突变的风险。目前处在临床研究阶段的乙型肝炎合成肽疫苗就有较好的免疫保护力。

4. 基因工程疫苗（genetic engineering vaccine） 基因工程疫苗指采用基因工程方法而制备的疫苗。

（1）重组抗原疫苗（recombinant antigen vaccine）:是指通过 DNA 重组技术制备的只含保护性抗原的纯化疫苗。首先对编码目的抗原的基因进行克隆,然后将该基因与载体(质粒或病毒)重组后导入宿主细胞,使其在细胞中高效表达,分泌保护性抗原肽,提取并纯化保护性抗原肽,加入佐剂即制成。重组抗原疫苗不含病原相关的致病因子,安全有效,成本低廉。现已成功地研制出包括产肠毒素性大肠杆菌病、炭疽、链球菌病等细菌性疫苗和乙型肝炎、口蹄疫、狂犬病等病毒性疫苗。

（2）重组载体疫苗（recombinant vector vaccine）:又称重组减毒活疫苗（recombinant attenuated live vaccine）。指用减毒活病毒或减毒活细菌作为载体,将编码特定病原体免疫原性蛋白的基因插入载体作为疫苗,输入机体可预防特定病原体感染。即将一种病毒或细菌(有毒)的有效免疫原基因整合到另一种载体病毒或细菌(无毒)的基因组片段中构成重组病毒或细菌,在被接种的动物体内,有效免疫原基因可随重组载体病毒或细菌的复制或增殖而适量表达,从而刺激机体产生相应的免疫保护作用。目前主要有沙门氏菌、大肠杆菌、卡介菌等细菌活载体疫苗。病毒载体疫苗常作为载体的病毒有痘苗病毒、疱疹病毒、腺病毒、伪狂犬病毒等。重组载体疫苗克服了常规疫苗的缺点,兼有死疫苗和活疫苗的优点,还可构建成能诱导多种保护作用的多价疫苗,如把乙肝表面抗原、流感病毒血凝素、单纯疱疹病毒基因插入牛痘苗基因组中制成的多价疫苗。

（3）DNA 疫苗（DNA vaccine）:又称核酸疫苗或基因疫苗,即用编码病原体有效免疫原的基因与质粒构建重组体,通过直接免疫机体使之表达保护性抗原,从而诱导机体产生针对该抗原的特异性免疫。DNA 疫苗的抗原合成和递呈过程与病原的自然感染极相似,易于构建和制备,稳定性好,抗体持续时间长且免疫效果好,是疫苗的发展方向之一。目前正在研制中的有 HIV、流感病毒、乙型肝炎病毒、血吸虫等 DNA 疫苗。

（4）转基因植物疫苗（transgene plant vaccine）或植物疫苗（plant-based vaccine）:是借助转基因技术将编码某一抗原的基因导入植物细胞中,使其在植物中表达,人或动物食用含有该种抗原的转基因植物,激发肠道免疫系统,从而产生免疫力。常用的植物有大豆、花生、玉米、番茄、马铃薯和香蕉等。目前已用于研究的病原基因主要有大肠杆菌热敏肠毒素 B 亚单位基因、霍乱弧菌肠毒素 B 亚单位基因、乙肝病毒表面抗原基因等。该类疫苗安全性好、使用方便,能产生特异的黏膜免疫,但存在抗原在植物中表达量不高,口服时易被破坏等缺点。

第三节 疫苗的应用

随着科学的发展,疫苗的发展和应用已经从预防传染病扩展到许多非传染病领域,如抗肿瘤、计划生育和抑制免疫病理损伤等。疫苗不再是单纯的预防制剂,而且可能成为很有前途的免疫治疗剂。

1. 抗感染 传染病疫苗是有效预防传染病的工具,疫苗的免疫接种,使全球根除了天花,全世界多数国家消灭了脊髓灰质炎,麻疹、白喉等的发病率大幅度下降。但一些新现和重现的感染性疾病仍在严重威胁人类健康,抗感染仍是目前和未来疫苗的首要任务。不少传染病仍缺乏有效的疫苗,如结核、疟疾、伤寒、痢疾等,新的传染病又不断出现,如艾滋病、SARS等。由此可见,传染病的控制依然任重而道远。

2. 抗肿瘤 肿瘤疫苗的作用是应用特异性的、

具有免疫原性的肿瘤抗原,来激活、恢复或加强机体抗肿瘤的免疫反应,清除残存和转移的肿瘤细胞,以防止肿瘤的复发。目前,肿瘤疫苗已发展到第二代。第一代疫苗是用整个肿瘤组织或肿瘤细胞的提取液中加入非特异性佐剂制成,它可以产生 20％左右的临床效果;第二代肿瘤疫苗包括基因修饰的肿瘤细胞、重组的肿瘤抗原、DC 瘤苗、肿瘤 DNA 疫苗等。第二代肿瘤疫苗具有使机体产生特异性免疫反应和最小毒性的特点。已知多种高发的肿瘤的发生与病毒的感染有关系,这些病毒的疫苗可被看做肿瘤的疫苗。例如接种 HBV 疫苗可预防原发性肝癌,EB 病毒疫苗可预防鼻咽癌,人乳头瘤病毒的疫苗可预防宫颈癌。

3. 计划生育 避孕疫苗的发明是人类节育手段的一次革命,它比目前的任何一种节育手段都更安全、更容易使用。目前正在研制中的避孕疫苗主要有三类:①抗人类绒毛膜促性腺激素(HCG)疫苗,人绒毛膜促性腺激素是维持早期妊娠的激素,用 HCG 免疫人体,产生的抗 HCG 可切断黄体营养而终止妊娠。②抗透明带疫苗,卵子透明带的 ZP3 是卵子表面的一种糖蛋白,不仅保护卵细胞和早期胚胎,还是精卵识别和结合的关键成分。抗 ZP3 抗体能阻止精卵结合,达到避孕目的。③抗精子疫苗,是针对精子特异性抗原成分,用基因工程方法研制的疫苗,可诱导机体产生抗精子抗体而抑制精子活性。

4. 防止免疫病理损伤 自身免疫性疾病是机体免疫系统对自身成分发生免疫应答而导致的病理状态,与体内自身反应性 T、B 细胞的异常活化有关。多发性硬化症的自身抗原来源于中枢神经的髓鞘,其中髓鞘碱性蛋白(myelin basic protein, MBP)被认为是主要自身抗原。Cop1 是人工合成的 MBP 模拟物,应用 Cop1 可以明显减缓 MS 患者的疾病进程。针对重症肌无力和胰岛素依赖型糖尿病的治疗性的合成肽疫苗和细胞疫苗的研究也取得了很大的进展。细胞因子疫苗是近年来发展的一种新型的细胞因子阻断或拮抗法,针对 TNF、IL-17、IL-13 等细胞因子疫苗正在研制中,为自身免疫性疾病、慢性炎性疾病、肿瘤

等疾病的防治提供了广阔前景。某些慢性感染的发生与免疫应答的类型有关,通过调整应答类型,可减轻免疫病理损害。如血吸虫感染以 Th2 应答为主,常伴有肝脏纤维化和结节形成。联合使用虫卵抗原和 IL-12 可诱导 Th1 应答,减轻肝脏的损伤。使用人工合成的变应原肽可封闭特异性 IgE,防止Ⅰ型超敏反应的发生。另外,针对体内某些致病成分所制备的疫苗,如与高血压形成有关的内源性强心苷(Ouabain)疫苗、与老年性痴呆症发病有关的淀粉样肽(Aβ)疫苗有望用于高血压和老年性痴呆症的防治。

第四节　计划免疫

计划免疫(planed immunization)是指根据某些传染病的发生规律,将有关疫苗按科学的免疫程序,有计划地给人群接种,使人体获得对这些传染病的免疫力,从而达到控制、消灭传染病的目的。

20 世纪 70 年代中期,我国制定了《全国计划免疫工作条例》,其主要内容为"四苗防六病",即对七周岁及以下儿童进行卡介苗、脊髓灰质炎三价糖丸疫苗、百白破三联疫苗和麻疹疫苗的基础免疫以及及时加强免疫接种,使儿童获得对结核、脊髓灰质炎、百日咳、白喉、破伤风和麻疹的免疫。1992 年卫生部又将乙型肝炎疫苗纳入计划免疫范畴。随着科技进步,计划免疫内容不断扩大。2007 年卫生部决定将甲肝疫苗、流脑疫苗、乙脑疫苗、麻疹腮腺炎风疹联合疫苗、无细胞百白破疫苗纳入国家免疫规划,对适龄儿童进行常规接种。另外,根据流行性出血热流行趋势,在重点地区对重点人群进行流行性出血热疫苗接种;发生炭疽、钩端螺旋体病疫情或发生洪涝灾害可能导致钩端螺旋体病暴发流行时,对重点人群进行炭疽疫苗和钩体疫苗应急接种。目前我国计划免疫程序见表24-3。通过接种上述疫苗,可预防乙型肝炎、结核病、脊髓灰质炎、百日咳、白喉、破伤风、麻疹、甲型肝炎、流行性脑脊髓膜炎、流行性乙型脑炎、风疹、流行性腮腺炎、流行性出血热、炭疽和钩端螺旋体病等 15 种传染病。

表 24-3　我国计划免疫程序

疫苗	接种对象月(年)龄	接种剂次及间隔时间
乙肝疫苗	0、1、6 月龄	共 3 剂次,出生后 24 小时内接种第 1 剂次,第 1、2 剂次间隔≥28 天
卡介苗	出生时	1 剂次
脊灰疫苗	2、3、4 月龄,4 周岁	共 4 剂次,第 1、2、3 剂次间隔均≥28 天
百白破疫苗	3、4、5 月龄,18～24 月龄	共 4 剂次,第 1、2、3 剂次间隔均≥28 天
白破疫苗	6 周岁	1 剂次
麻疹疫苗	8 月龄	1 剂次
麻腮风疫苗	18～24 月龄	1 剂次

疫苗	接种对象月(年)龄	接种剂次及间隔时间
乙脑减毒活疫苗	8月龄,2周岁	共2剂次
A群流脑疫苗	6~18月龄	共2剂次,第1、2剂次间隔3个月
A+C流脑疫苗	3周岁,6周岁	共2剂次,剂次间隔≥3年;第1剂次与A群流脑疫苗第2剂次间隔≥12个月
甲肝减毒活疫苗	18月龄	1剂次
出血热疫苗	16~60周岁	共3剂次,接种第1剂次后14天接种第2剂次,第3剂次在第1剂次接种后6个月接种
炭疽疫苗	炭疽疫情发生时,病例或病畜间接接触者及疫点周围高危人群	1剂次,病例或病畜的直接接触者不能接种
钩体疫苗	流行地区可能接触疫水的7—60岁高危人群	共2剂次,接种第1剂次后7~10天接种第2剂次
乙脑灭活疫苗	8月龄(2剂次),2周岁,6周岁	共4剂次,第1、2剂次间隔7~10天
甲肝灭活疫苗	18月龄,24~30月龄	共2剂次,间隔≥6个月

案例 24-1 分析讨论:

　　小红注射的抗狂犬病血清是一类被动免疫制剂,作用是在疫苗诱导产生必要数量的抗体之前,能立即提供中和抗体,直接提供被动免疫保护。由于病毒一旦与神经细胞结合或进入神经细胞,抗血清的特异性抗体就无法发挥中和作用,故抗狂犬病血清必须在人暴露于病毒后的24小时内使用,越早越好。小红注射狂犬病疫苗属主动免疫接种,目前国内常用的狂犬病疫苗是Vero细胞纯化苗,是一种死疫苗,目的是诱导机体自身产生免疫力。

（汪晓莺）

第二十五章 免疫治疗
Chapter 25 Immunotherapy

案例 25-1   人源化单克隆抗体的应用

　　患者，男，55 岁，油漆厂工人，厂龄 28 年。7 个月前自觉乏力、疲倦，5 个月前出现食欲减退、消瘦、低热、盗汗，近 1 个月脸色苍白、疲倦感越发明显，皮肤出现紫癜、瘙痒症状，并发现颈部、锁骨上、腋窝、腹股沟等处淋巴结肿大，到医院内科门诊就医入院。体格检查：T37.5℃，P76 次/分，R40 次/分，贫血貌，结膜、口唇苍白；肿大的淋巴结无压痛、质地中等、可移动，脾中度肿大，肝轻度肿大。CT 扫描发现腹膜后、肠系膜淋巴结肿大。实验室检查：血象：白细胞 13×10^9/L，淋巴细胞 75%，中性粒细胞 23%，血小板 70×10^9/L，血红蛋白 84g/L。骨髓象：淋巴细胞 60%，以成熟淋巴细胞为主，CD10 强阳性、CD5 阴性。临床诊断：慢性淋巴细胞白血病（CLL）。王某经化疗及并发症治疗后，症状和体征仍未见明显好转，即经静脉输注入人源化 CD52 单克隆抗体（Alemtuzumab）3～30mg/d 作免疫治疗；连续治疗 5 周后，王某食欲逐渐增进、自觉症状改善，实验室检查：血象：淋巴细胞 45%、中性粒细胞 50%、血红蛋白 100g/L。

问题：

　　1. 输入人源化 CD52 单克隆抗体为什么能使 CLL 患者症状好转？

　　2. 为何要选用人源化抗体 CD52，而不用通常的单克隆抗体或多克隆抗体治疗？

机体的免疫系统是一个复杂、平衡、有机的统一整体，在正常情况下，机体能发挥自身的免疫调节作用，抵抗外来病原体，消灭机体发生的癌变细胞，及时清除自身反应性淋巴细胞，从而防止了病原体的感染、肿瘤和自身免疫性疾病的发生。当机体免疫功能低下或亢进可导致多种疾病的发生，例如自身免疫性疾病、免疫缺陷病、肿瘤和感染性疾病等。利用免疫学原理，针对疾病发生的机制，利用物理、化学或生物学手段，人为地调整机体的免疫功能，达到治疗目的所采取的措施称为**免疫治疗**（immunotherapy）。

第一节　免疫治疗的分类

　　免疫治疗根据其不同的原理和分类方式，可将免疫治疗分为不同的种类。根据对机体免疫应答的影响，将免疫治疗分为免疫增强疗法和免疫抑制疗法；根据治疗特异性，将免疫治疗分为特异性免疫治疗和非特异性免疫治疗；根据治疗所用制剂的特点，可将免疫治疗分为主动免疫治疗和被动免疫治疗等几类，但各类之间又有交叉。随着近年生物技术日新月异的发展，重组细胞因子、免疫细胞的临床应用，丰富了免疫治疗新的内涵，这些进展更新了传统免疫治疗的概念。免疫治疗的分类见表 25-1。

表 25-1　免疫治疗的分类

名称	用途或特点
免疫增强疗法	感染、肿瘤、免疫缺陷病的治疗
免疫抑制疗法	抑制排斥、自身免疫病、超敏反应、炎症的治疗
主动免疫治疗	人为提供具免疫原性的制剂，使机体主动产生特异免疫力
被动免疫治疗	人为提供免疫应答的效应物质，直接发挥免疫效应
特异性免疫治疗	调整机体免疫功能所用制剂的作用具有抗原特异性
非特异性免疫治疗	调整机体免疫功能所用制剂的作用没有抗原特异性

一、免疫增强疗法

　　免疫增强疗法是用生物制剂或免疫细胞作用于机体，以达到恢复机体正常免疫功能的方法。此疗法主要用于治疗感染、免疫缺陷病、肿瘤等免疫功能低下的疾病。免疫增强疗法包括非特异性免疫增强剂、疫苗的应用、抗体或淋巴细胞的过继免疫疗法和细胞因子疗法等。

二、免疫抑制疗法

免疫抑制疗法是用生物制剂或免疫细胞作用于机体,达到抑制免疫功能亢进性疾病,以恢复机体正常免疫功能的方法。主要用于治疗超敏反应性疾病、自身免疫病、移植排斥、炎症等免疫功能亢进性疾病。免疫抑制疗法包括非特异性免疫抑制剂、淋巴细胞及其表面分子的抗体、诱导免疫耐受的疫苗应用等。

三、主动免疫治疗

主动免疫治疗(active immunotherapy)是给免疫应答健全的机体输入抗原性物质,激活机体的免疫应答,使机体自身产生抵抗疾病的能力。如卡介苗、破伤风类毒素、狂犬疫苗和肿瘤疫苗的应用等均属主动免疫治疗。肿瘤的主动免疫治疗是给机体输入具有抗原性的肿瘤疫苗,使机体产生特异性抗肿瘤免疫,以达到治疗肿瘤、预防肿瘤转移及复发的目的。肿瘤疫苗有以下四类(图 25-1)。

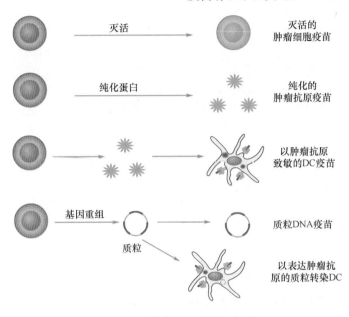

图 25-1　肿瘤疫苗类型示意图

四、被动免疫治疗

被动免疫治疗(passive immunotherapy)是将对疾病有免疫力的供者的免疫应答产物转移给受者,或自体免疫细胞经体外处理后回输自身,以治疗疾病,故该疗法又称**过继免疫治疗**(adoptive immunotherapy)。被动免疫治疗包括抗体、小分子免疫肽(如胸腺肽、转移因子)、免疫细胞等的应用。

五、特异性免疫治疗

1. 接种疫苗　在一定条件下用抗原对机体进行免疫,使机体对该特定的抗原刺激产生特异性的免疫应答或免疫耐受,达到治疗疾病的目的。例如临床以肿瘤疫苗诱导特异性抗肿瘤免疫应答,该疗法的特点是见效慢,但维持时间长。

2. 应用特异性免疫应答产物　直接给机体输入抗体或淋巴细胞等特异性应答产物,使机体立即获得针对某一抗原的应答或耐受,该疗法的特点是见效快,但维持时间短。

3. 利用单克隆抗体　利用抗体特异反应的原理,在体内特异性地去除某一类免疫细胞亚群,如抗 CD4 单克隆抗体去除 $CD4^+$ T 细胞,以抑制机体的免疫功能;或进行靶向性治疗,如肿瘤的靶向性治疗,以提高疗效、降低毒副作用。

六、非特异性免疫治疗

非特异性免疫治疗范围较广,包括非特异性免疫增强剂或免疫抑制剂的应用。其特点是作用没有特异性,而且对机体的免疫功能可呈现广泛增强或抑制作用,容易导致不良反应。

第二节　抗体为基础的免疫治疗

抗体是体液免疫应答的产物,具有中和毒素、介导溶解靶细胞、中和炎症因子活性和作为靶性载体等多种生物学活性效应,是进行被动免疫的主要生物制剂。目前临床采用的治疗性抗体主要包括免疫血清、单克隆抗体和基因工程抗体。

一、免疫血清

免疫血清（immune serum）是从特定抗原刺激的机体中所采集，含特异性抗体的血清。免疫血清中的主要成分为抗体，目前临床常采用的免疫血清主要包括下列五类。

1. 抗毒素（antitoxin） 用细菌类毒素对马进行多次免疫后取得的免疫血清，内含针对外毒素的抗体，对相应外毒素有中和作用，故称抗毒素。抗毒素主要用于治疗和紧急预防外毒素所致的疾病。常用的有破伤风抗毒素、白喉抗毒素、肉毒抗毒素和气性坏疽多价抗毒素等。

2. 人丙种球蛋白 人丙种球蛋白包括胎盘丙种球蛋白（placental γ-globulin）和血浆丙种球蛋白（plasma γ-globulin）两种。他们分别由健康产妇胎盘血（主要含 IgG）和正常人血清中提取（主要含 IgG、IgM）。由于多数成年人已隐性或显性感染过麻疹、脊髓灰质炎和甲型肝炎等传染病，血清中含有相应的抗体，因此这些制剂主要用于上述疾病的紧急预防，以及用于丙种球蛋白缺乏症的治疗。

3. 人特异性免疫球蛋白 来源于恢复期病人、含高效价特异性抗体的供血者及接受类毒素疫苗免疫者的血浆。其具有高效价的特异性抗体、治疗效果好、在受体内存留时间长、超敏反应发生率低等优点。可用于对动物免疫血清过敏的机体和使用丙种球蛋白疗效不佳的患者。

4. 抗病毒免疫血清 由病毒免疫产生的血清，如抗麻疹免疫血清、抗乙型脑炎免疫血清、抗狂犬病免疫血清等均有显著的预防作用，但由于它们不能进入感染细胞内杀灭病毒，仅限于在感染细胞外的体液中发挥作用。2003 年 SARS 流行期间，有人尝试以SARS 患者恢复期血清治疗 SARS 患者，取得一定疗效。

5. 抗淋巴细胞丙种球蛋白 抗 T 淋巴细胞丙种球蛋白（anti-T-lymphocyte γ-globulin）是用 T 淋巴细胞免疫动物制备的免疫血清，经纯化制成的免疫球蛋白，应用时将其注入人体，在补体的参与下使 T 细胞溶解破坏。临床上常用于器官移植受者，阻止移植排斥反应的发生，延长移植物的存活时间，也可用于治疗系统性红斑狼疮和类风湿性关节炎方面的应用。

二、单克隆抗体

由一个克隆 B 细胞产生、仅识别某单一抗原表位的结构均一、高特异性抗体称**单克隆抗体**（monoclonal antibody，mAb），简称**单抗**。单克隆抗体和多克隆抗体相比，前者具有结构均一、纯度高、特异性强、效价高、血清交叉反应少或无、制备成本低等优点。单克隆抗体在临床的应用，已从体外实验诊断发展到体内影像诊断和治疗。目前在免疫学治疗中具有重要作用的单克隆抗体有三类。

1. 抗细胞表面分子的单抗 该类单抗在体内能识别和结合表达特定膜表面分子的细胞，在补体参与下导致靶细胞溶解破坏。例如，抗 CD3 单抗可选择性破坏 T 细胞，临床已用于心、肝、肾移植时发生的急性排斥反应；在骨髓移植时还用于消除骨髓中的成熟 T 细胞，防止移植物抗宿主病的发生；抗人 CD20 单抗治疗恶性 B 细胞淋巴瘤；抗 Her-2 单抗（trastuzumab，又名 herceptin）治疗实体瘤等。

2. 抗细胞因子的单抗 IL-1 和 TNF-α 是重要的炎症介质，在类风湿性关节炎等炎性疾病的发生和发展中起重要作用。因此抗 IL-1 或抗 TNF-α 单抗能中和相应细胞因子的活性，从而减轻炎症反应。

3. 抗体靶向治疗 用肿瘤特异性单抗为载体，将化疗药物、毒素、放射性核素、酪氨酸激酶抑制剂等细胞毒性物质靶向携带至肿瘤病灶局部，特异性杀伤肿瘤细胞，而对正常细胞的损伤较轻。目前常用的化疗药物有加里车霉素（calicheamicin）、德尔特霉素（geldanamycin）；常用的毒素包括植物毒素（蓖麻毒素、相思子毒素、苦瓜毒素等）和细菌毒素（白喉毒素、绿脓杆菌外毒素、放射性核素等），通常将单抗与毒素的结合物成为免疫毒素；常用的放射性核素有 ^{90}Y、^{131}I、^{177}Lu 等。单抗交联物导向治疗方法在动物实验中取得了较好疗效。抗体导向药物在临床 B 细胞性非霍奇金淋巴瘤和急性髓样白血病的治疗中已得到应用，并取得一定疗效，见表 25-2。

但由于目前人类肿瘤特异性抗原发现的数目极少，以及所用的单抗多为鼠源单抗，应用人体后，人体会引起较强免疫应答，并可能发生超敏反应等一系列问题，限制了它的临床应用和疗效提高。为了解决上述问题，人们通过基因工程的方法制备免疫原性低、特异性高、穿透力强的基因工程抗体，为抗体导向药物治疗的进一步发展奠定了基础。

表 25-2　美国 FDA 已批准生产和临床使用的单克隆抗体（截止 2006 年）

治疗抗体名称（商品名）	适应证
	1. 肿瘤
抗 CD20（Rituxan，Zevalin，Bexxer）	非霍奇金淋巴瘤
抗 HER2/CD340（Herceptin）	转移性乳腺癌

治疗抗体名称（商品名）	适应证
抗 CD33（Gemtuzumab）	急性髓样细胞白血病
抗 CD52（Campath）	B 细胞白血病、T 细胞白血病、T 细胞淋巴瘤
抗 EGFR（Erbitux,Panitumumab）	转移性结肠直肠癌和头颈部肿瘤
抗 VEGF（Avastin）	转移性结肠直肠癌
	2. 急性排斥反应
抗 CD3（Muromonab）	肾移植后急性排斥反应
抗 CD25（Zanapax,Simulect）	肾移植后急性排斥反应
	3. 自身免疫病和超敏反应
抗 CD20（Rituxan）	类风湿性关节炎
抗 TNF-α（Remicade,Humira）	Crohn 病、类风湿性关节炎、银屑病性关节炎、溃疡性结肠炎、强直性脊椎炎
抗 IgE（Xolair）	持续性哮喘
抗 CD11a（Raptiva）	斑状牛皮癣
抗 α4 整合素（Tysabri）	多发性硬化症
抗 VEGF（Lucentis）	年龄相关性黄斑病变
	4. 其他
抗 gpⅡb/Ⅲa（Abciximab）	预防冠状动脉血管成形术中发生血栓
抗呼吸道合胞病毒（Palivizumab）	预防儿童在高危期呼吸道合胞病毒感染

三、基因工程抗体

基因工程抗体（genetic engineering antibody）又称**重组抗体**，是采用 DNA 重组和蛋白质工程技术，用人抗体的部分氨基酸序列代替某些鼠源性抗体的氨基酸序列，经修饰、重新组装成的新型抗体分子。基因工程抗体既保留了抗体的特异性和主要生物学活性，又除去或减少无关的结构，使免疫原性大大降低，且增强了对各种水解酶的抵抗能力。随着各种基因工程抗体技术的日趋成熟，以抗体为基础的免疫治疗在肿瘤、移植排斥反应、自身免疫病、炎症性疾病等的治疗将显示出更广阔的应用前景。目前已成功构建的基因工程抗体有如下几类。

1. 人-鼠嵌合抗体（chimeric antibody）　用 DNA 重组技术，将鼠源性抗体的可变区与人抗体的恒定区融合而成的抗体。其原理是根据需要克隆人抗体的恒定区基因，将小鼠可变区基因与人恒定区基因连接成嵌合基因插入载体，然后在真核细胞或原核细胞表达嵌合抗体（图 25-2）。

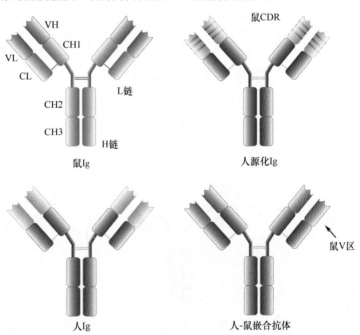

图 25-2　人-鼠嵌合抗体示意图

这种人-鼠嵌合抗体既可减轻鼠源性抗体诱发的免疫应答反应,减少由此所产生的免疫原性,又保留了鼠源性抗体的特异性和亲和力;同时还可对抗体的不同亚类进行转换,产生相同的特异性,但可介导不同效应的抗体分子。

2. 人源化抗体(humanized antibody) 将鼠源性抗体 V 区中的 CDR 序列移植到人抗体 V 区框架中,产生的抗体又称为 CDR 移植抗体(CDR-grafted antibody),即人源化抗体(图 25-3)。CDR 是抗体识别抗原的区域,直接介导抗体与抗原的结合。人源化抗体分子中的鼠源性成分很少,其免疫原性比嵌合抗体显著减弱。

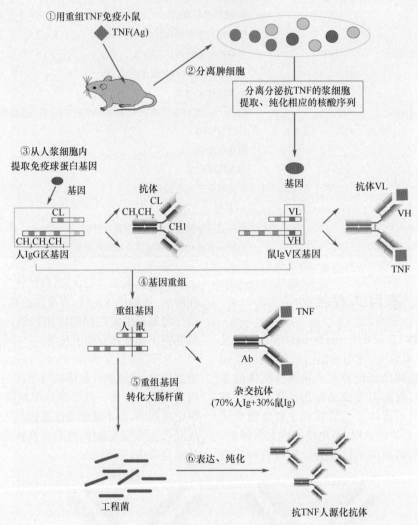

①用重组TNF免疫小鼠
TNF(Ag)
②分离脾细胞
分离分泌抗TNF的浆细胞
提取、纯化相应的核酸序列
③从人浆细胞内提取免疫球蛋白基因
基因
CL
CH₃CH₂
CH₃CH₂CH₁
人IgG区基因
抗体
CL
CH₃CH₂
CH1
基因
VL
VH
鼠IgV区基因
抗体VL
VH
TNF
④基因重组
重组基因
人 鼠
TNF
Ab
⑤重组基因转化大肠杆菌
杂交抗体
(70%人Ig+30%鼠Ig)
工程菌
⑥表达、纯化
抗TNF人源化抗体

图 25-3　人源化抗体制备流程示意图

3. 完全人源抗体 通过基因转染、基因缺失及杂交等一系列技术,将小鼠免疫球蛋白基因敲除,以人免疫球蛋白编码基因置换之,以抗原刺激后,在小鼠体内产生的抗体与人体内产生的抗体相同,再经杂交瘤技术,产生大量完全人源抗体(图 25-4)。

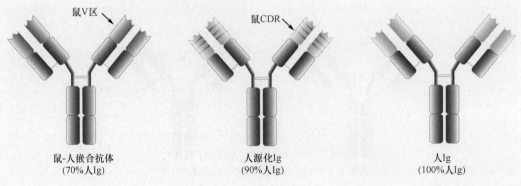

鼠V区
鼠-人嵌合抗体
(70%人Ig)

鼠CDR
人源化Ig
(90%人Ig)

人Ig
(100%人Ig)

图 25-4　完全人源化抗体示意图

目前已进行改造、构建的基因工程抗体除以上介绍的三种外,还有小分子抗体、双功能抗体(又称双特异性抗体)、胞内抗体和噬菌体抗体等。

第三节 抗原为基础的免疫治疗

针对机体异常的免疫状态,人工给予抗原(治疗性疫苗)以增强免疫应答或诱导免疫耐受,达到治疗疾病的目的,称为以抗原为基础的免疫治疗。通常以增强机体对抗原的免疫应答,治疗感染及肿瘤等疾病;或以诱导免疫耐受,治疗自身免疫病、超敏反应性疾病及防止移植排斥反应等。

一、抗原以表位的形式进行免疫治疗

抗原分子表面的表位是决定抗原特异性的特殊化学基团,表位也是被 TCR 或 BCR 识别和结合的部位,并且是有效诱发特异性免疫应答途径的物质基础。但由于目前对大多数抗原的表位认识不足,其应用受到限制。此外,由于表位多为短肽(由 8～12 氨基酸组成)或其他小分子,在体内容易降解,因此将表位与载体结合作为疫苗,即可弥补其不足。例如,将乙肝病毒 pre-S 和 S 抗原中的 T 细胞表位交联异源性蛋白作为疫苗免疫,可用于治疗乙型肝炎病毒慢性感染者;将麻疹病毒蛋白的 T 细胞表位和 B 细胞表位与载体结合,可以制备麻疹疫苗。以人工合成的 TAA 多肽或构建表达 TAA 的重组病毒制备肿瘤多肽疫苗,可以模拟 T 细胞识别的肿瘤抗原表位,从而不经加工就可与 MHC 分子结合,进而激活特异性 T 细胞,诱导 CTL 抗肿瘤效应。

二、抗原以分子或片段形式进行免疫治疗

1. DNA 疫苗 利用基因转移的方式,将编码特异性抗原的基因插入质粒载体中,构建重组载体,直接注射体内后可表达相应的抗原,故称 DNA 疫苗(DNA vaccine)或核酸疫苗。应用该技术成功地在小鼠、黑猩猩等动物中诱导抗流感病毒、HIV 等多种病原体的特异性免疫。

2. 重组抗原疫苗 利用重组 DNA 技术可以产生大量的抗原分子,该抗原可以是微生物或肿瘤细胞某一特定的蛋白或其片段。因此,该类疫苗具有免疫诱导作用、针对性强、安全性好、纯度高、表达蛋白不受量的限制、可大量生产等优点,具有广阔的应用前景。例如,重组乙肝表面抗原疫苗已经大量用于乙肝易感人群的预防接种。

3. 重组病毒疫苗 是将编码有效免疫原的基因插入减毒的病毒(痘苗病毒或腺病毒)的基因组中,接种后,体内可持续表达大量的目的抗原作为免疫原,病毒本身作为佐剂,可有效地进行特异性主动免疫治疗。重组病毒疫苗主要用于肿瘤免疫治疗。已选用的肿瘤抗原有黑色素瘤的 GP97、癌胚抗原、P53 基因突变型等,这些重组病毒疫苗已经用于动物肿瘤模型的治疗。

4. 转基因植物疫苗 用转基因的方法,将编码有效免疫原的基因导入可食用植物细胞基因组中,免疫原即可在食用植物中稳定表达和积累,人和动物通过食用植物达到免疫接种的目的。常用的植物有番茄、马铃薯、香蕉等。这类疫苗尚在研究阶段,具有可口服、易被接受、廉价等优点。

第四节 细胞因子及其拮抗剂为基础的免疫治疗

细胞因子具有广泛的生物学功能,不仅在机体免疫应答中具有重要作用,而且具有调节基本生命活动的作用。细胞因子疗法(cytokine therapy)即应用重组细胞因子作为药物用于治疗疾病的方法。细胞因子疗法分为:细胞因子补充和添加疗法、细胞因子阻断和拮抗疗法、细胞因子基因疗法三大类。

一、细胞因子补充和添加疗法

通过输入外源性细胞因子纠正其平衡,恢复其免疫学功能,以达到防御和治疗疾病之目的。目前,利用基因工程技术生产的重组细胞因子,在临床应用于治疗肿瘤、感染、造血功能障碍等已收到良好效果。

1. 抗肿瘤细胞因子 许多细胞因子具有直接或间接的抗肿瘤效应,包括 IL-2、IL-4、IL-6、IFN、TNF-α 等,IL-2 是最早被批准用于肾细胞癌治疗的细胞因子。IL-2 与 IFN-α、化疗药物合用治疗恶性肿瘤的疗效令人满意。

2. 干扰素(interferon,IFN) IFN-α、IFN-β、IFN-γ 各有其独特的性质和生物学活性,其临床适应证及疗效也有所不同。IFN-α 主要用于治疗病毒性感染和肿瘤,对于乙型肝炎、丙型肝炎、带状疱疹、疱疹性角膜炎、慢性宫颈炎等治疗效果较好,对于血液系统肿瘤如毛细胞白血病疗效较显著;IFN-β 是目前治疗多发性硬化症唯一有效的药物;IFN-γ 的免疫调节作用强于 IFN-α,临床上主要用于治疗类风湿性关节炎、慢性肉芽肿等。

3. 促造血的细胞因子 主要应用粒细胞-巨噬细胞集落刺激因子(GM-CSF)和粒细胞集落刺激因子(G-CSF)治疗各种粒细胞低下患者,降低化疗后粒细胞减少程度,能提高机体对化疗药物的耐受剂量,提

高治疗肿瘤的效果；在骨髓移植中可使中性粒细胞等尽快恢复，降低感染率；对再生障碍性贫血和 AIDS 亦有肯定疗效。IL-11 用于治疗因放射和化疗造成的血小板减少，对于减轻放疗和化疗造成胃肠出血等不良反应，提高患者对化疗和放疗的耐受剂量具有重要作用。此外，应用红细胞生成素（EPO）治疗肾性贫血疗效显著。

二、细胞因子阻断和拮抗疗法

细胞因子阻断和拮抗疗法是通过阻断细胞因子与相应受体的结合及信号传导，使细胞因子的病理性作用难以发挥效应，从而达到治疗作用（图 25-5）。该疗法适用于自身免疫性疾病、移植排斥反应、感染性休克等的治疗。重组可溶性 II 型 TGF-β 受体（soluble TGF-βII receptor, sTGF-βR II）能阻断 TGF-β 介导的免疫抑制和致纤维化作用，在抗肿瘤和抗纤维化实验中有较好的疗效。TNF 单抗可以减轻或阻断感染性休克的发生。IL-1 受体拮抗剂（interleukin-1 receptor antagonist, IL-1RA）对于自身免疫病、炎症有较好疗效。

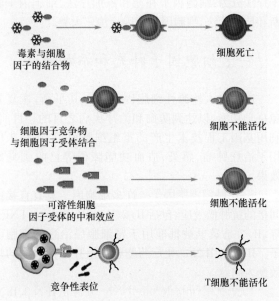

毒素与细胞因子的结合物 → 细胞死亡

细胞因子竞争物与细胞因子受体结合 → 细胞不能活化

可溶性细胞因子受体的中和效应 → 细胞不能活化

竞争性表位 → T 细胞不能活化

图 25-5　细胞因子阻断和拮抗疗法示意图

三、细胞因子基因疗法

细胞因子在体内半衰期短，需要给患者大剂量反复多次注射才有一定疗效，往往出现严重副作用。因此，人们建立了细胞因子基因疗法（cytokine gene therapy），将细胞因子或受体基因通过一定技术方法导入机体内，使其在体内持续表达并发挥治疗作用。目前，已有多项细胞因子基因疗法试用于自身免疫病、感染和恶性肿瘤等疾病的治疗。

第五节　细胞为基础的免疫治疗

细胞为基础的免疫治疗是给机体输入细胞制剂，以激活或增强机体的特异性免疫应答，从而恢复和重建免疫功能。

一、造血干细胞移植

造血干细胞是具有多种分化潜能和自我更新能力的免疫细胞，在适当条件下可被诱导分化为组织和细胞，从而达到促进患者造血和免疫功能得以重建或恢复的目的。目前造血干细胞移植已经成为癌症、造血系统疾病和自身免疫性疾病的重要治疗手段。移植所用的造血干细胞来自于 HLA 型别相同供者的骨髓、外周血或脐血细胞。目前临床常用的造血干细胞移植主要有三种类型。

1. **骨髓移植**　是取患者自体或健康人的骨髓细胞经处理后回输给患者，重建机体的造血系统和免疫系统。此法可用于治疗免疫缺陷病、再生障碍性贫血和白血病等。自体骨髓移植前，必须尽可能杀死所有残留白血病细胞，或者分离 CD34$^+$ 造血干细胞回输。异体骨髓移植必须供者与受者组织相容性抗原（HLA）配型相同，否则会发生排斥反应。

2. **外周血干细胞移植**　外周血干细胞便于采集，但数量极少（CD34$^+$ 细胞仅占 0.01%～0.09%），同时存在 HLA 配型困难的问题。

3. **脐血干细胞移植**　脐血中干细胞含量与骨髓相似（CD34$^+$ 细胞达 2.4%），脐血干细胞其增殖能力强，免疫原性弱，容易达到免疫重建。此细胞来源方便，可以部分代替同种异体骨髓移植。

二、免疫效应细胞

免疫效应细胞治疗是将经体外增殖、激活后的自体或异体免疫效应细胞输入机体，增强免疫应答，使免疫效应细胞在患者体内发挥抗肿瘤、抗病毒作用。适合于免疫效应细胞治疗的自体免疫效应细胞包括 NK 细胞、淋巴因子激活的杀伤性细胞（lymphokine activated killer cell, LAK）、细胞因子诱导的杀伤细胞（cytokine induced killer cell, CIK）和肿瘤浸润淋巴细胞（tumor infiltrating lymphocyte, TIL）等。NK 细胞在抗肿瘤、抗病毒的天然免疫中起重要作用，但在体外难以扩增，从而影响临床应用；LAK 细胞是外周血淋巴细胞在体外经过 IL-2 培养后诱导产生的一类新型杀伤细胞，其杀伤肿瘤细胞不需要抗原致敏，且无 MHC 限制性，临床应用于肿瘤和慢性病毒感染的免疫治疗；CIK 是单个核淋巴细胞经抗 CD3 单克隆抗体加 IL-2、IFN-γ、TNF-α 等细胞因子，经体外诱导获得的 CD3$^+$、CD56$^+$ 表型的杀伤性细胞,其杀伤作用强于 LAK 细胞,临床用于治疗白血病和某些实体肿瘤;TIL 是从肿瘤灶分离的浸润淋巴细胞,经体外 IL-2 诱导培养后再回输入体内,其特异性肿瘤杀伤作用强于 LAK。

同种淋巴细胞被动转移是将有细胞免疫力的供者淋巴细胞输给受者体内,使其在受者体内繁殖和产生细胞免疫力,此法可用于细胞免疫缺陷症的治疗,但供者与受者的组织相容性抗原配型的影响难以解决。

三、树突状细胞

树突状细胞(dendritic cell,DC)能直接摄取、加工和提呈抗原,刺激体内初始 T 细胞活化;通过直接或间接的方式促进 B 细胞增殖活化,调节体液免疫应答;刺激记忆 T 细胞活化,诱导再次免疫应答。肿瘤细胞免疫原性弱,难以激活机体免疫系统发挥抗肿瘤作用,可将患者外周血分离的单个核细胞在体外经 IL-4、GM-CSF 等诱导扩增,成为具有强大抗原提呈能力的 DC,再用肿瘤抗原、肿瘤抗原多肽冲击载荷于 DC,然后再回输患者体内,从而诱导患者机体产生大量具有特异性细胞毒功能的 T 细胞,对肿瘤细胞起杀伤作用。目前临床应用于前列腺癌、黑色素瘤、复发性骨髓瘤和结肠癌的免疫治疗。

四、肿瘤疫苗

肿瘤疫苗(tumor vaccine)是给患者接种具有肿瘤抗原性的疫苗,刺激或增强患者机体特异性抗肿瘤免疫应答,从而提高机体抗肿瘤的能力。目前实验室及临床试用的疫苗有多种,其中基因修饰的瘤苗、人工合成肿瘤多肽疫苗、抗独特型抗体疫苗等已取得了一定的进展。

第六节 生物应答调节剂与免疫抑制剂

一、生物应答调节剂

生物应答调节剂(biological response modifier,BRM)指具有促进或调节免疫功能的制剂,通常对免疫功能正常者无影响,而对免疫功能异常,特别是免疫功能低下者有促进或调节作用。自 1975 年提出 BRM 的概念以来,BRM 的研究发展迅速,在免疫治疗中占有重要地位,已广泛应用于肿瘤、感染、自身免疫病,免疫缺陷病等的治疗。制剂包括治疗性疫苗、单克隆抗体、细胞因子、微生物及其产物、人工合成分子等(表 25-3)。

表 25-3 主要生物应答调节剂

种类	举例	主要作用
细菌产物	卡介苗、短小棒状杆菌、胞壁酰二肽、二霉菌酸脂海藻糖	活化巨噬细胞、NK 细胞
合成性分子	吡喃共聚物、马来酐二乙烯醚(MEV)、嘧啶、聚肌胞苷酸	诱导产生 IFN
细胞因子	IFN-α、IFN-β、IFN-γ、IL-2	活化巨噬细胞、NK 细胞
激素	胸腺素、胸腺生成素	调节胸腺功能

1. 微生物制剂 卡介苗(BCG)主要用于预防结核杆菌感染,同时具有很强的非特异性免疫刺激作用。卡介苗可诱导细胞免疫应答,活化巨噬细胞并促进 IL-1、IL-2、IL-4、TNF 等多种细胞因子的产生,增强 NK 细胞和 T 细胞的活性。目前卡介苗已用于多种肿瘤的免疫治疗。短小棒状杆菌是灭活的革兰阳性厌氧杆菌制剂,可以非特异地增强机体免疫功能,能活化巨噬细胞,增强 NK 细胞活性,促进 IL-1、IL-4、IL-12、IFN-γ 等细胞因子的产生,临床上用于肝癌、肺癌、淋巴癌、黑色素瘤的辅助治疗。

2. 免疫分子 是指包括细胞因子在内的具有传递免疫信号,调节免疫效应的蛋白分子。转移因子(transfer factor):用致敏的淋巴细胞经反复冻融或超滤获得的低分子量混合产物。因其能介导迟发型超敏反应的转移而称为转移因子。特点是分子量小、无抗原性、副作用小,且无种属特异性;其主要功能是将供者的特异性细胞免疫活性传递给受者,从而提高患者的细胞免疫应答水平。目前已用于治疗一些细胞免疫功能低下的疾病,如防治某些病毒和真菌感染、细胞内寄生的病原菌、恶性肿瘤等。免疫核糖核酸(immune RNA,iRNA):先将抗原(肿瘤细胞或某些病毒)免疫动物,然后摘取免疫动物的脾、淋巴结,分离淋巴细胞,再提取淋巴细胞中的核糖核酸即为免疫核糖核酸。目前已用于治疗肿瘤和乙型肝炎并取得了一定疗效。胸腺肽(thymic peptide):从动物(小牛或猪)胸腺中提取的可溶性多肽混合物。可促进胸腺内前 T 细胞转化为 T 细胞,并进一步分化为多功能的 T 细胞亚群,提高细胞免疫功能。

3. 化学合成药物 一些化学合成药物具有明显的免疫刺激作用。如左旋咪唑(levamisole)具有明显的免疫刺激作用,能活化吞噬细胞,促进 T 细胞分泌 IL-2,增强 NK 细胞活性等作用。西咪替丁(cimetidine)与 Ts 细胞的 H2 受体结合,阻断组胺对 Ts 的活化作用,增强 Th 细胞活性,从而增强机体的免疫功能。

4. 中药制剂 多数补益类中药及其提取成分都有免疫增强或免疫调节作用,尤其是这些药物的多糖类成分或苷类成分。已证明黄芪、人参、当归、灵芝等多种药材具有明显的免疫刺激作用,从中提取的多糖类化合物(如灵芝多糖、香菇多糖等),具有刺激淋巴细胞的分裂增殖、活化单核-巨噬细胞等多种生物活性。

二、免疫抑制剂

免疫抑制剂能够抑制机体的免疫功能,主要用于治疗超敏反应、自身免疫病,预防器官移植排斥反应发生。

1. 化学合成药物 用于免疫治疗的化学合成药有烷化剂、抗代谢类药和糖皮质激素,常用于感染、免疫缺陷、自身免疫性疾病等的治疗。

(1) 烷化剂:包括环磷酰胺、氮芥、苯丁酸氮芥等,其作用是抑制 DNA 复制及蛋白质合成,终止细胞增殖分裂。淋巴细胞被抗原活化后,进入增殖分化阶段,对烷化剂敏感。特别是 B 细胞较为敏感,因而对体液免疫作用更强。

(2) 抗代谢类药物:有直接的抗炎作用,主要有嘌呤和嘧啶类似物以及叶酸拮抗剂两大类。临床上主要用于预防器官移植排斥反应、自身免疫病和肿瘤的治疗。

(3) 糖皮质激素:对免疫系统有多方面的作用。包括抑制 T 细胞和 B 细胞的增殖,对某些 T 细胞亚群有细胞毒作用,从而抑制细胞免疫和体液免疫;抑制 IL-1、IL-2 和 IFN-γ 的生成以及抑制前列腺素和白三烯的合成,从而抑制炎症反应。糖皮质激素广泛用于抗炎及超敏反应性疾病的治疗,也可与细胞毒药物合用防治移植排斥反应。

2. 微生物制剂

(1) 环孢素 A(cyclosporine A,CsA):是从真菌培养液中分离的环状多肽。对细胞免疫和 TD-Ag 引起的体液免疫有较强的选择性抑制作用。主要抑制 T 细胞早期的分化,阻断其激活,抑制 IL-1、IL-2 等细胞因子的产生。环孢素 A 是抗移植排斥反应的首选药物。

(2) FK-506(prograf):为新一代真菌肽类,来自真菌代谢产物中分离的大环内酯类抗生素。FK-506作用机制主要是抑制早期 T 细胞活化和细胞毒性 T 细胞的产生,效果基本和环孢素 A 类似,但其作用比环孢素 A 强且副作用较小,主要用于器官移植排斥反应和自身免疫病。

(3) 麦考酚酸酯(mycophenolate mofetil,MMF):一种强效、新型的免疫抑制剂。他是麦考酚酸(mycophenolic acid MPA)的 2-乙基酯类衍生物,体内脱酯后形成的 MPA 能抑制鸟苷的合成,选择性阻断 T、B 淋巴细胞的增殖,用于移植排斥反应和自身免疫性疾病的治疗。

(4) 西罗莫司(rapamycin):属于抗生素类免疫抑制剂,可能通过阻断 IL-2 诱导的 T 细胞增殖而选择性抑制 T 细胞,应用抗移植排斥反应。

3. 传统中药 一些中药具有不同程度的免疫抑制作用。如雷公藤多苷就是效果较为肯定的免疫抑制剂。雷公藤多苷能明显降低小鼠的细胞免疫和体液免疫功能,能延长皮肤、心、肾等移植物的存活时间,在骨髓移植中能降低移植物抗宿主反应的强度。临床上可用于治疗肾炎、系统性红斑狼疮、类风湿性关节炎等疾病。此外,如青藤碱、天冬、五味子、青蒿素、五加皮等均有一定的免疫抑制作用。

案例 25-1 分析讨论:

案例中慢性淋巴细胞白血病(CLL)患者,经化疗及并发症治疗后,症状和体征仍未见明显好转,即用人源化 CD52 单克隆抗体(Alemtuzumab)作免疫治疗;连续治疗 5 周后,患者食欲逐渐增进、自觉症状改善,实验室检查血象:淋巴细胞 45%、中性粒细胞 50%、血红蛋白 100g/L。

由于人类 CD52 广泛分布于淋巴细胞、单核细胞等造血细胞上和雄性生殖系统中的某些细胞表面。CD52 在淋巴细胞和很多造血系统恶性肿瘤细胞上高密度分布,其分子交联化可引起一系列信号传导,从而导致细胞因子分泌,其分子在细胞表面排列整齐、密度大,与抗体结合后结合补体的能力受抗体亚类影响较小,因此该患者输入人源化后 CD52 单克隆抗体能使 CLL 患者症状好转。

尽管单克隆抗体结构均一、高度特异、无批间差异等优点,但由于一般是鼠源的,应用人体后,人体会引起较强免疫应答,并可能发生超敏反应等一系列问题,而人源化抗体进一步减少了人-鼠嵌合抗体中的鼠源性成分,从而减少了人抗鼠抗体的产生。因此,治疗中不用通常的单克隆抗体或多克隆抗体治疗,该案例在治疗中选用了人源化 CD52 单克隆抗体。

(官 杰)

附录 I 人CD分子的主要特征

CD	常用单克隆抗体或代号( )	主要表达细胞*	分子量 (kDa)	结构(所属家族)	功能
CD1a	T6,Leu6,NA1/34	胸腺细胞,DC 亚群,表皮朗格汉斯细胞,B 细胞亚群[T]	49	糖蛋白(IgSF)	与 β_2 微球蛋白组成 MHC I 类样分子,有抗原提呈功能
CD1b	WM-25,WM-25,NUT2	胸腺细胞,DC,表皮朗格汉斯细胞,B 细胞亚群[T]	45	糖蛋白(IgSF)	与 β_2 微球蛋白组成 MHC I 类样分子,有抗原提呈功能
CD1c	L161,M241,7C6	胸腺细胞,DC 亚群,表皮朗格汉斯细胞,B 细胞亚群[T]	43	糖蛋白(IgSF)	与 β_2 微球蛋白组成 MHC I 类样分子,有抗原提呈功能
CD1d	CD1d42	胸腺细胞,DC,表皮朗格汉斯细胞,B 细胞亚群,肠道上皮细胞[T]		(IgSF)	与 β_2 微球蛋白组成 MHC I 类样分子,有抗原提呈功能
CD2	9.6,T11,Leu5;(LFA-2,RBC-R)	T,胸腺细胞,NK 细胞亚群[T]	50	糖蛋白(IgSF)	CD58(LFA-3),CD48,CD59 和 CD150 的受体,参与 T 细胞活化,作为黏附分子参与细胞黏附
CD2R	T11.3,9.1	活化 T 细胞,NK[T]	50	糖蛋白(IgSF)	T 细胞活化
CD3	T3,Leu4,CHT1	T,胸腺细胞[T]	γ:26,δ:20,ε:19,ζ:16,η:21		TCR/CD3 复合体,T 细胞信号转导
CD4	T4,Leu3a,-T404	T 细胞亚群,单核细胞亚群,胸腺细胞亚群[T]	55	糖蛋白(IgSF)	与 MCH II 类分子结合,信号转导,HIV 受体
CD5	T1,UCHT2,T101,Leu1	T,胸腺细胞,B 细胞亚群[T]	67	糖蛋白(清除剂受体)	与 CD72 结合,T 细胞信号转导和增殖,CD5$^+$ B 细胞参与自身免疫
CD6	T12,T411,VIT12	T 细胞亚群,B 细胞亚群,胸腺细胞[T]	100	糖蛋白(清除剂受体)	配体 CD166,T 细胞活化,胸腺细胞与基质细胞相互作用
CD7	3A1,Leu9,WT1,G3-7	T,NK,不成熟胸腺细胞亚群[T]	40	糖蛋白(IgSF)	T,NK 细胞活化
CD8	T8,Leu2a,UCHT4	T 细胞亚群(α/β),胸腺细胞亚群,上皮内淋巴细胞,NK 细胞亚群(α/α)[T]	36/32	糖蛋白,α/α 或 α/β 二聚体(IgSF)	与 MHC I 类分子结合,信号转导
CD9	BA2,FMC8,J2	血小板,前 B 细胞,单核细胞,嗜酸粒细胞,活化 B 细胞,巨核细胞[Pt]	24	糖蛋白(四次跨膜超家族)	血小板凝集和活化,可能参与前 B 细胞黏附和信号转导;肥大细胞表面 CD9 是 IL-16 受体
CD10	J5,VILA1,BA3;(CALLA)	前 B 细胞,共同型急性淋巴母细胞白血病,粒细胞[B]	100	糖蛋白(II 型膜分子)	为结合锌的金属蛋白酶,调节 B 细胞生长和增殖
CD11a	MHM24,TS2/16.1.1,CRIS-3;(LFA-1α链,整合素 α1)	白细胞[AS]	180	糖蛋白(整合素 α)	与 ICAM-1(CD54),ICAM-2(CD102),ICAM-3(CD50)结合,介导细胞黏附;与 JAM-1 结合,参与白细胞穿越内皮细胞,CD11a 人源化 mAb 可治疗银屑病
CD11b	Mol,OKM1;(Mac1,CR3,整合素 αM)	粒细胞,单核细胞,T,B,DC,NK,巨噬细胞[AS]	170	糖蛋白(整合素 α)	iC3b 和 Fg 受体,与 ICAM-1 和 X 因子结合,黏附,调理吞噬;结合 JAM-3
CD11c	LeuM5;(CR4,整合素 αX)	M,粒细胞,B,DC,NK,巨噬细胞,T 细胞亚群[AS]	150	糖蛋白(整合素 α)	iC3b,C3dg,Fg 的受体,调理吞噬
CDw12	M-67	单核细胞,粒细胞,血小板,巨噬细胞,NK[M]	90~120	糖蛋白	可能是一种磷蛋白

CD	常用单克隆抗体或代号( )	主要表达细胞*	分子量(kDa)	结构(所属家族)	功能
CD13	MY7，MOU28，MCS-2	单核细胞，粒细胞，内皮细胞，上皮细胞[M]	150～170	糖蛋白(II型膜分子)	氨肽酶，冠状病毒受体，参与人CMV与靶细胞的结合，抗CD13自身抗体与GVHD有关
CD14	Mo2，UCHM1，LeuM3，MEM18	单核细胞，粒细胞，DC，表皮朗格汉斯细胞[M]	55	糖蛋白(糖基磷脂酰肌醇连接)	LPS/LBP复合物受体
CD15	MY1，LeuM1	粒细胞，(单核细胞)，Read-Sternberg细胞[AS]		Lewis^{x}3FAL，X-hapten(碳水化合物)	参与中性粒细胞黏附和吞噬，促进NK细胞杀伤；与碳水化合物间的相互作用有关
CD15s	(唾液酸化CD15)	粒细胞，单核细胞，T，NK，内皮细胞[AS]		Sialyl Lewis^x(sLe^x)(碳水化合物)	CD62E，CD62L，CD62P的配体，白细胞黏附到En和Pt
CD15u	(硫酸化CD15)	T，NK，内皮细胞，粒细胞，单核细胞[CHO]			参与碳水化合物介导的细胞黏附
CD16a	HUNK2，Leu11，MEM-154（FcγRⅢA）	NK，粒细胞，单核细胞，巨噬细胞[NK]	50～65	糖蛋白(穿膜形式)(IgSF)	吞噬，ADCC，NK活化，信号转导
CD16b	ID3(FcγRⅢB)	多形核细胞[NK]	48	(糖基磷脂酰肌醇连接)	低亲和力免疫复合物受体
CD17	GO35，T5A，Hu-lym13	粒细胞，单核细胞，血小板，T，B，DC，内皮细胞，上皮细胞[M]	120	乳糖基酰鞘氨醇	可能参与吞噬和黏附，是中性粒细胞上一种标记
CD18	MHM23，TS1/18.1；(LFA组β链，整合素β₂，CR3)	白细胞[AS]	95	糖蛋白(整合素β)	ICAM-1（CD54），ICAM-2(CD102)，ICAM-3，iC3b配体，黏附，调理吞噬
CD19	B4，Leu12，HD37，SJ-25-C1	B，前B细胞，滤泡树突状细胞[B]	90	糖蛋白(IgSF)	与CD21，CD81组成复合物，调节B细胞发育，活化和分化
CD20	B1，Leu16，1F5，2H7	B[B]	33	蛋白(四次跨膜超家族)	Ca^{2+}通道，调节B细胞活化和增殖，嵌合性或核素标记鼠源性C20mAb治疗非霍奇金淋巴瘤
CD21	B2，OKB-1，HB-5；(CR2)	前B细胞，B，滤泡树突状细胞，上皮细胞[B]	145	蛋白(补体调控蛋白，补体激活调节剂)	C3d，C3dg，iC3b及EBV的受体，与CD19，CD81组成复合物参与信号转导，调节B细胞发育，活化和分化，结合sCD23
CD22	Leu14，HD39，Tol5；(BL-CAM，Siglec2)	B[B]	130/140	糖蛋白，髓鞘(磷)脂相关蛋白类似物(MAG)(IgSF)	与CD45RO，CD75结合，介导B-B，B-T细胞间相互作用，结合唾液酸化的糖缀合物，抗CD22人源化抗体治疗非霍奇金淋巴瘤和SLE等自身免疫性疾病，已进入Ⅲ期临床试验
CD23	B6，MHM6，Leu20，HD50；(FcεRII)	成熟B细胞，活化B细胞，活化单核细胞，嗜酸粒细胞，DC，血小板[B]	45	糖蛋白	低亲和力IgE受体，参与调节IgE生成，诱导单核因子释放，调节B细胞分化、黏附
CD24	BA-1，VIBC5，HB8；(HAS)	B，粒细胞[B]	35～45	糖蛋白(糖基磷脂酰肌醇连接)	B细胞增殖和分化，结合CD62P，协同刺激分子

续表

CD	常用单克隆抗体或代号（ ）	主要表达细胞*	分子量(kDa)	结构(所属家族)	功能
CD25	TAC,7G7/B6,2A3;(IL-2Rα)	前 T 细胞,活化 T 细胞,活化 B 细胞,活化单核细胞,NK[CR]	55	糖蛋白(补体调控蛋白)	为 IL-2Rα 链,组成高亲和力 IL-2 受体,T 细胞生长,人源化 CD25mAb 治疗急性肾移植后移植排斥反应
CD26	5.9,Tal,4ELIC7134-2C2	活化 T 细胞,活化 B 细胞,巨噬细胞,NK,上皮细胞[NL]	110	糖蛋白(II 型膜分子)	二肽酰酶 Ⅳ(DPP Ⅳ),参与 T 细胞活化,腺苷脱氨酶结合蛋白
CD27	VIT14,S152,OKT18A(TNFRSF7)	T,B 细胞亚群,NK[T]	55	蛋白(肿瘤坏死因子受体超家族)(同源二聚体)	CD70 的配体,T 细胞活化增殖,记忆 B 细胞的标记,促进浆细胞分化
CD28	9.3,4B10Kolt2	T 细胞亚群,活化 B 细胞,PC[T]	44	糖蛋白(IgSF)(同源二聚体)	与 CD80,CD86 互为配体,提供 T 细胞协同刺激信号
CD29	4B4,K20.A-1A5;(整合素 β1)	广泛分布[AS]	130	糖蛋白,血小板,糖蛋白Ⅱa(整合素 β)	与细胞外基质结合,细胞间黏附,结合 VCAM-1(CD106),参与胚胎发育和造血干细胞分化的重要分子,与肿瘤发生、发展、转移等有关
CD30	Ki-1,HRS-4	活化 T 细胞,活化 B 细胞,Read-Stermberg 细胞[NL]	105~120	糖蛋白(肿瘤坏死因子受体超家族)	与淋巴细胞活化和增殖有关,参与胸腺细胞的阴性选择和 TCR 介导的细胞死亡
CD31	SG134,TM3,CLB-HEC-75;(PE-CAM)	血小板,内皮细胞,单核细胞,粒细胞,B,NK,T 细胞亚群[AS]	140	糖蛋白,血小板,糖蛋白Ⅱa(IgSF)	同嗜性或异嗜性(与 CD38 互为受体)黏附,炎症,内皮细胞功能,结合糖胺聚糖,结合 αVβ3
CD32	GIKM5,41H16(FcγR Ⅱ)	巨噬细胞,粒细胞,单核细胞,B,嗜酸粒细胞[NL]	40	糖蛋白(IgSF)	吞噬,ADCC,B 细胞活化负反馈,FcγR Ⅱ B 可存在于胞质
CD33	My9,H153,L4F3(Siglec3)	髓样细胞,骨髓细胞[M]	67	糖蛋白(IgSF)	参与自身再生型造血干细胞的阴性选择;急性髓细胞样白血病的诊断标准,人源化 CD33mAb 可治疗急性粒细胞性白血病
CD34	My10,ICH3,Bi-3C5	骨髓细胞,内皮细胞[M]	115	糖蛋白(与 IgSF C2 组有一定相似性)	为 CD62L 的配体,外周淋巴结地址素,参与淋巴细胞归巢
CD35	TO5,J3B11,CB04C;(CR1)	粒细胞,单核细胞,DC,B,NK 细胞亚群,RBC,T[M]	250	蛋白(补体调控蛋白)	结合 C3b 和 C4b,调理吞噬,红细胞免疫黏附,调节 B 细胞活化
CD36	5F1,ESIVC7,OKM5,CIMeg1,SMO	血小板,M,巨噬细胞,(B),DC,RBC,内皮细胞[Pt]	88	糖蛋白,血小板糖蛋白Ⅳ(二次跨膜蛋白)	结合细胞外基质(CO,血小板反应蛋白),血小板黏附,介导对凋亡细胞的识别和吞噬,结合氧化的低密度脂蛋白
CD37	HD28,HH-1,G28-1	B,(T,单核细胞,粒细胞)[B]	40~52	糖蛋白(四次跨膜超家族)	参与信号转导;参与调控 B,T 细胞增殖,分化;与 CD53,CD81,CD82 和 MHC Ⅱ类分子形成复合物
CD38	Leu17,T10,OKT10,HB7,GR7A4	活化 T 细胞,胸腺细胞,活化 B 细胞,浆细胞,NK[B]	45	糖蛋白(II 型膜分子)	白细胞活化,B 细胞增殖,与 BCR 相连,ADP-核糖基环化酶,与 CD31 互为受体,细胞黏附,胞质区可募集 ZAP-70

续表

CD	常用单克隆抗体或代号( )	主要表达细胞*	分子量(kDa)	结构(所属家族)	功能
CD39	AC2,G28-10.R22	活化T细胞,滤泡树突状细胞,B,内皮细胞,NK,上皮细胞[B]	78	糖蛋白(三次跨膜蛋白)	可能介导B细胞黏附,信号转导,外腺苷三磷酸-双磷酸酶
CD40	G28-5,EA-5,BE-1 (TNFRSF5)	B,单核细胞,滤泡树突状细胞,并指细胞,上皮细胞[B]	50	糖蛋白(肿瘤坏死因子受体超家族)	B细胞生长,分化和记忆细胞产生,配体为CD154(CD40L),T-B相互作用
CD41	PBM6.4,PL273,VIPL1,CLB-thromb/7;(整合素αⅡb)	血小板,巨核细胞[Pt]	120/23	糖蛋白(整合素α)	血小板凝集和活化,细胞外基质[血纤维蛋白原,威勒布兰德因子(von Willbrand factor)]的受体,与CD61组成ⅡbⅢa,GPⅡbⅢa嵌合性mAb可治疗冠心病手术后血栓
CD42a	FMC25,GR-P,BL-H6;(GPIX)	血小板,巨核细胞[Pt]	22	糖蛋白,形成糖基磷脂酰肌醇b/Ⅸ复合物(富含亮氨酸重复序列)	血小板黏附,结合威勒布兰德因子,凝血酶
CD42b	PHN89,AN51,MB45;(GPIbα)	血小板,巨核细胞[Pt]	135	糖蛋白,形成糖基磷脂酰肌醇b/Ⅸ复合物(富含亮氨酸重复序列)	血小板黏附,结合威勒布兰德因子
CD42c	GI27;(GPIbβ)	血小板,巨核细胞[Pt]	22	糖蛋白,形成糖基磷脂酰肌醇b/Ⅸ复合物(富含亮氨酸重复序列)	血小板黏附,结合威勒布兰德因子
CD42d	SW16(GPV)	血小板,巨核细胞[Pt]	85	糖蛋白,形成糖基磷脂酰肌醇b/Ⅸ-V复合物	血小板黏附,结合威勒布兰德因子
CD43	MEM59,G10-2,L60;(leukosialin)	T,粒细胞,单核细胞,NK,血小板[NL]	95～135	糖蛋白	介导细胞间去黏附的作用,某些情况下也介导细胞黏附,与CD54和CD169结合
CD44	GRHL1,Hermes(Pgp-1,H-CAM,ECM-RⅢ)	白细胞,上皮细胞,成纤维细胞,RBC[AS]	80～95	糖蛋白(Link)	黏附细胞外基质,T细胞活化,淋巴细胞归巢受体,归位至HEV,可结合CD74
CD44R	FM11,24	上皮细胞,活化单核细胞,活化巨噬细胞[AS]	130,160,190	糖蛋白,CD44限制性表位	参与淋巴细胞与内皮细胞黏附及淋巴细胞归巢
CD45	T29/33,BMAC1,124-2H12B;(T200,B220)	白细胞[NL]	180～240	糖蛋白,白细胞共同抗原(LCA)	PTP酶,调节信号转导,在TCR,BCR介导的细胞活化中有重要作用;可因差异性剪切形成多种变构体
CD45RA	G1-15,F8-11-13,Leu18,2H4;(限制性LCA)	T细胞亚群,B,单核细胞,巨噬细胞,NK,DC[NL]	205～220	糖蛋白(含A外显子编码产物异型)	在TCR,BCR介导的细胞活化中有重要作用;调节信号转导
CD45RB	PT17/26/16;(限制性LCA)	T细胞亚群,B,单核细胞,巨噬细胞,粒细胞,NK,DC,RBC[NL]	205～220	糖蛋白(含B外显子编码产物异型)	在TCR,BCR介导的细胞活化中有重要作用;调节信号转导
CD45RC	OTH75E4,11G8;(限制性LCA)	T,B,NK,DC,单核细胞,巨噬细胞[NL]	200～220	糖蛋白(含C外显子编码产物异型)	在TCR,BCR介导的细胞活化中有重要作用;调节信号转导

续表

CD	常用单克隆抗体或代号( )	主要表达细胞*	分子量(kDa)	结构(所属家族)	功能
CD45RO	UCHL1，IPO-51；(限制性 LCA)	胸腺细胞，T 细胞亚群，B 细胞亚群，(粒细胞，NK，DC)[NL]	180	糖蛋白(无 A，B 和 C 外显子编码产物异型)	在 TCR，BCR 介导的细胞活化中有重要作用，与 CD22 结合；调节信号转导
CD46	HULYM5，J48，122-2(MCP)	广泛[NL]	56～66	糖蛋白，膜辅助因子蛋白(补体调控蛋白)	调节补体活化，裂解 C3b，C4b，膜辅助因子蛋白，可作为麻疹病毒、疱疹病毒等受体
CD47	BRIC125，BRIC-126CIKM1，IAP	广泛[AS]	47	糖蛋白(IgSF，五次跨膜蛋白)	配体为血小板反应蛋白和信号调节蛋白，诱导细胞凋亡及参加协同刺激作用；黏附分子，血小板反应蛋白受体
CD47R	(为原 CDw149)MEM-133，N-L159	广泛[NL]			
CD48	WM68，LO-MN25；(BLAST-1，OX45，BCM-1)	白细胞[NL]	45	糖蛋白(IgSF，糖基磷脂酰肌醇连接)	CD2 的配体(小鼠，大鼠)；与 CD244 结合；γδT 细胞识别抗原的辅助分子
CD49a	SR84，IB3.1；(VLAα1)	活化 T 细胞，活化 B 细胞，单核细胞，巨噬细胞，活化 NK[AS]	210	糖蛋白(整合素 α)	黏附 CO 和层黏连蛋白
CD49b	Gi94，GLB-thromb/4；(VLA-α2，ECMR-Ⅱ)	白细胞，血小板，成纤维细胞，内皮细胞[AS]	160	糖蛋白(整合素 α)	黏附 CO，层粘连蛋白，人肠道细胞病变孤独病毒1(ECHO 病毒1)受体
CD49c	A3-IIF5，10.1.2；(VLA-α3，ECMR-Ⅰ)	T，B 细胞亚群，单核细胞[AS]	150	糖蛋白(整合素 α)	黏附纤连蛋白，CO 和层黏连蛋白
CD49d	B5G10，HP2/1，JH136；(VLA-α4，LPAM-2)	单核细胞，T，B，胸腺细胞，血小板，NK，DC，内皮细胞[AS]	150	糖蛋白(整合素 α)与 β7 组成 α4/β7	黏附纤连蛋白，结合 VCAM-1(CD106)，归巢受体，T-B 细胞黏附
CD49e	2H6，SAM-1；(VLAα5.FNRα，ECMR-Ⅳ)	血小板，T，多形核细胞，B 细胞亚群，单核细胞，NK，DC，内皮细胞，上皮细胞，RBC[AS]	160(135/25)	糖蛋白，二硫键链内连接(整合素 α)	黏附纤连蛋白
CD49f	GOH3；(VLA-α6，血小板 gplc')	血小板，巨核细胞，T 细胞亚群，单核细胞，巨噬细胞，内皮细胞，上皮细胞[AS]	150(120/30)	糖蛋白，二硫键链内连接(整合素 α)	黏附层粘连蛋白
CD50	101-1D2，CBR-IC3/1；(ICAM-3)	白细胞，内皮细胞[AS]	120	糖蛋白(IgSF)	黏附，CD11a-CD11b/CD18 配基，信号转导和协同刺激，结合 DC 细胞上 DC-SIGN(CD299)，参与初始 T/DC 相互作用
CD51	13C2，23C6，NK1-M7；(VNRα 链，整合素 αv)	血小板，内皮细胞，巨核细胞[Pt]	150	糖蛋白，与 CD61 组成二聚体(整合素 α)	黏附波形蛋白，纤连蛋白和威勒布兰德因子；参与骨代谢和细胞凋亡，可能在感染中起作用
CD52	YTH66.9；(Campath-1)	白细胞，嗜酸粒细胞，上皮细胞[NL]	25～29	糖蛋白(糖基磷脂酰肌醇连接)	补体介导溶解作用的靶分子；人源化 CD52mAb 治疗慢性 B 淋巴细胞性白血病
CD53	HI29，MEM-53，HD77	白细胞，骨髓细胞[NL]	32～42	糖蛋白(四次跨膜超家族)	B 细胞活化，可能参与膜转运
CD54	WEHI-CAMI，RR1/1，OKT27，My13；(ICAM-1)	广泛[AS]	90～115	糖蛋白(IgSF)	与 LFA-1，Mac-1 和 CD43 结合，细胞间黏附，鼻病毒受体，内皮细胞上 CD54 为恶性疟原虫受体

续表

CD	常用单克隆抗体或代号( )	主要表达细胞*	分子量(kDa)	结构(所属家族)	功能
CD55	143-30，BRIC110，F2B-7.2；(DAF)	广泛[NL]	55~70	糖蛋白(补体调控蛋白，糖基磷脂酰肌醇连接)	衰变加速因子，调节补体活化，可与CD97结合，可作为柯萨奇、ECHO等病毒受体
CD56	Leu19，NKH1；(NCAM)	NK，T细胞亚群[NK]	180	糖蛋白(糖基磷脂酰肌醇连接，IgSF，Ⅲ型纤连蛋白)	黏附，诱导杀伤活性，神经细胞黏附分子(N-CAM)
CD57	Leu7，HNK-1，L186	NK细胞亚群，T细胞亚群[NK]	110~115	糖蛋白(碳水化合物)	参与NK活化后的杀伤作用，识别CD62P，CD62L和LN
CD58	GTS2/9，MEM-63，BRIC5；(LFA-3)	广泛[AS]	55~70	糖蛋白(IgSF，部分糖基磷脂酰肌醇连接)	与CD2结合，黏附
CD59	MEM-43，YTH53.1；(TAP，Protectin)	广泛[NL]	18~25	糖蛋白(糖基磷脂酰肌醇连接)	与CD2结合，结合C8，C9，抑制MAC
CD60a	GD3(R24)	T细胞亚群，血小板，B细胞亚群，巨噬细胞，单核细胞，粒细胞[CHO]			T细胞活化增殖；诱导凋亡过程中线粒体通透性的改变；恶性黑素瘤的标志
CD60b	9-O-acetyl-GD3(UM4D4，M-T6004)	T细胞亚群，活化B细胞，巨噬细胞，单核细胞，上皮细胞[CHO]			T细胞辅助功能，B细胞活化抗原；与乳腺癌，黑素瘤等肿瘤有关
CD60c	7-O-acetyl-GD3(U5)	T细胞亚群[CHO]			T细胞活化增殖
CD61	Y2/51，CLB-thromb/1；(VNR-β链，整合素β3)	血小板，巨核细胞，内皮细胞[Pt]	105	糖蛋白，血小板，糖蛋白Ⅲa(整合素β)	血小板凝集和活化，GPⅡbⅢamAb可治疗冠心病手术后发生的血栓
CD62E	3B7，4D10，CL-3；(ELAM-1，LE-CAM-2)	内皮细胞[AS]	115	糖蛋白(C型凝集素超家族，补体调控蛋白，纤维原细胞生长因子)	黏附L选择素，中性粒细胞通过结合CD15s而与内皮细胞结合，结合E-selectin配体
CD62L	Leu8，FMC46，LAM1-3；(LAM-1，LECAM-1)	T，B，单核细胞，NK，多形核细胞，嗜酸粒细胞[AS]	74	糖蛋白(C型凝集素超家族，补体调控蛋白，纤维原细胞生长因子)	黏附CD15s，E选择素，P选择素，结合Gly-CAM-1，MAd-CAM-1，CD34上的O-连接糖基
CD62P	G2，AK-6，AC1.2；(GMP-140，PA-DGEM)	血小板，巨核细胞，活化内皮细胞[Pt]	140	糖蛋白(C型凝集素超家族，补体调控蛋白，纤维原细胞生长因子)	结合PMN，M表面CD15s，CD15，CD24，CD162(PSGL-1)，黏附到En和Pt
CD63	RUU-SP2.28，CLB-gran/12；(LAMP-3)	血小板，单核细胞，巨噬细胞，(粒细胞，T，B)，内皮细胞[Pt]	53	糖蛋白(四次跨膜超家族)	血小板活化，中性粒细胞-活化内皮细胞黏附
CD64	MAb32.2，MAb22；(FcγRI)	单核细胞，巨噬细胞，DC，活化粒细胞[M]	75	糖蛋白(IgSF)	吞噬，ADCC，Mac活化
CD65	VIM8，VIM-1，HE10	多形核细胞[M]		岩藻糖基神经节苷脂碳水化合物	中性粒细胞活化
CD65s	VIM2	多形核细胞，单核细胞[M]		唾液酸化的糖基碳水化合物	与吞噬作用有关
CD66a	KAT4c，COL-4，4/3/17；(CEACAM1，BGP-1)	粒细胞，上皮细胞[M]	140~200	糖蛋白(IgSF)	同嗜性结合，也可识别CD62E，胞质区含有ITIM，可募集SHP-1，是淋病双球菌和脑膜炎双球菌的受体

CD	常用单克隆抗体 或代号（ ）	主要表达细胞*	分子量 (kDa)	结构(所属家族)	功能
CD66b	B13.9，80H3，B4-EA4;（原 CD67，CEACAM8）	粒细胞[M]	95～100	糖蛋白(IgSF,糖基磷脂酰肌醇连接)	CEA 家族成员,异嗜性结合,介导跨膜信号
CD66c	F106-88,12G7,4H12;（CEACAM6,NCA）	粒细胞,上皮细胞[M]	90～95	糖蛋白(IgSF,糖基磷脂酰肌醇连接)	同嗜性结合,也可识别 CD62E
CD66d	COL-1;（CEAC-AM3）	粒细胞[M]	30	糖蛋白(IgSF)	CEA 家族成员,是淋病双球菌和脑膜炎双球菌的受体
CD66e	T84.66,26/3/13;（CEACAM6,CEA）	粒细胞,髓样细胞,上皮细胞[M]	180～200	糖蛋白(IgSF)	黏附,CEA 家族成员
CD66f	G3,11D10;（PSG）	粒细胞,单核细胞,巨噬细胞,上皮细胞[M]	54～72	糖蛋白	可能与成功妊娠有关,保护胎儿免受母体免疫系统损害;CEA 家族成员
CD67	改为 CD66b				
CD68	EBM11,Ki-M7,Y2/131	巨噬细胞,NK,γδT,活化 T 细胞[M]	110	糖蛋白	参与细胞摄粒作用和溶酶体运输(胞质内染色)
CD69	Leu23,L78,MLR3;（VEA,AIM）	活化 T 细胞,活化 B 细胞,巨噬细胞,活化 NK,活化粒细胞,血小板[NK]	34,28	(同源二聚体,C 型凝集素超家族)	活化诱导分子,参与信号转导,嗜酸粒细胞凋亡,参与 TCRδγ 溶细胞功能
CD70	Ki-24,BU69;（CD27L）	T 细胞亚群,活化 B 细胞,Read-Sternberg 细胞[NL]	55,75,95,110,170	糖蛋白(TNF-SF)	CD27 的配体,淋巴细胞活化
CD71	OKT9,VIP1,42.6.3;（TfR）	巨噬细胞,增殖细胞,内皮细胞[NL]	95	蛋白(同源二聚体)(II 型膜分子)	转铁蛋白受体,细胞生长;结合 HFE(HLA-H)
CD72	S-HCL2,J3.109,BU-40	B,DC,巨噬细胞,单核细胞[B]	43,39	糖蛋白(C 型凝集素)	与 CD5 结合,下调 BCR 介导的信号转导,调节 B 细胞活化、增殖;CD100 的低亲和力配体
CD73	7G2.2.11,AD2	B 细胞亚群,T 细胞亚群,DC,上皮细胞,内皮细胞[B]	69～72	蛋白(糖基磷脂酰肌醇连接)	5'-核苷酸外切酶,调节 T 细胞活化
CD74	LN2,BU-43,BU45;（Ii,Iγ）	B,单核细胞亚群,活化 T 细胞,DC,活化内皮细胞,活化上皮细胞[B]	41/35/33	糖蛋白,MHC II 类相关恒定链(II 型膜分子)	与新合成 MHCII类分子结合,防止 MHC 结合内源肽,膜型 CD74 是 MIF 的受体,介导 MIF 的信号转导,结合 CD44
CD75	OKB4	B,T 细胞亚群,巨噬细胞,单核细胞,RBC[CHO]			CD22 配体;介导 B 细胞黏附
CD75s	HH2,EBU-141	B,T,巨噬细胞,单核细胞,RBC,内皮细胞,上皮细胞[CHO]			调节 CD95 介导的细胞凋亡;与某些病毒感染有关
CD77	38.13,424/4A11;（BLA）	活化 B 细胞,伯基特淋巴瘤,内皮细胞,上皮细胞[B]		富含 GSL 结构域	参与凋亡过程中跨膜信号转导
CDw78	Leu21;（Ba 抗原）	B,巨噬细胞亚群[B]	67	蛋白	B 细胞活化的辅助蛋白
CD79α	HM47;（Igα,mb-1）	B[B]	33	(IgSF)	BCR 复合物组成成分
CD79β	SN8;（Igβ,B29）	B[B]	39	(IgSF)	BCR 复合物组成成分
CD80	BB1,L307;（B7-1）	活化 B 细胞,巨噬细胞,胸腺基质细胞,DC[B]	60	糖蛋白(IgSF)	活化 B 细胞抗原,CD28,CTLA-4 配体,提供 T 细胞协同刺激信号
CD81	ID6，5A64TM-1,JS64;（TAPA-1）	广泛,包括 B,T,单核细胞[B]	26	蛋白(四次跨膜超家族)	增殖抗体靶抗原,与 CD19,CD21 相连,组成 B 细胞复合物,HCV 受体

CD	常用单克隆抗体或代号（ ）	主要表达细胞*	分子量(kDa)	结构(所属家族)	功能
CD82	1A4,4F9；(R2)	白细胞[B]	50～53	糖蛋白(四次跨膜超家族)	淋巴细胞活化,信号转导
CD83	HB15a,BH15b	活化B细胞,活化T细胞,DC,表皮朗格汉斯细胞[B]	43	糖蛋白(IgSF)	可能参与APC功能和细胞间相互作用
CD84	2G7,152-ID5；(GR6)	B,单核细胞,巨噬细胞,血小板,T细胞亚群[B]	73	蛋白(IgSF)	可能是一种协同刺激分子,同嗜性结合
CD85	ILT/LIR 家族	DC,B,浆细胞,T细胞亚群[DC]	64～82	糖蛋白(IgSF)	抑制或活化白细胞杀伤功能
CD85a	7H5；(ILT5/LIR3)	单核细胞,巨噬细胞,粒细胞,T细胞亚群,DC			
CD85b	ILT8				
CD85c	LIR8				
CD85d	42D1；(ILT4/LIR2)	粒细胞,DC亚群,单核细胞	110		
CD85e	ILT6/ LIR4				
CD85f	ILT11				
CD85g	ILT7				
CD85h	ILT1/ LIR7				
CD85i	LIR6				
CD85j	VMP-55,HB-F1；(ILT2/LIR1,MIR7)	NK,单核细胞,DC,B,T	110		
CD85k	ZM3.8；(ILT3/LIR5)	单核细胞,粒细胞,DC	60		
CD85l	ILT9				
CD85m	ILT10				
CD86	FUN-1,BU63,GR65；(B7-2)	活化B细胞,单核细胞,活化T细胞,DC,内皮细胞[B]	80	糖蛋白(IgSF)	CD28,CTLA-4 配体,提供T细胞协同刺激信号
CD87	3B10,VIM5；(uPA-R)	髓样细胞,T,NK,内皮细胞[M]	50～65	糖蛋白(糖基磷脂酰肌醇连接)	结合尿激活酶血纤维蛋白溶解原激活因子,参与白细胞外渗
CD88	S5/1,Wl7/1；(C5aR)	髓样细胞,DC,内皮细胞,上皮细胞[M]	40	糖蛋白(七次跨膜蛋白)	补体C5a受体,刺激脱颗粒
CD89	79E6,A3,A59；(FcαR)	髓样细胞,T细胞亚群,B细胞亚群[M]	55～75	糖蛋白(IgSF)	IgAFc段受体,信号转导;诱导吞噬作用和脱颗粒
CD90	5E10；(Thy-1)	胸腺细胞,前B细胞,大脑,造血祖细胞,内皮细胞[AS]	25～35	糖蛋白(IgSF,糖基磷脂酰肌醇连接)	T细胞活化,识别,黏附,早期造血干细胞标志
CD91	A11,C2；(α2M-R)	单核细胞,巨噬细胞,上皮细胞[M]	600	蛋白(纤维原细胞生长因子,低密度脂蛋白受体)	α2巨球蛋白受体,与M,Mac摄粒作用有关,hsp96,hsp90,hsp70和钙网蛋白的受体
CD92	VIM15,VIM15；(CHTL1)	多形核细胞,单核细胞,T,B,巨噬细胞,粒细胞,内皮细胞,上皮细胞[M]	70	蛋白(十次跨膜蛋白)	胞质区有1个ITIM模体,可能是一种胆碱转运蛋白
CD93	VIMD2,WDS4.B4；(C1qR1)	NK,多形核细胞,单核细胞,内皮细胞,不成熟DC[M]	120	蛋白	C1q受体,促进吞噬

CD	常用单克隆抗体或代号( )	主要表达细胞	分子量(kDa)	结构(所属家族)	功能
CD94	HP-3B1,XA185;(Kp43)	NK,T细胞亚群[NK]	30/43	糖蛋白(异源二聚体,C型凝集素超家族)	与NKG2家族组成复合物,识别HLA-E分子,调节NK杀伤活性
CD95	71CC,APO-1;(Apo-1/Fas,TNFRSF6)	广泛,包括活化T细胞[CR]	42	糖蛋白(肿瘤坏死因子受体超家族)	结合Fas配体,CD95L和抗CD95 mAb,可诱导程序性细胞死亡
CD96	G8.5,TH-111;(TACTILE)	活化T细胞,活化NK[NK]	160	糖蛋白(IgSF)	T细胞活化
CD97	VIM3b,VIM3C;(BL-Ac/F2)	活化淋巴细胞,巨噬细胞,单核细胞,DC,粒细胞[NL]	74,80,89	蛋白(纤维原细胞生长因子,七次跨膜蛋白)	可结合CD55(DAF)
CD98	4F2,2F3,BU53	广泛,活化T细胞,胸腺细胞,滋养层细胞,NK,单核细胞,血小板,粒细胞,内皮细胞,上皮细胞[NL]	80/40	糖蛋白(II型膜分子)	活化,增殖抗原,调节细胞内Ca^{2+}与β_1整合素相连,参与信号转导
CD99	O662,12E7,MEM-131	广泛[T]	32	糖蛋白	黏附作用,刺激信号;诱导双阳性胸腺细胞的凋亡,参与单核细胞穿越内皮细胞连接处
CD99R	D44,FMC29	T,NK,巨噬细胞,M[T]	32	糖蛋白	黏附作用,诱导双阳性胸腺细胞凋亡
CD100	BD16,BB18,A8,148-2D12	广泛,T,活化T细胞,NK,单核细胞,粒细胞[NL]	150	糖蛋白(IgSF+semaphorin家族)	可能参与B细胞增殖和Ig分泌,可能参与T细胞分化,CD72和Plexin-B1分别是CD100低亲和力和高亲和力配体
CD101	BB27,BA27	活化T细胞,粒细胞,单核细胞,活化单核细胞,DC[M]	120	糖蛋白(IgSF)	抑制T细胞增殖
CD102	CBR-IC2/1;(ICAM-2)	T,B,单核细胞,淋巴细胞,血小板,内皮细胞[AS]	60	糖蛋白(IgSF)	配体为LFA-1,Mac-1,黏附,炎症
CD103	HML-1,BER-ACT8;(HML-1,整合素αE)	T细胞亚群,上皮内淋巴细胞,DC[AS]	150/25	糖蛋白(整合素α)	αEβ7结合E钙黏着素,与T细胞在小肠上皮细胞的归巢和定位有关
CD104	439-9B,UM-A9;(β4整合素)	内皮细胞,上皮细胞,角朊[AS]	205	糖蛋白(整合素β)	可能是表皮整联配体蛋白和LN配体
CD105	44G4,1G2,CLB-HEC-19;(endoglin,TGF-βRⅢ)	内皮细胞,活化单核细胞[EC]	95	糖蛋白(同源二聚体)	结合TGF-β1和TGF-β3
CD106	1G11HAE-2a,E1/6;(VCAM-1)	活化内皮细胞[EC]	100	糖蛋白(IgSF)	VLA-4和α4/β7配体,参与淋巴细胞黏附,活化和协同刺激
CD107a	H4A3;(LAMP-1)	活化血小板,活化T细胞,活化粒细胞,活化内皮细胞[Pt]	110	糖蛋白	溶酶体相关膜蛋白
CD107b	H4B4;(LAMP-2)	活化血小板,活化T细胞,活化粒细胞,活化内皮细胞[Pt]	110	糖蛋白	溶酶体相关膜蛋白,血小板激活
CD108	MEM-150,MEM-121	T,B,RBC[NL]	80	糖蛋白(糖基磷脂酰肌醇连接)	黏附,细胞活化
CD109	8A3,7D1	血小板,活化T细胞,内皮细胞,上皮细胞[EC]	170/150	糖蛋白(糖基磷脂酰肌醇连接)	细胞活化,增殖和信号转导,血小板活化因子

CD	常用单克隆抗体或代号( )	主要表达细胞[a]	分子量(kDa)	结构(所属家族)	功能
CD110	MPL,BAH-1,SW-1;(TPO-R)	巨核细胞,血小板,造血干细胞祖细胞,内皮细胞,上皮细胞[Pt]	70~95	糖蛋白(细胞因子受体+Ⅲ型纤连蛋白)	血小板生成素受体,巨核细胞分化增殖
CD111	Rl.302;(PVRL1,PR-R1,HevC/Nectin1)	广泛[M]	75	糖蛋白	细胞间黏附分子
CD112	R2.525,5-193,B-C12;(PRR2,Nectin2,HveB)	神经细胞,巨核细胞,巨噬细胞,单核细胞,血小板,内皮细胞,上皮细胞[M][EC]	64,72	糖蛋白	细胞间黏附分子,受体为CD226(PTA1/DNAM-1),CD112亦为单纯疱疹突变株(HveB)和假性狂犬病毒受体
CD113	N3.12.4,N3.82.5;(PVRL3,Nectin3)	胎盘,睾丸,上皮细胞,内皮细胞	83	糖蛋白(IgSF)	Ig样黏附分子,与肌动蛋白丝结合蛋白胞黏蛋白afadin结合,参与上皮细胞间黏附与结合
CD114	129,LMM741;(G-CSFR)	多形核细胞,单核细胞,血小板,粒细胞,内皮细胞[M]	130	糖蛋白(IgSF,细胞因子受体,Ⅲ型纤连蛋白)	G-CSF受体
CD115	3-4A4-E4,707A3-14;(CSF-1R,M-CS-FR,c-fms)	髓样细胞,单核细胞,巨噬细胞,定向骨髓细胞[M]	150	糖蛋白(c-fms原癌基因产物)(IgSF,蛋白酪氨酸激酶)	M-CSF受体,单核/巨噬细胞生长、活化和信号转导
CD116	DF2714,hGMCS-FR-M1;(GM-CSFRα链)	髓样细胞,(单核细胞,粒细胞,巨噬细胞),骨髓细胞,DC,上皮细胞[CR]	80	糖蛋白(与β链组成高亲和力受体)(细胞因子受体,Ⅲ型纤连蛋白)	GM-CSF受体,细胞生长和分化
CD117	17F11,YB6.b5,95C3;(SCF-R,c-kit)	造血祖细胞,活化单核细胞[CR]	145	糖蛋白(IgSF,蛋白酪氨酸激酶)	SCF受体,肥大细胞生长,增强其他细胞因子信号转导
CD118	IFN-α/βR	广泛,上皮细胞[CR]	110~120	糖蛋白	IFN-α,IFN-β受体
CD119	GIR-208;(IFN-γR1)	广泛[CR]	90	糖蛋白(IgSF+Ⅲ型纤连蛋白)	与IFN-γR2形成IFN-γ受体,Mac细胞活化,MHC抗原表达
CD120a	MR1-2;(TNFRI,TNFRSF1A)	广泛[CR]	55	糖蛋白(肿瘤坏死因子受体超家族)	TNF受体,参与细胞毒作用
CD120b	MR2-1;(TNFRII,TNFRSF1B)	广泛[CR]	75	糖蛋白(肿瘤坏死因子受体超家族)	TNF受体,T细胞活化
CD121a	hIL-1R1-M1;(IL-1RⅠ)	T,胸腺细胞,内皮细胞[CR]	80	糖蛋白(IgSF)	IL-1受体
CD121b	hIL-1R2-M2;(IL-1RⅡ)	多形核细胞,B,单核细胞,巨噬细胞[CR]	68	糖蛋白(IgSF)	IL-1受体,负调控IL-1的生物学活性
CD122	2RB,TU27,CF1;(IL-2Rβ)	T,B,NK,M[CR]	75	糖蛋白(细胞因子受体,Ⅲ型纤连蛋白)	IL-2受体,激活T,B和M
CD123	9F5;(IL-3Rα)	髓样细胞(单核细胞,粒细胞),骨髓细胞,巨核细胞,内皮细胞[CR]	70	糖蛋白(细胞因子受体和Ⅲ型纤连蛋白家族结构域)	IL-3受体,祖细胞生长和分化
CD124	hIL-4R-M57,S456c9;(IL-4Rα和IL-13Rα)	造血细胞,成纤维细胞,上皮细胞,B,T,造血祖细胞[CR]	140	糖蛋白(细胞因子受体,Ⅲ型纤连蛋白)	与γc组成IL-4受体,T细胞生长,B细胞活化,Th2分化
CD125	KM1257,KM-1266;(IL-5Rα)	B1,嗜酸粒细胞,嗜碱粒细胞,肥大细胞[CR]	60	糖蛋白(细胞因子受体,Ⅲ型纤连蛋白)	IL-5受体,介导信号转导
CD126	MT-18,M113,B-C22;(IL-6Rα)	T,活化B细胞,浆细胞,上皮细胞[CR]	80	糖蛋白(IgSF,细胞因子受体,Ⅲ型纤连蛋白)	与CD130组成高亲和力IL-6受体,细胞生长、分化

CD	常用单克隆抗体或代号( )	主要表达细胞*	分子量(kDa)	结构(所属家族)	功能·
CD127	H2,hIL-7R-M20;(IL-7Rα)	淋巴细胞前体,髓样细胞,前B细胞,T,胸腺细胞,单核细胞[CR]	75	糖蛋白(细胞因子受体,Ⅲ型纤连蛋白)	与γc组成IL-7受体,细胞生长、分化
CDw128a	即CD181(IL-8Rα)				
CDw128b	即CD182(IL-8Rβ)				
CDw129	(IL-9Rα)	T,B,巨噬细胞,巨核细胞,肥大细胞,上皮细胞[CR]	64	(细胞因子受体,Ⅲ型纤连蛋白)	与γc/CD132组成IL-9受体,调节T细胞生长
CD130	AM64;(gp130)	广泛[CR]	130	糖蛋白(细胞因子受体,IgSF,Ⅲ型纤连蛋白)	IL-6,CNTF,CT,IL-11,OSM,LIF受体信号转导链或配体结合链
CD131	3D7;(CSF2RB,IL-3R,IL-5R和GM-CSFR共用β链)	单核细胞,粒细胞,嗜酸粒细胞,前B细胞,干细胞[CR]	95~120	糖蛋白(细胞因子受体,Ⅲ型纤连蛋白)	IL-3,IL-5,GM-CSF受体共同β链,信号转导
CD132	TUGh,3BU;(共用γ链)	T,B,淋巴细胞前体,巨噬细胞,单核细胞,粒细胞,血小板[CR]	64	糖蛋白(细胞因子受体,Ⅲ型纤连蛋白)	IL-2,IL-4,IL-7,IL-9,IL-15和IL21受体共有γ链,介导信号转导
CD133	AC133;(PRO-ML1)	干细胞,上皮细胞,内皮细胞前体[S/P]	120	糖蛋白	多种肿瘤干细胞标志
CD134	BER-ACT35,L106;(OX40,TNFRSF4)	活化T细胞[CR]	48~50	糖蛋白(肿瘤坏死因子受体超家族)	OX40L受体,参与活化T细胞生长以及与血管内皮细胞黏附
CD135	SF1.340,4G8,BV10(Flt3/Flk2)	早期和淋巴样定向祖细胞[CR]	130~150	糖蛋白(IgSF,蛋白酪氨酸激酶)	flt3/flk2配体的受体,参与早期造血细胞生长调节
CD136	ID1,ID2;(MSP-R)	单核细胞,活化单核细胞,粒细胞,巨噬细胞,上皮细胞[CR]	180	糖蛋白(α,β异型二聚体,含蛋白酪氨酸激酶)	原癌基因c-ron表达产物,为巨噬细胞刺激蛋白受体
CD137	4B4,CAT13.4G9;(4-1BB,ILA,TNFRSF9)	活化B细胞,活化T细胞,B,巨噬细胞,单核细胞,上皮细胞,滤泡树突状细胞[CR]	30	糖蛋白(肿瘤坏死因子受体超家族)	协同刺激分子,参与T细胞活化,参与抗肿瘤免疫
CD138	MI15,B-B2,B-B4;(Syndecan-1)	B,浆细胞,上皮细胞,内皮细胞[B]	85,92	糖蛋白	细胞外基质(CO,纤连蛋白,血小板反应蛋白)受体,结合b纤维原细胞生长因子,介导细胞-基质相互作用
CD139	BU31,Cat13.4G9	B,滤泡树突状细胞,巨噬细胞,单核细胞,粒细胞,RBC[B]	209~228	糖蛋白	
CD140a	6A1,α-R1;(PDGFRα)	内皮细胞,巨核细胞,基质细胞,血小板[EC]	180	糖蛋白(含IgSF,蛋白酪氨酸激酶)	血小板衍生生长因子A和B受体
CD140b	28D4,PR2712;(PDGFRβ)	内皮细胞,基质细胞,血小板肾小球细胞[EC]	180	糖蛋白(含IgSF,蛋白酪氨酸激酶)	血小板衍生生长因子B受体
CD141	DAKOM0617,1A4,KA-4,DY12	内皮细胞,髓样细胞,平滑肌细胞[EC]	100	糖蛋白	下调凝血作用
CD142	MTFH-1,TF9-5B7;(组织因子)	内皮细胞,上皮细胞,单核细胞,角朊细胞[EC]	45	糖蛋白	凝血因子Ⅲ,因子Ⅶ和Ⅶa的受体
CD143	9B9,3A5,anti-ACE3.1.1;(ACE)	内皮细胞,上皮细胞,巨噬细胞[EC]	170	糖蛋白	裂解血浆中血管紧张肽Ⅰ和缓激肽

CD	常用单克隆抗体或代号（）	主要表达细胞*	分子量(kDa)	结构(所属家族)	功能
CD144	BV9,BV6;(VE-cadherin,cadherin5)	内皮细胞[EC]	135	糖蛋白	细胞间黏附,调控内皮通透性,生长,移行和接触抑制
CDw145	7E9,P7A5	内皮细胞,HUVEC,基底膜,基质细胞,上皮细胞[EC]	25,90,110	糖蛋白	配体和功能尚不清楚
CD146	F4-35H7,541/10B2(MCAM)	内皮细胞,滤泡树突状细胞,活化T细胞[EC]	113～118	糖蛋白(IgSF)	人黑素瘤相关抗原,介导内皮细胞-白细胞相互作用,活化T细胞外渗
CD147	AAA6,UM8D6,HI197,HIM6;(EMMPRIN)	内皮细胞,髓样细胞,淋巴样细胞,上皮细胞[EC]	50～60	糖蛋白(IgSF)	参与细胞-细胞或细胞-基质黏附,是亲环蛋白A(CyPA)和CyPB的受体
CD148	143-41,A3;(HPTP-eta,DEP-1)	广泛[NL]	260	糖蛋白(Ⅲ型纤连蛋白,蛋白酪氨酸磷酸酶)	蛋白酪氨酸磷酸酶,抑制细胞生长
CD150	IPO3;(SLAM,IPO-3)	B,T,胸腺细胞,DC,内皮细胞[NL]	70	糖蛋白(IgSF)	参与信号转导,与胞内节点蛋白SAP有关;在B细胞中可与SHIP和SHP-2结合;麻疹病毒受体,与麻疹病毒感染后的免疫抑制状态有关
CD151	14A2.H,11B1.G4;(PETA-3)	血小板,内皮细胞,上皮细胞,平滑肌细胞[Pt]	27	糖蛋白(四次跨膜超家族)	与整合素发生异型黏附作用,信号复合物
CD152	11D4,10A8,7F8;(CTLA-4)	活化T细胞,活化B细胞[T]	44	糖蛋白(IgSF)	与CD80,CD86结合,下调T细胞活化,抗CTLA-4人抗体治疗黑素瘤已进入Ⅲ期临床试验
CD153	M81anti-CD30L;(CD30L)	T,活化单核细胞,活化巨噬细胞,粒细胞[T]	40	糖蛋白(TNF-SF)	CD30的配体,协同刺激分子,可介导细胞增殖或凋亡
CD154	5C8,M79,M90,M92,HI155,TRAP-1;(CD40L,TRAP1,T-BAM)	活化CD4+T细胞[T]	33	糖蛋白(TNF-SF)	CD40配体,协同刺激分子,调节B细胞应答;与生发中心形成和抗体类别转换有关;调节Th1细胞生成和作用
CD155	D171,P44,PV404-19;(PVR,nectin-like5)	单核细胞,巨噬细胞,胸腺细胞,CNS神经原,某些肿瘤细胞[M]	80～90	糖蛋白(IgSF)	脊髓灰质炎病毒受体,受体为CD226(PTA1/DNAM-1)
CD156a	2-3-C,1-11-G;(ADAM8)CSVP	巨噬细胞,单核细胞,粒细胞[AS]	60	糖蛋白(纤维原细胞生长因子超家族)	蛇毒蛋白同源物,可能参与白细胞穿出血管
CD156b	TACE-M222;(TACE/ADAM17)	单核细胞,巨噬细胞,多形核细胞,T,内皮细胞,DC,粒细胞[AS]	100～120	糖蛋白	剪切TNF-α跨膜区,产生有活性的可溶型TNF-α
CD156c	11G2;(ADAM10)	广泛,高表达于胸腺、肝脏和肌肉,关节炎和炎症性中枢神经系统诱导性表达,巨噬细胞,单核细胞[AS]	70		参与细胞黏附,并具有蛋白酶活性
CD157	RF3;BEC7,Mo-5;(BST-1)	骨髓细胞,基质细胞,多形核细胞,单核细胞,内皮细胞,滤泡DC,粒细胞[M]	42～44	糖蛋白(糖基磷脂酰肌醇连接)	属CD88家族,一种ADP-核糖基环化酶,支持pre-B生长,CD157抗体对CD8抗体诱导的T祖细胞生长有协同作用
CD158a	KIR2DL1/p58.1	NK,T细胞亚群[NK],	58	糖蛋白(IgSF)	识别HLA-Cw2,Cw4,Cw5,Cw6靶细胞,NK活性被抑制或激活

CD	常用单克隆抗体或代号（ ）	主要表达细胞*	分子量（kDa）	结构（所属家族）	功能
CD158b1/b2	KIR2DL2/p58.2 和 KIR2DL3/p58.3	NK T 细胞亚群[NK]	58	糖蛋白（IgSF）	识别 HLA-Cw1, Cw3, Cw7, Cw8 靶细胞，NK 活性被抑制或激活
CD158c	KIR2DS6/KIRX	NK，T 细胞亚群[NK]		（IgSF）	HLA 特异性尚未鉴定，激活或抑制杀伤活性，诱导细胞因子产生
CD158d	KIR2DL4	NK[NK]		（IgSF）	
CD158e1 和 e2	KIR3DL1/p70 和 KIR 3DS1/p70	NK，T 细胞亚群[NK]	70	糖蛋白（IgSF）	参与抑制 NK 杀伤活性的抑制
CD158f	KIR2DL5	NK，T 细胞亚群[NK]		（IgSF）	参与抑制 NK 杀伤活性的抑制
CD158g	KIR2DS5	NK，T 细胞亚群[NK]		（IgSF）	与 KARAP/DAP12 相连，参与激活 NK 杀伤活性
CD158h	KIR2DS1/p50.1	NK，T 细胞亚群[NK]	50	糖蛋白（IgSF）	与 KARAP/DAP12 相连，参与激活 NK 杀伤活性
CD158i	KIR2DS4/p50.3	NK，T 细胞亚群[NK]	50	糖蛋白（IgSF）	与 KARAP/DAP12 相连，参与激活 NK 杀伤活性
CD158j	KIR2DS2/p50.2	NK，T 细胞亚群[NK]	50	糖蛋白（IgSF）	与 KARAP/DAP12 相连，参与激活 NK 杀伤活性
CD158k	KIR3DL2/p140	NK，T 细胞亚群[NK]	70	糖蛋白（IgSF）	参与抑制 NK 杀伤活性的抑制
CD158z	KIR3DL7/KIRC1				参与抑制 NK 杀伤活性的抑制
CD159a	NKG2A	NK，T 细胞亚群[NK]	43	糖蛋白（C 型凝集素超家族）	参与抑制 NK 细胞杀伤功能
CD159c	NKG2C	NK[NK]	26	26	NK 细胞活化性受体
CD160	BY55, PAX71;（NK1）	NK，CTL，上皮内淋巴细胞[T]	27	（糖基磷脂酰肌醇连接）	CD160 交联可激发 CD8[+] T 细胞协同刺激信号
CD161	191B8, HP-3G10, DX-12;（NKRP-1A）	NK，T[NK]	40-60	糖蛋白（C 型凝集素超家族）	促进 NK 细胞介导溶细胞活性
CD162	PL-1, PL-2;（PSGL-1）	单核细胞，粒细胞，T，B 细胞亚群[AS]	110	糖蛋白	CD62P 配体，白细胞滚动受体，还结合 CD62L 和 CD62E
CD162R	3H3.32, 2G7.13;（PEN5）	NK 细胞亚群，神经细胞[NK]	140		结合 L 选择素
CD163	GHI/61, Ber-Mac3	单核细胞（胞质），巨噬细胞[M]	120~130	糖蛋白（清除剂受体）	
CD164	105A5, 9E10, 103B2;（MUC-24）	单核细胞，粒细胞，T，B（弱），上皮细胞[AS]	80	糖蛋白（黏蛋白样同源二聚体）	造血细胞前体与骨髓基质细胞黏附，下调 CD34[+]CD38[−] 前体细胞增殖
CD165	AD2, A108, SN2	血小板，T，NK，胸腺细胞，巨噬细胞，单核细胞，上皮细胞[AS]	gp37	糖蛋白	参与胸腺细胞与胸腺上皮细胞黏附
CD166	J3-119, 3A6;（ALCAM）	内皮细胞，上皮细胞，活化 T 细胞，B，活化单核细胞[AS]	100	糖蛋白（IgSF）	CD6 配体，参与 T 细胞增殖、细胞因子产生和信号转导
CD167a	51D6, 48B3;（DDR1）	上皮细胞，B，不成熟 DC[AS]	α 54, β 63		胶原刺激后活化
CD167b	（DDR2）				
CD168	3T3.5, 3T3.9;（RHAMM）	胸腺细胞，T 细胞亚群，多发性骨髓瘤，B 淋巴瘤，毛细胞白血病，B 细胞慢性淋巴性白血病，DC，单核细胞[AS]	80-88		结合透明质酸，参与胸腺前体细胞和基质的黏附，可能参与肿瘤发生和转移

CD	常用单克隆抗体或代号( )	主要表达细胞*	分子量(kDa)	结构(所属家族)	功能
CD169	7D2;(Siglec-1,SN)	巨噬细胞亚群,单核细胞,DC[AS]	200	糖蛋白(IgSF)	白细胞黏附,介导细胞间及细胞-基质间相互作用,识别唾液酸糖缀合物,结合CD43和PSGL-1
CD170	8H-2,1A5;(siglec-5)	淋巴细胞,单核细胞,DC,髓样白血病[AS]	140		黏附分子;胞质区末端含2个ITIM模体;可募集SHP-1和SHP-2
CD171	5G3;(NCAM-L1)	神经元,神经膜细胞,骨髓细胞前体细胞,胸腺细胞,T,B,内皮细胞,M[AS]	200~220	糖蛋白(IgSF+Ⅲ型纤连蛋白)	神经细胞黏附,细胞黏附分子,介导同源和异源细胞间相互作用
CD172a	SE5A4,P3C4;(SIRPα)	T细胞亚群,M,B单核细胞亚群,DC,粒细胞[AS][M]	120,110,90	(IgSF)	胞浆区含ITIM的抑制性分子
CD172b	B1D5,B4B6;(SIRPβ1)	单核细胞,DC[M]	43		信号调节蛋白的活化异型;与TYROBP/DAP12相互作用,招募酪氨酸激酶SYK
CD172g	Ox116;(SIRPγ/β2)	T,B,NK	42.5		与CD47作用,胞质区不含已知信号转导模体
CD173	MeM-195,MeM-197;(血型H2)	CD34+细胞系,内皮细胞,红细胞[CHO]		2型H血型(H2)	可能为造血祖细胞的一个新标记,与造血干细胞归巢有关
CD174	A70-C/C8;(Lewis Y)	上皮细胞,骨髓细胞前体细胞[CHO]			可能为造血祖细胞的一个新标记,与造血干细胞归巢有关
CD175	HB-Tn1;(Tn抗原)	CD34+骨髓细胞,上皮细胞[CHO]			肿瘤相关性抗原,组织-血型相关碳水化合物抗原
CD175s	HB-STn1;(sialyl-Tn)	B,内皮细胞,上皮细胞,骨髓细胞前体细胞,某些肿瘤细胞[CHO]			肿瘤相关性抗原,组织-血型相关碳水化合物抗原
CD176	A78-G/A7;(TF)	内皮细胞,上皮细胞,RBC,骨髓细胞前体细胞,上皮肿瘤[CHO]	155,175,120		唾液酸化TF,肿瘤相关抗原,可能参与肿瘤转移
CD177	7D8,MEM166;(NB1,PRV1)	多形核细胞亚群[M]	58~64		中性粒细胞特异性抗原
CD178	NOK-1,Alf-1.2;(FasL,TNFSF6)	活化T细胞,NK,粒细胞,内皮细胞,上皮细胞[CK]	40	(TNF超家族)	诱导Fas阳性细胞凋亡,细胞毒效应分子
CD179a	VpreB6,VpreB7,VpreB8;(VPREB1,IGVPB)	祖B细胞,前B细胞[B]	16~18	(IgSF)	B细胞早期发育
CD179b	HSL1;(Ig lambda5)	祖B细胞,前B细胞[B]	22	(IgSF)	B细胞早期发育
CD180	MHR73;(RP105,Bgp95,LY64)	B,单核细胞,DC[B]	95~105	糖蛋白(脂蛋白受体相关蛋白)	同MD-1结合成RP105/MD-1复合物,调节B细胞识别LPS,CD180mAb活化B细胞并表达共刺激分子CD80和CD86
CD181(CDwl28a)	MAB330;(CXCR1;IL-8Rα)	T,巨噬细胞,单核细胞,粒细胞[CR]	40	4G蛋白偶联受体	IL-8受体,趋化和活化PMN
CD182(CDwl28b)	MAB331;(CXCR2,IL-8Rβ)	T,巨噬细胞,单核细胞,粒细胞[CR]	40	G蛋白偶联受体	IL-8和CXCL1受体,趋化中性粒细胞和少突状DC

续表

CD	常用单克隆抗体或代号( )	主要表达细胞*	分子量(kDa)	结构(所属家族)	功能
CD183	49801;(CXCR3,GPR9)	Th1(主要为 CD4$^+$ CD45RO$^+$),Tc1,B,NK,粒细胞[CK]	40.6	(七次跨膜蛋白)	配体为 I-TAC,IP-10,Mig,促进 Th1 活化和 IFN-γ 产生
CD184	B-P27,12G5,44717;(CXCR4,fusin)	T,B,DC,单核细胞,粒细胞,内皮细胞,巨核细胞,神经细胞[CK]	40~45	(七次跨膜蛋白)	配体为 SDF-1α/β/PBSF,介导血细胞受 SDF-1 作用后的移行,协同刺激 pre-B 细胞增殖,诱导凋亡和 HIV 进入
CD185	51505;(CXCR5)	B,T,Burkitt 淋巴瘤[?]	42	G 蛋白偶联受体	趋化 B 细胞,决定 B 细胞归巢
CD186	56811;(CXCR6)	B,NK,活化 T 细胞,(Th1)记忆 T 细胞,NKT[?]	39	G 蛋白偶联受体	与免疫缺陷病毒感染有关,参与 NKT 细胞趋化,归巢
CD191	53504;(CCR1)	淋巴细胞,单核细胞,T[?]	41	(七次跨膜蛋白)	招募免疫效应细胞至炎症部位
CD192	48607;(CCR2)	活化 T 细胞,B,单核细胞,粒细胞,内皮细胞[?]	42		趋化单核细胞,参与炎症性疾病和肿瘤炎性反应中单核细胞的渗出,介导钙离子流动,抑制腺嘌呤环化酶
CD193	61828;(CCR3)	嗜酸粒细胞,嗜碱粒细胞,Th2,DC,上皮细胞[?]	41	G 蛋白偶联受体	CCR3 是 CCL5,7,11,13 等多种趋化性细胞因子的受体,参与变态反应,HIV-1 协同受体
CD194	205410,1G1;(CCR4)	CLA$^+$T,Th2,调节性 T 细胞,活化 NK,嗜碱粒细胞和巨噬细胞	41	G 蛋白偶联受体	配体为 CCL17(TARC)和 CCL22(MDC),参与记忆淋巴细胞归巢到皮肤;HIV 辅受体
CD195	2D7,3A9;(CCR5)	骨肉瘤细胞,Th1,Tc1,DC,单核细胞,巨噬细胞[CK]	41	(七次跨膜蛋白)	配体为 MIP-1α,β 和 RANTES,调节淋巴细胞趋化和穿越内皮细胞
CD196	53103;(CCR6)	DC,记忆 T,B[?]	42	(七次跨膜蛋白)	MIP-3 的受体,参与 B 系成熟和 B 细胞分化,调节 DC 和 T 细胞移行和招募
CDw197	150503;(CCR7)	T 细胞亚群,B,成人 T 细胞白血病,活化 DC[CK]	43	(七次跨膜蛋白)	配体为 CCL19,介导 EB 病毒作用于 B 细胞,控制 B 细胞向炎症部位移行,刺激 DC 成熟
CDw198	191704;(CCR8)	淋巴样细胞,NK,T,巨噬细胞,工厂单核细胞,单核细胞来源的 DC,Tr1[?]	40.8	(七次跨膜蛋白)	配体为 I-309,TARC,MIP-1β;调节 M 趋化和胸腺细胞凋亡,参与活化 T 细胞在抗原刺激部位及淋巴组织中的准确定位
CDw199	112509;(CCR9)	胸腺细胞,小肠,结肠处的 T 细胞	42	(七次跨膜蛋白)	配体为 CCL25,参与胃肠道免疫反应
CD200	MRC,OX2-104;(MRC,OX2)	神经元,B,活化 T 细胞,内皮细胞,DC[NL]	41~47	糖蛋白(IgSF)	可能调节髓样细胞活性
CD201	RCR-42,RCR-252,RCR-49;(EPCR)	内皮细胞,CD34$^+$ B 单核细胞亚群[EC]	49		内皮细胞蛋白 C 受体
CD202b	Ang-1,Ang-2,Ang-4;(Tie2,TEK)	内皮细胞[EC]	140		一种 RTK,结合 angiopoietin 1,2,3,参与新血管形成和成熟
CD203c	97A6;(ENPP3,PD-NP3,PD-I beta)	嗜碱粒细胞,肥大细胞和前嗜碱粒细胞,前肥大细胞[M]	130,150		参与变态反应性疾病发生
CD204	MH1,SRA-C6,SRA-C5;(MSR)	巨噬细胞[M]	220	糖蛋白	促进 Mac 清除微生物,细胞碎片及凋亡细胞

CD	常用单克隆抗体或代号( )	主要表达细胞	分子量(kDa)	结构(所属家族)	功能
CD205	DEC205，MMRI-4；(DEC-205,Ly75)	DC 亚群，上皮细胞亚群，表皮朗格汉斯细胞，T,B,巨噬细胞，单核细胞[DC]	198	(Ⅱ型纤连蛋白＋C型凝集素)	抗原提呈
CD206	3.29B1.10,19.2.190.BB3,MR15-2;(MMR)	巨噬细胞,DC,内皮细胞,胎盘,肝[DC]	162～175	糖蛋白(Ⅱ型纤连蛋白＋C型凝集素)	结合含寡甘露糖的碳水化合物,促进吞噬
CD207	DCGM-4；(Langerin)	活化 DC,表皮朗格汉斯细胞[DC]		Ⅱ型膜分子(C型凝集素)	结合甘露糖,参加 LHC 捕捉和内吞抗原
CD208	DC-LAMP	活化 DC[DC]	70～90		可能参与将抗原肽段装载到 MHCⅡ类分子中；DC 成熟的标志
CD209	AZN-D1,AZN-D2；(DC-SIGN)	DC[DC]	44	(C型凝集素)	与静止 T 细胞表面 ICAM-3 结合,参与免疫应答,结合 HIV gp120,促进病毒感染
CDw210a	E10FT,3Ft；(IL-10RA)	造血细胞(T,B,NK,单核细胞,巨噬细胞)[CK]	63	糖蛋白(Ⅲ型纤连蛋白)	结合 IL-10,抑制 T,NK,M 和 Mac 的细胞因子合成,抑制 Mac 辅助细胞功能,刺激 B 细胞增殖和 Ig 分泌
CDw210b	IL-10RB	T,B,NK,单核细胞,巨噬细胞[CK]	37	糖蛋白(Ⅲ型纤连蛋白)	结合 IL-22、IL-26、IL-28A 和 B、IL-29
CD212	IL-12RB,44,2.4E6；(IL-12Rβ1)	T,NK[CK]	110	(Ⅲ型纤连蛋白)	促进 NK 杀伤,促进 T,NK,IFN-γ 分泌,促进 Th1 分化
CD213a1	B-F19,B-P30；(IL-13Rα1)	B,单核细胞,成纤维细胞,内皮细胞,神经细胞[CK]		(CK＋Ⅲ型纤连蛋白)	刺激 B 细胞增殖分化,促进 IgE 转换,抑制 M/Mac 促炎因子产生,转导信号
CD213a2	B-F30,B-P16；(IL-13Rα2)	脐血淋巴细胞,淋巴细胞亚群,不成熟 DC,某些肿瘤细胞[CK]			抑制 IL-13 功能,"诱骗"受体
CD217	M204；(IL-17R)	广泛[CK]	128～158	糖蛋白	诱导成纤维细胞细胞因子分泌,协同刺激,活化 T 细胞增殖,RA 患者成纤维样滑膜细胞表达 IL-17R
CD218a	H44,B-C41；(IL-18Rα,IL-1RRP)	广泛[CK]	62	(IgSF)	与 IL-18 结合后,活化 NF-kB 途径,胞质区含 TIR
CD218b	B-P28,B-K31；(IL-18Rβ,IL-18RAP)	活化 T 细胞[CK]	68	(IgSF)	胞质区含有 TIR,与 IL-18 结合后活化 NF-kB
CD220	IR83-7,IR18-44；(INSR)	广泛[NL]	α:135β:95		具有酪氨酸蛋白激酶活性
CD221	IGFR17-69；(IGF1R)	广泛[NL]			具有酪氨酸蛋白激酶活性
CD222	MEM-238,MEM-240；(IGF2R)	广泛[NL]	250～270		参与将新合成的酸性水解酶运输到溶酶体
CD223	17B4；(LAG-3)	活化 T 细胞,活化 NK[,NL]	70	糖蛋白(IgSF)	结合 MHCⅡ类分子,可能参与 T/DC 相互作用,参与免疫应答调节
CD224	158；(GGT)	广泛[NL]	55～60		维持胞内谷胱甘肽的浓度,维持细胞微环境的稳定
CD225	Leu13(IFITM1)	白细胞,内皮细胞[NL]	16～17		可能参与细胞间相互作用

CD	常用单克隆抗体或代号( )	主要表达细胞*	分子量(kDa)	结构(所属家族)	功能
CD226	FMU1-7,LeoA1,DX11;(PTA1/DNAM-1)	T,NK,血小板,单核细胞,活化内皮细胞[T]	65~67	糖蛋白(IgSF)	CTL 和 NK 分化和杀伤功能,血小板活化凝集,内皮细胞与 T 细胞黏附,配体为 CD155(PVR)和 CD112(PRR2/Nectin2)
CD227	BC3;(MUC.1,PUM,PEM,EMA)	腺体上皮细胞,活化 T 细胞,B,活化单核细胞,上皮细胞,DC 亚群[NL]	300~700	糖蛋白(黏蛋白)	参与细胞表面的保护,调节黏附和细胞移行
CD228	96.5;(melano-transferrin)	内皮细胞,人黑色素瘤[NL]	97	糖蛋白	人黑色素瘤相关抗原,可能参与铁分子摄取
CD229	Hly9.1.25,Hly9.1.84;(Ly9)	胸腺细胞,T,B[NL]	100~120	糖蛋白(IgSF)	作为淋巴细胞成熟和分化的标记,参与 T 细胞与辅佐细胞间的黏附
CD230	3F4;(prion protein,PrP)	T,B,单核细胞,DC,脑[NL]	27~30		功能未明,在感染有称为传染性海绵状脑病或朊病毒(Creu-tzfeld-Jakob 病,Gerstmann-Strausler-Scheinker 综合征,致死性家族性失眠症)的神经变性疾病的人和动物的脑细胞中,可大量发现,由宿主基因组所编码
CD231	TALLA-1,TM4-SF2	神经细胞,T 细胞急性淋巴母细胞白血病,内皮细胞[NL]	28~45	糖蛋白(四次跨膜蛋白)	肿瘤标志物
CD232	M460;(VESPR,Plexin C)	单核细胞,B 细胞亚群,NK[NL]	200		病毒编码的"信号素"受体
CD233	55,BRIC71,BRIC90,NaM127-3A11;(Band 3,Diego 血型抗原,AE1)	RBC[E]	95~110	糖蛋白(十四次跨膜蛋白)	红细胞 CO_2 交换运输
CD234	64-4A8,CBC-512,NaM185-2C3;(DARC,Duffy 血型抗原)	RBC,毛细血管内皮细胞,上皮细胞[E]	35	糖蛋白	趋化因子(IL-8,MGSA,RAN-TES 和 MCP-1)结合蛋白
CD235a	HIR2,14D5D3F7H8,18D2B1,OSK29;(GPA)	RBC,造血干细胞[E]	28~31	(单体)	某些疟原虫受体
CD235b	HIR2,14D5D3F7H8,18D2B2,OS-K29;(GPB)	RBC[E]	20		带有 M/N 血型抗原,结合 CD170、流感病毒和恶性疟原虫红细胞结合抗原
CD235ab	血型糖蛋白 A/B 交叉反应单抗	RBC[E]			带有 S/s 血型抗原
CD236	BGRL100,BRAC1;(血型糖蛋白 C/D)	RBC[E]	30 和 40	糖蛋白	
CD236R	BRAC10;(血型糖蛋白 C)	RBC[E]	40	糖蛋白	
CD238	BRIC107,CBC-117;(Kell 血型抗原)	RBC,睾丸[E]	93		锌内肽酶

CD	常用单克隆抗体或代号( )	主要表达细胞	分子量(kDa)	结构(所属家族)	功能
CD239	BRIC221;(BC-AM)	RBC,内皮细胞,上皮细胞[E]	78		卢氏血型抗原;层粘连蛋白受体
CD240CE	703-7;(Rh30CE)	RBC[E]	30		Rh血型,具有运载或离子通道作用
CD240D	AB5,BRAD8,BRA-D5;(Rh30D)	RBC[E]	30		Rh血型,具有运载或离子通道作用
CD240D/CE	BRIC69;(Rh30D/CE)	RBC[E]	30		Rh血型
CD241	LA20.20,LA18.18,LA23.40;(Rh抗原)	RBC[E]	50		Rh血型;RH50抗原;具运载和装配功能
CD242	BS56,BS87;(ICAM-4,LW血型抗原)	RBC,T细胞亚群,B细胞亚群[E]	42	(IgSF)	LW血型抗原,造血细胞间相互黏附
CD243	U1C2;(MDR-1)	干细胞,肾,肝,肠,某些肿瘤细胞[S/P]	170		p-糖蛋白
CD244	158,C1.7.1,PP35;(2B4)	NK,γδT,T细胞亚群,单核细胞,嗜碱粒细胞[NK]	70	糖蛋白(IgSF)	MHC非限制性杀伤,与CD48结合促进NK细胞的溶细胞作用和细胞因子产生,参与CD4$^+$T细胞发育
CD245	DY12,DY35	淋巴细胞,单核细胞,粒细胞,血小板[T]	220～250		参与T细胞和NK细胞信号转导和协同刺激
CD246	ALK-1,ALKc;(ALK)	神经细胞,t(2;5)阳性细胞,内皮细胞[T]	175～200		白细胞癌基因蛋白;可能参与细胞增殖和凋亡,参与胚胎神经发育
CD247	2H2D9;(CD3ζ)	T,NK[T]	16		识别与TCR或CD16相连的ζ链胞质区
CD248	Bl/473.16;(TEM1,Endosialin)	肿瘤血管内皮细胞	79	C型凝集素样细胞表面受体	可能参与肿瘤血管形成
CD249	2D3;(APA)	广泛	109		氨肽酶活性,金属肽酶活性,水解酶活性,结合Zn
CD252	SICD134L-1,-3,-4,-5,-6;(OX4OL,TNFSF4)	活化B细胞,DC,内皮细胞	34		TNFRSF4/OX4的配体,参与T细胞与APC相互作用,介导活化T细胞与血管内皮细胞黏附
CD253	FMU-TRAIL1,B-S23,B-T24;(TRAIL,TNFSF10)	活化T细胞,活化B细胞,活化单核细胞	32.5		与DR4/CD261,DR5/CD262结合诱导凋亡,与诱骗受体DcR1/CD263,DcR2/CD264结合可阻止其与死亡受体结合
CD254	70513;(TRANCE,TNFSF11)	活化T细胞	35.5		CD265的配体,参与破骨细胞分化和活化,调节DC存活和T细胞依赖的免疫应答,调节细胞凋亡
CD255	TWEAK,TNF-SF12,APO3L	IFN-γ活化淋巴细胞和单核细胞,内皮细胞,平滑肌,成纤维细胞,CNS,骨骼肌,心脏,胰腺	18	(TNF超家族)	诱导细胞凋亡,细胞因子分泌,NF-κB活化,内皮细胞增殖
CD256	FMU-APRIL1-4,Sacha-1,172724;(TNFSF13,A-PRIL)	T,DC,单核细胞,巨噬细胞,粒细胞	16	(Ⅱ型膜蛋白)	CD267和CD269的配体,体外能刺激肿瘤细胞,B,T细胞增殖,参与B细胞发育,参与调节死亡配体诱导的凋亡

续表

CD	常用单克隆抗体或代号( )	主要表达细胞*	分子量(kDa)	结构(所属家族)	功能
CD257	FMU-Blys1,2,Buffy-1,37314;(BLY, BAFF, TN-FSF13B)	T,DC,单核细胞,巨噬细胞,粒细胞[M]	31	(Ⅱ型膜结合蛋白)	是 CD267,CD268 和 CD269 的配体,B 细胞活化因子,参与 B 细胞增殖,分化,抗凋亡,促进体液免疫
CD258	FMU-Light1-4,115520;(LIGHT, TNFSF14)	活化 T 细胞,不成熟 DC	29	糖蛋白(Ⅱ型跨膜糖蛋白)	TNFRSF14/HVeM 的配体,淋巴细胞活化的协同刺激性因子,调节 T 细胞介导的免疫应答,诱导肿瘤细胞凋亡,抑制 TNFα 介导的肝实质细胞凋亡
CD261	FMU-DcR4,B-K32,B-N28,B-N36;(TRAIL-R1,DR4 TNFRSF10A)	广泛	48		TNF 相关凋亡诱导配体/CD253 的受体之一,转导凋亡信号
CD262	FMU-DcR5.1,FMU-DcR5.2,B-B42,B-D87;(TRAIL-R2,DR5,TNFRSF10B)	广泛	42		TNF 相关凋亡诱导配体/CD253 的受体之一,转导凋亡信号
CD263	B-D40;(TRAIL-R3,DcR1,TNFRSF10C)	广泛	22		TNF 相关凋亡诱导配体/CD253 的诱骗受体,抑制 TNF 相关凋亡诱导配体/CD253 所致细胞凋亡
CD264	FMU-DcR2.1,B-T32,B-R36;(TRAIL-R4,DcR2,TN-FRSF10D)	广泛	35~36		TNF 相关凋亡诱导配体/CD253 的诱骗受体,抑制 TNF 相关凋亡诱导配体/CD253 所致细胞凋亡
CD265	80704;(RANK, TRANCE-R, TNFRSF11A)	胸腺细胞,T,B,DC,NK,巨噬细胞,单核细胞,粒细胞	63		CD254 的受体,参与调节 T 细胞与 DC 相互作用,参与破骨作用和淋巴结发育
CD266	ITEM-1;(TWEAK-R,TNFRSF12A)	内皮细胞	14		TNF 超家族 12/TWEAK 的受体,促进血管形成和内皮细胞增殖,调节细胞与胞外基质黏附
CD267	FMU-TACI2,165604;(TACI, TNFRSF-13B)	胸腺细胞,B,T	31.8		CD256 和 CD257 的受体,激活 NF-kB,调节体液免疫,与 CAML(calcium modulator and cyclophiphilin ligand)相互作用
CD268	FMU-BAFFR1,11C1;(BAFFR, TNFRSF-13C)	B,CD4$^+$T,胸腺细胞	18.8		CD257 的受体,参与 B 细胞活化因子介导的成熟 B 细胞存活,促进体液免疫
CD269	FMU-BCMA1,Vicky-1;(BCMA, TN-FRSF17)	B	20		CD256 和 CD257 的受体,激活 NF-kB,调节 B 细胞发育和自身免疫应答
CD271	C40-1457,NGFR5;(NGFR,TNFR-SF16)	DC	42.5	富含半胱氨酸	NGF 受体
CD272	DTLA9.5;(BTLA)	T	32.7	(IgSF)	与配体 B7H4/B7X 相互作用,抑制 T 细胞增殖和 IL-2 产生

续表

CD	常用单克隆抗体或代号( )	主要表达细胞*	分子量(kDa)	结构(所属家族)	功能
CD273	MIH18,PD-L2;(B7-DC,PD-L2)	活化单核细胞,DC,活化 T 细胞	31	(IgSF)	结合受体 PD-1(CD279),抑制 T 细胞增殖和细胞因子产生
CD274	MIH1, SIPD-L1,PD-L1. 3;(B7-H1,PD-L1)	活化 T 细胞,DC,活化单核细胞	31	(IgSF)	结合受体 PD-1(CD279),抑制 T 细胞增殖和细胞因子产生
CD275	2D3/B7-H2,HIL-131,SIGL50,MIH12;(B7-H2,ICOSL)	T,B,活化单核细胞,DC,活化的成纤维细胞	31	(IgSF)	受体为 ICOS(CD278),调节活化 T 细胞,胞因子产生,提供再次免疫应答 T 细胞活化信号,通过调节 Th2 细胞功能,促进 B 细胞分化为记忆细胞和抗体产生
CD276	6-311,7-517,13-I.241;(B7-H3,4Ig-B7-H3)	活化单核细胞,DC	34	(IgSF)	受体尚未鉴定,促进 T 细胞增殖和 CTL 分化
CD277	19.5;(BT3.1)	T,B,NK,单核细胞,DC	57.6	(IgSF)	参与脂类代谢
CD278	F44;(ICOS)	活化 T 细胞,胸腺细胞	55~60	(IgSF)	ICOSL(CD275)的受体,调节活化 T 细胞因子产生,提供再次免疫应答 T 细胞活化信号,通过调节 Th2 细胞功能,促进 B 细胞分化为记忆细胞和抗体产生
CD279	J116,PD1.3.1;(PD1)	活化 B 细胞,活化 T 细胞,活化单核细胞,胸腺细胞	55	(IgSF)	配体为 B7H1/PDL1(CD274)和 B7DC/ PDL2,抑制活化 T 细胞增殖和细胞因子产生,抑制 B 细胞功能,参与免疫耐受
CD280	E1/183;(ENDO-180,TEM22)	NK,巨噬细胞,单核细胞,内皮细胞	167		胶原酶3 的受体,参与造血和组织发育过程中基质胶原的重塑
CD281	GD2.F4;(TLR1)	巨噬细胞,单核细胞,粒细胞	90		参与天然免疫的重要分子,识别 PAMP(病原体相关分子模式),参与炎症反应
CD282	TL2.1;(TLR2)	巨噬细胞,单核细胞,粒细胞	88		参与天然免疫的重要分子,识别 PAMPs,参与针对脂蛋白的免疫应答,介导针对革兰阳性菌及酵母菌的应答,与 TLR6 共同识别 MALP-2,STF,PSM 及 OspA-L 等
CD283	TLR3.7;(TLR3)	胎盘,胰腺,DC,NK	104		参与天然免疫的重要分子,识别 PAMPs,识别与病毒感染相关的 dsRNA,激活 NF-kB,促进 I 型干扰素产生,从而参与机体抗病毒免疫
CD284	HTA125;(TLR4)	广泛,胎盘[M]	93		参与天然免疫的重要分子,识别 PAMPs,参与革兰阴性菌感染中 LPS 引起的信号转导
CD285	TLR5,保留				
CD286	HPer6;(TLR6)	单核细胞,CD11c+ 不成熟 DC,浆细胞样前 DC,皮肤小血管内皮细胞	85		胞浆区含有 TIR 结构域,通过 MyD88 传递信号,配体为 PSM、MALP-2PGN 等
CD288	44C143;(TLR8)	巨噬细胞和 DC 的内吞体	83		胞浆区含有 TIR 结构域,通过 MyD88 传递信号,配体为 ss-RNA 等

CD	常用单克隆抗体 或代号( )	主要表达细胞	分子量 (kDa)	结构(所属家族)	功能
CD289	eB72-1665; (TLR9)	活化 B 细胞,DC	116		参与天然免疫的重要分子,识别 PAMPs,介导细胞对细菌 DNA 中非甲基化 CpG 二核苷酸的免疫应答
CD290	158C114; (TLR10)	B,活化 B 细胞,浆细胞样 DC,CD1a+DC,脾,淋巴结,胸腺,扁桃体	90~100		胞浆区含有 TIR 结构域,通过 MyD88 传递信号,配体尚不清
CD292	87908;(BMPR1A,ALK-3)	骨骼肌	60		BMP-2 和 BMP-4 的受体,有丝/苏氨酸蛋白激酶活性,参与信号转导,参与软骨的骨化和胚胎形成
CDw293	88614;(BMPR1B,ALK-6)	上皮细胞,间充质和骨前体细胞,软骨	60		与 BMPR1 形成异源二聚体,BMPS/OP-1 的受体,有丝/苏氨酸蛋白激酶活性,参与信号转导,参与软骨的骨化和胚胎形成
CD294	BM16;(CRTH2)	Th2,粒细胞	43	G 蛋白偶联受体(七次跨膜蛋白)	PGD2 受体,参与信号转导
CD295	52273;(LEPR)	广泛	132		Leptin 的受体,通过 JAK2/STAT3 参与信号转导,调节脂肪代谢
CD296	ART1;(ART1)	T,上皮细胞	36		参与蛋白质精氨酸残基的 ADP 核糖基化和蛋白质的翻译后修饰
CD297	MIMA52, MIMA53;(ART)	活化单核细胞,内皮细胞	36		参与精氨酸代谢,Dombrock 血型糖蛋白
CD298	P-3E10;(Na+/K+-ATPase β3)	广泛	31.5		Na+/K+ 转运体,维持胞膜内外 Na+/K+ 梯度
CD299	120604;(DC-SIGNR)	肝窦状内皮细胞,淋巴结,胎盘内皮细胞	45		ICAM-3 的受体,能结合 HIV-1 gp120,介导病原体内吞
CD300a	CMRF35;(CMRF35H)	单核细胞,NK,DC,T 细胞亚群,多形核细胞	33	(IgSF)	胞质区含有 ITIM,可募集磷酸酶,可能参与 NK 杀伤活性的调节
CD300c	CMRF35;(CMRF35A)	单核细胞,NK,DC,T 细胞亚群,多形核细胞	25	(IgSF)	
CD300e	MMRI-1;(CMRF35L1)	巨噬细胞,单核细胞			可能与 DAP12 相连,传递活化信号
CD301	IB12;(MGL1,CL-SF14)	DC	38	(Ⅱ型膜结合蛋白)	参与细胞黏附,胞间信号传递,糖蛋白翻折,在炎症反应和免疫应答中起作用
CD302	MMRI-20,21;(DCL1)	DC,巨噬细胞,单核细胞,粒细胞	26		
CD303	AC144,AD5-4B8,AD5-13A11;(BDCA-2,CLE,CSF11)	DC	25		参与细胞黏附,胞间信号传递,糖蛋白翻折,调节 DC 功能
CD304	AD5-17F6;(NRP1)	DC,内皮细胞	103		VEGF 和信号素家族成员的受体,参与血管形成,轴突导向及细胞存活、移行、入侵等多种功能,参与特定神经回路形成

续表

CD	常用单克隆抗体或代号( )	主要表达细胞*	分子量(kDa)	结构(所属家族)	功能
CD305	9.1C3,FMU-LAIR1.1,NKTA255;(LAIR-1)	NK,T,B,巨噬细胞[NK]	40	(IgSF)	配体为胶原,传递抑制信号,调节多种免疫细胞功能
CD306	FMU-LAIR2.1,FMU-LAIR2.3;(LAIR-2)		16	(IgSF)	分泌型蛋白功能不明
CD307	F119,F25,F26;(IRTA2)	B细胞亚群	105	(IgSF,与FcR同源)	参与B细胞发育
CD309	89106;(VEGFR2,KDR)	内皮细胞		(III型酪氨酸蛋白激酶受体)	VEGF的受体,参与血管形成和细胞黏附、移行,具有酪氨酸蛋白激酶活性
CD312	2A1;(EMR2)	多形核细胞,单核细胞,巨噬细胞,活化T细胞,活化B细胞,DC,粒细胞[M]	90	(七次跨膜蛋白,胞外有纤维原细胞生长因子样结构域)	调节细胞黏附
CD314	149810,ID11,ON72;(NKG2D)	NK,T	25	(II型膜蛋白)	NK细胞活化性受体,识别MICA、MICB以及ULBP1、ULBP2,致ULBP3、ULBP4,参与杀伤肿瘤细胞
CD315	1F11;(SMAP6,CD9P1)	B,巨噬细胞,单核细胞	96	(I型膜蛋白,IgSF)	蛋白质合成的负性调节因子,抑制前列腺素F2-α与其受体结合
CD316	8A12;(IGSF8,EWI2)	T,B,NK	65	(IgSF)	能抑制前列腺肿瘤细胞移行,参与细胞移动、增殖,参与肌形成、神经形成
CD317	HM1.24,RS38E,Y129;(BST2)	T,B,DC,NK,巨噬细胞,单核细胞	20	(II型膜蛋白)	参与B细胞生长、发育,与风湿性关节炎有关
CD318	CUB-1,CUB-2,CUB-4;(CDCP1)	CD34+和CD133+细胞,结肠癌及肺癌细胞	38/93	(两种异型)	与肿瘤细胞转移有关
CD319	162;(CRACC,SLAMF7)	NK,CTL,活化B细胞,DC[NK]	37.4	(IgSF)	调节NK细胞功能,调节淋巴细胞黏附
CD320	8D6,3C8,4G10,BH2	滤泡树突状细胞	29		介导FDC对生发中心B细胞生长的刺激作用,结合VLDL并介导其内吞
CD321	F11;(JAM1)	T,B,NK,巨噬细胞,单核细胞,粒细胞,内皮细胞,上皮细胞,血小板	32.6	(IgSF)	调节上皮,内皮细胞紧密连接的重要分子,呼肠孤病毒的受体,LFA-1的配体,参与血小板活化
CD322	H36,D22,H31,H33,F24,F26,D33;(JAM-2)	高内皮细胞,T,B,单核细胞	45	(IgSF)	位于HEV紧密连接处,保持血管内皮细胞紧密连接;作为黏附配体,参与淋巴细胞向二级淋巴器官归巢
CD324	67A4,NCH-38,Dako;(E-cadherin)	非神经系统的上皮组织,RBC	80	(I型膜蛋白)	整合素αE/β7的配体,介导Ca2+依赖的胞间黏附,抑制肿瘤细胞增殖、浸润和转移,介导细菌及其成分与哺乳动物细胞表面黏附
CD325	6G11;(N-cadherin)	内皮细胞,CD34+细胞,基质细胞,RBC,中枢神经系统,成骨细胞	140	(I型膜蛋白)	介导Ca2+依赖的胞间黏附,参与原肠胚形成和左右不对称的建立,参与中枢神经系统突触前、后黏附,调节早期造血细胞的分化;T细胞肿瘤表达CD325与肿瘤转移有关

CD	常用单克隆抗体或代号（ ）	主要表达细胞*	分子量(kDa)	结构(所属家族)	功能
CD326	FMU-EpCAM1-8,9C4;(Ep-CAM)	上皮细胞	33	（Ⅰ型膜蛋白）	上皮细胞黏附分子,上皮细胞源性肿瘤细胞表达升高,CD326mAb 治疗结肠癌和直肠癌,进入Ⅲ期临床验证
CD327	E20-1232;(siglec 6,CD33L)	B,胎盘	49	(IgSF)	介导唾液酸依赖的黏附,胞质区含有 ITIM 和 SLAM 样模体
CDw328	F023-420.2,6-434,5-386;(siglec 7)	NK,粒细胞,单核细胞,T,胎盘,肝脏,肺和脾	75	(IgSF)	介导唾液酸依赖的黏附,将信号转导分子去磷酸化,阻断信号转导,抑制 NK 细胞杀伤作用,与 siglec 9 协同抑制 TCR 信号转导,可能参与造血,胞质区含有 ITIM
CD329	E10-286;(siglec 9)	单核细胞,多形核细胞,NK,B,T	50	(IgSF)	介导唾液酸依赖的黏附,抑制性受体,与结合唾液酸的 Ig 样凝集 7(siglec 7)协同抑制 TCR 信号转导,胞质区含有 ITIM 和 SLAM 样模体
CD331	133105;(FGFR1)	成纤维细胞,内皮细胞,上皮细胞	130～150	(IgSF)	aFGF,bFGF 和 FGF4 受体
CD332	98739,98725;(FGFR2)	上皮细胞	135	(IgSF)	aFGF,bFGF,FGF4 和 FGF7 受体
CD333	136334,136321;(FGFR3)	成纤维细胞,上皮细胞,内皮细胞	135	(IgSF)	aFGF,bFGF,FGF4 和 FGF9 受体,参与骨形成和维持
CD334	137114;(FGFR4)	胚胎干细胞,干细胞,上皮细胞	110	(IgSF)	aFGF,bFGF 和 FGF6 受体
CD335	900,B28,195314,D2.9A5;(NCR1,NKp46)	NK[NK]	46	(IgSF)	NK 细胞的活化受体
CD336	Z231;(NCR2,NKp44)	NK[NK]	44	(IgSF)	NK 细胞的活化受体
CD337	Z25,210845,210857;(NCR3,NKp30)	NK[NK]	30	(IgSF)	NK 细胞的活化受体
CD338	5D3;(ABCG2,BCRP1)	胎盘,干细胞	72		作为一种异型转运体,参与多种抗药作用
CD339	188331;(JAG1,jagged-1)	广泛,上皮细胞	130	（Ⅰ型膜蛋白）	Notch1 的配体,参与造血和心血管发育,抑制成肌细胞分化,促进成纤维细胞生长,诱导血管形成
CD340	13A1,24D2,13D;(HER-2/neu)	上皮性肿瘤,急性淋巴母细胞白血病中 B 淋巴母细胞的一个亚群,慢性髓样白血病和间充质干细胞	185		胞质区含有 1 个 PTK 结构域,HER-2 人源化 mAb 治疗转移性乳腺癌
CD344	CH3A4A7;(Frizzled-4)	肾,肺,脑,肝,胎儿神经祖细胞,小肠神经细胞	前体 69.8	（七次跨膜蛋白）	参与 Wnt 信号途径,调节组织和细胞极性和胚胎发育,神经干细胞标记
CD349	W3C4E11;(Frizzled-9)	脑,睾丸,眼,骨骼肌,肾,骨髓或胎盘来源的间充质干细胞	前体 64.5	（七次跨膜蛋白）	参与 Wnt 信号途径,调节组织和细胞极性和胚胎发育,可能作为骨髓和胎盘 MSC 的标志
CD350	1/4C4;(Frizzled-10)	胎盘合胞体滋养层细胞,胎儿肾、肺和脑	前体 65.3	（七次跨膜蛋白）	参与 Wnt 信号途径,调节组织和细胞极性和胚胎发育

注:"主要表达细胞"栏中中括号内为 CD 分组的缩写。[B]:B 细胞;[T]:T 细胞;[NK]:NK 细胞;[Pt]:血小板;[M]:髓系细胞;[EC]:内皮细胞;[CR]:细胞因子受体;[AS]:黏附结构;[NL]:非谱系;[E]:红细胞;[DC]:树突状细胞;[S/P]:干细胞/祖细胞;[CHO]:碳水化合物和凝集素

附录 II 英中文名词对照

A

ABO blood typing ABO 血型配型

accessibility 易接近性

accessory cell 辅佐细胞

accessory molecule 辅助分子

acquired immune response 获得性免疫应答

acquired immunity 获得性免疫

acquired immunodeficiency disease,AIDD 获得性免疫缺陷病

activated B cell 活化 B 细胞

activation induced cell death,AICD 活化诱导的细胞死亡

active immunotherapy 主动免疫治疗

acute phase response 急性期反应

acute rejection 急性排斥反应

adaptive immunity 适应性免疫

addressin 地址素

adenosine deaminase,ADA 腺苷脱氨酶

adhesion molecule,AM 黏附分子

adjuvant 佐剂

adoptive immunotherapy 过继免疫治疗

afferent lymphatic vessel 输入淋巴管

affinity 亲和力

affinity maturation 亲和力成熟

agglutination 凝集反应

alkaline phosphatase,AP 碱性磷酸酶

allele 等位基因

allelic exclusion 等位基因排斥

allergen 变应原

allergy 变态反应

alloantigen 同种异型抗原

allogeneic graft 同种异基因移植

allotype 同种异型

alpha-feto protein,AFP 甲胎蛋白

alternative pathway 旁路途径

alternative pathway of T cell activation T细胞旁路活化途径

alveolar macrophages 肺泡巨噬细胞

anchor residue 锚定残基

anergy 失能

antagonism 拮抗性

antibody,Ab 抗体

antibody-dependent cell-mediated cytotoxicity,ADCC 抗体依赖细胞介导的细胞毒作用

antigen,Ag 抗原

antigen modulation 抗原调变

antigen presenting cell,APC 抗原提呈细胞

antigen reaction cell,ARC 抗原反应细胞

antigenic determinant 抗原决定基

antigenic peptide 抗原肽

antigenic valence 抗原结合价

antigen-antibody reaction 抗原抗体反应

antigenicity 抗原性

antiidiotype,AId 抗独特型

anti-idiotype antibody 抗独特型抗体

anti-T-lymphocyte γ-globulin 抗 T 淋巴细胞丙种球蛋白

antiserum 抗血清

antitoxin 抗毒素

apoptosis 凋亡

artificial active immunization 人工主动免疫

artificial antigen 人工抗原

artificial immunization 人工免疫

artificial passive immunization 人工被动免疫

association 关联

asymmetric division model 非对称分裂模型

ataxia telangiectasia syndrome,ATS 毛细血管扩张共济失调综合征

attenuated vaccine 减毒活疫苗

autoaggressive T lymphocyte 自身攻击性 T 淋巴细胞

autoantibody 自身抗体

autoantigen 自身抗原

autoimmune disease,AID 自身免疫病

autoimmunity 自身免疫

autologous graft 自体移植

autophagosome 自噬体

autoreactive T lymphocyte 自身反应性 T 淋巴细胞

avidin-biotin-complex,ABC 亲和素-生物素化酶复合物

avidity 亲合力

Azathioprine 硫唑嘌呤

B

B cell receptor,BCR B 细胞受体

BCR complex B 细胞受体复合物

B lymphocyte B 淋巴细胞

basophil 嗜碱粒细胞

biological response modifier,BRM 生物应答调节剂

biotin,B 生物素

biotin avidin system,BAS 生物素-亲和素系统

blocking antibody 封闭抗体

blocking factor 封闭因子

blood-thymus barrier 血液-胸腺屏障

bone marrow 骨髓

bone marrow-dependent lymphocyte 骨髓依赖性淋巴细胞

bradykinin 缓激肽

bronchial associated lymphoid tissue,BALT 支气管相关淋巴组织

bruton's tyrosine kinase,Btk 酪氨酸激酶

bursa dependent lymphocyte 囊依赖淋巴细胞

burst forming unit-erythroid precursor,BFU-E 爆发样红系前体形成单位

bystander 旁观者

C

C1 inhibitor,C1 INH C1 抑制物

C3b inactivator,C3b INA　C3b 灭活因子

C4-binding protein,C4bp　C4 结合蛋白

C8-binding protein,C8bp　C8 结合蛋白

C'portal　C'开口

Ca²⁺ dependent adhesion molecule family　钙离子依赖的黏附分子家族

cadherin　钙黏素

calicheamicin　加里车霉素

calcium-calcineurin　钙-钙调磷酸酶

calnexin　钙连蛋白

carbohydrate antigen,CA　糖链抗原

carbohydrate recognition domain, CRD　糖识别区

carcinoembryonic antigen,CEA　癌胚抗原

carrier　载体

cathepsins　组织蛋白酶

CDR-grafted antibody　CDR 移植抗体

cell-mediated immunity　细胞介导的细胞免疫

cell surface marker　细胞表面标志

central immune organ　中枢免疫器官

chaperone　分子伴侣

chemokine　趋化性细胞因子

chimera　嵌合体

chimeric antibody　嵌合抗体

chlorpheniramine　氯苯那敏,扑尔敏

chronic granulomatous disease,CGD　慢性肉芽肿病

chronic rejection　慢性排斥反应

cimetidine　西咪替丁

class Ⅱ associated invariant chain peptide,CLIP　Ⅱ分子相关恒定链肽段

class switch　类别转换

classical pathway　经典途径

clonal abortion　克隆流产

clonal anergy　克隆失能

clonal deletion 克隆清除

ctonal forbidden　克隆禁忌

clonal ignorance　克隆忽视

clonal selection theory　克隆选择学说

clone　克隆

cluster of differentiation,CD　分化群

co-dominance　共显性

coated vesicle　衣被小泡

colony forming unit-common precursor of granulocyte and monocyte,CFU-GM　粒细胞和单核细胞共同前体集落形成单位

colony-forming unit-basophil, CFU-Baso　嗜碱粒细胞集落形成单位

colony-forming unit-eosinophil, CFU-Eos　嗜酸粒细胞集落形成单位

colony forming unit-erythrocyte,CFU-E　红细胞集落形成单位

colony forming unit-megakaryocyte, CFU-Meg　巨核细胞集落形成单位

colony stimulating factor,CSF　集落刺激因子

colony-forming unit-granulocyte/erythroid/macrophage/megakaryocyte, CFU-GEMM　粒细胞系、红细胞系、巨核细胞系和单核-吞噬细胞系潜能的集落形成单位

combinatorial diversity　组合多样性

combined immunodeficiency disease,CID　联合免疫缺陷

commensalism　共生状态

common acute lymphoblastic leukaemia antigen,CALLA　共同型急性淋巴母细胞白血病抗原

common DC precursor,CDP　共同树突状细胞前体

common lymphoid precursor,CLP　共同淋巴样前体细胞

common myeloid precursor,CMP　共同髓样前体细胞

complement receptor,CR　补体受体

complement,C　补体

complement cascade　补体级联反应

complement receptor,CR　补体受体

complement system　补体系统

complementarity determining region,CDR　互补决定区

complete antigen　完全抗原

complete Freund's adjuvant,CFA　弗氏完全佐剂

conformational epitope　构象表位

congenital thymic hypoplasia,CTH　先天性胸腺发育不全

conjugate vaccine　结合疫苗

consensus motif　共同基序

constant region　恒定区,C 区

conventional dendritic cell, cDC　常规树突状细胞

co-receptor　共受体

cortex　皮质

costimulator　共刺激分子

costimulatory molecule　共刺激分子

C-reactive protein,CRP　C 反应蛋白

cross antigen　交叉抗原

cross presentation　交叉提呈

cross prime　交叉提呈

cross reaction　交叉反应

cross-talking　串流

cross typing　交叉配型

cutaneous immune system　皮肤免疫系统

cutaneous lymphocyte antigen-1　皮肤淋巴细胞抗原-1

cyclophosphamide　环磷酰胺

cyclosporin,CsA　环孢素 A

cytokine,CK　细胞因子

cytokine gene therapy　细胞因子基因疗法

cytokine induced killer cell,CIK　细胞因子诱导的杀伤细胞

cytokine receptor,CKR　细胞因子受体

cytokine therapy　细胞因子疗法

cytolytic type　细胞溶解型

cytotoxic T cell,Tc　细胞毒性 T 细胞

cytotoxic type　细胞毒型

cytotoxic T lymphocyte,CTL　细胞毒性 T 细胞

D

decay accelerating factor,DAF　衰变加速因子

decline phase　下降期

dedifferentiation　肿瘤细胞的去分化

deletion　缺失

defensin　防御素

degeneracy　简并性

delayed hypersensitivity　迟发型超敏反应

delayed-typehypersensitivity T lymphocyte,TDTH　迟发型超敏反应性 T 细胞

delayed xenograft rejection, DXR　迟发型异种排斥反应

dendritic cell,DC　树突状细胞

diacylglycerol,DAG　甘油二酯

hypervariable region,HVR 超变区

Ⅰ

Ⅰ region associated antigen,Ⅰa Ⅰ区相关抗原

idiotype,Id 独特型

immature B cell 未成熟 B 细胞

immediate hypersensitivity 速发型超敏反应

immediate reaction 速发相反应

immortalized 永生化

immune adherent reaction 免疫黏附作用

immune anergy 免疫无能

immune complex,IC 免疫复合物

immune complex type 免疫复合物型

immune escape 免疫逃逸

immune evasion 免疫逃逸

immune privileged site 免疫赦免区

immune response 免疫应答

immune RNA,iRNA 免疫核糖核酸

immune serum 免疫血清

immune surveillance 免疫监视

immune system 免疫系统

immune tolerance 免疫耐受

immunity 免疫

immunoblotting 免疫印迹

immunodeficiency disease,IDD 免疫缺陷病

immunoelectrophoresis,IEP 免疫电泳

immunofluorescence 免疫荧光

immunogen 免疫原

immunogenicity 免疫原性

immunological tolerance 免疫耐受

immunoglobulin superfamily,IgSF 免疫球蛋白超家族

immunoglobulin,Ig 免疫球蛋白

immunogold chromatographic assay 金免疫层析试验

immunolabelling technique 免疫标记技术

immunologic defense 免疫防御

immunologic homeostasis 免疫稳定

immunologic surveillance 免疫监视

immunological ignorance 免疫忽视

immunological synapse 免疫突触

immunological tolerance 免疫耐受

immunologically privileged site 免疫赦免区

immunonephelometry 免疫比浊

immunology 免疫学

immuno-PCR 免疫 PCR

immunoprophylaxis 免疫预防

immunoradiometric assay,IRMA 免疫放射分析

immunoreactivity 免疫反应性

immunoreceptor tyrosine-based activation motif,ITAM 免疫受体酪氨酸活化基序

immunoregulation 免疫调节

immunotherapy 免疫治疗

immunotolerance 免疫耐受

inactivated vaccine 灭活疫苗

incomplete Freund's adjuvant,IFA 弗氏不完全佐剂

indirect agglutination 间接凝集反应

indirect agglutination inhibition test 间接凝集抑制试验

inducible nitric oxide synthase,iNOS 诱导型 NO 合酶

innate immunity 固有免疫

inositol 1,4,5-trisphosphate,IP3 肌醇三磷酸酯

insertion 插入

integrin 整合素

intenal image 内影像

internalization 内化

intercellular adhesion molecule-1,ICAM-1 细胞间黏附分子-1

interferon,IFN 干扰素

interferon producing killer DCs,IKDCs 干扰素生成杀伤树突状细胞

interleukin,IL 白细胞介素

interleukin-1 receptor antagonist,IL-1RA IL-1 受体拮抗剂

intraepithelial lymphocytes 上皮内淋巴细胞 表皮内淋巴细胞

invariant chain 恒定链

inversion 倒转

isoform 异构型 变异体

isotype 同种型

J

joining chain 连接链,J 链

junctional diversity 连接多样性

K

keratinocyte 角化细胞

killer activatory receptor,KAR 杀伤细胞活化受体

killer inhibitory receptor,KIR 杀伤细胞抑制受体

Kupffer cell 库普弗细胞

L

lag phase 潜伏期

late phase reaction 迟发相反应

late endosome 晚期内体

lectin cell adhesion molecule family,LEC-CAM 家族外源凝集素细胞黏附分子家族

lectin pathway 凝集素途径

leukotriene,LT 白三烯

leukocyte adhesion deficiency,LAD 白细胞黏附缺陷

leukocyte common antigen,LCA 白细胞共同抗原

leukocyte differentiation antigen,LDA 白细胞分化抗原

leukocyte function associated antigen-1,LFA-1,or CD11aCD18 白细胞功能相关抗原-1

leukocyte function associated antigen-3,LFA-3 or CD58 白细胞功能相关抗原-3

levamisole 左旋咪唑

ligand 配体

light chain 轻链,L 链

lipoarabinomanan 阿拉伯糖甘露糖脂

lineage 谱系

linear epitope 线性表位

linear differentiation model 线性分化模型

linkage disequilibrium 连锁不平衡

live-attenuated vaccine 减毒活疫苗

lipopolysaccharide,LPS 脂多糖

low molecular weight polypeptide,LMP 低分子量多肽

low zone tolerance 低带耐受

luminescence immunoassay,LIA 发光免疫技术

lymph node 淋巴结

lymphocyte 淋巴细胞

lymphocyte function-associated antigen-1，LFA-1 淋巴细胞功能相关抗原-1

lymphocyte function-associated antigen-2，LFA-2 淋巴细胞功能相关抗原 2

lymphocyte homing 淋巴细胞归巢

lymphocyte homing receptor，LHR 淋巴细胞归巢受体

lymphocyte recirculation 淋巴细胞再循环

lymphocyte transformation 淋巴细胞转化

lymphokine 淋巴因子

lymphoid progenitor 淋巴样祖细胞

lymphoid stem cell 淋巴样干细胞

lymphokine activated killer cell，LAK 淋巴因子激活的杀伤性细胞

lymphotactin 淋巴细胞趋化蛋白

lymphotoxin，LT 淋巴毒素

lysozyme 溶菌酶

M

macrophage，Mφ 巨噬细胞

macrophage and DC precursor，MDP 巨噬细胞与树突状细胞前体

macrophage-CSF，M-CSF 巨噬细胞集落刺激因子

major basic protein，MBP 主要碱性蛋白

major histocompatibility antigen 主要组织相容性抗原

major histocompatibility complex，MHC 主要组织相容性复合体

mannan-binding lectin pathway MBL 途径

mannan-binding lectin，MBL 甘露聚糖结合凝集素

mannose receptor，MR 甘露糖受体

marginal zone 边缘区

mature B cell 成熟 B 细胞

MBL-associated serine protease，MASP MBL 相关的丝氨酸蛋白酶

medical immunology 医学免疫学

medulla 髓质

megakaryocyte and erythrocyte precursor，MEP 巨核细胞与红细胞前体

melanoma associated rejection antigen，MARA 黑色素瘤相关排斥抗原

membrane attack complex，MAC 膜攻击复合体

membrane cofactor protein，MCP 膜辅助蛋白

membrane immunoglobulin，mIg 膜免疫球蛋白

membrane inhibitor of reactive lysis，MIRL 膜反应性溶解抑制物

memory B cell 记忆性 B 细胞

memory T cell 记忆性 T 细胞

mesangial cells 肾小球系膜细胞

methycholanthrene，MCA 甲基胆蒽

MHC class I chain-related，MIC MHC Ⅰ类链相关基因

MHC class Ⅱ compartment，MⅡC MHCⅡ类小室

MHC restriction MHC 限制性

micochimerism 微嵌合状态

microglial cells 小胶质细胞

minor histocompatibility antigen，mH 抗原，次要组织相容性抗原

mitogen 丝裂原

molecular mimicry 分子模拟

monoclonal antibody，mAb 单克隆抗体

monocyte 单核细胞

monocyte chemoattractant protein-1，MCP-1 单核细胞趋化蛋白-1

monokine 单核因子

montelukast sodium 孟鲁司特钠

mucin-like family 黏蛋白样家族

mucosal associated lymphoid tissue，MALT 黏膜相关淋巴组织

mucosal immune system，MIS 黏膜免疫系统

multiple allele 复等位基因

multiple sclerosis，MS 多发性硬化症

multipotent hematopoietic stem cell，MHC 多能造血干细胞

multipotent progenitor 多能祖细胞

multipotential stem cell 多能干细胞

mycophenolate mofetil，MMF 麦考酚酸酯

mycophenolic acid，MPA 麦考酚酸

myelin basic protein，MBP 髓鞘碱性蛋白

myeloid DCs，mDCs 髓系树突状细胞

myeloid progenitor 髓样祖细胞

myeloid stem cell 髓样干细胞

N

naive T cell 初始 T 细胞

naive T lymphocyte 初始 T 淋巴细胞

nasal associated lymphoid tissue，NALT 鼻相关淋巴组织

native immunity 天然免疫

natural antigen 天然抗原

natural killer cell，NK cell 自然杀伤细胞

negative selection，NS 阴性选择

nerve growth factor，NGF 神经生长因子

neutrophil 中性粒细胞

nicotinamide adenine dinucleotide phosphate，NADPH 还原型辅酶Ⅱ

non-organ specific 非器官特异性

non-organ specific autoimmune disease 非器官特异性自身免疫病

nonprofessional APC 非专职性抗原提呈细胞

nonspecific immunity 非特异性免疫

nurse cell 抚育细胞

O

old tuberculin，OT 旧结核菌素

opsonin 调理素

opsonin receptor 调理素受体

opsonization 调理作用

organ specific autoimmune disease 器官特异性自身免疫病

orthotopic transplantation 原位移植

osteoclast 破骨细胞

ouabain 强心苷

oxygen burst 氧爆发

P

papain 木瓜蛋白酶

paracortical zone 副皮质区

passenger leukocyte 过客白细胞

passive agglutination 被动凝集反应

passive immunotherapy 被动免疫治疗

pathogen associated molecular pattern，PAMP 病原体相关分子模式

pathogenic microorganism 病原微生物

pattern recognition receptor，PRR 模式识别受体

pepsin 胃蛋白酶

peptide-binding cleft 肽结合槽

superantigen,SAg 超抗原
supertype 超型
surface marker 表面标志
switch recombination 转换重组
switch region,S region 转换区
synergy 协同性
syngeneic graft 同种同基因移植
synthetic antigen 合成抗原
synthetic peptide vaccine 合成肽疫苗
systemic lupus erythematosus,SLE 系统性红斑狼疮

T

T cell-B cell-activating molecule T-B 细胞活化因子
T cell receptor,TCR T 细胞受体
T cell receptor repertoire T 细胞受体库
T cell zone T 细胞区
T lymphocyte T 淋巴细胞
TAP-associated protein TAP 相关蛋白
tapasin TAP 相关蛋白
template 模板
terfenadine 特非那定
terminal deoxynucleotidyl transferase,Tdt 末端脱氧核苷酸转移酶
terminal pathway 末端通路
Th cell bypass Th 细胞旁路
the type 2 complement receptor ,CR2 or CD21 补体受体 2
thrombopoietin,TPO 血小板生成素
thymic corpuscle 胸腺小体
thymic dendritic cell 胸腺树突状细胞
thymic peptide 胸腺肽
thymic microenvironment 胸腺微环境
thymocyte 胸腺细胞
thymopoietin,TP 胸腺生成素
thymosin 胸腺素
thymus 胸腺
thymus dependent antigen,TD-Ag 胸腺依赖性抗原
thymus dependent area 胸腺依赖区
thymus-dependent lymphocyte 胸腺依赖性淋巴细胞
thymic humoral factor 胸腺体液因子
thymus independent antigen,TI-Ag 胸腺非依赖性抗原
thymus-independent area 胸腺非依赖区 非胸腺依赖区
thyroid stimulating hormone,TSH 甲状腺刺激素
tissue-specific antigen 组织特异性抗原
tolerogen 耐受原
Toll like receptor,TLR Toll 样受体
toxoid 类毒素
trabecula 小梁
transfer factor 转移因子
transforming growth factor-β ,TGF-β 转化生长因子-β
transgenic plant vaccine 转基因植物疫苗
transplantation 移植

transplantation antigen 移植抗原
transplantation immunology 移植免疫学
transporter associated with antigen processing,TAP 抗原加工相关转运体
tumor 肿瘤
tumor antigen 肿瘤抗原
tumor associated antigen,TAA 肿瘤相关抗原
tumor immunology 肿瘤免疫学
tumor infiltrating lymphocyte,TIL 肿瘤浸润淋巴细胞
tumor necrosis factor, TNF 肿瘤坏死因子
tumor rejection antigen,TRA 肿瘤排斥抗原
tumor specific antigen,TSA 肿瘤特异性抗原
tumor specific transplantation antigens,TSTA 肿瘤特异性移植抗原
tumor vaccine 肿瘤疫苗
type I hypersensitivity Ⅰ型超敏反应
tyrosine phosphatase domain 酪氨酸磷酸酯酶结构域

U

ubiquitous self-antigen 共同自身抗原

V

vaccine 疫苗
variable folding 可变折叠
variable region 可变区,V 区
vascular addressin 血管地址素
vascular endothelial cell growth factor,VEGF 血管内皮细胞生长因子

W

western blotting 免疫印迹
white pulp 白髓
wiskott-Aldrich syndrome,WAS Wiskott-Aldrich 综合征 1

X

xenoantigen 异种抗原
xenogeneic graft 异种移植
xenogeneic transplantation 异种移植
X-linked agammaglobulinemia,XLA X 性联无丙种球蛋白血症
X-linked hyperimmunoglobulin M syndrome,XHM X 性联高 IgM 综合征
X-linked SCID,XSCID X 性连锁重症联合免疫缺陷病

Z

zafirlukast 扎鲁司特
zileuton 齐留通

其他

α-glycosyl acylated phytosphingosine α-糖基酰化鞘氨醇
β2 microglobulin,β2m β2 微球蛋白

附录Ⅲ 主要参考文献

曹雪涛 . 2009. 免疫学前沿进展 . 北京：人民卫生出版社

高晓明 . 2006. 医学免疫学 . 北京：高等教育出版社

龚非力 . 2009. 医学免疫学 . 第 3 版 . 北京：科学出版社

何维 . 2005. 医学免疫学 . 北京：人民卫生出版社

金伯泉 . 2008. 医学免疫学 . 第 5 版 . 北京：人民卫生出版社

吕世静，毕胜利 . 2008. 医学免疫学 . 北京：科学出版社

免疫学名词审定委员会 . 2007. 免疫学名词 . 北京：科学出版社

周光炎 . 2007. 免疫学原理 . 上海：上海科学技术出版社

Roitt BM. 6th ed. Immunology. 北京：人民卫生出版社